口腔激光治疗新视界

Lasers in Dentistry—Current Concepts

口腔激光治疗新视界
Lasers in Dentistry–Current Concepts

主编　（美）唐纳德·科鲁兹（Donald J. Coluzzi）
（意）史蒂文·帕克（Steven P.A. Parker）

主译　胡晓莉

北方联合出版传媒（集团）股份有限公司
辽宁科学技术出版社
沈　阳

图文编辑
刘 菲 刘 娜 康 鹤 肖 艳 王静雅 纪凤薇 刘玉卿 张 浩 曹 勇 杨 洋

First published in English under the title
Lasers in Dentistry—Current Concepts
Edited by Donald J. Coluzzi and Steven P.A. Parker, edition: 1

著作权合同登记号：06-2019第107号。

图书在版编目（CIP）数据

口腔激光治疗新视界 /（美）唐纳德・科鲁兹（Donald J.Coluzzi），（意）史蒂文・帕克（Steven P.A.Parker）主编；胡晓莉主译. —沈阳：辽宁科学技术出版社，2023.2

ISBN 978-7-5591-2698-6

Ⅰ. ①口… Ⅱ. ①唐… ②史… ③胡… Ⅲ. ①口腔疾病—激光疗法 Ⅳ. ①R780.5

中国版本图书馆CIP数据核字（2022）第151910号

出版发行：辽宁科学技术出版社
（地址：沈阳市和平区十一纬路25号 邮编：110003）
印 刷 者：凸版艺彩（东莞）印刷有限公司
经 销 者：各地新华书店
幅面尺寸：210mm × 285mm
印 张：24
插 页：4
字 数：480 千字
出版时间：2023 年 2 月第 1 版
印刷时间：2023 年 2 月第 1 次印刷
策划编辑：陈 刚
责任编辑：苏 阳
封面设计：袁 舒
版式设计：袁 舒
责任校对：李 霞

书 号：ISBN 978-7-5591-2698-6
定 价：398.00 元

投稿热线：024-23280336
邮购热线：024-23280336
E-mail:cyclonechen@126.com
http://www.lnkj.com.cn

前言Preface

第一个专门为口腔科设计的激光器出现于1989年，使用掺钕钇铝石榴石（Nd：YAG）作为核心活性介质。此激光器产生低平均能耗的光子能量，通过小直径光纤传输到口腔组织。该技术从1975年开始应用于医疗，二氧化碳（CO_2）激光在20世纪80年代被广泛用于普外科和口腔外科。如今，全世界大约15%的口腔医生在治疗时使用激光，其在口腔治疗中使用的适应证大约有30种。无论是作为传统器械的补充还是替代，激光都为患者提供了许多独特的好处。

本书的目的是提供关于口腔激光基础科学以及与组织相互作用的内容，并展示口腔各学科临床使用中的最新示例。本书所选择的临床病例展示了特定操作中正确使用激光的结果，解释了相关原理、优势和使用注意事项，并引用了大量的文献。

研究将不断提供相关依据以说明现有仪器的有效性。此外，其他研究将列举新的临床应用，并有望研发新的激光波长，提供高度特定的功率配置，以优化激光与组织的相互作用。

本书是由多名备受尊敬的口腔医生及世界各地的学术研究者共同研究的成果，我们感谢他们的努力和彼此之间的友谊。最重要的是，还要感谢我们各自的妻子Catherine Coluzzi和Penny Parker对我们的爱、理解与支持。

我们希望您能喜欢本书。

唐纳德·科鲁兹（Donald J. Coluzzi）
San Francisco, CA, USA

史蒂文·帕克（Steven P.A. Parker）
Genoa, Italy

译者简介Translators

主译

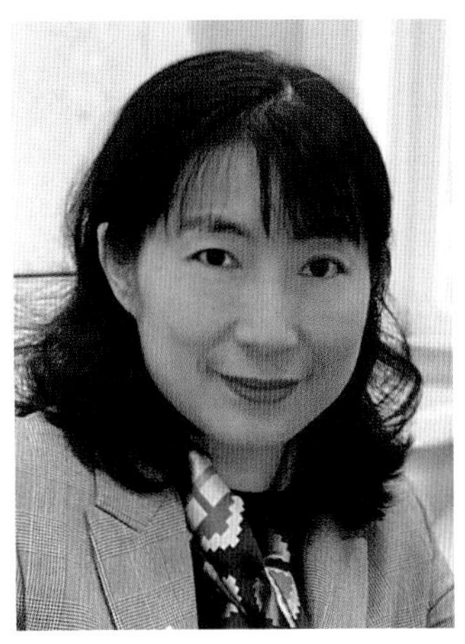

胡晓莉

中山大学附属口腔医院主任医师，博士研究生导师，博士后合作导师

新加坡国立大学口腔医学博士

广东省杰出青年医学人才

广东省口腔医学会牙体牙髓病学专业委员会常务委员

广东省保健协会口腔保健分会常务委员

广东省女医师协会口腔医学专业委员会常务委员

广东省医学美容学会口腔美容专业委员会委员

副主译（按姓氏笔画排序）

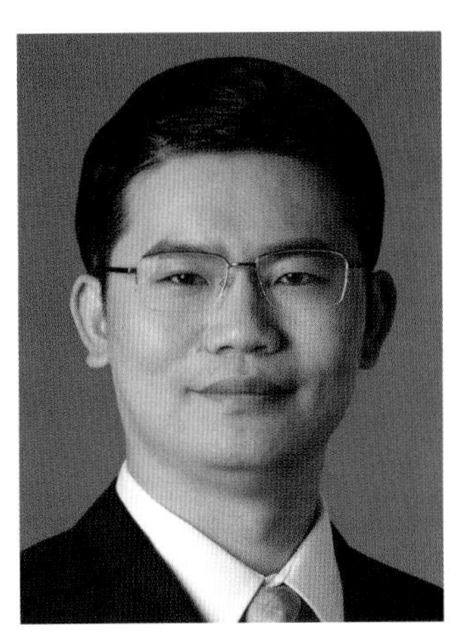

朱文鹏

中山大学物理学院教授，博士研究生导师

清华大学工学博士

广东省生物物理学会理事

国家重大人才计划青年项目入选者

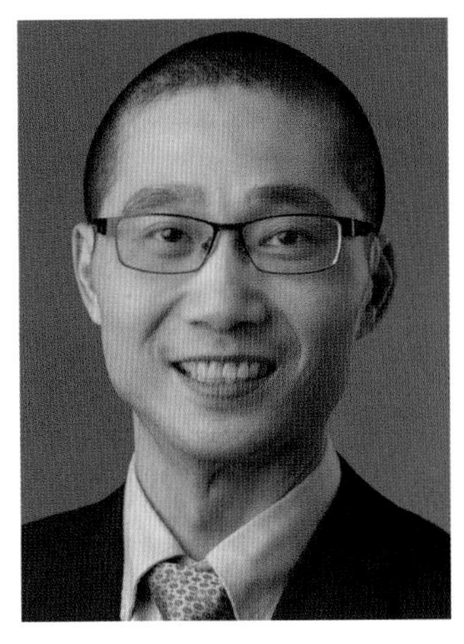

张晓磊

中山大学附属第八医院副教授，副主任医师，博士研究生导师

中山大学附属第八医院口腔科副主任（主持工作），口腔医学教研室主任

武汉大学口腔临床医学博士

比利时鲁汶大学生物医学博士

中华口腔医学会口腔激光专业委员会委员

广东省口腔医学会牙体牙髓病学专业委员会委员

广东省口腔医学会口腔医院感染控制与管理专业委员会常务委员

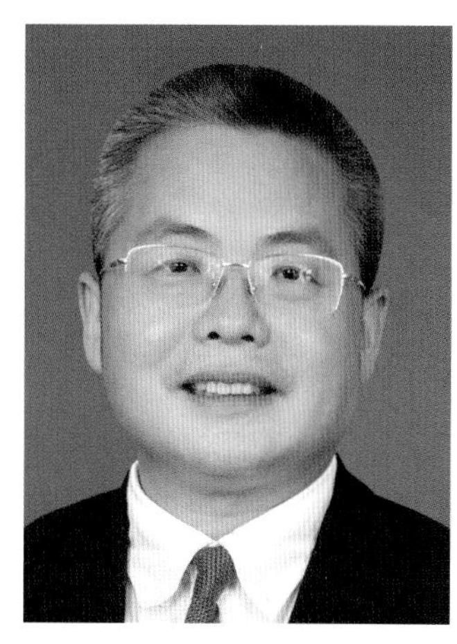

张清彬

广州医科大学口腔医学院教授，主任医师，博士研究生导师

广州医科大学附属口腔医院副院长

中国人民解放军总医院、韩国首尔国立大学双博士后

中华口腔医学会全科口腔医学专业委员会常务委员

中华口腔医学会颞下颌关节病学及𬌗学专业委员会常务委员

广东省口腔医学会颞下颌关节病学及𬌗学专业委员会副主任委员

广东省精准医学应用学会咬合与颞下颌关节疾病分会主任委员

第二届“广东医师奖”获得者

广州市高层次卫生人才（医学重点人才）

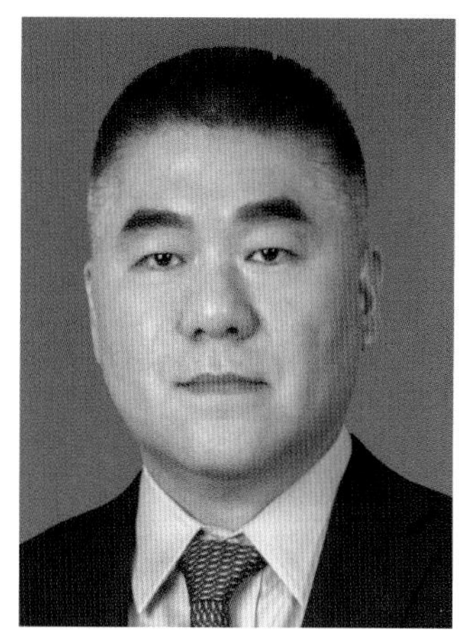

杨雪超

武汉大学口腔临床医学博士

荷兰奈梅亨大学口腔医学博士

广州医科大学口腔医学院教授，主任医师，博士研究生导师

广州医科大学附属口腔医院越秀院区牙体牙髓科主任

中华口腔医学会牙体牙髓病学专业委员会委员

中华口腔医学会老年口腔医学专业委员会委员

广东省杰出青年医学人才

广州市医学重点人才

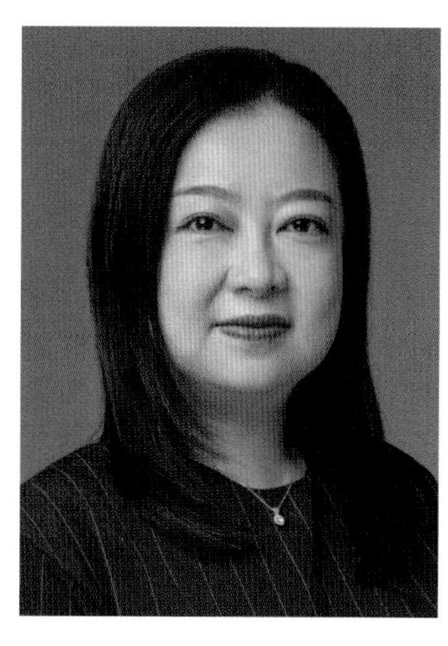

郑雨燕

深圳市人民医院主任医师，硕士研究生导师

深圳市人民医院口腔医学中心主任

中华口腔医学会全科口腔医学专业委员会委员

中华口腔医学会口腔医疗服务分会委员

中华口腔医学会牙体牙髓病学专业委员会委员

广东省口腔医学会牙体牙髓病学专业委员会副主任委员

广东省口腔医学会全科口腔医学专业委员会副主任委员

主编和编者简介Editors and Contributors

主编

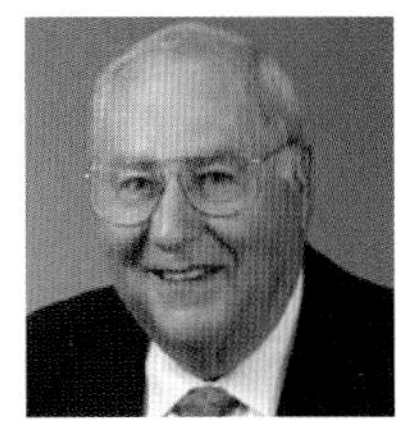

唐纳德·科鲁兹（Donald J. Coluzzi），DDS

Donald J. Coluzzi博士于1970年毕业于南加州大学牙学院，现为加州大学旧金山分校牙学院预防与修复学临床教授。在加州Redwood经营了一家私人口腔诊所，35年后退休。加州牙医协会和美国牙医协会的终身会员。他曾担任激光口腔学会（Academy of Laser Dentistry）前任主席，并获Leon Goldman临床卓越奖（Leon Goldman Award for Clinical Excellence），还是《Journal of Laser Dentistry》的前任主编。他从1991年初开始使用口腔激光，精通Nd：YAG和Er：YAG激光。美国牙医学院会员，加州大学认证的口腔激光教育家，国家口腔荣誉协会Omicron Kappa Upsilon成员，多个杂志的审稿人，国际激光教育协会创始人。最近获得了美国牙医学院颁发的杰出教师奖。他在世界范围内进行了关于激光的演讲，合著出版了两本教科书，并发表了多篇同行评议的论文。

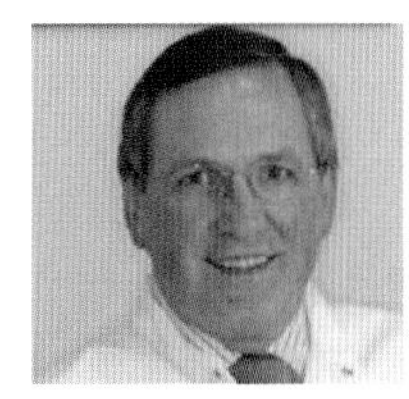

史蒂文·帕克（Steven P.A. Parker），BDS，LDS RCS，MFGDP

Steven P.A. Parker博士在英国伦敦大学附属医学院学习口腔医学，毕业于1974年。自1990年以来一直参与口腔激光的临床使用，密切参与提供激光临床使用的相关教育。2005—2006年，担任激光口腔学会（Academy of Laser Dentistry）主席。此外，他精通多种激光波长。2008年担任激光口腔学会指导老师，获得Leon Goldman临床卓越奖（1998）和杰出服务奖（2010）。2010年起，担任意大利热那亚大学外科学和综合诊断学教授。担任热那亚大学口腔激光科学硕士学位项目（Master Livello II）的国际协调员和领导教师。在一些教科书和多媒体平台上编写了口腔激光使用方面的内容。他还发表了40多篇有关激光在口腔使用的同行评议论文，包括2007年在《British Dental Journal》上发表的系列文章“The Use of Lasers in Dentistry”，后来也被收纳入教科书。他是2008年（2015年修订）英国医疗卫生监管局（卫生部）出版物《Guidance on the Safe Use of Lasers, Intense Light Source Systems and LEDs in Medical, Surgical, Dental and Aesthetic Practices》的口腔顾问和《Journal of Lasers in Medical Science》的副主编。同时，他还担任世界各地许多同行评议口腔期刊的审稿人。在英国Harrogate拥有一家私人诊所。

编者

Eugenia Anagnostaki, DDS, MSc
Professor a.c., Department of Laser Surgery and Laser Therapy Faculty of Medicine and Dentistry, University of Genoa, Genoa, Italy

Private Practice, Rethymno, Greece
eanagnostaki@densindente.de

Akira Aoki, DDS, PhD
Associate Professor, Department of Periodontology, Graduate School of Medical and Dental Sciences, Tokyo Medical and Dental University, Tokyo, Japan
aoperi@tmd.ac.jp

Konstantinos Arapostathis , DDS, MSc, PhD
Assistant Professor, Pediatric Dentistry Department, Aristotle University of Thessaloniki, Thessaloniki, Greece
koarap@dent.auth.gr

Ali Borzabadi-Farahani, DDS, MScD, MOrth RCS (Ed)
Fellowship, Craniofacial and Special Care Orthodontics, Children's Hospital Los Angeles, USC, Los Angeles, CA, USA

University of Warwick, Warwick, UK
faraortho@yahoo.com

Adriana Cafaro, DDS, MSc
Department of Oral pathology, Lingotto Dental School, University of Turin, Private Practice, Milan, Italy
ercole.romagnoli@tiscali.it

Nasim Chininforush, DDS, PhD
Laser Research Center of Dentistry, Dentistry Research Institute, Tehran University of Medical Sciences, Tehran, Iran
n-chiniforush@farabi.tums.ac.ir

Donald J. Coluzzi, DDS
Professor, Preventive and Restorative Dental Sciences, School of Dentistry, University of California, San Francisco, CA, USA
doncoluzzi@gmail.com

Mark Cronshaw, BSc, BDS, LDS RCS (Eng), MSc
Professor a.c., Department of Surgical Sciences and Integrated Diagnostics, University of Genoa, Genoa, Italy

Private Practice, Cowes, UK
macron5@hotmail.com

Roy George, BDS, MDS, PhD, ADC, GCHE, MRACDS
Associate Professor / Senior lecturer and the Discipline Lead for Endodontics at the School of Dentistry and Oral Health at Griffith University, Nathan, QLD, Australia
r.george@griffith.edu.au

Kenneth Luk, BDS, DGDP(UK), MGD(HK), MSc
Private Practice, Hong Kong
drkluk@mac.com

Shally Mahajan, BDS, MDS
Professor, Department of Orthodontics and Dentofacial Orthopedics, Saraswati Dental College, Lucknow, India
drshally23@gmail.com

Alex Mathews Muruppel, BDS, MDS, Dipl. LAS. DENT., FPFA
Professor a.c., Department of Laser Surgery and Laser Therapy Faculty of Medicine and Dentistry, University of Genoa, Genoa, Italy

Private Practice, Trivandrum, Kerala, India
alexmuruppel@gmail.com

Claus Neckel, MD, DDS
Private Practice, Maxillofacial Surgery, Bad Neustadt, Germany
cpneckel@t-online.de

Steven P.A. Parker, BDS, LDS RCS, MFGDP
Professor a.c., Department of Surgical Sciences and Integrated Diagnostics, University of Genoa, Genoa, Italy

Private Practice, Harrogate, UK
thewholetooth@easynet.co.uk

Penny J. Parker, DCP, RDN Cert. Dent. Rad.
Private Practice, Harrogate, UK
thewholetooth@gmail.com

Riccardo Poli, DDS, MSc
Professor a.c., Department of Surgical Sciences and Integrated Diagnostics, University of Genoa, Genoa, Italy

Private Practice, Turin, Italy
riccardo.poli.pro@gmail.com

Suchetan Pradhan, MDS, MSc, EMDOLA
Director Laser Dentistry, Manipal University, Manipal, India

Fellowship Program Implant & Laser Dentistry at DY Patil Dental College & Hospital, Pimpri, Pune, India

Private Practice, Mumbai, India
suchetanpradhan@gmail.com

Peter Rechmann, DMD, PhD, Prof. Dr. med. dent.
Professor, Division of Prosthodontics,
Preventive and Restorative Dental Sciences,
School of Dentistry, University of California,
San Francisco, CA, USA
Peter.Rechmann@ucsf.edu

Ercole Romagnoli, DDS
Professor a.c., Department of Surgical Sciences and Integrated Diagnostics, University of Genoa, Genoa, Italy

Private Practice, Milan, Italy
ercole.romagnoli@tiscali.it

Wayne Selting, DDS, BS, MS
Professor a.c., Department of Surgical Sciences and Integrated Diagnostics, University of Genoa, Genoa, Italy

Private Practice, Colorado Springs, CO, Italy
wselting@aol.com

Vipul Srivastava, BDS, MDS
Professor, Department of Conservative Dentistry,
Saraswati Dental College, Lucknow, India
vipul13@gmail.com

Laurence J. Walsh, BDSc, PhD, DDSc, GCEd
Professor, University of Queensland,
St. Lucia, QLD, Australia
l.walsh@uq.edu.au

目录Contents

第Ⅳ部分 激光辅助口腔多组织管理

第Ⅴ部分 未来的发展方向

第 I 部分　激光使用的概念
Concepts of Laser Use

目 录

第一章　口腔激光：从哪开始

Lasers in Dentistry: Where to Begin?

Shally Mahajan, Vipul Srivastava, Donald J. Coluzzi

D.J. Coluzzi, S. Parker (eds.), *Lasers in Dentistry—Current Concepts*, Textbooks in Contemporary Dentistry,
DOI 10.1007/978-3-319-51944-9_1

核心信息

激光已经作为一种高科技仪器和实用工具出现在日常生活的各个方面。在过去的30年里，它逐步进入口腔领域。患者期待的高质量、微创、舒适和“患者友好型”的牙科治疗，可以通过激光的应用得以实现。本章的目的是讨论在口腔科诊疗中运用激光的优点，临床医生在购买激光仪器之前应当了解的相关概念。此外，对采用该技术感到担忧的医生，还能从中找到有助于做出决策的有用信息。

1.1 简介

几个世纪以来，光一直使人类着迷。在古代文明中，有无数的示例表明，光是治愈许多疾病的根源。许多罗马家庭以日光浴室为特色[1]，而和他们邻近的希腊人则每天进行日光浴。通过应用光动力疗法，早期文明能够利用在植物中发现的光合作用的化学物质来治疗各种皮肤疾病。200多年前，欧洲的医生利用人造光和自然光提供了类似的治疗[2-3]。

目前，激光技术已经与一些必不可少且多样化的应用密不可分，如计量、科学与工程、医学、通信、艺术与娱乐、研究工作、国防和天文学。如果没有各种激光系统的应用，则很难开展现代先进的物理学、化学、生物学和医学研究。

1989年，第一个专门为口腔行业设计的激光器开始应用于口腔软组织的处理。从那之后，许多不同波长的激光被引入口腔临床，医生可以方便地在硬组织和软组织上使用激光进行手术和治疗。这项新技术大大扩展了手术范围，同时使患者更轻松、更舒适。越来越多的证据表明激光的临床应用是安全有效的，并且吸引着越来越多的临床医生接受并推广使用该技术。

本章标题中的问题可以适当地扩展为“为什么要购买激光，以及购买时我需要知道什么”，下面的章节将为这个问题的回答提供更多信息。

1.2 激光仪器的选购指南

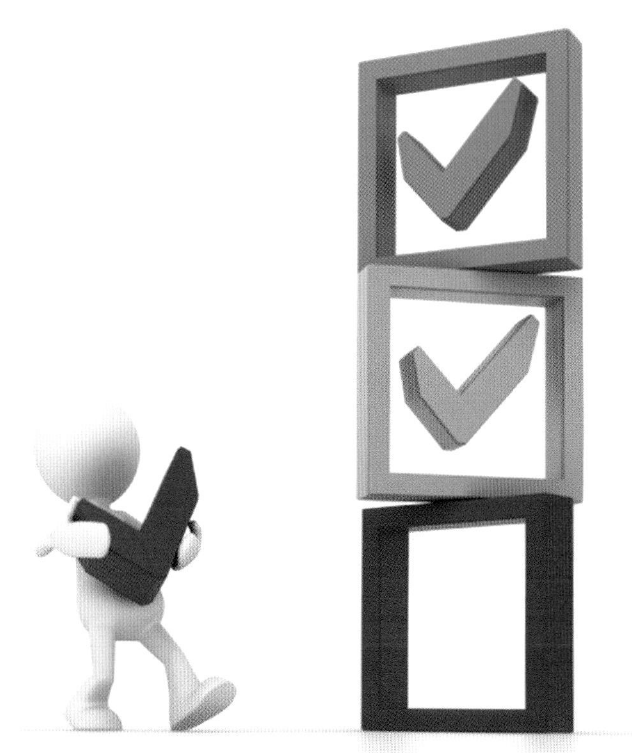

在采购临床设备及产品之前，应考虑下面几个方面。我们需检查产品的特性、利润、资产和负债，以确保我们所购买的产品物有所值。一个深思熟虑的决定会带来更好的商业运作和良好的管理；而草率的决定会导致经济困难、事业起伏以及不必要的精神压力。同样，在投资激光之前，我们可以考虑以下几个问题：

? 激光是否值得投资购买?

✔ 在购买激光仪器之前，首先也是最重要的是确定我的实际应用目标，因为这将帮助最好地了解患者的需求，以及将如何满足他们的期望。因此，此问题的回答是多维度的：①我可以使用激光进行哪些手术，从而产生有益的结果？②我是否可以为常规手术增加额外的费用，从而获得良好的投资回报？③我能做什么新手术？本章的另一部分将详细讨论这些要点。在分析之后，关于价值的答案应该是非常简单明了的。在任何情况下，应该根据不同的临床应用，来选择相应的激光波长、设备尺寸和价格。

我该把激光仪器放在哪里?设有激光装置的房间需要多大?

这些问题的答案取决于您开展的手术需要哪个波长的激光仪器。如用于硬组织——牙体预备和骨手术的激光仪器需要较大的占地面积，大约是1个标准牙科推车的大小。其他激光仪器，如软组织二极管激光是较小的设备，只需要有交流电源的插座或由电池驱动即可。它们可以放置在任何可用的台面上。实际上，一些激光仪器小的像一支粗铅笔，且可以独立摆放。随着技术的不断发展，各种激光治疗设备都可能会有其独特的空间要求。

激光的便携性和安装简便性是什么?

作为上一段内容的推进，所有激光仪器都具有一定程度的便携性。大型设备安装有轮子，而小型设备可用一只手提起。某些激光仪器具有无线脚踏板，而另一些则有多条电缆连接，这样使得各类激光设备都可以在手术室内移动。按照厂家说明书安装激光仪器，连接各种安全功能，启动操作只需要很短的时间。手持激光输送系统具有易于安装的特定附件，主屏幕上的显示也方便浏览。如果有预设参数的按钮，则可在操作界面对特定程序进行自定义设定。防护眼镜对于操作人员、患者和治疗区域的任何旁观者都是必不可少的，应该置于激光仪器的附近。上述的每一个步骤都应该成为常规，这样激光的使用就可以紧密融入任何有需要的患者的治疗中了。

设备的结构质量如何?

所有这些设备均按照必要的工业标准为治疗患者而制造，这些标准不仅规范了电力设备，而且还规定了感染控制要求。尽管有一些部件在正常使用情况下会磨损，但是实际上每个激光仪器的结构质量要求都很高。医生主要关心的问题可能是手持激光传输系统在操作中的舒适程度。某些设备使用小的柔性光学玻璃纤维，而某些激光仪器则配备更大的空心管组件。上述的所有结构都汇集于手柄中，有些手柄具有小的尖端或导管，以将光束导向目标组织。在临床治疗时间较长时，激光手柄的设计应降低操作手的疲劳，并且手柄能够伸入口腔的所有区域，方便术者较轻松而精确地执行临床操作。

安全特性是什么?

所有口腔激光仪器都有内置的安全装置，并遵守严格的规定。这些安全装置包括紧急停止按钮、在未正确安装传输系统之前防止激光发射的发射端口百叶窗、防止意外操作的有盖脚踏开关、用于确保正确的发射参数的调节控制面板、可闻（听）可视的激光发射信号、可防止未经授权访问内部组件锁定的单元面板、密码保护，以及远程互锁可最大限度地减少意外泄露的风险。显然，医生必须熟悉这些防护物品，并且必须指定一名激光安全员来监督激光的操作。

运营成本是多少?

除了初始的设备投资外，在执行过程中的每个步骤都会有成本。有些物品或配件是一次性的，如二极管激光器的工作尖，这些工作尖有多种直径和长度可供选择。虽然多个区域的治疗可能需要多个工作尖，但1个工作尖通常用于1名患者疾病的处理。有些组件虽然很耐用，但可能需要定期更换。激光传输系统本身就是1个例子，即随着使用时间的延长，光纤可能会丧失传输能力，一些手柄的反射镜或其他组件会老化，防护眼镜可能因重复使用而划伤或损坏。另外，激光仪器的活性介质和内部零件通常在激光仪器的整个使用寿命中几乎没有磨损。虽然工作尖的费用只是成本的一小部分，但其他组件的费用在这种情况下可能是重要的花销因素。无论在什么样的情况下，制造商都应该能够维修部件，并在必要时提供替换部件。

零件如何消毒或灭菌?

为了防止患者之间的交叉感染，遵守制造商的感染控制说明是极其重要的。激光仪器的一些部件，特别是那些直接接触口腔的部件，要么是可高压灭菌的，如手柄；要么是一次性的，如一次性使用的工作尖。其他区域，如控制面板和传输系统，可以用屏障薄膜保护，然后用常规的消毒喷雾消毒。防护安全眼镜也应该是可以消毒的。

1.3　将激光融入临床实践

激光为口腔领域提供了一种新的尖端技术。这项技术能够对临床实践产生如此巨大的影响，是令人惊叹的。将激光纳入常规治疗有助于获得更好的预后和治疗效果。激光开始作为口腔软组织外科手术的替代方法，并已扩展到口腔亚专科的各个方面：口腔正畸科、牙体牙髓病科、口腔颌面外科、牙周病科、美学口腔科、口腔修复科、口腔种植科，以及儿童口腔科。此外，低强度激光可作为治疗慢性疾病的辅助手段，并在光动力疗法中用于治疗传染病。

激光在临床应用中需考虑的因素如下：

- **明确您的操作**。在购买激光器之前，是先明确您的操作。治疗方案是基于患者的口腔健康状况，而您的治疗目标将有助于改善或保持这种健康，并达到预期治疗的目标。临床经验和实践范围通常决定了您要执行哪些操作，并且选择相应的激光设备。同样地，您可能会考虑结合其他的新治疗方法来扩展服务。这些也可能会帮助您选择购买激光仪器的类型。
- **分析激光技术可应用于辅助哪些手术**。激光技术可以帮您提供更高水平的治疗。在口腔修复程序中，简化了软组织的处理，无须放置烦琐而痛苦的排龈线。间接修复（如冠和桥）可能会获得更好的印模，并且在光学扫描时可以显示牙龈附近更清晰的边缘。可以在龈下或接近龈下水平处制

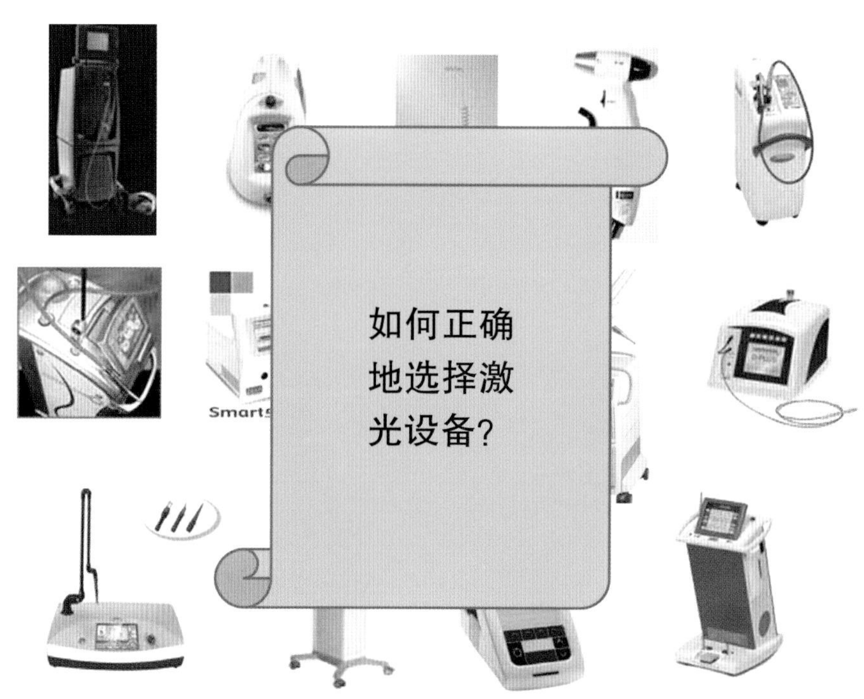

备Ⅴ类洞型，并具有良好的止血效果。这样可以确保复合树脂的黏合性，并最终获得更好的美观性和更持久的修复效果。对口腔溃疡进行2min的激光消毒处理，可以立即缓解折磨患者数日的痛苦。在较小的外科手术过程中（如即刻种植或二期手术时种植体的暴露），可以实现良好的止血效果。

- **一个干净、干燥的手术部位和更清晰的术区视野将节省其他治疗步骤的时间**。这些将最终节省您的时间。另外，将自身操作与其他医生区分开，可以吸引更多的患者。激光手术对患者创伤较小，从而获得更好的口腔治疗体验，会更可能转荐家人和朋友前来就诊。由于治疗流程变得越来越有效率，投资激光的成本很容易得到回收。
- **考虑在拥有激光仪器的情况下，哪些手术不能开展**。过去可能需要转诊或者直接拒诊的病例，在开展激光治疗之后很可能就可以在自己的门诊完成治疗。当然，在开始任何治疗之前，必须进行适当的培训，特别是在尝试一个新的病例时。然而，了解波长的基本原理并观察其发生时的相互作用，将为临床医生提供临床经验和信心，继续提供额外的椅旁治疗方案。根管治疗可以由激光清创和减少病原体来进行辅助。激光软组织切除术有许多应用场景：去除纤维组织的刺激性纤维瘤和佩戴可摘修复装置患者的龈瘤、未萌牙齿的龈瓣切除、预防成人牙周问题的系带切除术、婴儿舌系带修整术，在孩童时期修改系带以利于牙定位。激光也可以进行口腔手术，如口腔黏膜下纤维化、扁平苔藓和白斑。激光也可用于改善患者的笑容，包括轻微重塑牙龈组织、激光牙齿漂白和去除软组织中的色素沉着。全组织激光可用来开展冠延长术，使牙齿被动萌出或获得足够的牙组织量进行修复治疗[4]。在正畸治疗的初始排齐阶段，可以给予患者低强度激光治疗（low-lesel laster therapy, LLLT），加速牙齿移动，并减轻最初更换弓丝时出现的不适感[5]。这种效应也被称为光生物调节（photobiomodulation therapy, PBM），可用于磨牙症、颞下颌关节疾病、急性脓肿区等更多疾病[6]。在进行诊断记录、印模或口腔内X线检查时，最大的障碍之一是呕吐反射，这种反射在某些患者中特别强烈。在这种情况下低功率的激光是一个很好的解决手段——使用低剂量的激光能有助于最大限度地减少呕吐反射[7]。当详细解释所有这些好处后，患者毫无疑问地会接受更好的治疗方案，这些增加的收入也有助于激光初始成本进一步回收。
- **激光设备的选择**。有许多激光仪器可供购买。它们的可用性取决于销售地区的政策，以及服务与培训的支持。它们有全球标准和一致性分类，以便进行基本选择。通用设备部门将口腔激光描述为手术激光或非手术激光，有时又分别称为高强度激光和低强度激光。◘ 图1.1显示这些分类的基本类别的简单流程图。

通过分析操作步骤，可以熟悉如何使用每一种可用的激光。

- **根据临床需求选择激光仪器，使激光达到最大效益**。
  - 在现代化的口腔诊所中，患者会有如下的期望：治疗应减少痛苦、提高精确度、减少侵入性、减少出血、改善治愈率和减少预约时间。同时，口腔的实践已经进行了大量的革新和现代化，所以医生的操作已经变得对患者更加友好。结合使用激光设备，不会产生牙钻的噪音或震动感，也没有传统磨除牙体组织的气味，更加有利于消除患者的焦虑感；事实上，口腔的很多治疗可以在激光的帮助下实现“无麻醉”或“无针头”操作。这些特点可以使那些有抵制情绪的患者变得易于接受治疗。同样在将来，可以期望更多的医生推荐这种做法，从而证明激光是一项安全且物有所值的投资。

如果您的工作重点是口腔卫生维护（牙槽清创）、口腔修复或修复组织管理（牙龈修整），或美学手术（牙冠外形修整 、牙龈切除术、去除

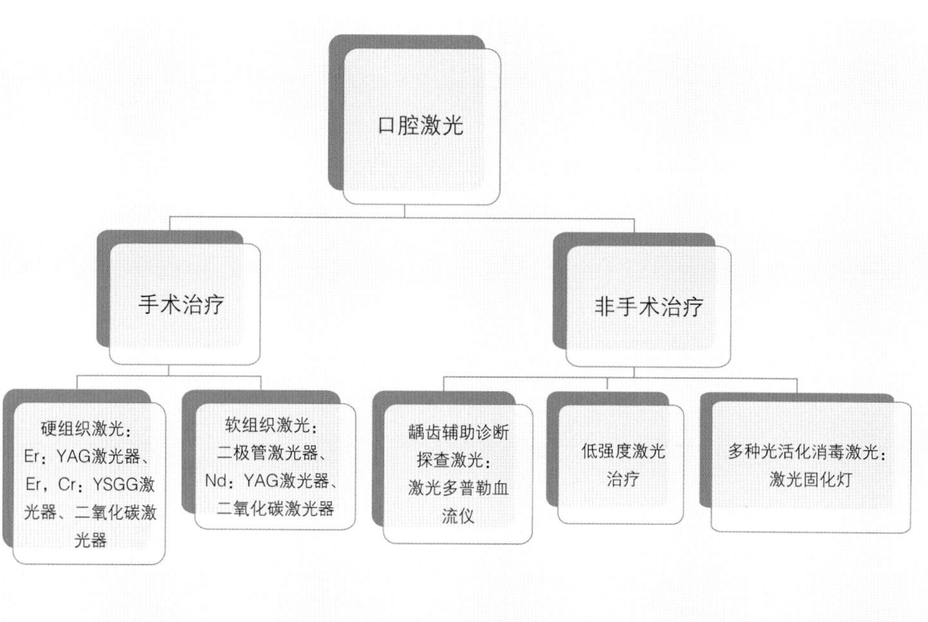

■图1.1 各式口腔激光设备类型图解。手术治疗用激光设备具有较大输出功率，足以应用于口腔软硬组织的切割、切除、消融以及凝固等；非手术治疗用激光设备则无法进行上述操作。其中部分手术治疗用激光器还可进行低强度激光治疗。

牙龈色素沉着和激光美白），二极管或Nd：YAG激光将是理想的选择。小直径光纤接触式装置可以安全地用于软组织，而与硬组织的相互作用最小。对于修复和保存齿科而言，铒激光［Er，Cr：YSGG（2780nm）和Er：YAG（2940nm）］和9300nm的二氧化碳激光提供了一个理想的替代车针的选择。上述牙体硬组织切割激光还可以安全且快速地进行骨外科手术，同时对邻近组织和血液供应的潜在热损伤极低。除了这些仪器之外，10600nm的二氧化碳激光还经常用于软组织手术中进行精确和快速的切割。

临床医生在决定适当的治疗方案时，需要不断地评估与询问患者的需求和满意度[8]。当选择将激光整合到治疗方案时，某些波长具有优于其他波长的优势。明确地说，任何可用的激光波长都适用于软组织治疗。但是，如果口腔医生需要同时治疗软硬组织，则只有铒激光或9300nm的二氧化碳激光才能为这些口腔手术提供必要的能量和组织相互作用。

- 没有完美的激光。目前，不同制造商的操作手册中，列出了二十几种适合口腔治疗的激光。业内经常有很多关于哪种激光最好的讨论，以及关于所有激光都是一样的辩论。应该清楚的是，尽管存在相似之处，但每个激光波长都有自己的特性。当被问起哪种激光效果最好时，回答则是医生最熟悉的激光就是最好的。

必须牢记，没有完美的激光。这是因为在同一组织中，特定波长的光子发射的吸收特性是不同的。尽管每种激光都可以用于软组织手术，但一个纤维丰富的区域很难用二极管激光切割，却很容易被二氧化碳激光（carbon dioxide lasers）切割。另外，二极管激光可以在不影响健康牙釉质的情况下，对天然牙齿附近的牙龈进行美学修整，而二氧化碳激光的波长可能会损害该处牙釉质。铒激光非常容易被水吸收，从而可以轻松去除龋损。但是，由于水含量极低，其对高度氟化的牙釉质的切割难度较大。另外，激光的输出量可能是治疗期间的因素之一。有些手术只需要最低能量水平，如对阿弗他溃疡的处理。同样地，光生物调节效应在功率密度远低于手术切割的阈值时进行。然而，牙体预备需要非常高的峰值功率和非常短的脉冲，从而有效地去除矿化材料而不造成热损伤。

因此，在进行投资之前，刚刚讨论的所有因素都应有助于临床医生确定哪种激光最适合自己的操作。

1.4 销售、培训和公司支持

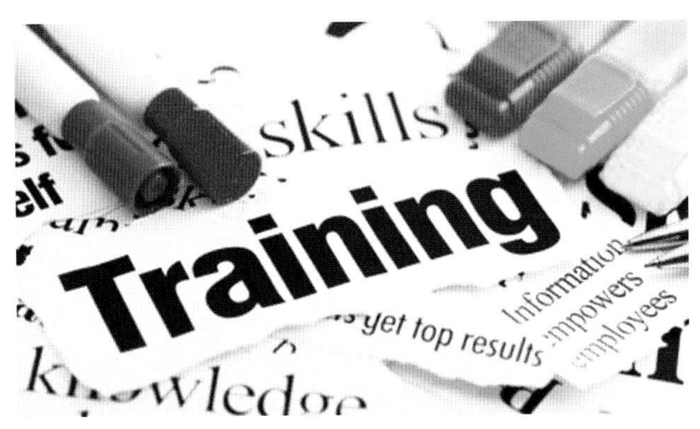

考虑到购买市场有限，激光销售是一项竞争激烈的业务。销售团队必须对产品的性能了解清楚，避免对临床疗效、设备可用性以及运输时间等方面做出不切实际的保证。设备公司的代表应充分知晓激光的操作，以便他们能够初步演示激光的安装，并为排除故障提供帮助。销售支持代表应该能回答并解决客户的各种问题。

制造商必须提供针对医生的培训和继续教育。有些公司已经成立了基础和高级手术培训机构，并提供教育资源、论坛、临床病例和其他数字化教学等功能。还有一些公司则在较大的口腔会议期间赞助课程和讲习班。

了解特定设备在商业上可供购买的时间以及该公司在效率、可靠性和服务方面的跟踪记录都是很有用的。有些公司占据全球市场，但是所在国家的本土支持是非常需要的。地区性口腔设备供应商也可以代表公司提供销售和服务。由于这些供应商已经与口腔门诊构建了联系，因此可以促进激光设备良好的相关支持。

激光设备的操作手册是其使用指南，详细描述了使用该设备的操作程序。操作手册中，需包括有确凿的证据证明“使用适应证”的安全性和有效性，而不是“非适应证”的治疗。手册的各部分内容均应分段认真描述，说明应包括波长使用的每个程序的操作参数范围。这些设置是重要的操作准则，还应列出可能的大致修改建议。手册中必须考虑光束直径与输出功率、曝光时间和不同组织相互作用等因素。装配和拆卸输送系统的描述应详细到每个步骤。另外，应该说明激光仪器每个组件的保养和维护，还应包括警告、注意事项和故障排除步骤，以及获取支持的联系信息。

如前所述，使用激光需要各种附件，包括激光传输系统提示、脚控踏板、钥匙、链锁装置，以及防护眼镜。应注明这些项目的初始/更换成本、任何维护和可用性。在某些情况下，附件是可选的，并且需要额外付费。这些费用可能抵消激光本身“较低”的初始价格。同样，保修期内的维修费包括在设备采购费之内，但超过服务合同的规定时间可能会产生费用。

保修期应清楚说明，口腔设备采购人员应完全了解有关条款和条件。激光是为精确输送光子能量而设计的，而且部件一般构造良好。但是，在正常使用时，任何部分都可能损坏，也可能发生意外破损。保修是制造商承诺可在指定时间内维修，如有必要需更换仪器。该承诺可以规定在特定情况下的修理范围。

激光的运行是由内部部件的软件控制的。许多公司提供软件的更新版本，并可能将其包含在购买价格中。同样，某些硬件可能会进行升级，因此，使用者需谨慎决定是否对购买的激光仪器型号进行适当的改装或升级。

1.5 教育和知识

操作人员是否需要接受培训以及需要接受多少培训？这是一个重要的问题。简单的回答是，您该在整个口腔职业生涯中持续获得新知识。口腔职业成功的目标始终是提高患者的治疗质量。医生只有终身学习才能实现一定的成就。可以从激光制造商提供的课程开始，不过，其中很多仅仅是多媒体的理论教学课程。医生需要在动物组织上进行实操模拟训练，然后在上级医生的指导下完成患者治疗训练。无论采用哪种初期培训方法，以最小的功率设

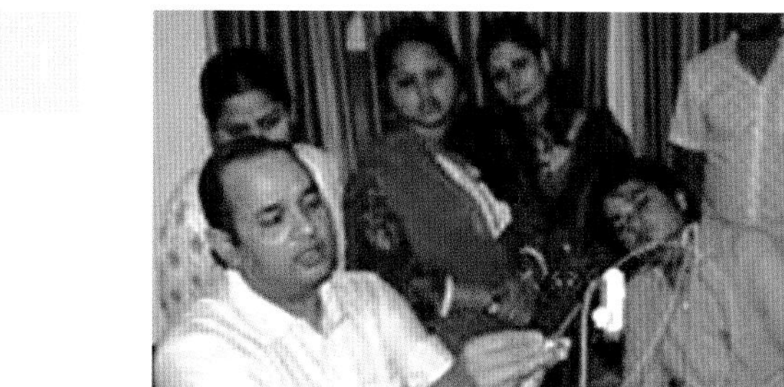
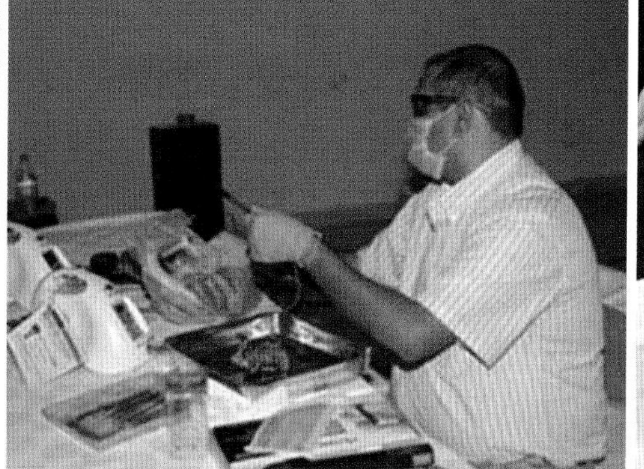
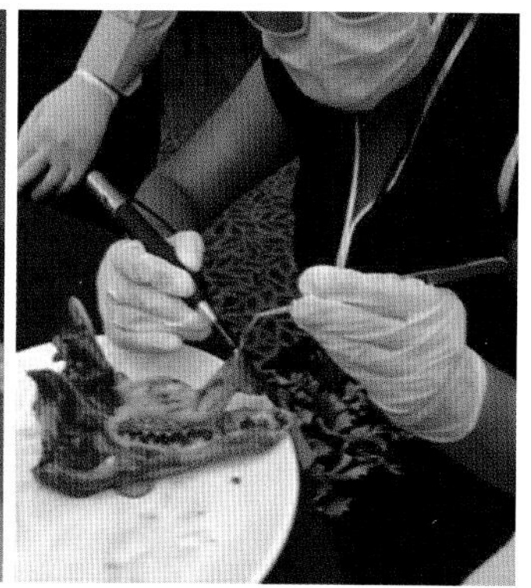
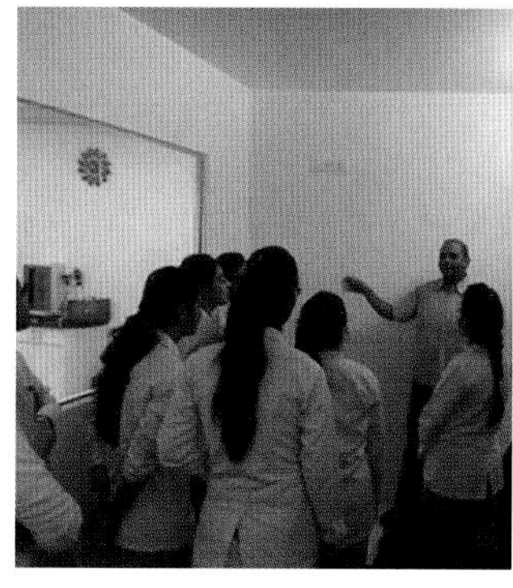
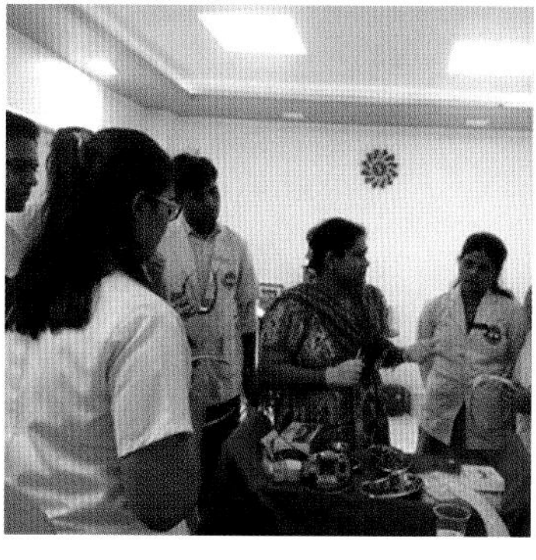
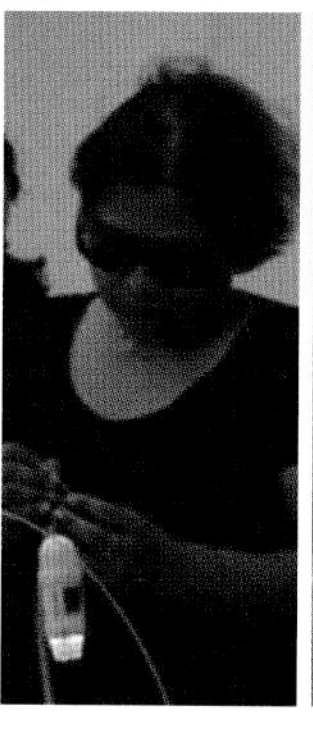
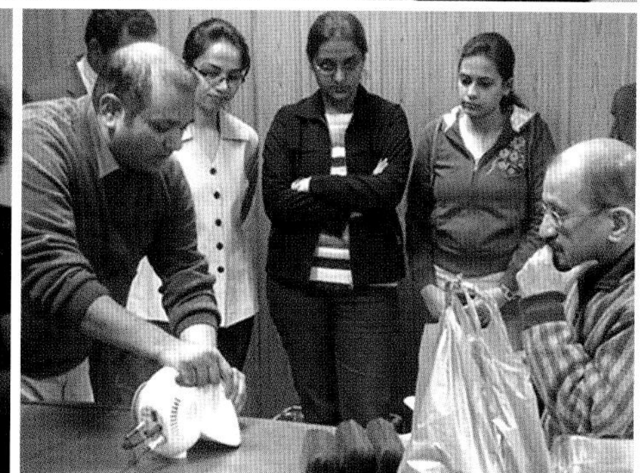

置执行简单的操作都将有助于克服恐惧，提高技能水平。观察激光-组织相互作用的速度和达到治疗目标的进度可能比最初预期的要慢。耐心最终会得到回报，实际上，缓慢地扫描式切除组织通常是首选操作。此外，在精确切割和塑造组织轮廓时，可避免不必要的热损伤，利于预后。不断掌握新的手术技能会给您带来很大的满足感。在这个过程中，患者所接受操作的舒适度也必然会增加。

关于口腔激光的应用有多种继续教育课程。当地的研习会和本地区的学院会有定期的会议安排，学员之间可以共享信息。许多重要的口腔会议均设有口腔激光的演讲和研讨会课程，有一些大学附属的项目既提供激光理论课程又能评估临床能力，许多国家都提供高级课程、奖学金、硕士课程和硕士项目。1993年出台的《口腔科激光教育课程准则和标准（Curriculum Guidelines and Standards for Dental Laser Education）》，为口腔激光的学习进修提供了参考[9]。

对于所有口腔激光临床医生而言，找到一名导师将会是一个很大的帮助。在指导下进行操作，是提高技能和知识的最有效方法。导师应该有正确的教学态度和经验，以演示正确的操作方法，同时纠正学员操作中的问题。术者提供医疗服务的信心也会增强。此外，医生还可以通过导师了解新的技术和治疗方法。

另一个问题是，激光的使用规则是什么?对此的回答是，目前存在各种监管机构，规范医生安全有效地使用激光、确保患者的健康，操作人员必须了解并遵守这些法规。此处仅简要描述若干要点，关于激光的安全性的内容将在▶第五章中进行详细介绍。

- 地区或地方机构向合格的口腔医生颁发口腔科执业许可证。该证明允许口腔医生根据其执业范围提供口腔治疗，即提供全科或专科口腔服务。这种治疗是以医生的培训、教育和临床经验为基础的。需要提醒的是，口腔激光不是一门公认的口腔专业，与此相反，它是对在口腔操作过程中使用仪器的描述。
- 某些机构监管激光设备制造商及其产品，但不控制设备的口腔实际应用。如美国食品药品监督管理局（Food and Drug Administration，FDA）通过其设备和放射健康中心管理激光的构造，以确保符合医疗设备立法。该机构还为制造商颁发了一份市场许可，证明使用激光的治疗是安全有效的。

- 国际电工委员会编写与出版所有电气、电子和有关技术的国际标准，其中包括同美国食品药品监督管理局类似的方式对激光的管制及合格评定。
- 这两个组织都对其他国家的监管机构有巨大的影响力。
- 目前，对于口腔激光医生的资格证书还没有统一的意见。一些国家的监管部门对口腔医生操作激光有课程要求。少数口腔医学院已将激光治疗引入博士预科课程。

循证口腔实践包括口腔临床相关的科学证据、临床医生经验和患者治疗需求与经历等的结合。关于口腔激光，同行评议的文献提供了大量的研究、临床病例和综述分析。一些学者表示将激光结合到口腔治疗方案中的优势存在争议。但是，临床对照研究确实显示了这些激光应用的有效性。激光从业人员应该熟悉本专业的文献、研究新进展、病例报告和科学评论。微博内容和论坛也可以提供一些有关个人经验的信息。所有这些资源都有助于医生了解口腔激光的科学证据，尤其需要了解特定波长如何达到目的，将有利于激光手术的成功。

1.6　团队投资

培养员工是创建一支敬业的员工队伍的重要组成部分。投资他们个体和专业上的发展，将通过优化的工作为您提供一个快乐的、有能力的、富有成效的团队，从而带来优厚的回报。患者会立即注意到专业和友好的气氛，在健康的医疗环境及全方位的关怀下接受治疗。

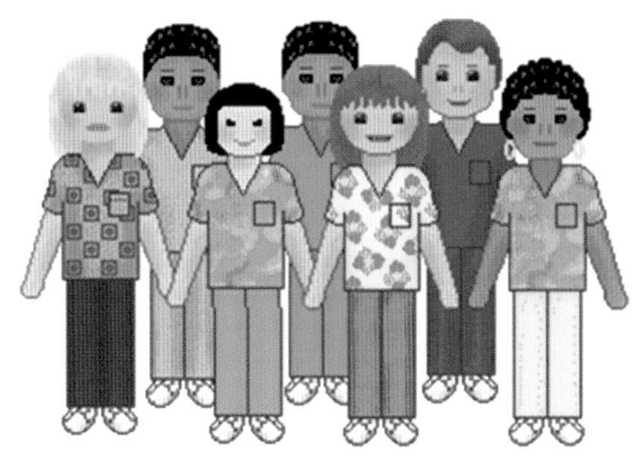

每名员工，从接待员、前台管理员到助手、卫生员和其他相关医生组成的临床团队，都必须接受有关口腔激光的教育。

通过适当的培训和工作经验，他们可以回答患者任何关于如何开展激光治疗的问题。这不仅增加患者对这项技术的优势和局限的认识，还可以化解有关手术的担忧。许多人熟悉激光是因为以前接受过激光手术；还有一些人对“辐射”这一词有误解，因为它代表了“激光”缩写词的最后一个字母。对此了解深入的医护人员可以解释，即口腔激光是在电磁光谱的热部分发射辐射，而不是在X线的电离部分发射辐射。参加口腔激光使用的入门课程，可让整个团队受益，并对其他继续教育课程产生积极兴趣。

1.7　市场营销

口腔实践成功的秘诀之一在于市场营销。市场营销是将一种产品或服务介绍给潜在客户并加以推广的过程[10]。这是使人们意识到所提供的服务质量的一个好方法。总体营销范围涵盖广告、公共关系、促销和销售。

市场营销主要有3种方式，即线上营销、线下营销和口碑营销，后者有时被称为内部营销。线上营销是使用互联网、电子邮件、社交网站和微博作为渠道，向公众传递营销内容；线下营销是通过传

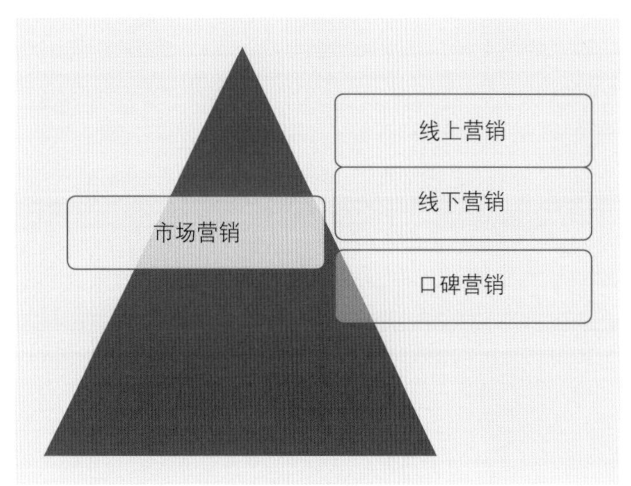

统媒体传播：广播、电视、平面广告；口碑营销是3种营销方式中最好的，其前提是员工和团队必须具有实践知识。一份由远景、任务说明、目标和目的组成的书面计划肯定会为这些知识提供一个框架。每名员工都应该能够清楚地表明：整个门诊会随着最新的创新理念和技术不断更新，并取得最新技术，以确保在舒适的环境中获得最佳的治疗及护理。这反过来将明显影响患者是如何看待这种技术，鼓励朋友、邻居和亲戚寻求诊疗。

为了获得最佳结果，应将这3种方式都纳入营销计划。对于前两部分，还可以考虑推广人员、公关人员和专业的营销渠道，以支持任何大规模促销活动。显然，这必须准备资金，以便充分利用上述任何一项。但是，口碑营销通常只在门诊里花费一些时间，以确保始终如一的高质量的口腔治疗服务。

激光治疗可以是一个很好的营销工具。在外科手术中，使用激光治疗的口腔医生不再受常规治疗的束缚（常规治疗通常需要注射麻醉及缝合，且经常会伴随着出血）。相反，医生可以用激光治疗替代传统治疗，该技术可能最小限度地麻醉或不需要麻醉、无出血、减少或不需要缝合。同样，对于口腔修复科，传统的高速、低速涡轮手机和车针的窝洞预备可以被激光对龋损的消融与预备体的边缘制备所取代。此外，治疗可在更少的麻醉和更高的患者舒适度下进行。

如今的患者更易获得科技信息，他们会花费大量时间在各种线上门户网站研究口腔的治疗方案。尽管这些网站的观点和教育程度各不相同。患者对于自己选择的治疗方案有着一定的了解，并很少反对激光治疗。他们知道并理解这项技术是最新的：它可以提供更快、更舒适的口腔护理与治疗，同时在更短的时间内取得更好的效果。

1.8 将激光应用于口腔的原因

无论是军事、工业还是医疗领域，激光已经广泛应用于我们生活的各个方面30多年了，激光在口腔的应用也不例外。“激光”这个词本身就能在患者的脑海中引起积极的反应。可能是由于以前的医疗经验，患者会联想到使用激光进行治疗是非常有益的。激光的口腔治疗可以做到更快、更有效，同时显著减少疼痛、出血和达到麻醉需求，并且术后的不适感最少。治疗后不久，患者即可恢复日常活动[11]。

❓ 我为什么要买激光设备?

✅ 口腔激光设备应该成为医疗设备的一部分。光子能量以其独特的单色性和相干性，通过人体工程学传输系统，成为一种新型的口腔治疗工具。经过适当的理论和操作培训，它可以成为各种口腔治疗的组成部分。临床医生可以安全轻松地执行每个激光手术的过程，且避免手术刀或电刀在外科手术时所存在的一些缺点。如相较于手术刀切割出血的创口，激光可以对切口进行消毒；种植体暴露时，相较于使用电刀必然造成的软组织损伤，激光的使用可以安全地去除牙龈组织。此外，对于那些不断挑战自我、不断提高技能的医生来说，激光是他们必须拥有的——不是作为一种小工具，而是作为一种必备的手术器械。

❓ 激光的使用对于患者和术者本人有什么影响?

✅ 口腔技术的融合改善了医生为患者提供服务的方式。数字化X线照相术正在取代传统的X线照相术，采用锥形束CT（CBCT）进行诊断，CAD/CAM技术日益普及。包括激光在内的这些技术进步都改善了患者的口腔就诊质量[12]。牙科疼痛被列为“世界十大恐惧症”之一，对一些患者来说，仅仅是看到牙椅、听到涡轮手机的噪音或口腔医生的白大褂就能引起恐慌。口腔激光给这些患者的就诊带来了巨大的改变，因为它可以减轻患者压力和焦虑[13]，并协助临床医生提供最佳的口腔治疗。此外，研究显示激光可以进行神经阻滞以达到止痛和抗感染效果[14]。

❓激光能创收吗？

✅口腔激光可以帮助医生制订患者的治疗方案。如前所述，在口腔激光的帮助下，传统的治疗将得到改进，并且新的及前言提及的治疗方案皆可供选择。购入激光器的费用使口腔医生需要提高治疗的收费，但应以简单易懂的方式向患者介绍激光的优点并解释费用的改变。

✅口腔激光外科手术通常比传统手术时间短，一般在门诊进行。与传统手术相比，优点是患者少有疼痛、肿胀和疤痕。由于恢复期较短，将对患者的生活质量有很大的改善。同样，由于手术预约、必要的术前和术后处理较简单且省时，医生可以提高效率，术者有更多的时间治疗更多患者，这可产生更高的收入并有助于术者熟悉口腔激光的应用。口腔激光的另一个优点是，多种口腔操作可以一次性完成，从而提高一定时间内的诊疗人数。综上所述，自然有更多的患者愿意接受医生的激光治疗方案，再加上积极、舒适和恢复良好的结果，提高了患者的信任度，推荐更多新患者转诊至该诊所。

❓什么时机使用激光？

✅临床医生应该知道使用口腔激光的适应证，本书将详细介绍这些内容，口腔激光继续教育会推荐相关的技术和方案。当回顾手术的必要步骤时，应该分析如何使用激光作为辅助或单一治疗。同样，仪器和所有需要的附件都应该在触手可及的地方，或者就近存放，以便可以在手术中方便取用。随着临床医生更频繁地使用激光，激光将成为必不可少的医疗设备。在一些口腔治疗中，它既可以代替其他传统器械，也可以作为有力的辅助工具。同样，随着操作经验的增加，将使术者充满更多信心为患者提供出色的诊疗。可以说，激光仪器是一项最明智的投资。◻图1.2展示了一个可以使用激光的临床操作病例：在这些情况中，激光处理代替了传统处理。

1.9 口腔激光的局限

如果您是熟练使用激光的临床医生，则可以看到使用激光进行治疗的无穷可能性。但是，与任何仪器一样，也要考虑某些局限因素的存在。临床医生应受过良好的训练以判断其治疗的疾病范围。在选择适当的病例后，将根据靶组织的吸收模式，选择相应的使用波长、功率或能量密度。当然，这意味着需要对激光物理学的基本原理、组织相互作用，以及设备的安全使用有非常全面的了解。

目前可使用的口腔激光仪器存在一些缺点：它的成本相对较高，且术者需要经过充分的培训，虽然部分激光仪器使用径向发射端，但多数激光发射端属于端切形态，而大多数口腔器械同时具备侧切和端切发射端，因此口腔医生需要掌握改良的临床技术。激光切口无法与手术刀切口同样锋利且较少需要缝合，导致激光创口愈合多为二期愈合，因此必须给予患者适当的术后指导，在愈合过程中正确地护理该区域。如前所述，没有一种单一波长能最佳地治疗所有口腔疾病。对于目前的传输系统，手术区域的可及性有时会是一个问题，临床医生在尝试完成手术时必须防止组织过热。铒家族和9300nm的二氧化碳激光的一个缺点是不能去除不良修复体的金属和铸造瓷不良修复体。当然，这种缺点在某些情况下能起到很大的益处，如治疗修复体周的微小继发龋。有时，软组织的激光手术移动速度过慢，在手术过程中有可能会导致组织烧焦或炭化。这可能是由于平均功率过大或激光束移动过慢所致，而这两种情况都可以通过经验的累积加以纠正。激光羽流的产生是不可忽略的——它是蒸汽、碳和其他有害分子颗粒以及可能具有传染性的细胞产物的副产物，共同结合产生难闻的气味。建议将吸引器放在手术部位的4cm以内，以尽可能多地吸除激光羽流[15-16]。

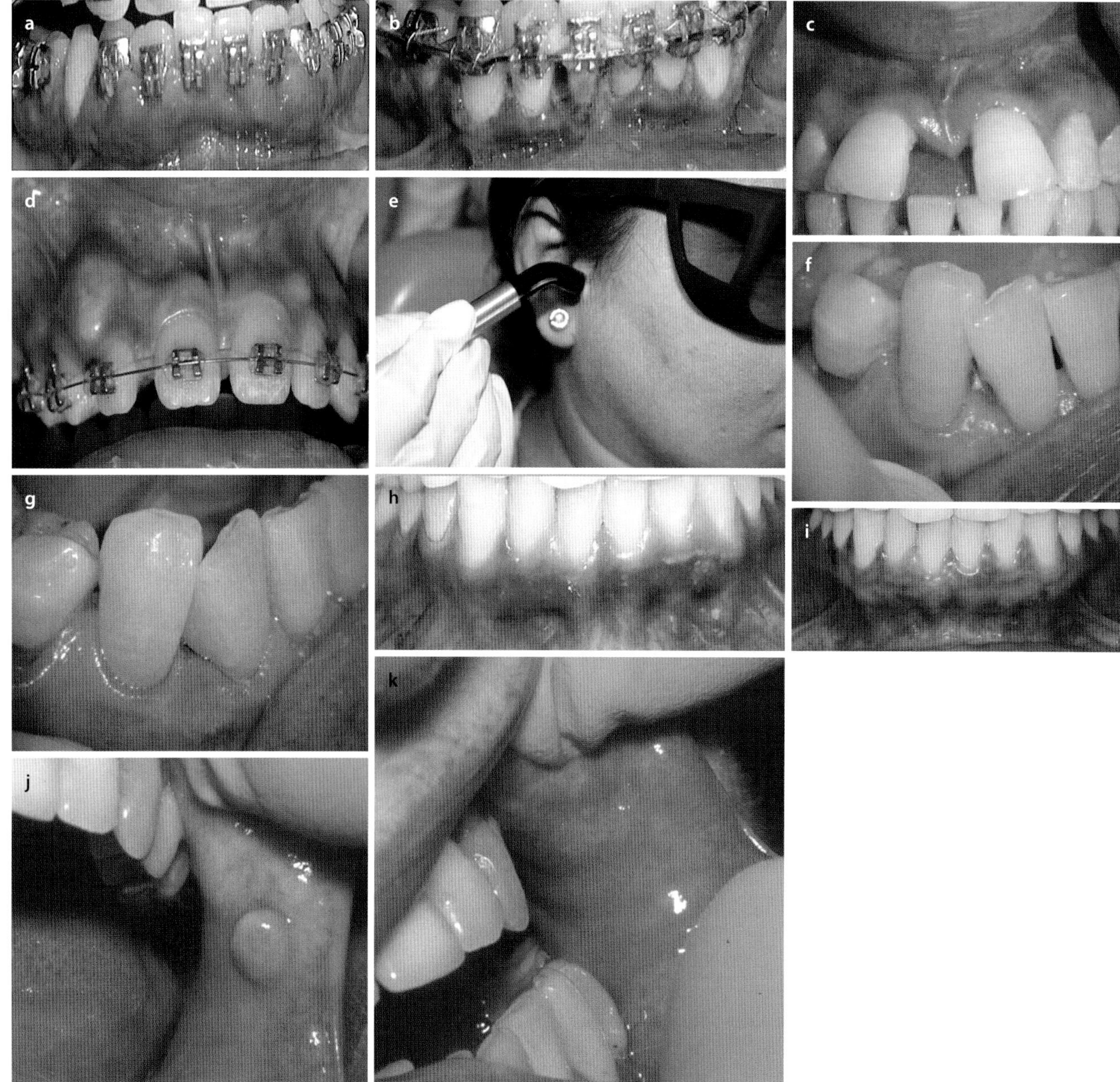

图1.2　（a）正畸治疗中增生组织术前照。（b）增生组织切除术后照，牙周组织形态较正常。（c）系带导致较大的上颌牙间隙术前照。（d）系带修整术、牙龈切除术后愈合良好，顺利进行正畸治疗。（e）低强度激光治疗应用于颞下颌关节炎的治疗。（f）邻面龋术前照。（g）邻面龋修复术后照。累及的2颗牙都使用激光器取代传统手机进行预备。（h）口腔黏膜色素沉着术前照。（i）黏膜色素去除术后照。（j）良性刺激性纤维瘤术前照。（k）术后照显示组织愈合。

1.10　口腔激光治疗的优势

随着时间的推移，口腔技术和科学的发展使我们有能力让临床医生为患者提供微创治疗方案。从牙周炎的微创治疗到全面的美容修复治疗，目前的标准是尽可能保留牙列和周围组织，创新材料的发展以及临床技术的改进，使这一目标得以实现。激光技术的使用已在口腔亚专科中获得普及，包括牙

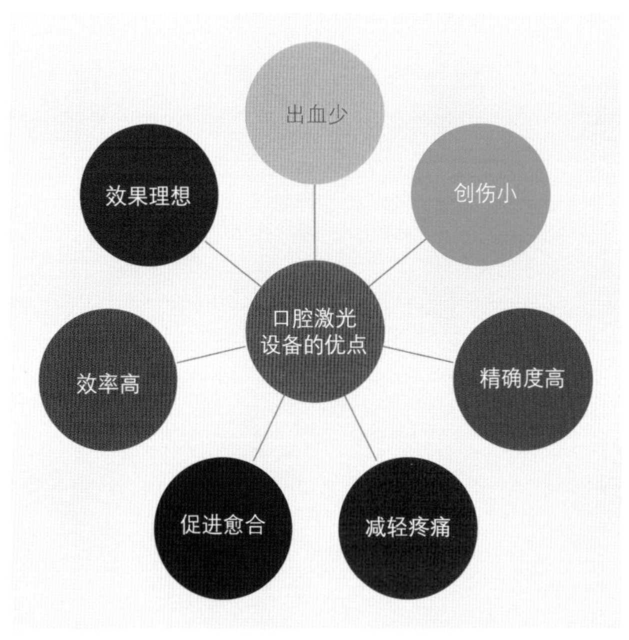

体牙髓病科、口腔修复科、口腔颌面外科、口腔正畸科、口腔种植科、儿童口腔科、美学口腔科和牙周病科。它彻底改变了一些传统的治疗方案，无疑是一种有效的实践工具。

对于抵触常规治疗的患者，上面列举的激光优点使他们在治疗中变得更放松、更合作。此外，在常规治疗过程中，口腔操作耗损医生大量体力且压力很大。对于特殊患者，如患有精神疾病和身体残障的患者，口腔激光医生可以在节省时间和顾及患者的耐受性的同时，高效且自信地进行更多的手术。激光对老年患者特别有用，因为它可提高患者对手术的耐受性，并帮助他们克服在看牙时的障碍，包括患者的牙齿复杂结构、不同程度的全身性疾病和器官功能衰退。同样地，激光辅助儿科口腔治疗可以使患者更加愉快、更加信任治疗过程以及得到更好的愈后效果，并且患儿的父母也更能接受这种轻柔而有效的治疗。

在当今的数字化世界中，患者可以与朋友们通过多媒体分享他们的经验和担忧，并更好地了解诊断和治疗选择。他们更有可能接受治疗的建议，并愿意选择更有价值且尽可能舒适的手术。如果患者对激光的体验是正面的，他们将推荐更多的患者转诊。简而言之，激光可以使口腔医生提供更高质量的口腔医学治疗[17]。

结论

我们生活在一个快节奏的世界。随着口腔技术不断发展，我们改变的主要元素有两个：第一，口腔医生要努力为患者提供最佳治疗；第二，我们希望与最新的、最好的方法保持同步。永远不要停止学习，否则将停止进步。在当今时代，提高医生的综合能力始终很重要，我们应该不断地学习、不断地增加知识，这是我们一生的追求。学习新事物的意愿和思想的开放性是成功的关键，当我们觉得自己“好”，我们就能做得“更好”。

迈向激光口腔的第一步是寻求有关该仪器及其用途各方面的客观信息。最后，购买激光仪器的决定应该基于可靠的科学证据、医者的经验、知识的积累和培训，以及患者对治疗方案的偏好。

扫一扫即可浏览
参考文献

第二章　激光和光基础

Laser and Light Fundamentals

Donald J. Coluzzi

D.J. Coluzzi, S. Parker (eds.), *Lasers in Dentistry—Current Concepts*, Textbooks in Contemporary Dentistry,
DOI 10.1007/978-3-319-51944-9_2

核心信息

“激光（Laser）”这个词是来源于“受激发射的辐射光放大（light amplification by stimulated emission of radiation）”的首字母缩写（注：另外一本有关激光的专著翻译为“辐射的受激发射光放大”）。这个理论是由Albert Einstein在1916年提出的，通过5个单词的简单描述，解释了激光仪器的独特性。

激光束一旦产生，就被立即传送到目标组织。此外，每个设备都具有某一控制系统，使得临床医生可以在手术过程中进行操作。

理解这些基本原理将为进一步阐述激光在口腔中使用的概念奠定基础。

2.1 光

2.1.1 光的起源与神奇之处

“光”这个词已被人类使用了多个世纪，包括《圣经》的篇章“创世纪”的开头几句中也提到“光”这个词。从早期文明中似乎就能获悉，不同的昼夜与太阳、月亮和星星的循环会产生环境亮度的差异。历史上对光本质的探索产生了诸多有趣的，有时甚至相互矛盾的研究。古代的人们对这种亮度抱有好奇：约公元前400年，希腊哲学家Pythagoras开始建立波动方程。1个多世纪后，希腊数学家Euclid声称，光是通过眼睛发出的光线，然后他宣布了这些波的反射定律。直到1021年，来自巴士拉的数学家Ibn al-Haytham才修正了这个概念，并证明了光线是从外部进入眼睛，而不是从眼睛发射出来。此外，Ibn al-Haytham假设来自太阳微小的能量粒子是产生光的来源。1672年，英国物理学家Newton研究了反射和折射定律，得出光是由粒子组成的结论，他称之为“微粒”[1]。他得出结论，光是由7种颜色粒子组成的——紫色、靛蓝色、蓝色、绿色、黄色、橙色和红色（这与“7”是一个神秘数字的信念相一致）。这些例子组合在一起会发出白光[2]。几年后的1678年，荷兰物理学家Christiaan Huygens坚持认为光只由波组成，并发表了“Huygens”原理[3]。正如历史所证明的那样，Newton和Huygens都只说对了一半。

100多年后，有了光的新发现。1800年，德国出生的音乐家和天文学家William Herschel移居英国，研究可见颜色的个体温度。从这些实验中，他发现了红外线[4]。来自波兰的Johann Ritter在1801年通过观察普通化学物质氯化银暴露在阳光下[5]时如何改变颜色，发现了紫外线。英国物理学家Michael Faraday提出了光和电磁力相关的证据[6]。1865年，他的苏格兰同事James Maxwell接着解释了电磁辐射：也就是说，电、磁和光实际上在同一个现象[7]中是相互关联的。他的发现量化了不同波长的辐射，因此有助于解释我们目前对光存在的理解，而不仅仅是Newton的可见光谱。1895年，德国物理学教授Wilhelam Roentgen，在研究了Philipp Lenard和Nicolay Tesla[8]等同事的许多实验后，把X射线加入了电磁波谱。他用X这个术语表示一个未知量。德国理论物理学Max Planck，在1900年提出光能以他称之为量子包的形式发射[9]，他建立了一个波长或频率之间关系的方程式。1905年，德国科学家Albert Einstein发现了他称之为光电效应的现象。他观察到，光照在许多金属上都会使它们发射电子，他称之为光电子。他接着推断，光束不仅是在空间中传播的波，而且一定是由离散的能量包组成的，正如Planck所描述的那样。Einstein把这些微小的粒子称为光子[10]，从而使光具有粒子-波双重性质。

2.1.2 光的二象性

根据过去3000年的发现和争论，现在可以确定光是一种电磁能形式，具有双重性质。它表现为以恒定的速度在波中传播的粒子，这种辐射能粒子的基本包或量子称为光子[11]。光子是一种稳定的粒子，只有在真空中以光速运动时才存在。根据相对论的推论，它是没有质量的。当减速时，它不再存在，它的能量被转换。

以光速传播的光子波可以由两个基本属性定义，如■ 图2.1所示。第一个特性是振幅，它被定

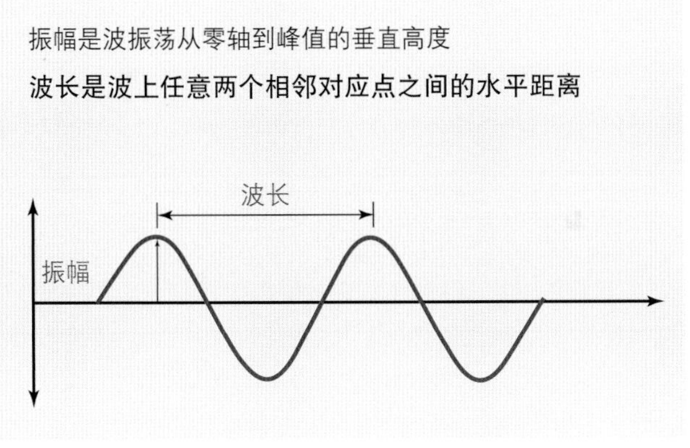

■ 图2.1 对振幅和波长两个重要量的电磁波描述。

义为波振荡从零轴到峰值的垂直高度。这与波中携带的能量有关：振幅越大，能做有用功的潜能就越大。波的第二个特性是波长，即波上任意两个相邻对应点之间的水平距离。这种测量方法在激光能量传递组织的途径以及相互作用方面有着重要意义。波长以米为单位计算，口腔激光仪器的波长单位要小得多，使用纳米（10^{-9}m）或微米（10^{-6}m）的术语。当波传播时，它们每秒钟振荡几次，这被称为频率。频率与波长成反比：波长越短，频率越高，反之亦然。

2.1.3 光和激光能量的特性

一盏台灯发出的普通光通常是白光，就像Newton最初所描述的那样，人眼所看到的白色实际上是可见光谱中的许多颜色的总和，如红、橙、黄、绿、蓝、紫。这种光线通常是漫射的，不能很好地聚焦。

激光与普通光相比有几个不同。首先，是单色性，这意味着产生的光波是单一的颜色。对于口腔激光设备来说，我们的眼睛通常看不见这种颜色。其次，每个波具有相干性，沿其轴的物理尺寸和形状相同，从而产生特定形式的电磁能。该波的特征是空间相干性，能够很好地定义光束。光束的强度和振幅遵循Coherency光束的钟形曲线，因为大部分能量集中在中心，在边缘迅速下降。该波的时间相干性，意味着单个波长的发射在一段时间内具有相同的振荡。最后，激光束以准直形式开始，并以这种方式发射到很远的地方。然而，光纤发出的光束通常在尖端发散。通过使用透镜，所有的光束都可以精确聚焦，这种单色的、相干的光束就可以达到治疗的目的。

以家用灯具为例，一盏100W的灯只产生适量的光，更多的是在房间里产生热量。另外，激光功率为2W时可用于精确切除刺激性纤维瘤，在不影响周围组织的情况下使手术部位充分止血。

2.2 发射

2.2.1 自发发射

1913年，丹麦物理学家Niels Bohr应用Planck的量子原理，建立了原子模型。他提出在原子核周围有不同的能量轨道或能级。Bohr发现一个电子可以通过吸收一个光子来“跳跃”到一个更高（和不稳定）的水平，然后电子会返回到一个较低（更稳定）的水平，同时释放一个光子[12]。他称之为自发辐射。这个发射的细微差别在于，由于原子中有几个可能的轨道能级，根据Planck方程，光子发射的波长将由发射光子的能量决定。还应该注意的是，发射的光子很可能具有随机的方向和相位。简单举例，自发辐射可以通过传统电灯泡的发光来说明。当电子被激发到更高的能态，然后返回到它们的基态时，电子荧光会明亮地发光和发热。在较高能级的发射过程中，会产生不同的广谱波长（如白光）。发光二极管也通过在晶圆的正极重新结合的带电电子流来产生自发光，发射光的颜色（波长）将取决于二极管晶圆的化学成分[13]。

2.2.2 受激发射

1916年，Albert Einstein提出了激光理论[14]。利用Bohr模型，他假设在自发发射的过程中，如果一个额外的光子以相同的激发水平出现在已经被激发的原子场中，将会刺激两个量子的释放。它们在相位、方向和波长上是完全相同的。此外，这些发射光子将具有单色和相干特性——因此激光就诞生了。

2.3　放大

放大是发生在激光内部的一部分过程。一旦受激发射发生，理论上，随着更多的光子进入磁场，这一过程将继续下去，既可以激发原子，也可以与被激发的光子相互作用，使其回到基态。我们可以想象发射光子的数量呈几何级数增长，在某一点上，发生粒子数反转，这意味着大多数原子处于升高状态，而不是静止状态。正如Bohr所提出的那样，在大多数原子中可以有几种潜在的能级。相同的吸收速率不可能回到基态和受激发射，所以具有多个能级（超过两个）将有助于维持粒子数反转。这种放大效应只会发生在有一个恒定和可靠的能量源的情况下，而能量源是由泵浦机制提供的。

2.4　辐射

波的基本性质已在▶第2.1.2节中进行过讨论。整个波能阵列用电磁波谱（ES）来描述，即辐射[15]的全部频率和波长。电磁波谱有几个在波长或频率上有粗略界限的区域，辐射可分为7种，其波长顺序随波长增加而增加：伽马射线、X射线、紫外线辐射、可见光辐射、红外线辐射、微波和射频波。这些波长的大小不同：伽马射线约为10^{-12}m：在光谱的另一端，无线电波的波长可达数千米。ES可以更广泛地分为两类，伽马射线、X射线和紫外线统称为电离辐射，而所有其他波长的光统称为非电离辐射。电离仅仅意味着辐射波有足够的光子能量从原子中移走一个电子，而这些波长可以引起细胞DNA的突变。人类的眼睛对380～750nm的波长有反应，最低限和最高限分别代表深紫色和暗红色，这一范围称为可见光谱。“热辐射”一词可适用于许多波长，如红外光灯产生热量；太阳提供光和热；等离子体中的电离也能产生高温。

光子的能量可以用Max Planck的公式来计算。它表明能量与波的频率直接相关，或与波长成反比。因此，波长非常短（为10^{-12}～10^{-10}m）的伽马或X射线具有非常高的能量，而相比之下，无线电波（3～1000m）具有相当低的能量。

2.5　激光的组成

识别激光仪器的部件对于了解能量是如何产生的是很有用的。口腔科有两种基本类型的激光器：①一种是半导体激光器，体积小；②一种是具有独特组件的激光器，组装时占用更大的空间。第一种类型一般称为二极管激光器；第二种类型包括所有其他激光器。这两种类型都有共同的组成——激活介质、泵浦机制和谐振器。此外，激光装置系统还包括冷却系统、控制系统和传输系统。

所有可用的口腔激光装置的发射波长为0.45μm（450nm）至10.6μm（10600nm）。这将它们置于电磁波谱的可见部分或不可见的非电离部分。◘ 图2.2是电磁波谱上部分激光器的图示。

2.5.1　激活介质

激光一般以受激物质命名；而这种受激物质被称为激活介质。如上所述，这种材料的原子（或分子）吸收光子能量，然后开始自发发射。随后在适当的条件下，受激辐射的过程就会开始。口腔激光设备的常用材料大致可分为3种类型：气体、固态晶体、半导体。激活介质位于激光器的中心或核心，称为光腔。

气体激光器

最常见的气体口腔激光是二氧化碳，它含有二氧化碳、氦气和氮气的气体混合物。氦不直接参与激光过程，但氮与激发过程相互作用，并最终将能量转移到二氧化碳分子。

第二个气体激光器是氩离子仪器。一管这种稀有气体被激发时可以产生几种辐射，最常见的是一束可视的蓝色和蓝绿色准直光。对于功率和冷却的物理要求使得这种激光在口腔领域的应用非常有限。

最早开发的激光器之一是氦氖气体激光器，它发出可见的红色光。

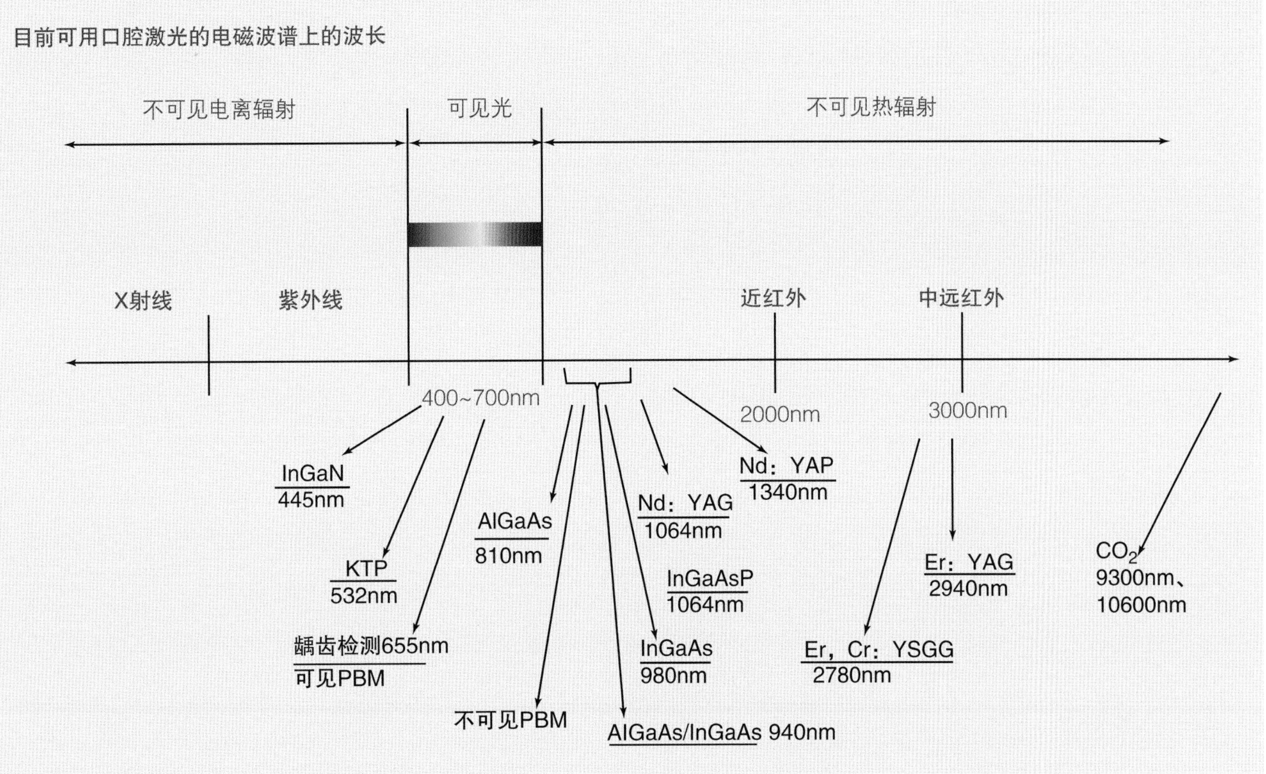

■ 图2.2　目前可用的口腔非电离类型激光包含可见和不可见范围的电磁波谱位置图谱。大多数波长还包括了产生该波长的活性介质的组成。PBM是光生物调节的缩写，这些仪器通常会使用多种不同的激活介质。

固态晶体激光器

口腔激光设备中使用了各种固态晶体。主体材料由钇铝石榴石（YAG）、钇铝钙钛矿（YAP）或钇钪镓石榴石（YSGG）组成。这些都可以“掺杂”钕离子、铒离子、铬离子。如Nd：YAG是一种掺钕钇铝石榴石晶体。

半导体激光器

半导体激光器使用了日常电子电路的基本正负结（p–n）二极管：即一个两极相反带电晶圆。带负电荷的电子流入带正电荷的空穴，在结间扩散。激光作用发生在带电层之间，该区域被称为耗尽区。这个小矩形区域将发出相干和单色光，但准直必须由外部透镜来完成。目前的二极管激光器由各种各样的原子元素组成，它们以二元、三元或四元的形式排列在晶片状结构中。如砷化镓（GaAs）、铝砷化镓（AlGaAs）、铟砷化镓（InGaAs）和铟砷化镓磷酸盐（InGaAsP）。这些元素提供了一个棋盘状的晶体结构，有助于激光的产生，硅基半导体由于其对称性而没有被使用。将所述的单二极管晶圆排成线性阵列进行冷却，晶圆的数量决定了输出功率。

2.5.2　泵浦机制

围绕着这个光学腔的激活介质是一个引发源，称为泵浦机制。泵浦的作用是将能量转移到光学腔中，这种能量必须有足够的量和持续时间，以使高能级所占的能量超过低能级所占的能量。这种情况被称为粒子数反转，并允许扩增的发生。

尽管上述过程发生得很快，但仍然需要一些时间。大多数激光器被描述为三电平或四电平。三能级系统的基本概念是：第一级是稳定的基态，有时也被称为能量能级0；第二级是泵浦能级（能量能级2）；第三级是激光能级（能量能级1）。尽管能量会从能量能级2迅速衰减，但是有足够泵浦能量时，能量能级1和能级2之间就会发生粒子数反转。类似的四能级系统泵浦能级指定为能量能级3，上层激光能级为能量能级2，下层激光能级为能量能级1。这两个激光能级之间的差异将有助于产生粒子数反转。某些激活介质可作为3层或4层工作系统。

在激光工业中，有各种各样的泵浦机制。口腔激光设备的泵浦通常是通过光学设备进行的——通过大功率灯、激光器或通过直流电或交流电的电子调制。目前二极管激光器是电子泵浦的，固态晶体激光器通常使用高功率频闪灯，而二氧化碳激光器通过交流或直流电流或射频（RF）作为调节泵浦的方法。作为泵浦的一种变化，二氧化碳激光器技术中使用高压的气体和沿着气体管排布电极的激光器，被称为横向激发大气（TEA）激光器。

2.5.3　谐振腔

谐振腔，也称为光腔或光谐振腔，是围绕在有源介质周围的激光元件。在大多数激光器中，光学腔的两端各有一面镜子，彼此平行放置。或者在半导体的情况下，在晶圆的末端存在切割和抛光表面，或在晶圆内部存在反射。在所有情况下，这些镜像表面都会产生波的相干干涉，即入射波和反射波相互叠加，产生组合振幅的增加。很明显，有些波不能合并，很快就会失去它们的强度，但其他的波会继续在这个谐振器中被放大。有了反射镜系统，这种连续效应将有助于校准显影光束。如前所述，二极管激光准直过程发生在激光器的外部。

2.5.4　其他机械组成

所有激光器都需要一个冷却系统，更高的输出功率要求其增加泵浦和受激发射所产生的热量的耗散。激活介质周围的空气循环可以控制热量，特别是二极管激光器；固态的晶体激光器和一些气体激光器则需要额外的循环水冷却。

在二极管激光器中，每束激光都会使用聚焦透镜用于激光的准直。输送系统最终会决定所发射波长的直径。

在一些设备上，激光控制面板允许用户调整激光发射的能量参数，以及通过脚或手指开关“开-关”或其他操作来调控激光的输出。

2.5.5　部件组装

激光能量是由激活介质被泵浦机制引发而产生的。光子形式的能量被吸收到激活介质中，使其原子电子达到更高的轨道能级。当电子回到稳定基态时，光子被发射出来，而其他进入的光子可以产生受激发射。谐振腔允许更多的光子相互作用，并将继续放大过程。

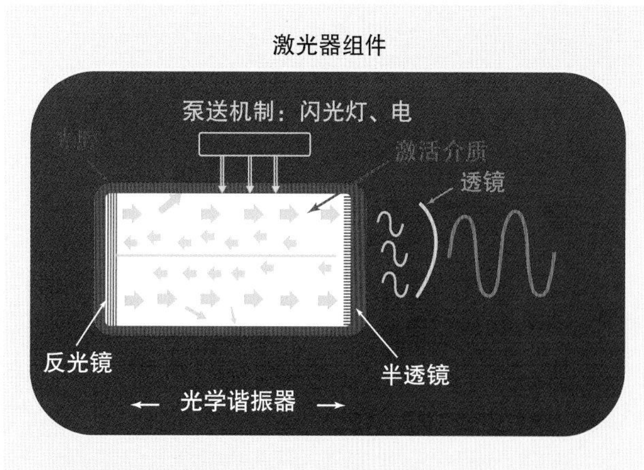

■ 图2.3　激光的一般原理图。活性介质可以是固体（如Nd：YAG）或气体（如二氧化碳）。泵浦机制提供了初始能量，谐振腔由有源介质和轴向镜组成。一面镜子是完全反射的，另一面镜子是部分透射的。当粒子数反转发生时，激光光子能被透镜产生并聚焦。

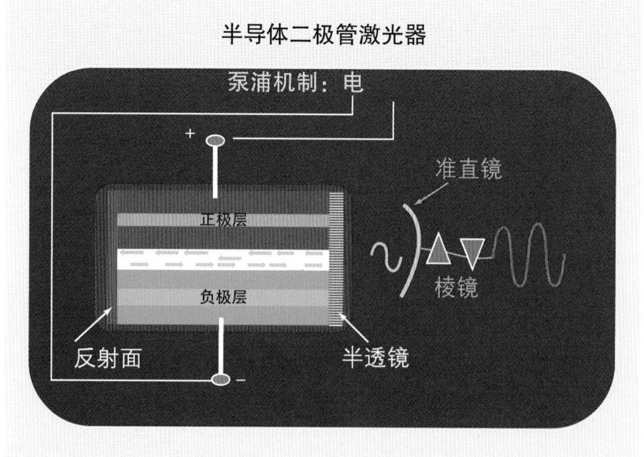

■ 图2.4　半导体二极管激光器的原理图。有多层带正电荷和负电荷的化合物。带有黄色箭头的白色层表示受激发射发生的激活层。在这个例子中，在晶圆片的两端增加了一层反射涂层。在右边的区域是透镜和棱镜，它们将被放置在一排晶片的发射端，以产生有用的二极管激光光子能量。

手术是温度控制的，激光光束可以被聚焦，临床医生可以在操作中控制激光。图2.3为Nd：YAG等固态激光器和二氧化碳等气体激光器的原理图，图2.4为半导体二极管激光器的原理图。表2.1和表2.2详细列出了目前口腔激光设备的工作介质、一般用途和发射波长。

2.6　激光发展历史

Einstein的激光理论发表后，直到20世纪50年代

表2.1　目前可用的口腔可见光激光器

激光器类型及发射光谱	一般用途	激活介质	波长	发射模式
半导体二极管，可见蓝色	软组织手术，牙齿美白	氮化镓铟	445nm	CW，GP
磷酸钛氧钾（KTP）固态可见光发射	软组织手术，牙齿美白	掺钕钇铝石榴石（Nd：YAG）和磷酸钛氧钾（KTP）	532nm	CW，GP
低能级激光器，可见红光发射半导体或气体激光器	光生物调节（PBM），光动力治疗（PDT），或龋损检测	多种砷化镓或铟砷化镓磷二极管氦氖气体	600～670nm 632nm	CW，GP

CW：连续波；GP：脉冲波

表2.2　目前可用的口腔不可见红外激光器

激光器类型及发射光谱	一般用途	激活介质	波长	发射模式
低能级激光，（不可见）近红外	光生物调节（PBM），光动力治疗（PDT）	多种铝镓砷化物二极管	800~900nm	CW，GP
半导体二极管，近红外	软组织手术	铝砷化镓	800~830nm	CW，GP
半导体二极管，近红外	软组织手术	铝/砷化镓	940nm	CW，GP
半导体二极管，近红外	软组织手术	砷化镓	980nm	CW，GP
半导体二极管，近红外	软组织手术	铟砷化镓磷酸盐	1064nm	CW，GP
固态，近红外	软组织手术	掺钕钇铝石榴石（Nd：YAG）	1064nm	FRP
固态，近红外	软组织手术，内镜手术	掺钕钇铝钙钛矿（Nd：YAP）	1340nm	FRP
固态，中红外	软组织手术，硬组织手术	铒、铬掺杂钇钪镓石榴石（Er，Cr：YSGG）	2780nm	FRP
固态，中红外	软组织手术，硬组织手术	掺铒钇铝石榴石（Er：YAG）	2940nm	FRP
气体，远红外	软组织手术，硬组织手术	具有激活介质同位素气体的二氧化碳（CO_2）激光	9300nm	FRP
气体，远红外	软组织手术	以气体混合物为激活介质的二氧化碳（CO_2）激光器	10600nm	CW，GP，FRP

CW：连续波；GP：脉冲波；FRP：自由运行脉冲波

才出现了制造激光装置的实验。1951年，纽约哥伦比亚大学的Charles Townes开始研究微波放大。1957年，另一位哥伦比亚大学的研究生Gordon Gould在他的实验室笔记本上描述了如何制造激光的基本想法，这也是第一次使用该术语。1960年，Theodore Maiman在Hughes实验室建造了第一台激光器[16]。他使用1cm×2cm的合成红宝石圆柱体作为激活介质，并使用照相闪光灯作为泵送机构，产生了一个明亮的红光脉冲发射。同年年底，Bell实验室的另外3位科学家研制出了氦氖气体激光器，它能连续发出红光。其他波长仪器在那10年里迅速发展起来。值得注意的是在1964年Kumar Patel发明了10.6μm波长的二氧化碳激光器；同年，Nd：YAG激光器由Bell实验室的Joseph Geusic和Richard Smith制造。1970年春，由多国科学家组成的一个团队独立研制了连续波室温半导体激光器[17]。第一种专门为口腔科设计的激光于1989年上市[18]。

2.7　激光传输系统

激光能量可以通过符合人体工程学各种方法精确地传输到手术部位。一般有3种模式：

- 光纤
- 空心波导
- 关节臂

2.7.1　光纤

光纤是一种光学玻璃纤维，通常由石英-二氧化硅制成。激光束沿着玻璃纤维传导。纤芯表面由聚酰胺涂层包裹，外有柔软的且较厚的外层套装包覆着，以保护光纤的完整性。特定的连接器将光纤耦合到激光器；操作端为一个手柄或光纤尖。▣ 图2.5显示了一个典型的光纤组件。

2.7.2　空心波导

空心波导是一种带有夹套的柔性管，其内表面有一个反射涂层，如碘化银，用于光束的传输。防护夹套保护着整个传输系统。将波导连接到激光发射端口上，并将机头和可选尖端连接到操作端。▣ 图2.6显示了一个典型的空心波导组件。

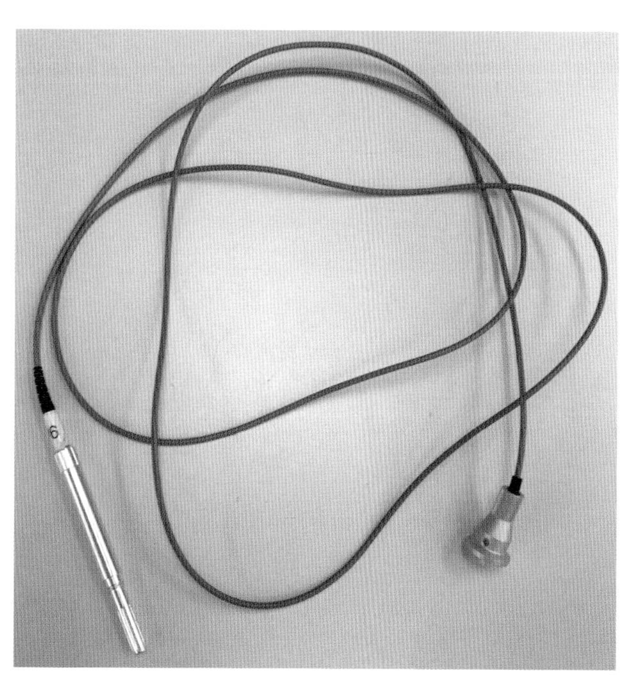

▣ 图2.5　光纤组件。

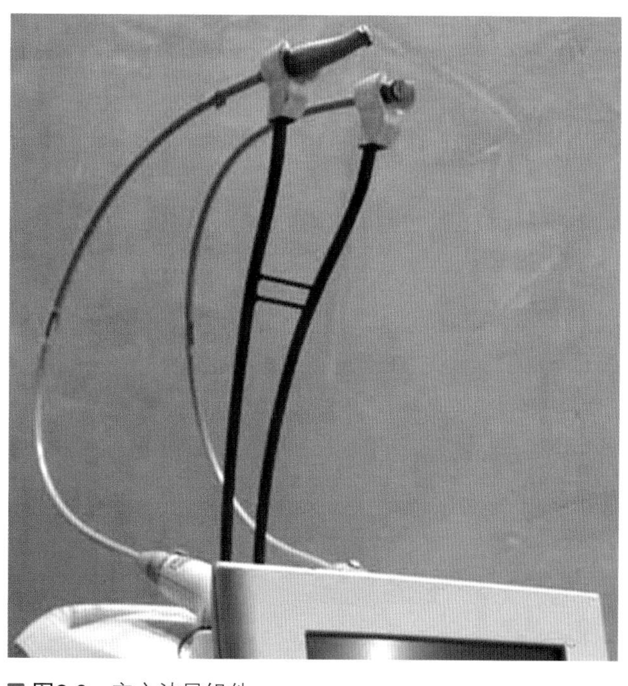

▣ 图2.6　空心波导组件。

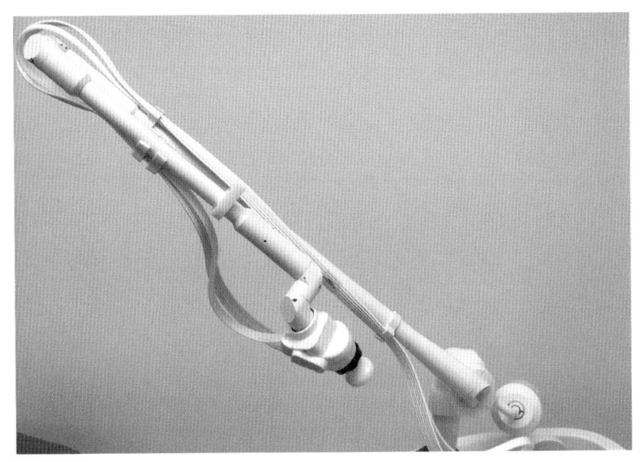

图2.7　关节臂传输系统。

2.7.3　关节臂

关节臂是由一系列反射空心管组成，空心管的内部关节转折处有反射镜，关节臂有一个平衡物，可以轻松移动。激光发射端口与第一个管相耦合，并在远端管的操作端增加一个机头和可选的尖端。图2.7展示了关节臂传输系统。

较短波长的仪器，如KTP、二极管和Nd：YAG激光器，具有小的、可调节的纤维光学系统，其有光纤或一次性尖端，可以将激光能量传输给目标组织。一些低功率二极管激光器用一次性玻璃制成手持设备。

铒激光组件是由更刚性的光纤、半柔性空心波导或关节臂构成的。二氧化碳激光器则是由波导或关节臂组成。一些铒激光组件系统使用小石英或蓝宝石作为尖端，二氧化碳激光器系统使用金属钢瓶连接到机头上。尽管当它们不直接接触时也可以将光束导向组织，但通常情况下尖端均用于与目标组织接触。在这些波长中的其他种类激光器则较少使用尖端传输系统（因此是非接触的）。另外，一些手术要求临床医生不能直接接触组织。此外，铒激光器和9.3μm的二氧化碳激光器采用喷水冷却硬的组织。

2.7.4　接触和非接触手术

无论是手动的还是旋转的传统口腔仪器，都必须物理性接触其治疗组织，给操作人员即时反馈。如前所述，口腔激光设备可以用于接触或不接触。临床上，在接触中使用的激光可以很容易地进入组织的不同区域。如纤维尖端可以很容易地插入牙周袋中，以去除少量的肉芽组织。在非接触中，光束在一定距离处瞄准目标组织。它的方式是能够有效地跟踪各种组织轮廓，由于触感反馈的消失，就要求操作医生密切关注组织与激光能量的相互作用。

有源的光束由透镜聚焦。用空心波导或关节臂，在能量最大的焦点处会有一个精确的光斑，该光斑应用于切口和切除手术。对于光纤设备，焦点位于光纤尖端或其附近，并具有最大的能量。当光纤探头远离组织和焦点时，光束被离焦，变得更加发散。在较小的发散距离下，光束可以覆盖更宽的区域，这将有助于实现止血。在更远的距离，因为能量将消散，光束将失去其有效性。这一概念将在▶第2.8小节中进一步讨论。

2.7.5　瞄准光束

所有不可见的口腔激光设备都配备了一个单独的瞄准光束，可以是可见激光，也可以是传统的可见光。瞄准光束沿纤维或波导同轴传递，并向操作人员显示激光能量聚焦的精确点。

2.8　发射模式

根据激发源，口腔激光设备有两种自然的发射模式：连续波和自由运行脉冲。连续波模式的一个子集是门控脉冲发射，在最初产生光束之后，需要进行一些调制。

2.8.1　连续波

连续波发射是指当激光打开时，激光能量连续发射，并产生恒定的组织相互作用。用恒定的直流电场源泵发这些激光器。KTP、二极管激光器和旧型号的二氧化碳激光器以这种方式工作，能量/功率水平输出。

2.8.2　自由运行脉冲

自由运行脉冲发射是一种发生在非常短的激光能量爆发，具有一个非常快速的开关泵发机制。两个典型的例子是高功率频闪灯或射频电子屏。通常的脉冲能量持续时间可以测量微秒，并且脉冲之间有一个相对较长的间隔。所产生的功率具有较高的峰值功率和较低的平均功率，这将在▶第2.9小节中讨论。Nd：YAG、Nd：YAP、Er：YAG、Er，CR：YSGG和一些二氧化碳装置都是使用自由运行的直接脉冲激光器工作。

2.8.3　门控脉冲模式

一些激光仪器配备了带有时间电路或数字机构的机械快门，以产生脉冲能量。脉冲持续时间可以从10s到几百微秒不等。一些二极管激光器和二氧化碳激光器从它们的连续波发射中得到了这些门控脉冲。可以产生高峰值功率和低平均功率。

另一种产生非常短脉冲的方法称为Q开关（Q表示光学谐振器的质量因子）。衰减机制调节受激发射速率，由泵浦机制继续向谐振器提供能量。当Q开关被关闭（打开）时，会产生一个非常短的光脉冲，约几十纳秒，从而使峰值功率很高。

另一种，声光调制器可以放置在激光腔中，以确保发射相位之间能建设性地干扰。它被称为模型锁定，可以产生皮秒或飞秒脉冲持续时间，从而产生极高的峰值功率。

目前的口腔激光设备不使用Q开关或模拟发射模式。

2.9　术语

激光仪器的波长具有独特且不变的光子能量发射，但临床医生可以调整手机与目标组织的距离位置，也可以调节控制面板上的参数。在本书的其余部分，各种术语将用于描述激光过程。本章末尾的术语表包含了许多术语和定义，这些术语和定义是用来表示激光的标准。

表2.3　激光使用的基本术语

术语	定义	单位
能量	做功的能力	J或mJ
通量/能量密度	单位面积的能量	J/cm^2
功率	单位时间做的功	W
功率密度（PD）	单位面积上的做功功率	W/cm^2
光束大小	激光束投影在目标组织上的面积	（通常以μm或mm为单位）

表2.3列出临床程序中常见符号的基本术语，其中一些术语将在本节中更详细地描述。

2.9.1　能量和通量

能量是一个基本的物理术语，被定义为做功的能力，它通常是在脉冲中传递的。焦耳（J）是能量的单位，口腔激光有的用的是毫焦耳（mJ），它是焦耳的1/1000。因此，脉冲能量是一个脉冲所携带的能量。

通量是单位面积能量的测量值，表示为J/cm^2。它也被称为能量密度。在不同的口腔组织上的程序将需要各种不同的剂量，以提高效率和安全性。

2.9.2　功率与功率密度

功率是在一段时间内完成的工作的度量衡，以瓦特（W）为单位。1W等同于1s传输1J的能量。

功率密度是单位面积使用的功率的度量衡，表示为W/cm^2。变化项是强度或辐射。

2.9.3　脉冲

除连续波工作外，所有激光器都能产生脉冲发射，即在1s内可以发生几次能量爆发。每秒的脉冲数（pps）是通常应用的术语，另一个词是赫兹。这个词可能与交流电流每秒循环次数的描述相混淆。

脉冲持续时间、脉冲间隔和发射周期

每个脉冲的长度称为脉冲持续时间，有时称为脉冲宽度，可短至1μs（10^{-6}s）。当没有发射激光能量时，脉冲间隔是脉冲之间的时间段。发射周期是指单个脉冲持续时间与该脉冲持续时间加上随后脉冲间隔的百分比，换句话说，如果脉冲持续时间为0.5s，脉冲间隔为0.5s，即每秒一个脉冲，发射周期为50%。这个发射周期有时被称为占空比。与赫兹类似，这种相似性不太好，因为“占空比”一词实际上是指在其必须切换为冷却之前，设备可以运行多长时间保持开启并工作。

2.9.4　平均功率与峰值功率

平均功率是组织在手术过程中产生的，峰值功率是单个脉冲的功率。显然，对于连续波激光器，实际上没有峰值功率。对于任何脉冲激光，平均功率将小于峰值功率。

计算峰值功率是将脉冲能量除以脉冲持续时间。如持续时间为100μs的100mJ脉冲的峰值功率为1000W。这是在自由运行的脉冲口腔激光设备中实现的一个共同的峰值功率。然而，这些相同的激光器通常每秒使用低脉冲的参数，这意味着脉冲间隔相对较大。它导致相应的低百分比发射周期。利用上述每秒50个脉冲的持续时间为100μs的例子，总发射时间为每秒的5/1000，这意味着总脉冲间隔为每秒的995/1000。那么，脉冲发射周期可以算出来约1%。◘ 图2.8显示了峰值和平均功率与发射周期之间的关系。

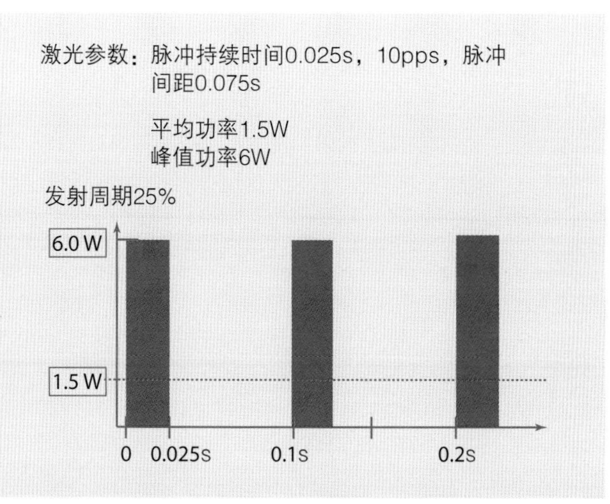

◘ 图2.8　峰值和平均功率与发射周期之间的关系。激光能量的脉冲用深灰色条表示。单个脉冲持续时间为0.025s，脉冲间隔为0.075s，每个脉冲的峰值功率为6W，但由于发射周期为25%，平均功率为1.5W。

2.9.5　光束大小

光束大小表示光子发射的范围，它将与目标组织相互作用。使用尖端的激光器在尖端上有它们的标准尺寸，而非接触激光器也有一个聚焦区域。激光尖端有几个直径，典型的尺寸是200μm、300μm、400μm和600μm。其他尖端较少的激光器可以产生类似测量的光束大小。显然，通量和功率密度的测量将基于光束的大小。如前所述，激光束将以规定的角度从石英或蓝宝石尖端发散，增加其面积。同样，当光束离焦时，来自尖端较少传递系统的聚焦光束将具有更大的面积。如果平均功率保持不变，则通量和功率密度都会降低。

相反，选择较小直径的尖端或产生较小的聚焦面积将增加相同激光输出设置的通量/功率密度，这会影响组织相互作用。◘ 图2.9是显示不同的尖端大小将如何影响功率密度的示意图。

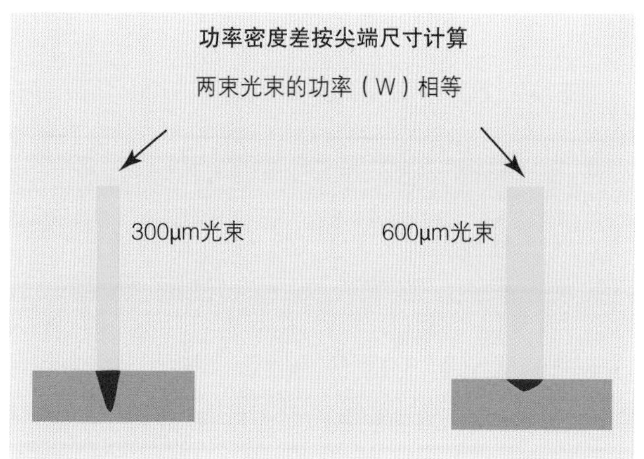

◘ 图2.9　使用300μm光束尺寸和600μm光束尺寸的功率密度区域之间的差异。由于功率密度计算较大，较小的纤维具有较大的相互作用面积。

2.9.6　手动速度

除了上述可调整参数之外，激光使用的另一个重要参数是光束在目标组织上移动的速度。较慢的速度会增加功率密度，因为能量在组织中停留的时间越长，可能导致更大的相互作用面积。这对于微创手术来说，可能是一个理想的效果。◘ 图2.10显示了软组织切口不同手动速度的实验比较。

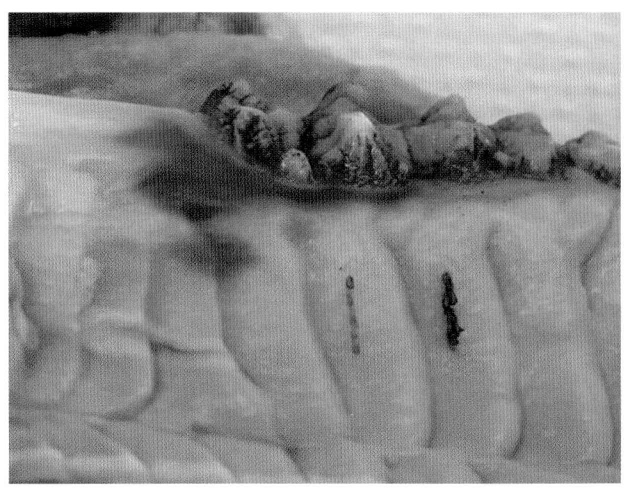

◘ 图2.10　在1.0W连续波下，对猪上颌骨标本的两个切口使用了400μm接触纤维的810nm二极管激光器。左切口比右切口垂直运动快。左切口较窄，右切口较宽、较粗糙、组织温度较高。因此，该切口的功率密度较大。

结论

本章提供了有关光和激光的详细信息。从光的基本实验到用于不同的仪器的发展历程。应该清楚的是，激光光子能量可以精确产生，并可控地使用于口腔手术中。

扫一扫即可浏览
参考文献

第三章 激光–组织相互作用

Laser–Tissue Interaction

Steven P.A. Parker

D.J. Coluzzi, S. Parker (eds.), *Lasers in Dentistry—Current Concepts*, Textbooks in Contemporary Dentistry,
DOI 10.1007/978-3-319-51944-9_3

核心信息

激光-组织相互作用的潜能为激光光子能量作为口腔治疗的辅助手段奠定了切实性的基础。了解潜在的机制，并认识其中的局限性，将有助于临床医生开展激光治疗并将这个过程所附带的损害降到最低。

人们通常认为，为了从目标组织的激光光子能量辐照中获益，必须吸收能量。这种理解有一定参考价值，但并不完全正确。由于口腔硬组织和软组织的多结构性质，入射光子能量以无缺陷、可预测和排他性的方式与目标组织分子反应的可能性因为不同结构的本质而存在缺陷。相互作用可能是表面、更深、散射和折射能量分布的结合，通过激光控制面板选择真正吸收的功率值是不可能实现的，因为可能发生的交互现象不同。

所有口腔组织都能接受激光治疗，但控制激光-组织相互作用的生物物理学需要了解参与这种方式传输涉及的所有因素。通过了解这些知识，能够以可预测的方式提供正确和适当的治疗。

本章研究口腔硬组织和软组织内电磁能量分布，并探讨目标分子真正吸收光子能量的潜力。解释了光热作用作为组织变化途径的主要方式，并探讨了入射光束的辅助空间和时间成分以及这种差异的影响。

激光-组织相互作用的不一致会给口腔临床医生带来一定的困扰。然而，许多激光仪器的发展为在电磁光谱的可见光和远红外区域之间的若干个波长上产生激光光子能量的设备，解决了许多不便之处。

3.1 简介

我们对颜色概念的理解有助于定义入射光束的多波长（λ）、电磁（EM）能量的相互作用，即所谓的白光与目标结构的相互作用。人类对“光”作为一个概念的理解仅限于视网膜对这种能量的反应能力和视觉皮层将刺激联系在一个非常有限的电磁光谱范围内（λ为350～750nm），称为“可见光谱”。白光称作自然光，是太阳光通过地球大气层多层或人造白炽光源的发射而来的。由这些光源产生的“光波”是多方向的（非相位-非相干的）并且具有多个能量值。

19世纪末期和20世纪初期光的基本理论，特别是Maxwell、Planck、Hertz、Einstein和Bohr的著作，提供了关于光的普遍观点，即光由粒子或波组成的。Newton提出他的“粒子”理论[1]，在这个理论中，光以离散数据点的形式传播 “粒子”，与Huygens早期的研究成果是不一致的。人们普遍认可光是以波的形式传播的概念，在18世纪初的英国， Thomas Young[2]通过光的单缝实验再次说明这一点。由于光能是电磁能量辐射的一种形式，能够对某些金属产生光电效应，因此提出了光可能存在的波粒二象性。Einstein[3]提供了“光子”的注释［一个量子化的最小单元电磁能量被称为光子（起源希腊“φως”，意思是“光”）］，并与前面列出的其他人一起，提出了这样的理解，即光能是电磁辐射能量的一种形式，每个光子都以光速（约300×10^6m/s）的正弦波模式传播。这一点是我们理解所谓的激光-组织相互作用的基础，即电磁能量在其多种形式中是相互关联的，其中所包含的能量能够通过能量守恒定律（能量不能被创造或破坏，只是从一种形式转化为另一种形式）转化为目标组织的另一种形式。

在确定目标口腔组织的能量衍生物理变化的规定水平时，有必要了解入射能量的量、正相互作用的程度和能量转换的潜力、每个入射激光束固有的光子能量。

与其他形式的光（阳光、白炽灯、LED照射）不同，激光的“光”被认为是独特的，它有两个固有的特性，即单色性和相干性。从激光电磁波传播的物理学中建立了单色波长的概念，利用Einstein/Bohr假设，激光辐照的传播是正弦波形，相位连续波，即所谓的波相干。人造复合光的光子能量可以提供超过距离的高密度光束空间，这被称为“准直”。就激光与组织相互作用的好处而言，由于这些性质，所选择的激光的单色吸收，加上光束的相干性，将提供高质量的选择性与组织的相互作用；准直和聚焦光束的能力将降低一定程度的精度和功率密度（PD）。◘ 图3.1提供了可预测的激光-组织

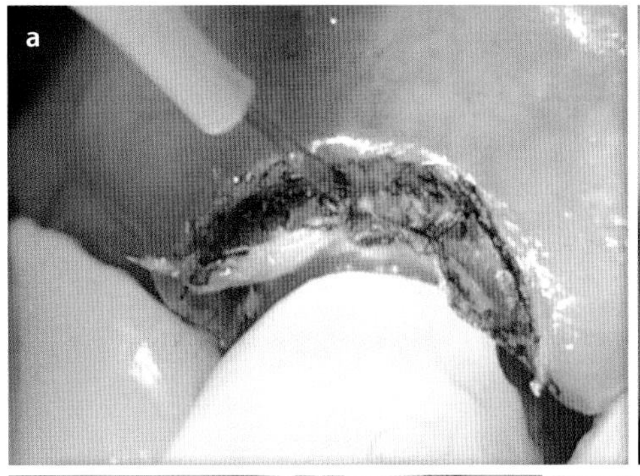

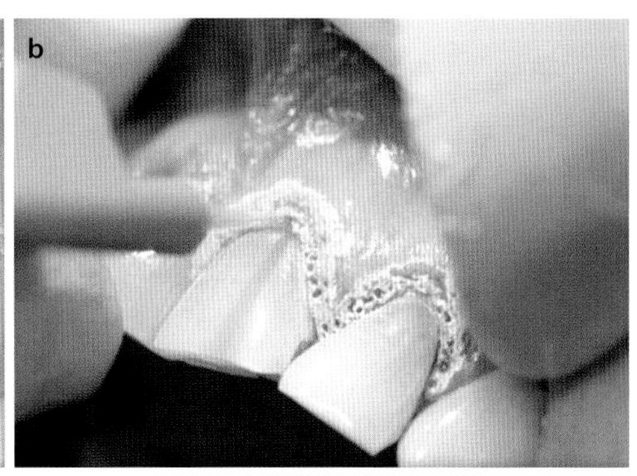

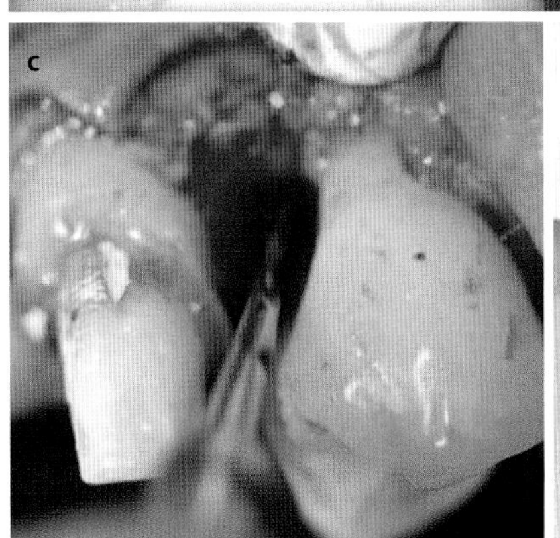

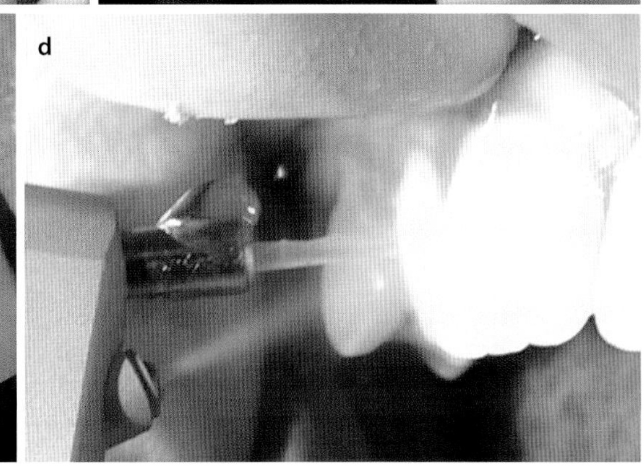

■ 图3.1　（a～d）激光辅助口腔组织的手术本质上是基于光热效应的。特定激光波长的入射（光子）能量被目标组织单元［发色团（chromophores）］吸收。这导致快速升温、蛋白质变性和水蒸气化，这是光蚀的1个例子。

相互作用的例子。

3.2　光子能量

原子的能量状态改变会导致原子的单个光子的发射。Planck提出，所有物质都以能量状态存在，相对于较低的状态（基态）和较高的状态（激发态），与熵的物理形式相对应[4]。Boltzmann通过他的热力学理论[5]，很容易解释了物质、能量和温度之间的直接关系。简而言之，室温下的电灯丝是一种钝的惰性电线，但在电路通电时会迅速发热，导线的电阻导致电磁能的热转换。在灯丝的这种感应较强能量状态下，组成电子的挥发性引起较高的热能以及诸如光的这种能量的发射。

激光光子能量假定从一个激发态源产生高能光子，从而每个光子呈现出相同的波形，并且每个光子具有相同的能量值。Planck和Einstein建立了波长与光子能量之间的反比关系，光子能量与频率之间的正比关系，Niels Bohr为计算出的光子的“量子”（量）性质铺平了道路。因此，它为微波激射器和光学微波激射器或激光的发展提供了可预测的基础。

发出的光子能量以焦耳或更方便地以eV（通过1伏特的PD加速产生的能量）表示。由于光子能量与波长（λ）有关，因此从不同来源发出的光子将具有不同的能量值。基本计算可以通过以下方式得出：

$$\lambda = hc / E$$

其中，h：普朗克常数；c：光速；E：光子能量，单位eV。

$1eV = 1.602 \times 10^{-19}$ J，可以评估许多激光波长的能量当量值；如波长为1240nm（近红外）的光子能量值等于1.0eV，而2.0eV能量的光子波长为621nm（可见红色），0.13eV能量的光子波长为9600nm。

■ 表3.1提供了口腔常用的激光波长以及相应的光子能量值。

3.3　光子能量和目标分子结构

简单地看一下目标组织元素、入射激光波长和相对吸收电位之间关系的许多图形表示之一，其中表明了激光光子能量与目标组织元素（发色团）发生消融相互作用。发色团定义为“能够选择性吸收光并导致某些有机化合物着色的一种化学基团”[6]。对于那些在可见光谱内可辨别颜色的化合

表3.1 与口腔治疗相关的常用激光波长

能量（eV）	激光	波长（nm）
2.4	KTP	532
2.0	He-Ne	633
1.6	Diode	810
1.2	Nd：YAG	1064
0.4	Er：YAG	2940
0.1	CO_2	10600

光子能量和波长成反比。随着波长数值的上升，相应的光子能量［以电子伏特（eV）表示］随波长数值的上升而减小，相应的光子能量［以电子伏特（eV）表示］减小

物，其定义可以保持不变；但是，考虑到化学基团赋予（或多或少）电磁能量优先能力的概念，该能量的波长可能在紫外线至远红外线的光谱内，该光谱中的小部分可能是人眼可见的。

必须强调的是，激光与组织的相互作用可能发生在以下两种基本情况中：首先足以引起目标组织直接和不可逆改变的相互作用（通常是通过热上升来实现），这一过程称为光热解；其次，较弱的相互作用，主要（但非唯一的）导致无损的刺激性和生物化学介导的变化，称为光生物调节（PBM）。

根据热力学第一定律，传递到组织的能量是守恒的，当激光光子能量传递到组织中时，存在3条可能的途径来说明传递的光能发生了什么（图3.2）：

（1）最为常见的第一种途径是光被活体组织吸收，这一过程被称为内部转化。电子激发态的能量增加了分子的振动模式，换句话说，激发能转化为热量[7]。在许多情况下，热上升几乎是瞬时的，热能被迅速传导进入周围组织。在口腔软组织和可见光/近红外激光波长的情况下，组织发色团的光吸收引起蛋白质变性以及间隙水的二次蒸发。最终导

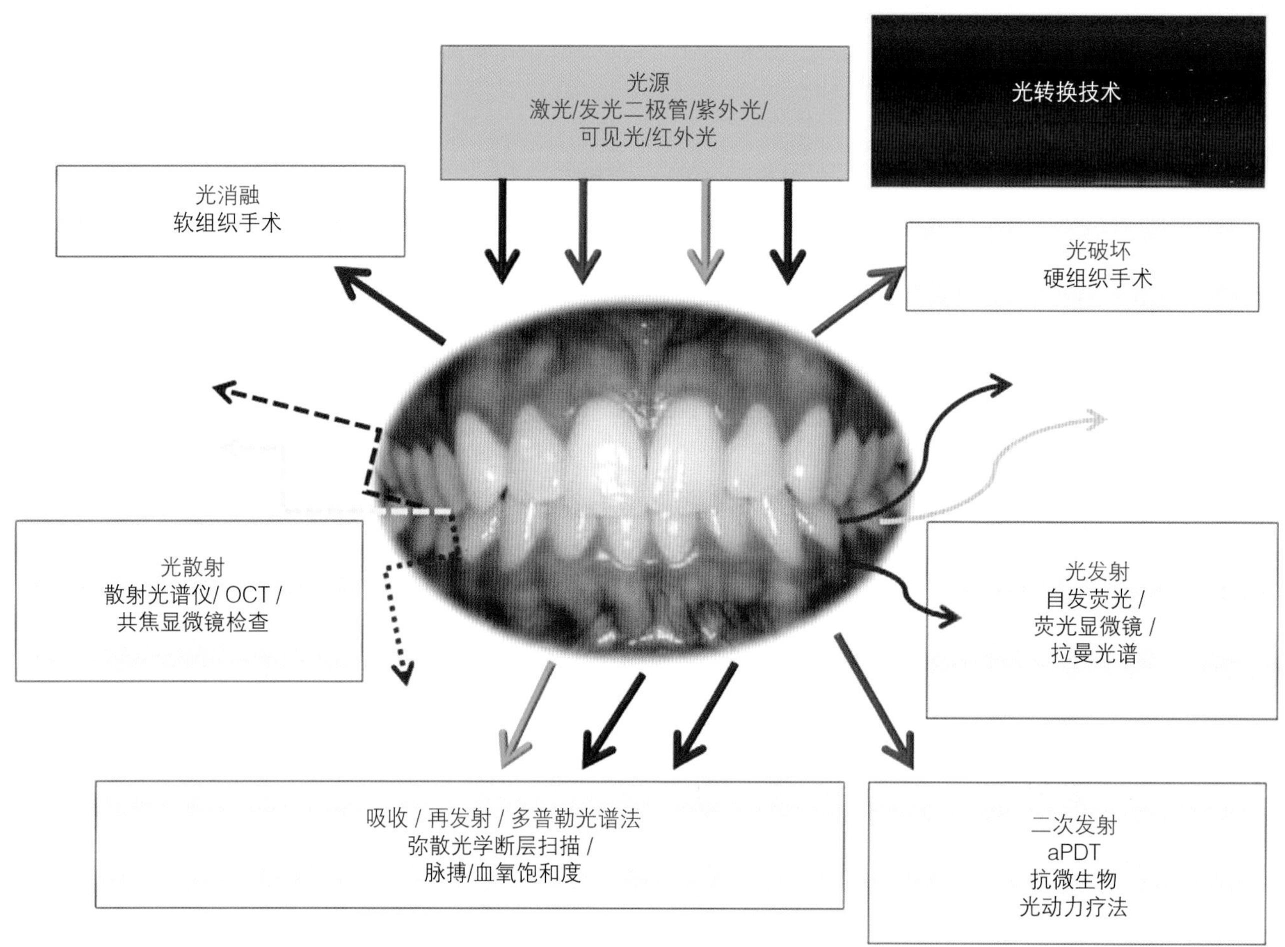

图3.2 入射光子能量操控的概述，如激光作为筛查、诊断和治疗性临床活动的辅助手段。

致目标组织可见的消融和汽化[8]。

使用更长的激光波长、中红外和远红外，口腔软硬组织中的主要发色团是水。组织的消融是通过间隙水的几乎瞬间蒸发，导致组织结构的爆炸性破裂。对于口腔/牙齿硬组织，这种相互作用相当剧烈[8]。

（2）当入射的激光光子能量值降到目标组织消融以下时，荧光可以作为第二种途径发生。荧光是一种光的发光或再发射，分子吸收光子触发另一个波长更长的光子的发射。这种作用为牙釉质和牙本质中的龋齿检测中使用的光学扫描技术以及在软组织扫描中寻找肿瘤变化的层析成像技术提供了基础。

（3）第三种途径被广泛地称为光化学[9]。因为所涉及的光子能量，共价键无法被破坏。然而，该能量足以形成第一个激发的单线态，并且该能量可能会发生系统间的交叉，到达发色团的长寿命三线态。这种物质的长寿命允许发生反应，如将能量转移到基态分子氧以形成反应性物质单线态氧。单线态氧或新生氧是母体分子的超短命形式，可通过氧化应激导致细胞凋亡。这种作用在光动力疗法中很常见，在光动力疗法中，使用一种中间化学物质（光敏剂）将能量转移到目标组织部位[10-11]。

电子转移反应在宿主细胞线粒体呼吸链中非常重要[12]，参与激光治疗的主要发色团被认为存在于该处。在宿主细胞中吸收红色或NIR光子后可能发生的另一种光化学途径是非共价结合的配体，从酶中含金属的辅因子上的结合位点解离。此途径最可能的候选对象是一氧化氮与线粒体呼吸链Ⅳ单元中含铁和铜的氧化还原中心的结合，这种结合称为细胞色素c氧化酶。这种作用可能会诱导细胞pH的增加和ATP的产生，并被低能量激光光生物调节中的基础细胞理论引用。

3.4　光热分解基础

定向到目标组织的入射光子辐射将会发生以下4种过程之一：透射、反射、散射和吸收。可以根据目标组织的性质、入射光束的波长（可预测吸收或透射）、组织的性质及其异质性（可预测散射范围）和入射到组织表面的光束角度（入射光束角<全反射角）决定了反射可能起主要作用来简单地概括定义标准（◘ 图3.3）。

口腔硬组织和软组织复杂且异质，各向异性且厚度不同。在这样的组织中，组成元素或许可以代表能够选择性吸收光子能量的关键分子并被称为发

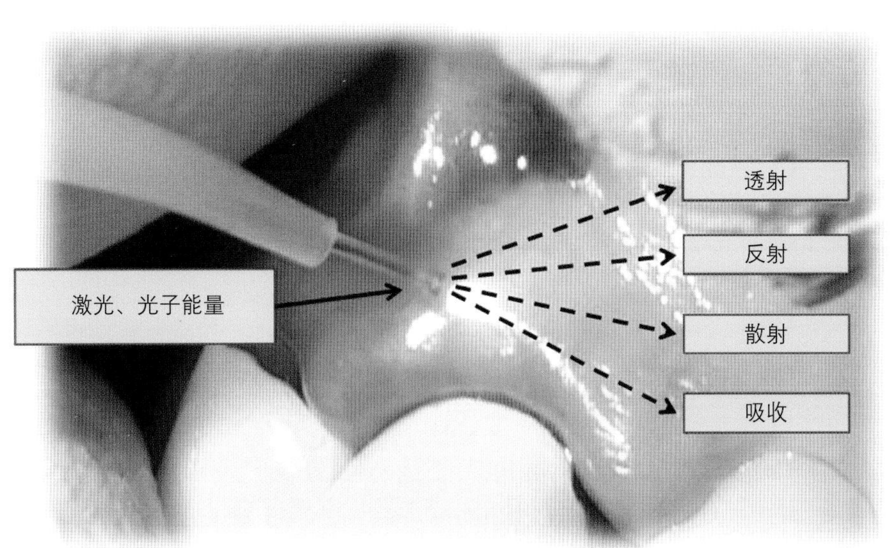

◘ 图3.3　入射激光能量与目标组织的基本相互作用现象总结。即口腔硬组织和软组织中常见的组织结构变化与异质性；每个交互现象可能存在多个复杂程度。

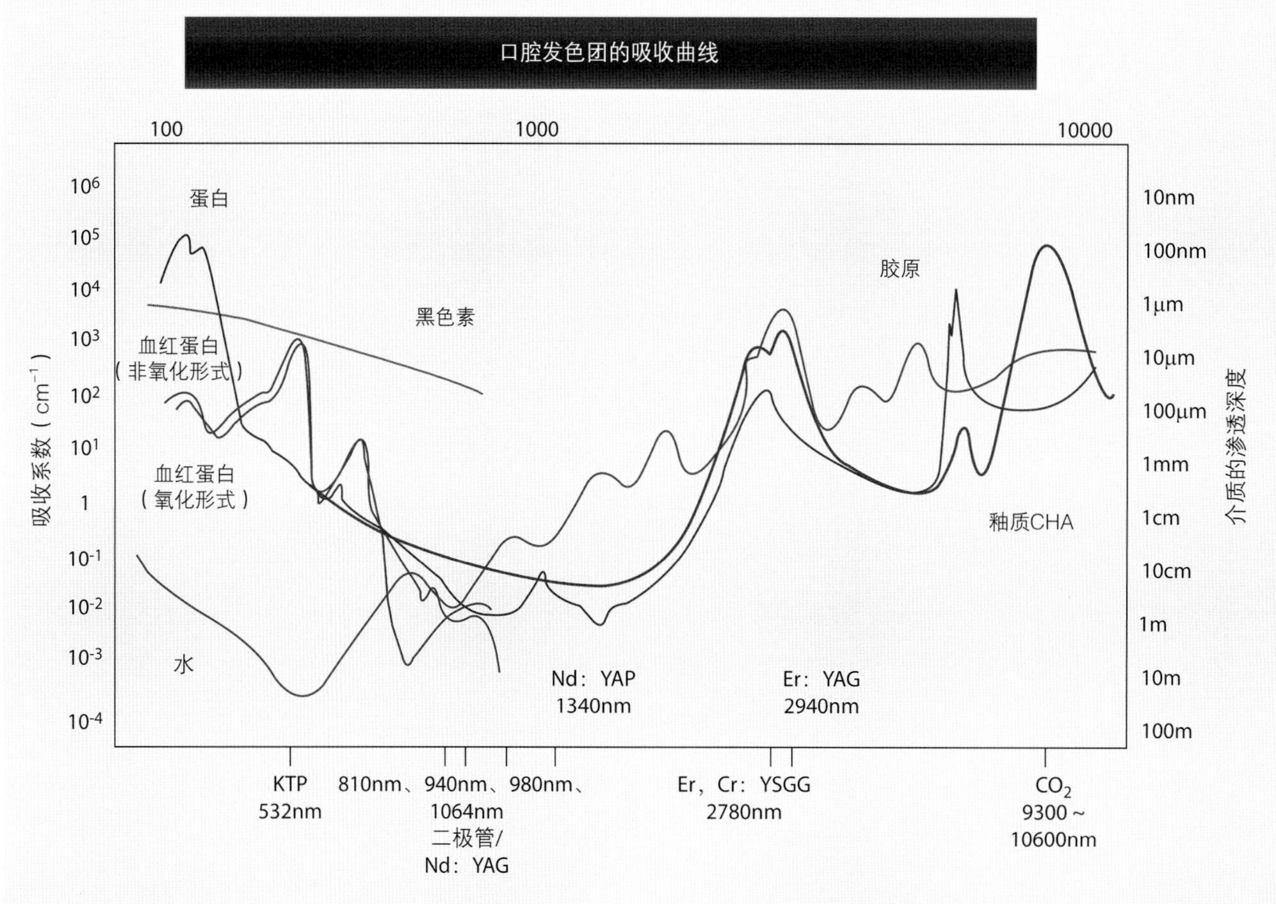

■ 图3.4 常见发色团相对于入射光子波长的吸收系数曲线。

色团。实例是基于蛋白质/氨基酸的形式，如胶原蛋白、角蛋白，以及非结构化蛋白质，如黑色素和血红蛋白，都具有氧化和非氧化形式（HbO_2和Hb）。牙齿和骨的发色团是被称为羟基磷灰石（HA）的磷酸钙复合物，其在骨骼中为结构性晶体，而碳酸化晶格晶体则作为牙釉质和牙本质（CHA）的矿物成分。水——作为细胞质的细胞内介质基础，循环血液和血浆的成分，间质组织结构中的自由分子或作为羟基磷灰石分子一部分的羟基（OH^-）自由基——代表着普遍存在的主要发色团。各种类型的发色团相对于入射光子波长具有不同的吸收势。■ 图3.4给出了逐渐升高的光子波长与口腔和牙齿组织中发现的每种主要组织发色团之间相互作用的图解。衡量发色团能量吸收水平的术语是吸收系数，其被认为是电磁辐射（如光）穿过给定物质时强度衰减率的指标。组织的光学性质将决定来自激光源的辐射能对组织的渗透。吸收系数与透射率成反比，发色团内光子的穿透深度将随着吸收系数的增加而减小。

每条染色体都有分子结构，每条染色体都有一个“基态”，它定义了体温下的结构、原子构型和原子间结合能[13]。如果施加外部能量，则分子振动足以克服将原子或分子结合在一起的力，如蛋白质解离和水分汽化。因此，靶分子的真正光子消融代表足以破坏原子间结合力的入射能，被称为解离能（dissociation energy）。■ 表3.2提供了常见的发色团分子和打破原子间键的解离能的实例。

从■ 表3.1的数据可以明显看出，几乎没有一种典型的激光光子能直接断裂分子内键，并且可以得出这样的结论：口腔激光不能通过使用经验态光子消融口腔目标组织。当然，当将结晶的碳酸化羟基磷灰石的结合（离子）晶格能暴露于中红外激光波长（Er，Cr：YSGG、Er：YAG）时，与牙齿硬组织的解离能相比光子能值非常小[14]。

表3.2　解离能（以eV表示），即打破与常见发色团原子结合的键（共价键、离子键等）所需的能量

一般概念	
所选化学键的解离能*	
键类型	解离能（eV）
C=O	7.1
C=C	6.4
O-H	4.8
N-H	4.1
C-C	3.6
C-N	3.0
C-S	2.7
Fe-OH	0.35
羟基磷灰石晶格	310

数据来源：Mó等[13]

*示例代表羟磷灰石晶格内组织水、蛋白质、血液和离子力内的组成分子

同时会发生的其他现象：

图3.5通过吸收、激发和解离的连续阶段总结了光子能量与目标发色团分子之间的相互作用。这种预测性事件可能解释了为什么某些激光波长与某些口腔组织相互作用（被吸收）的原因。

尽管单个光子的能量不足以分解目标分子，但随着每个连续的光子被吸收，该能量会导致分子振动增加，直至足够高的功率密度（超短时间内的能量密度）驱动分子碎裂，或者当前的口腔激光设备的分子振动转换成热能上升，导致蛋白质变性和水分汽化。

3.5　光子辐射传输与激光波长相关的问题

考虑到高强度激光器的临床应用，诸如波长、能量密度、强度、峰值功率、平均功率、重复率和脉冲长度之类的参数对于任何生物组织上的辐射产生的热量都极为重要。组织内部的热量高度取决于其光学特性，如吸收系数和散射系数[15]。

口腔软组织结构的复杂性质可能会在提供预测性激光-组织相互作用方面带来一些问题。对于电磁光谱的可见光和近红外区域中的某些波长，主要的色素发色团可能在口腔上皮内某一深度处，并被厚的角质化层覆盖。在光热解过程中，光子能量可能会以3种[16]方式之一传递到目标，并从理论上转移（并进行转换）。

辐射

非接触激光波从尖端发射并被目标吸收。能量就会发生转换。这就是所谓的“真实”激光效果。高光子能量波长［如KTP（532nm）］可以通过“非接

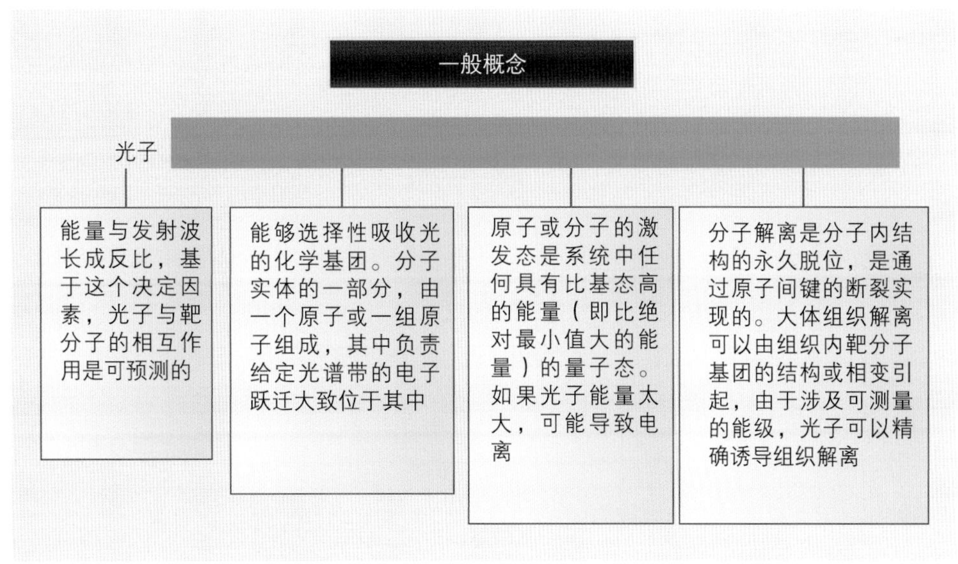

图3.5　光子能量与目标发色团分子之间的相互作用。

触”技术进行传输，并且可能发生直接光消融。

传导

在稍长的波长（810~1064nm）处，既需要使传输光纤保持与组织接触，又需要用合适的吸收材料“引发”光纤尖端。一部分入射激光能量被吸收并产生“热尖”效应，从而将热能传导至组织并有助于组织的消融。

人们对该技术可能存在的缺点表示担忧，因为热尖端对组织的影响与激光辐射的波长无关，并且加热的光纤（sic）仅传输热能，而不传输直接辐射能[17]。

对流

热量在大量液体或气体里朝向或远离目标移动。类似冷却效果可以在喷水、抽气或烘干现象中看到。

3.6 功率密度的概念

图3.6提供了一个使用诸如简单透镜之类的放大装置对太阳光进行简单操作的示例。来自太阳的多波长宇宙辐射尽管随时间推移具有强大的能力能够对组织造成破坏。但将其带到焦点区域，并且光束中的能量集中在一个小点上，其影响要大得多，使用放大镜集中太阳光线就是功率密度的简例。功率（每秒的能量）是激光做功能力的一种表示，当在暴露于光束的区域进行测量时，显然，光子的浓度越大，潜在相互作用的水平就越高。因此，对于任何给定的激光传输系统，假设所有其他参数都是恒定的，若减小光束的光斑尺寸，则会加快相互作用[18]。

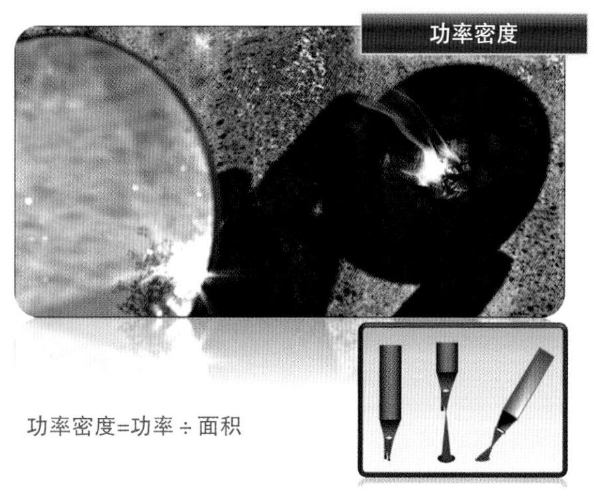

图3.6 操纵整个区域的入射光束功率以使功率密度效应成为传递可预测且强大的激光与组织相互作用的主要因素。

> 功率密度（PD）是单位时间传递的能量除以暴露组织的面积，单位为W/cm²。

任何激光在一段时间内的输出都用平均功率表示，等于每秒输出的总瓦数。对于连续波（CW）发射激光器，平均功率将等于最大输出。对于微脉冲自由运行发射，平均功率输出可能为几瓦，但是由于有源光子发射仅可能持续每秒的20%，因此将出现能量峰值。典型的自由运行发射激光器，如Nd：YAG或Er：YAG，可以提供3.0W的平均功率值，但是由于150μs的脉冲宽度，将出现1000W以上的峰值功率发射[19]。

正如前文所述，激光主要的时间发射模式是高斯分布，这很容易使其成为焦点。通过控制辐照区域，功率密度作为激光与组织相互作用的主要因素的概念变得有效。即使在几乎没有直接吸收的情况下，在越来越短的时间内以更高的值集中激光功率也会导致功率密度增大，从而可能发生目标分子的光致破裂和光电离。

就未来的发展而言，这项技术有很大的潜力，但已经有可能看到可预测的激光-组织相互作用，其微秒级甚至更短的PD值达到106W/cm²以上，从而使牙体组织内的水汽化，并因此破坏结晶固体。

在此讨论中，没有涉及激光波长的影响。当然，在我们对相互作用概念的理解中，入射波长、其固有能量值和在合适的目标染色体内的选择性吸收的协调将仍然是经验性的。但是，正如我们已经看到的那样，用适当吸收波长的光子连续轰击目标组织会导致热量上升，并最终产生足够的热量来影响组织的物理变化。这样的过程需要时间，并且附带的热损害风险已成为永远存在的威胁。以暴露区域和时间集中的形式提供足够的能量必须被视为一

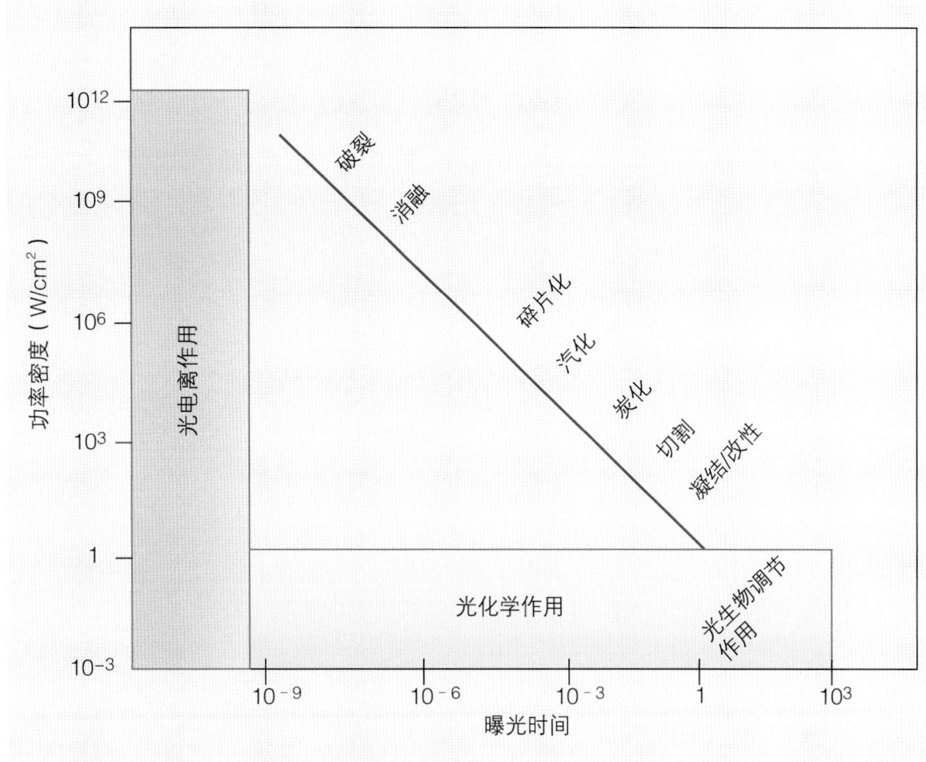

■ 图3.7　入射光子功率密度与曝光时间的关系（Graphics S. Parker来源：Boulnois[21]）。

项明显的优势。

随着我们理解的深入，从3个部分的相互作用演变为预测激光与组织的相互作用：第一，目标组织相对于入射激光波长的吸收潜力；第二，从初始光子能量和激光的传输（发射）模式的能量转移，以及功率密度和曝光时间；第三，热弛豫的可用性使目标组织能够避免进行性过热。自由运行的脉冲（FRP）发射模式具有固有的热弛豫特性，而连续波发射模式则无法提供这种特性。因此，临床医生将需要意识到潜在的热损伤，并留出足够的时间以使组织恢复。

在■ 图3.7中，PD与曝光时间之间的关系是参照目标组织中不断上升的物理变化来表示的。长时间内极低的辐照度可能会引起与组织健康和修复能力有关的生化途径的微妙刺激，并且是理解光生物调节的核心。随着时间的不断缩短和功率密度的提高，组织中不仅会发生不可逆的物理变化，而且在微秒和纳秒的曝光时间下，即使在相对较低的平均功率值下，对目标的影响也会非常迅速并且不会留下“热指纹”。

对于任何给定的激光-组织相互作用，假设可能发生吸收，功率密度与曝光时间的等式可能使临床医生能够影响发生的相互作用的类型。已经确定的是，在口腔的日常激光操作中，主要的作用是通过热上升（光热分解）消融组织。通过将曝光时间减少到毫秒和微秒，可以连续获得高于10^8W/cm^{2}的更高峰值功率密度。在如此强大的水平上，能量的强度是如此之大，以至于相互作用周围产生的电磁场足以将目标分子撕裂、光等离子体分解[20]。参照Boulnois的工作和激光与组织相互作用的图形表示，可以看作是一种上升现象，是超短曝光时间和兆瓦峰值功率的产物[21]。

3.7　热上升和热弛豫

考虑到光热作用的最广泛概念，以及关于用于软组织手术的各种激光系统，其作用效果可以大致分类如下：

组织加热

在无损级别上，组织的升温可能是理想的整体效果（作为生物调节治疗的一部分），或者可能发生在离消融部位一定距离的位置（沿着组织内的热梯度）。后面将介绍一个详细的例子。

组织凝固

一段时间后，当软组织的温度上升到45℃或以上时，将构成“破坏性热”，指的是组织发生渐进性的不可逆变化。当达到约50℃时，细菌已处于失活状态，进而达到约60℃时，组织蛋白会变性。在这个热上升区域内，受照射区域内的小血管（如小动脉、小静脉和淋巴管）的管壁会发生结构改变，导致进行性血液（progressive blood）和淋巴凝固。根据所使用激光的波长以及特定波长的发色团（chromophores specific）浓度，可以考虑“选择性光热分解”的概念，如在半导体激光辅助牙龈切除术中的黑色素色素脱失。

蒸发

在正常大气压下［1bar（1bar=10^5Pa）］，水在100℃发生会发生汽化。在软组织内，水的汽化可能将伴随着在较低温度下发生已有的蛋白变性。当液体汽化成蒸汽时，将伴随着1：1600的体积变化和膨胀的现象。在短波长（可见光和近红外光）下，软组织胶原支架的结构变化将允许水分汽化发生作为整个消融过程的一部分。对于中红外铒族波长，情况往往不同，因为这些波长在含色组织中的吸收较差，使用同轴水喷雾时组织温度上升有限，以及激光的FRP发射模式具有高峰功率值，使这些波长对水的吸收极高，蒸发更为活跃，并伴有“爆裂”声。

当铒激光在没有水喷雾的情况下用于软组织时，或当二氧化碳激光波长使用时（通常没有水喷雾），汽化反应有更多的“热”交换，即光子被组织中水分子吸收。通常这种汽化的结果会明显导致组织干燥、结构收缩和易于迅速爆破（切割）与炭化。

炭化

随着激光辅助手术的发展，组织加热的潜在风险仍然存在，会产生后期生物分子破坏和残留碳的影响。通常治疗在200℃左右的温度下进行，甚至实际的温度可能要高得多。炭化只会在以下两种情况下发生：过高的剂量或激光光子能量作用时间过长，会导致产生破坏性的副作用。特征性的视觉征象是软组织切口处出现黑色物质残留。

到目前为止，这种副作用的结果是所有入射激光光子能量会在残留碳上优先吸收。这是基于“黑体”优先吸收的原理，其特征是近红外波长激光再发射。因此，炭化组织继续吸收入射激光能量，并成为热能量的来源，这大大增加软组织手术中的副作用损害。

光声现象

正如前面所说的，入射相干光子能会转换成其他形式的能量，特别是光热分解产生的热。随着水由稳定的液体变为蒸汽的瞬时相变化，体积的变化会引起空化现象（cavitation phenomenon），从而产生激波（shock wave）。此外，能量可能转换为声音形式，冲击波这种现象可能在中红外激光与组织相互作用时看见以及会伴随着“爆裂（popping）”的声音。真正的光声效应也应用于医学和外科手术的其他领域，如碎石术（lithotripsy），其中肾结石和胆结石通过间接冲击波来碎裂，在颌面外科中，也报道了类似的方法，有助于颌下腺涎石的破碎和随后的安全清除（safe passage）[22-23]。

考虑到目前激光参数的局限，激光与组织相互作用最主要的效果是光热位移和热上升，过度的热上升和迅速过热导致的消融残留物积累可能严重影响靶组织的消融。

热上升的影响可能是微妙的，也可能是剧烈的——这取决于加热的速度。◘ 图3.8列出了热上升所对应的视觉变化和生物变化（后者可能适用于软组织）可能发生的影响。此外，热上升的不同阶段已经有许多研究，并提供影响组织结构的变化和热对相关细菌细胞的变化。激光照射组织不应被视为无菌组织（sterile），尽管激光照射组织部位的病原体会显著减少。

消融的两个概念：在组织切除区/永久变化之前有一个“消融”峰，以及第二个前进线表示

■ 图3.8 热升温对软组织的影响。

组织随温度变化

温度（℃）	视觉变化	生理变化
37~60	无视觉上变化	温热
60~65	发白	凝固
65~90	白色/灰色	变性
90~100	皱纹	干燥
100	烟羽	汽化
>200	变黑	变黑

在50℃：大多数非孢子菌是灭活的

Russel AD. Lethal effects of heat on bacterial physiology and structure. Sci Prog 2003;86:115-37.

在60℃：发生凝血和蛋白质变性

Knappe V, Frank F, Rohde E. Principles of lasers and biophotonic effects. Photomed Laser Surg 2003;22（5）:411-417

在100℃：发生水分汽化、软组织消融

McKenzie AL. Physics of thermal processes in laser-tissue interaction. Phys Med Biol 1990;35（9）:1175-1209.

热上升所造成的永久影响——另一个“热”峰。在理想的情况下，“消融”前端将表示消融组织的预计体积，通过正确的热升温和清创处理（debridement），可以避免不必要的热损伤风险。在硬组织管理中，消融和热区（thermal zones）的概念将与相关牙体预备一起讨论。

热弛豫时间（thermal relaxation time，TR）[24]指的是辐照组织耗散约63%入射热能所消耗的时间，可以从数学上推导出。它与被照辐射组织的面积、热扩散系数和组织的体积有关。

热损伤时间是指整个目标，包括主发色团（primary chromophore）（如黑色素）和周围目标（如牙龈）冷却63%所需要的时间，它包括主发色团和整个目标的冷却。

消光长度指的是吸收98%入射能量所需材料的厚度。

3.8 激光光子能量和目标软组织

各种激光波长可用于临床口腔软组织，跨越可见（蓝色）电磁光谱到远红外范围。目前可供临床医生使用的激光波长如■图3.9所示。

在目前的发射模式、功率限制和商业技术应用的配置下，临床口腔科中所有可实现的软组织消融都几乎完全是通过光热分解方式[25]实现的。一般来说，发色团吸收是指波长较短（532～1064nm）的染色分子（血红素、黑色素）吸收，而较长的波长会与组织中的水组分（H_2O和OH^-自由基）发生更强的作用效果，峰值吸收发生在约3000nm和10600nm。市面上出现的发射波长在450～490nm的激光器提供了利用二极管源有源介质在水中吸收的契机。蛋白质作为口腔软组织的结构成分，对紫外线波长有一般的吸收，峰值在3.0μm和7.0μm。可见光和近红外波段对蛋白质的吸收是有限的，但如前所述，时间相关光子能量暴露后的二次热上升会引起蛋白质材料传导性热变化。

因此，水和蛋白质含量高、色素和血液灌注程度不同的口腔软组织仍然是直接的目标组织，在该组织中，低剂量照射可配置为可预测的激光-组织相互作用，附带损害也有限。

其中对临床医生有实际意义的因素，下列（■表3.3）将分别或共同影响选定目标组织对激光的吸收[26]：

较短的波长倾向于穿透软组织2～6mm[27]的深度，其中散射是一个重要的现象，光子的后向散射和前向散射都进入组织。由于细胞组织的水分含

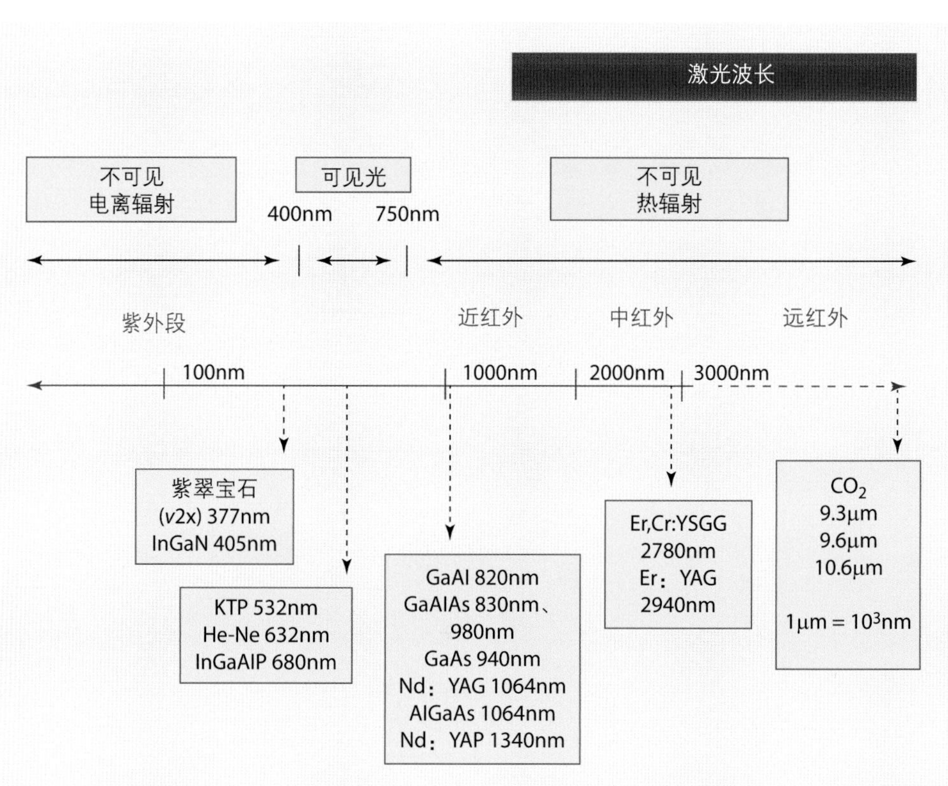

图3.9 在口腔临床中常用的激光波长。

表3.3 可能会影响所选激光临床使用的可预测性与激光组织相互作用相关的个体因素

因素	注解
激光波长	单个波长（可见延伸至远红外非电离辐射），与光子能量成反比
激光发射模式	固有的连续波（CW）或自由运行的脉冲（FRP）是由于激发源引起的，或者由制造商进行了其他修改，以提供门控CW和锁模CW或修改了FRP的脉冲宽度
激光功率值	随着电力输送的增加，有可能出现热上升。低于消融阈值，这可能是可逆的（组织升温/PBM）
曝光时间	与激光功率、光斑大小和发射模式一同影响功率密度和热弛豫
组织类型（成分）	所有口腔组织都是异质的，共同发色团含量的比例将改变单个激光波长吸收的潜力
组织厚度	较厚的组织需要较长的时间切割/消融。另外的因素可能是热扩散系数和更长的热弛豫时间
组织表面湿度	由于水或唾液的较长波长>1500nm——潮湿会影响组织反射
激光束入射角	光束与组织的入射角为90° 将定义进行交互的最大潜力，当角度接近反射极限（TIR）时，这将交互作用的可能性减小到0
接触和非接触模式	用在激光输送尖端和组织之间。对于可见光和近红外波长，接触技术可能对于允许使用“热尖”技术至关重要。非接触可能具有聚焦光束，并且尖端/手持件到组织的距离对于最大化激光组织的相互作用可能至关重要
热弛豫因子	外源性（水喷、组织预冷、高速抽吸、脉冲/门控激光发射）和内源性（组织类型和密度、血液供应）

量，较长的波长在组织表面或附近就衰减。在组织消融阶段，短波长的光子能引起组织受热时的变性和导电效应。典型的近红外激光消融软组织区会被可逆性水肿区所包围，而且几乎没有急性炎症反应的症状。典型的近红外激光消融软组织是一个弹坑状区域，去除的深度和体积具有一定比例[28]。

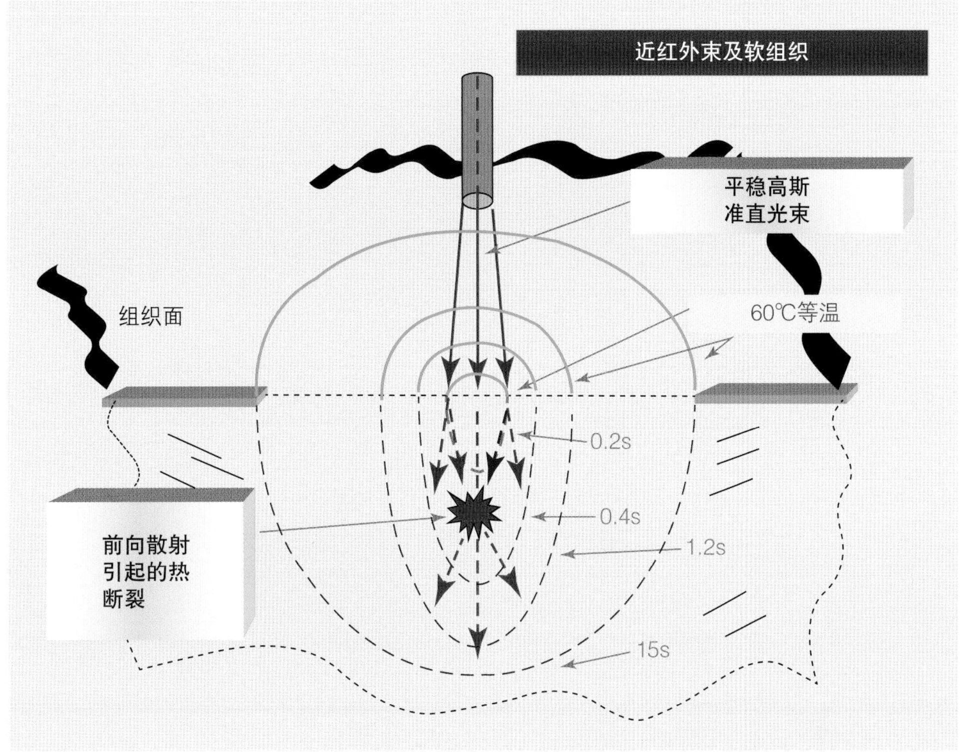

图3.10　可见光和近红外激光光子能量与口腔软组织相互作用的图示［图片来源：S. Parker；Fisher J.C.（1993）］。

在图3.10中，表示了近红外照射在软组织中的相互作用和进展。在理想情况下，消融和导电温度扩散的区域是随时间而发生。这些波长的主要散射导致光子穿透的复杂模式，其中可能有不确定的组织效应，产生了WYDSCHY——“您看不见的可以伤害到您（What You Don't See Can Harm You）”，在Fisher1993年的论文中被提出[29]。本质上，可见光和近红外激光波长对口腔软组织有较强的穿透作用，需要选择最佳操作参数，以避免不必要的组织损伤。

在临床上，这种相互作用可以如图3.11所示，使用810nm半导体激光从舌侧去除纤维瘤。

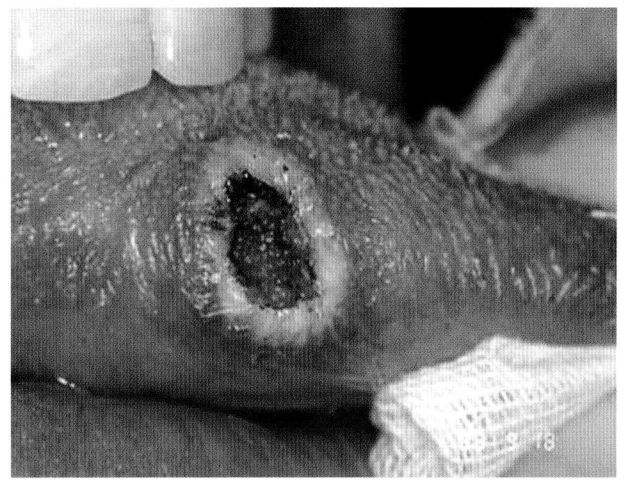

图3.11　在纤维瘤侧舌切除后，再使用810nm半导体激光的结果。消融区的中心被水肿区包围。无残碳表明激光功率参数的选择是正确的。

当然，切口也同样会有U形的横截面，这在一定程度上是由于通过散射以及一些直接导电的热扩散所引起的光子能量所导致的[29]。用短波长和长波长激光照射猪黏膜，就提供了一个很好的体外实验的简单示例，展示了切口的结构以及两个不同波长激光与组织相互作用的差异（图3.12）。

随着激光波长的增大（中红外波段约为3.0μm的Er，Cr：YSGG、Er：YAG和远红外波段约为10μm CO_2），出现了更多的V形截面外观（图3.13和图3.14）。激光与组织的大部分相互作用都发生在组织表面范围内，当切口形成时，大部分多余的热能是通过组织水的蒸发而释放出来。这种突出的效应降低了引起邻近组织的传导性热上升的现象。软组织存在着一种风险，即目标组织的干燥可能导致组织炭化（焦痂）的形成以及炭化部位的优先吸收，从而产生非常高的温度，可能引起传导性的附带组织损伤和术后疼痛。目前已经开发了各种技术

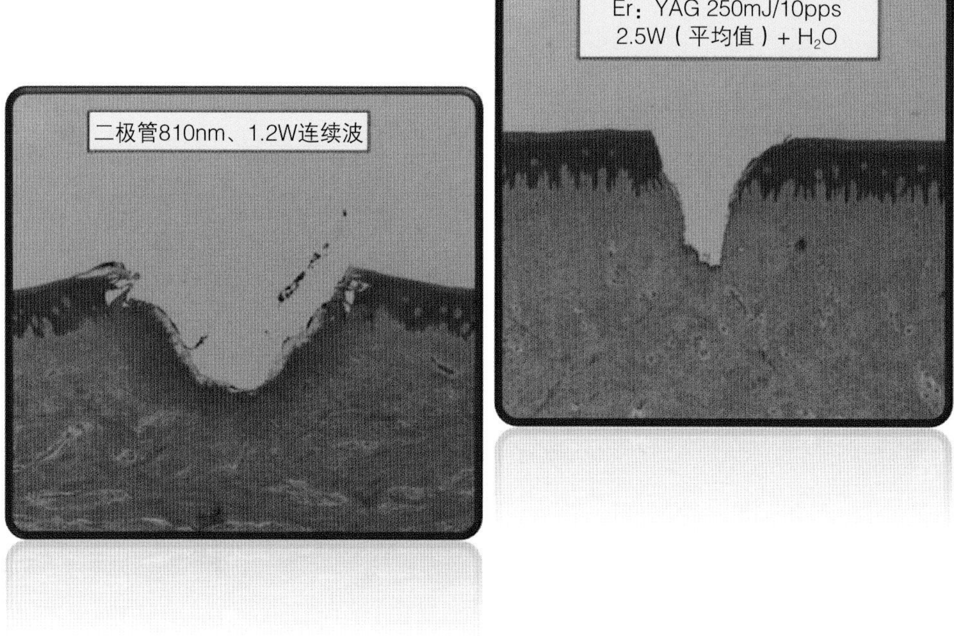

■ 图3.12 两种激光波长（二极管：810nm，Er：YAG：2940nm）与猪黏膜相互作用的组织学研究。结果呈现出波长较短的渐进式坑形切口及波长较长的V形切口。

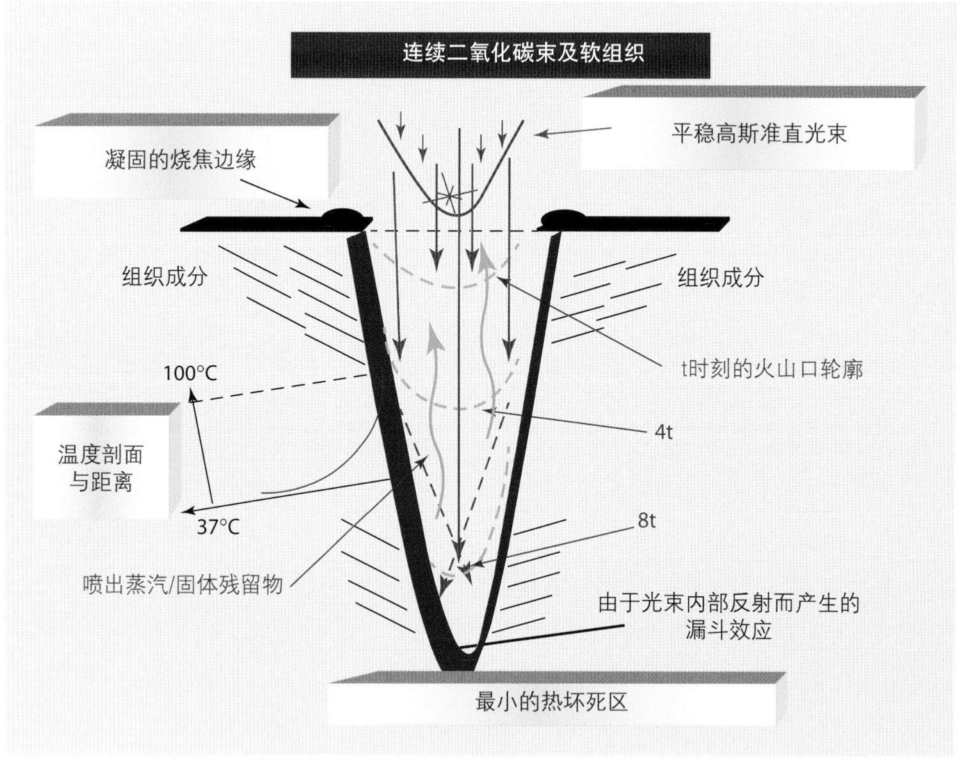

■ 图3.13 远红外（和潜在的中红外）激光光子能与口腔软组织相互作用的图示［图片来源：S. Parker；Fisher J.C.（1993）］。

来解除这一风险。焦痂若黏附松散，可以用湿纱布轻易擦去，使新鲜组织暴露（这种技术构成了与表面病理外科治疗相关的“激光剥皮”技术的一部分）。参数操作包括选择短门控连续波或脉冲激光发射模式或可以增强组织热弛豫的同轴水雾（coaxial water spray）。

广泛共识的是，尽管激光软组织切口的愈合速度不比手术刀快，但有证据表明，在适当的操作参数下这些伤口最终愈合得不太好[30–32]。就激光与组织的相互作用而言，不考虑细菌污染的减少，在离伤口一定距离的地方，温度和光子的散射都会减少到组织内的遏制点（a point of containment）。通过这种方式，温度梯度可以降低到组织激励、组织分子激活以及增加局部血流的水平[33]。此外，存在着一个散射梯度，其中能量传递减少到生物调节效应占主导地位的程度[34]。我们可以由此看到激光辅助外科手术的创口在积极和支持性的框架下，使愈合不良的发生概率降低（◘图3.15）。

Fisher[35]通过使用可见光和近红外激光来观察光子如何散射到更深的软组织区域。随着相互作用以及光子的吸收，存在这样一种可能性，即在更深的位置处，宿主组织的消融阈值大于光子能量。这种“能量梯度”现象为有关（外科）激光使用的远距离效应可能模拟对细胞和宿主组织的潜在低水平（光生物调节）刺激提供了依据。有教科书[36]提供了关于宿主组织如何对低水平光子能量产生积极反应的权威说明和基于事实的依据，您可以参考这些文献以获取更多信息。

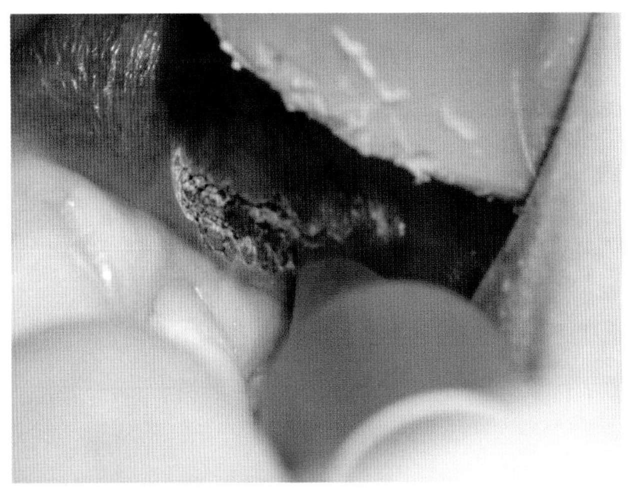

◘ 图3.14　二氧化碳激光黏膜切口的临床例子的照片。在没有水喷雾的情况下，很容易产生焦痂的积聚，但也很容易用湿纱布去除，可最大限度地减少热损伤。

激光手术后的积极愈合效果：激光辅助手术经常被提及的作用之一是术后没有炎症和更好的愈合。由于许多说法都是道听途说的，所以尽管不是总是如此，但是也可以避免敷料或缝合的使用。不管所用的激光波长如何，所有软组织的愈合都将是次要目的，因为不可能使被切开的组织的边缘失去原始对齐方式。然而，切开后没有细菌污染的现象，因为切口表面可能无菌[37]。可以肯定的是，通过血浆和血液制品凝结物的保护层，可以形成一层坚韧的薄膜，使早期愈合发生在切口下面[38]。此外，对更长波长的研究表明，与切口线相关的成纤维细胞排列缺乏，因此，疤痕化的过程中，组织收缩减少[39]。临床实际操作可证实以上发现。

3.9　激光光子能量和目标口腔硬组织

口腔硬组织包括皮质骨、松质骨以及乳牙和恒牙的成分（牙釉质、牙本质、牙骨质）。这些组织成分与口腔产生龋齿相关联，被认为是牙齿需要手术干预的主要原因。

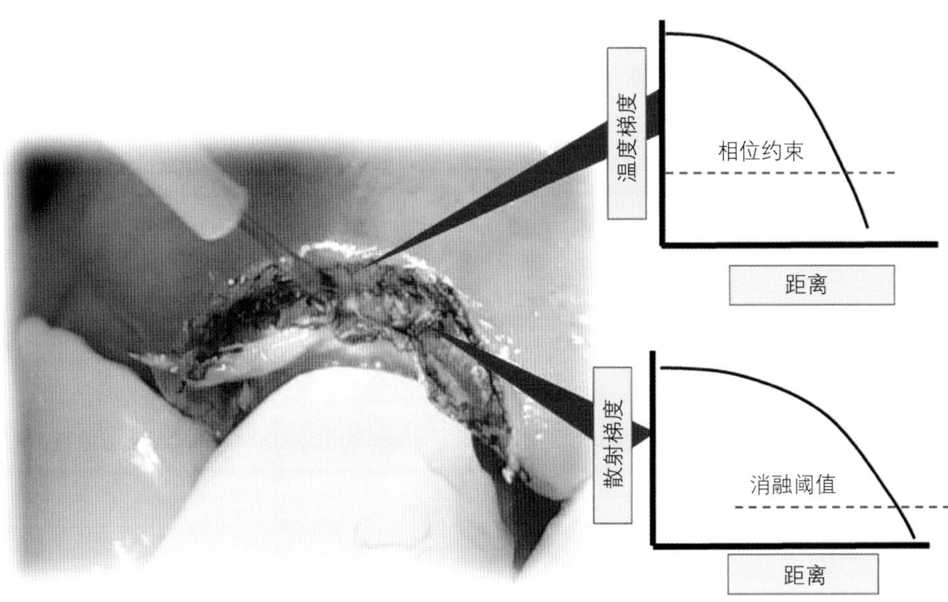

◘ 图3.15　在手术切除组织时，两种组织内梯度是主要的。一种是温度梯度，随着距离的减小，温度的降低将确定一个温度提供组织刺激的点。另一种是散射梯度，可以产生相似的远距离刺激，其中生物调节作用占主导地位。

与以上所述的激光组织相互作用机制一样，目前在实验室商业化的那些激光器的操作参数集中在宿主组织中靶向发色团。在对早期的激光消融牙齿硬组织的研发中，主要发色团是水，包括分子间隙里完整的水分子以及组成碳酸化羟基磷灰石分子［$Ca_{10}(PO_4)_{6-Y}(CO_3)_Z(OH)_2+H_2O$］一部分的$OH^-$自由基。口腔硬组织的主要组织分组列出成分的百分比在◘表3.4中[40-41]。

◘ 图3.16显示了水和碳酸化羟基磷灰石在3.0～10μm波长的吸收曲线。碳酸化羟基磷灰石（CHA）是一种相对复杂的无机分子，其母体钙链支持着磷酸盐、碳酸盐和羟基亚基。此外，临床标本中存在全分子游离水；假设使用正确的空间和时间操作参数[42]，每个自由基都具有优先吸收的能力，吸收峰的出现说明激光的相互作用是可能的。

如◘ 表3.2所示，Er：YAG（2940nm）的入射光子没有足够的能量（0.42eV）来破坏羟基内的原子键（–4.8eV）。通过同样的测量方法，羟基磷灰石晶格在310eV时的离解能也要大两个数量级[14]。因此，由于辐照流中的连续光子会使得目标结构中产生分子渐进式振动，激光消融口腔硬组织的主要目标是诱发水分子到蒸汽的相变，从而使周围晶格出现位错和“爆炸性”紊乱。另外两种铒激光波长

◘ 表3.4 口腔和牙齿硬组织的结构成分可以被看作是潜在的发色团、矿物、蛋白质和水

组织	组分（发色团）百分比		
	矿物（HA/ CHA）（%）	蛋白（Ⅰ型和Ⅱ型胶原）（%）	水分（%）
皮质骨	65	25	10
松质骨	55	28	17
牙釉质	85~90	1~3	4~12
牙本质	47	33	20
牙骨质	50	40	10
龋齿	>5	75	25

对于每个组织，这些发色团的百分比将不同，并由此定义一个水平的激光组织与一个合适的激光波长的相互作用

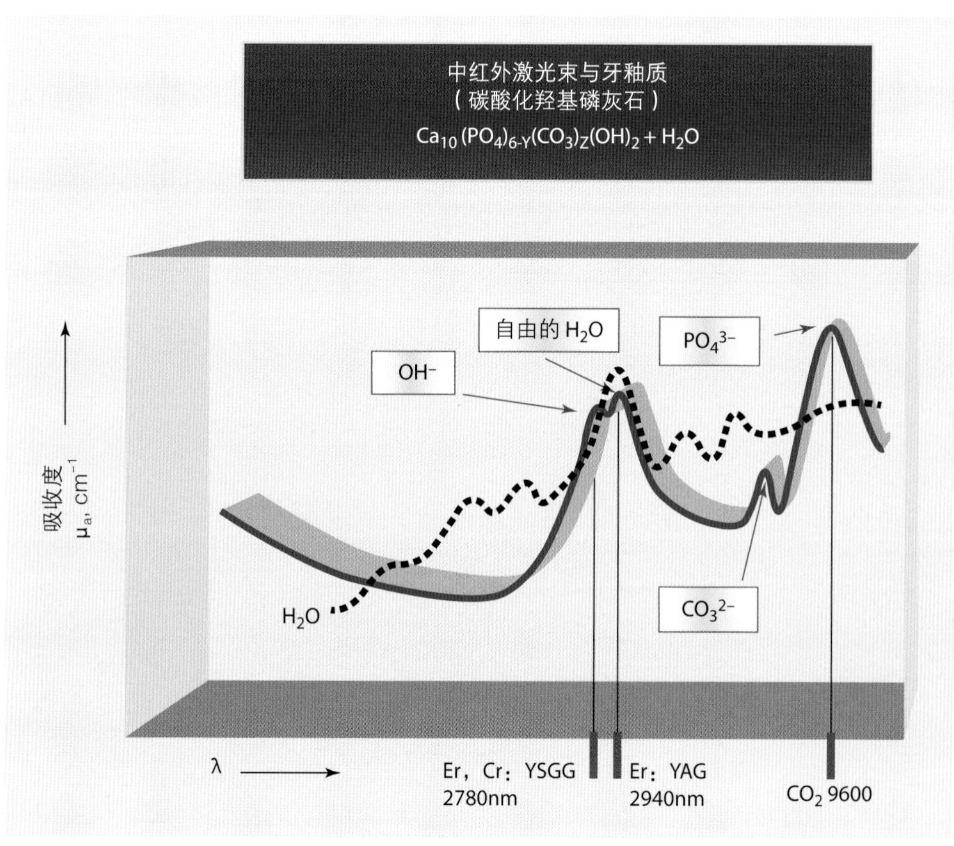

◘ 图3.16 水和CHA对Er，Cr：YSGG和Er：YAG波长均有相同的吸收峰。CHA的磷酸基存在高吸收，且CO_2在9300nm和9600nm处的吸收一致［图片来源：Parker S. BDJ.2007，202（8）：445-454］。

（Er：YAG、Er，Cr：YSGG）均具有自由运行的脉冲发射模式（脉冲宽度50～150μs），使其产生较高的峰值功率水平（>1000W）。这样的功率水平致使牙釉质和牙本质中水分瞬时间“爆炸性”蒸发，从而导致组织解离和出现微碎片喷射[43]。

相比于正常的牙釉质和牙本质，含水量更高的龋齿会更快速消融。于是在某种程度上，可以保存更完整牙齿组织的同时完成龋洞的预备。

羟基磷灰石和碳酸化羟基磷灰石持续暴露在激光辐照下会使其结构迅速过热，首先驱散掉残余的水分，紧接着迅速熔化其中矿物质并产生炭化现象（▣ 图3.17）。显然，这将产生充足的热量，从而引发羟基磷灰石的熔化（几百摄氏度）与热裂纹的产生。当然，如此高温也会通过热传导直接造成牙髓损伤。

因此，激光针对分子水和间隙水的光热作用[44]致使高强度激光辐照与骨骼、牙硬组织之间发生相互作用。

通过选择合适的激光波长，如Er，Cr：YSGG（2780nm）与Er：YAG（2940nm），设置工作参数来最大提升其相互作用，并进行充分的同轴喷水，产生的结果会完全不同。对于牙釉质和牙本质而言，“爆炸性”汽化和牙齿碎片喷射会产生一个清洁的切面，并不会产生旋转仪器留下的玷污层（smear layer）。由于能量是向外耗散的，牙齿结构内以及传导到牙髓的热量几乎没有增加。

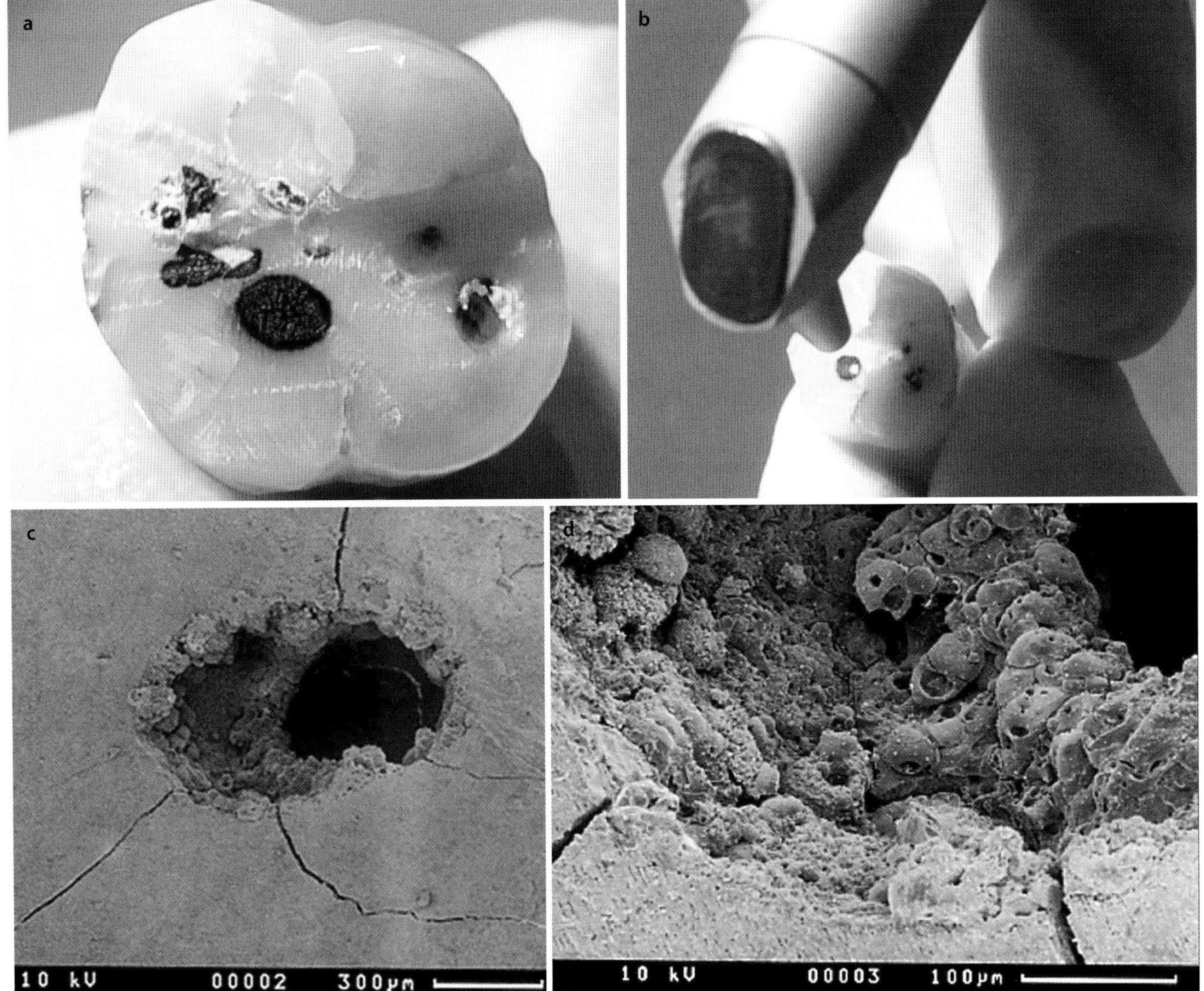

▣ 图3.17 二氧化碳激光照射下体外暴露的磨牙及其SEM结果。表面存在熔融和再固化的（非晶态）羟基磷灰钙小球，并具有很大的空隙，结构严重破坏。使用平均功率为1.5W的连续波，无喷水。

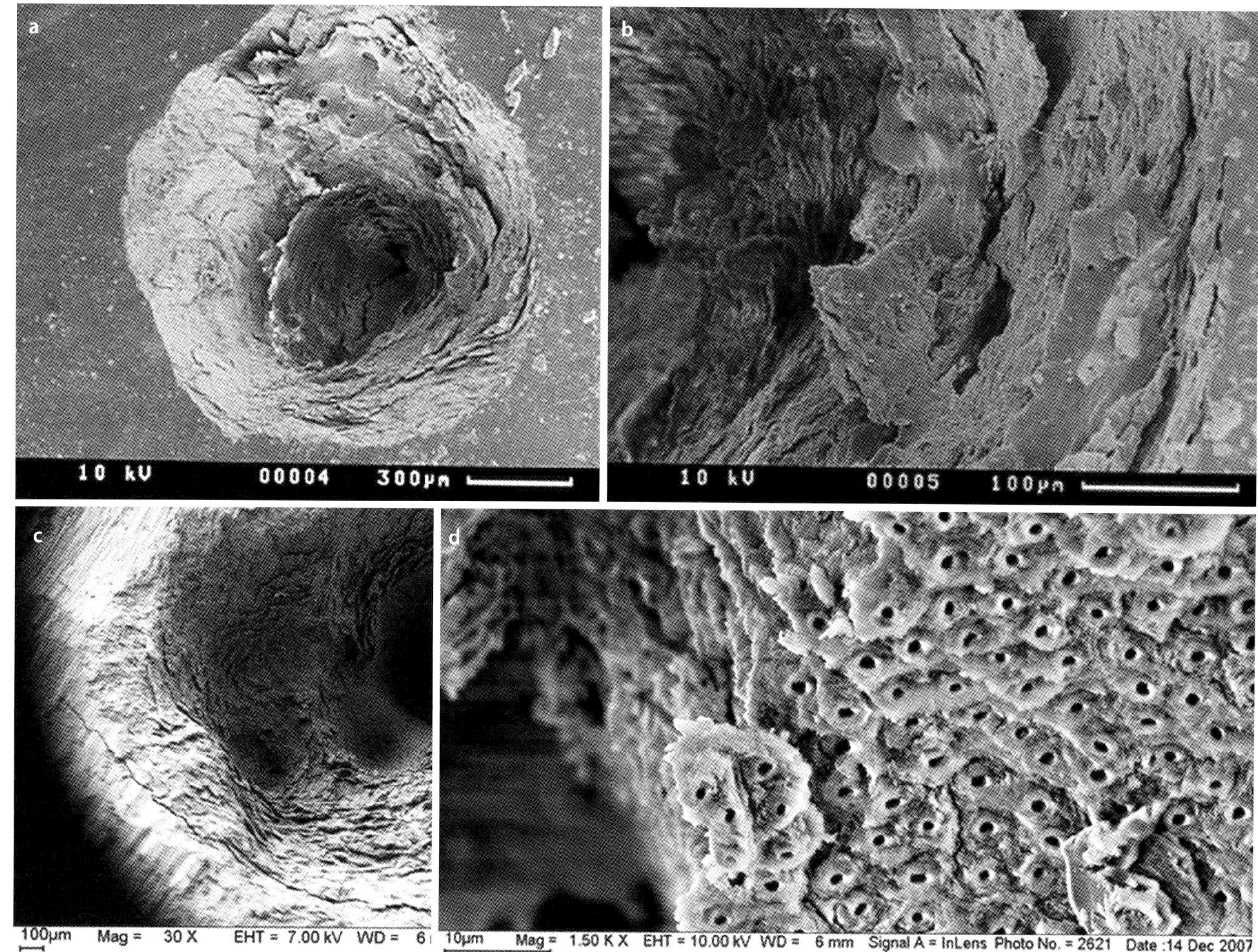

◘ 图3.18　Er：YAG激光照射的牙齿结构SEM结果。（a，b）图像为牙釉质结构的切割表面，表面出现了位错和一些碎片。（c，d）图像为类似的牙本质切割表面，发现其缺失了涂层并出现开口的细管。

特别是从历史观点上看，切割后牙釉质的碎片外表（◘ 图3.18）可以增强修复性树脂和复合材料的粘接能力，避免了酸性刻蚀。然而，许多研究都强调了牙釉质切缘的脆弱性，以及随后修复性边缘的失效，因为在拉伸应力下原本就脆弱的牙齿碎片变得松散，从而导致其无法发挥效用并引发继发龋的风险[45-46]。

中红外（Mid-IR）激光束与牙釉质（在一定程度上还与牙本质和骨骼）间的相互作用结合了温度和压强的变化[47]。在临床消融手术的脉冲序列下，两者均迅速上升。随着水的汽化（1：1600），其体积显著增加，并且在牙釉质结构出现爆炸性位错之前，压强显著升高。随着压强上升，持续的气化导致温度升高，水处于“过热”状态的小范围下，温度会达到几百摄氏度。

此外，硬组织的激光消融还有另一个特点，即周围使用同轴喷水，这是一个很必要的步骤，既有助于避免温度过高，又可洗去消融产生的碎片。此外，两种激光器的商业模型都使用同轴水喷雾来促进消融组织扩散和目标组织冷却[48]，这一过程称为“水增进（water augmentation）”[49]。研究发现，当牙齿硬组织被Er，Cr：YSGG和Er：YAG两种发射波长激光外同轴水雾照射时，切割效率提高并且牙髓温度降低。但要控制好水雾大小，以免造成视野模糊，影响切割效率。

水有着中等偏高的表面张力（在20℃时为72.8mN/m），因此在“水增进”激光照射过程中牙齿表面包裹着完整薄膜。在进一步研究中[50]，专家也检测了水膜厚度的影响。

在消融过程中，光子流以微秒脉冲（>100μs）

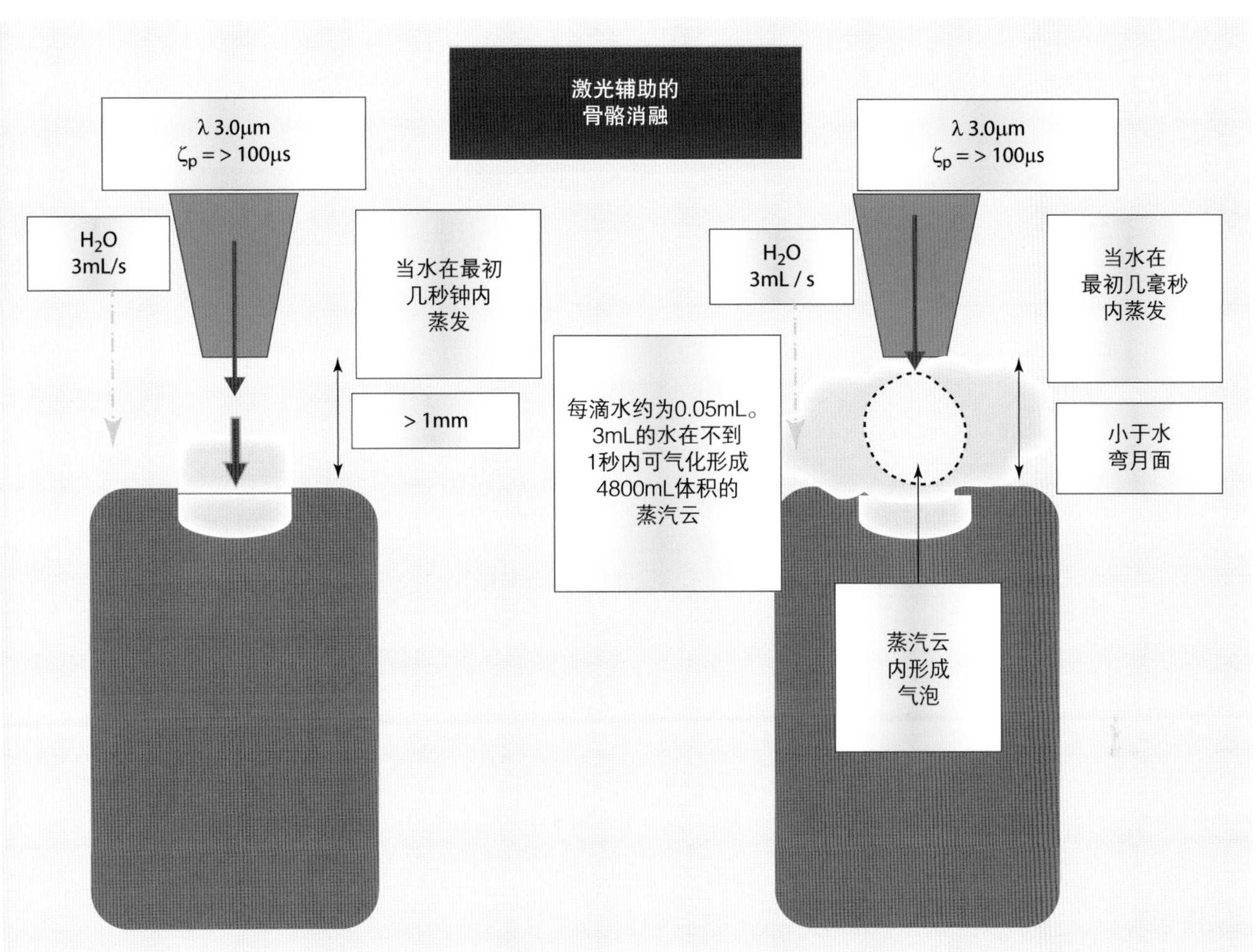

◘ 图3.19 图解工作尖到组织的距离的影响与连续水膜的影响，将促进激光引起的空化现象（图片来源：作者修改后的Mir等的研究[50]）。

的自由运行序列发射，在每个脉冲最开始的一段时间（>30μs），激光发射尖端和目标物之间的任何水都会被汽化，使得连续光子与目标物相互作用。如果尖端到目标物的距离大于保持完整水弯月面（water meniscus）的距离，光子流将先穿过空气，再与组织表面的水发生相互作用。

然而，在激光发射工作尖端足够接近组织表面的情况下，由于水的表面张力，产生连续包络，像之前一样发生水膜的汽化，但蒸汽在一个迅速膨胀的气泡中；当它破裂时，它会引起气蚀现象（cavitation phenomenon），伴随的气压波（50～100MPa）可能引发激光诱发的牙表面“解体（tripsy）”（◘ 图3.19）。

激光气蚀这个概念非常有意义，因为它与牙髓治疗和激光辅助截骨手术中，使用3.0μm波长的激光在水中诱导气蚀的现象是一致的。结合Mir等的研究，激光气蚀现象各阶段可以总结如下：

激光气蚀现象各阶段总结：

- 起始脉冲的能量强度导致脉冲尖端对面的前几微米水层被吸收。
- 气泡形成时输出的能量密度较高，且气泡大小不定，因激光与水的相互作用呈云状。
- 如在140μs脉冲内，当脉冲曲线开始20～30μs后，一团蒸汽（类似于云）覆盖在组织表面。
- 气泡破裂时产生的吸力及其产生高速射流的冲击致使组织消融。

具体在多大程度上有助于理解传统3.0μm激光下的硬组织消融仍有待观察，但是其中过热蒸汽和高压发挥了重要作用。

考虑到现有技术的不断改进及其与激光波长选择的结合，必须选择精确的辐照参数，以避免连带损害。这会对牙齿形态造成严重损害，如表面炭化或开裂，导致破坏其结构，还会影响牙齿美观并产生术后并发症，如一过性牙髓炎（transient pulpitis）。此外，能量密度的使用必须保证牙髓的安全和牙周组织的活性[51]。有研究表明，温度增量达到5.6℃以上可能威胁到牙髓的活性[52]，温度增量超过16℃可导致牙髓完全坏死[53]。而与旋转切割器械相比，在窝洞预备中使用铒激光波长，牙髓升温最小[54]。

目前，二氧化碳激光是消融软组织的主要工具。10600nm波长的CW和门控CW发射模式，在没有同轴喷水帮助冷却组织和驱散消融碎片的情况下，将导致牙组织迅速过热、开裂、炭化和熔化，因而不适用于口腔科修复操作中[55-57]。

然而，由于激光腔发射的光子有4个能级，从而主要有9300nm、9600nm和10600nm 3个波长的激光。从技术角度来看，更长的波长更易于操作，并且已在临床治疗中占据了二氧化碳激光器的主导地位。在远红外范围内，水的吸收是一个重要特征，但是较短的9300nm和9600nm波长对羟基磷灰石的磷酸根也有强烈吸收。对于这种激光与组织的相互作用的研究已经开展了将近20年[58]，因此，通过更短的二氧化碳波长和对激光发射进行操控，从而达到微秒级的爆发，再加上同轴水雾来最小化热量的产生，由此产生更加明显的相互作用，并且可应用于临床[59]。

如果脉冲持续时间为5～20μs，有效消融能将外围热损伤降到最小[60-61]，如使用发射波长为9300nm的激光装置，脉冲持续时间为10～15μs，频率为300Hz，牙釉质和牙本质表面可以用这种激光器在最小外围热损伤和机械损伤下快速消融，并且避免过多的热量积聚[62-63]。

研发费用可能影响激光-牙硬组织相互作用研究的方向与速度，此研究原本是基于以功率密度和脉冲宽度作为主要因素来最小化热损伤，而不是纯粹选择与发色团相关的激光波长。比如，在最近发表的一项研究中，一种二极管泵浦的薄圆盘飞秒激光（波长1025nm，脉冲宽度400fs）被用来消融牙釉质和牙本质。对比直觉上认为并不恰当的选择——波长为1025nm的近红外激光，激光能量密度、扫描线间距和消融深度均对飞秒激光的消融效率有显著影响，且占主导地位[64]。

从3.0μm的铒激光器中可以看出，复合修复材料也有被破坏和消融的可能，这在一些已发表的文献也有所涉及[65-66]。

3.10 激光与龋齿的相互作用

为了安全有效地使用激光去除龋齿，关键在于选择性的消融龋坏的牙体组织且不伤及附近的健康牙体组织或者牙髓。去除龋齿的同时应当考虑牙齿修复的美观性。

在研发铒元素的激光之前，只有有限的激光波长和相应的技术可以应用在口腔上。其中仅有可见、近红外激光（二极管激光和Nd：YAG激光）和波长10600nm的二氧化碳激光。由于这些激光在治疗的过程中会积累大量的热量，在去除（着色）龋齿的病例中成功病例并不多[67-69]。

随着3.0μm波长激光的使用，人们发现水对它有很强的吸收作用，从而改变了激光与牙齿的相互作用。龋齿的含水量远高于正常的牙组织，因为它作为细菌分泌的酸与牙釉质和牙本质去矿物质的残留物，具有多孔的结构。相对于牙体组织，激光光子对龋齿具有更强的相互作用。这种选择性使得激光相比传统的旋转切割设备具有更大优势[70-71]。关于这方面还有一些乐观的进展，新型微秒脉冲二氧化碳激光同样能够产生这种能被水吸收的波长。这个课题已经成为美国旧金山UCSF 的一个课题组的研究重点[72-73]。

3.11 龋齿预防

激光对牙齿硬组织的热损伤使得选择合适的波长和工作参数变得困难，这点在上面的内容中已经提到。但这种热损伤也带来好的一面，它可能造成

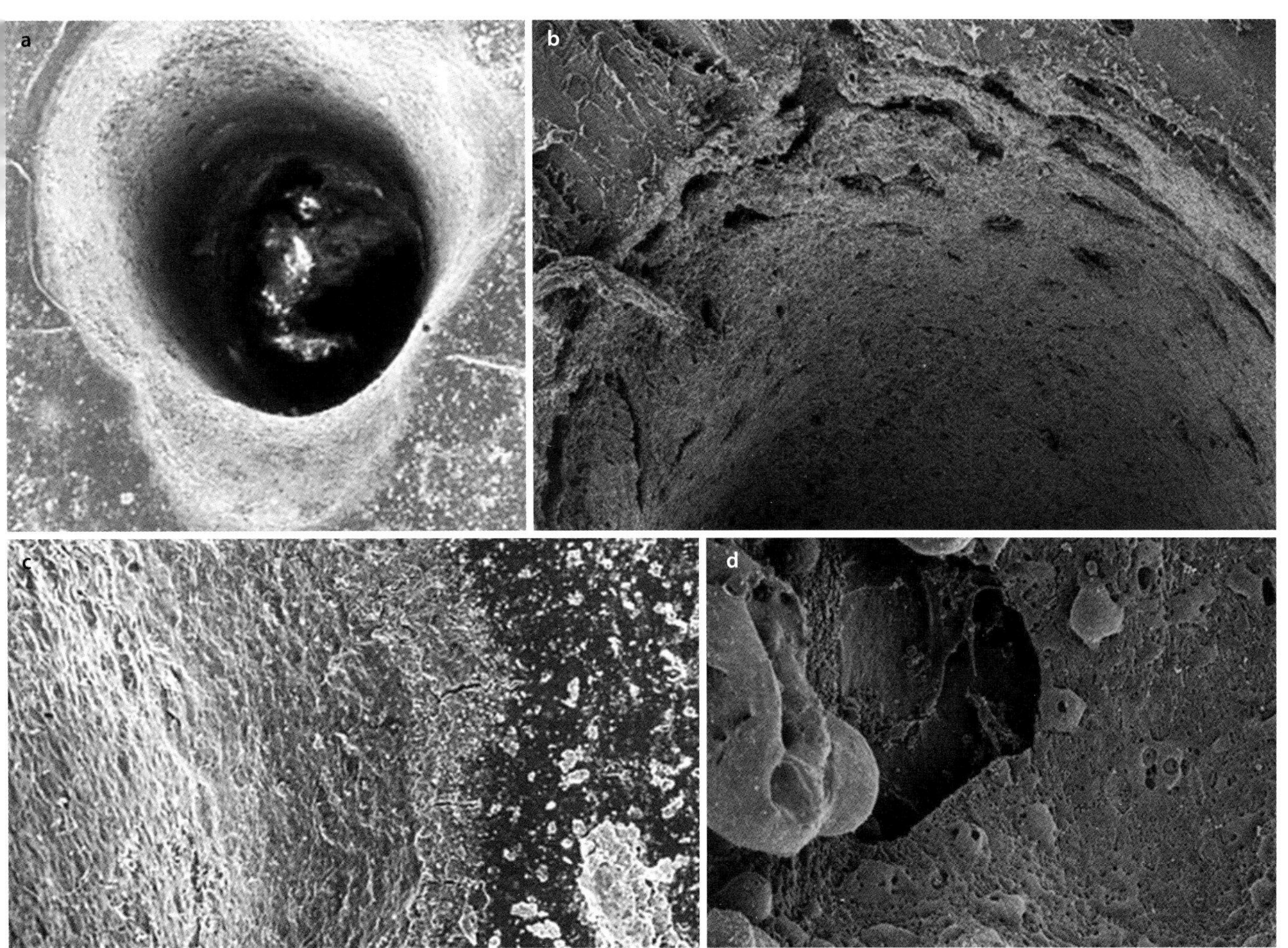

图3.20 激光与骨组织相互作用的SEM结果。（a~c）和左下图像与放大倍数有关，图为Er：YAG（2940nm）下的体外猪肋骨。其切口干净，几乎没有组织破坏和超出切口边缘的热损伤。与（d）Nd：YAG（1064nm）的图像进行比较，可以看到其出现了磷灰石熔化并有较大的热诱导空隙。

牙齿外围钝化，使得它们更加耐酸腐蚀。当使用多个波长的激光时，牙釉质中的碳酸化羟基磷灰石结构会发生热转变，成为一种更加抗酸腐蚀的非晶玻璃态。这种转变是在不当地使用激光照射牙齿硬组织时发现的，但一系列研究[74-78]提出可以利用多种激光照射使非病变的牙齿获得抗龋的特性。

3.12 激光与骨组织的相互作用

上颌骨中的骨组织与牙本质在矿物质、蛋白质和水的组分比例上具有相似性（表3.4）。与牙体组织相比，骨组织具有更强细胞活性，因此必须注意，使用不当激光参数会对骨组织造成破坏。尽管存在二氧化碳激光（10600nm）在骨科治疗中起到积极作用的早期报道[79]，激光造成骨组织光热分解和其他伤害的可能性仍然很高。使用铒激光（2780nm和2940nm）的骨组织消融与前面介绍的牙体组织消融具有相似的特征，选择性消融的程度都是由水对激光的吸收率决定的，这两种消融的原理都是水的汽化对组织的破坏。由于骨骼相比于牙釉质有更高的含水量和更低的密度，激光切割它的速度也更快。切割的过程实际上是羟基磷灰石结构的位错和胶原基质的断裂（图3.20）。所以，针对切割而言，选择Er：YAG和 Er，Cr：YSGG的激光波长来消融骨组织相比其他激光波长是更好的选择[80]。

3.13 激光-组织荧光效应

在本章前面的内容中，已经定义了荧光是作为二次消融下激光-组织相互作用的一种形式，是发

表3.5 口腔和口腔科中常见的荧光团

自体荧光–波长			
荧光团	激发波长（nm）	荧光峰值	备注
色氨酸	275	350	蛋白质
胶原质	335	390	结缔组织（CT）
弹性蛋白	360	410	CT
角蛋白	370	505	表面分析
卟啉	405、630	590、625、635、705	细胞线粒体/金属卟啉、粪卟啉、原卟啉
健康的牙釉质	405	533	
龋齿	405、488、655	580～700	
无机复合材料	655	平均荧光强度与健康牙釉质的相近	
GI复合材料	655	平均荧光强度与龋病牙釉质的相近	

数据来源：Kim等[81]
每个荧光团均能够在特定的光波长下激发，相应的再发射测量有助于组织变化的鉴别与诊断

光或光的再发射，其中光子的分子吸收触发另一个具有较长波长的光子的发射。这里请更改为“在吸收入射光子能量时，其中的一些能量耗散掉了，而吸收光子和重新发射光子的能量差可视为分子的振动或热。随着能量的损失，重新发射的光子具有更长的波长。”该过程由所涉及的组织分子（称为荧光团）的生物物理性质决定，可以作为检测牙釉质和牙本质龋病的光学扫描技术和扫描软组织中肿瘤变化的层析成像技术的基础。

由于易于获取口腔结构，以及易于访问单个组织和口腔科中使用的非生物材料的激发/发射波长数据库，口腔为扫描和荧光技术提供了很多的机会[81]。由表3.5可以看出，通过选择精确的单色激光波长（主要在可见光谱范围内），所得的二次发射光子将有助于提供目标成分的分析。比如，当健康牙釉质暴露于蓝色入射辐射下会发出绿光，而卟啉（龋齿的色素成分）会使龋齿发出波长更长的红棕色光，这将有助于龋齿的鉴别诊断。

荧光与光动力学诊断可提供扫描手段或成为组织研究的一部分，但它一直作为直接观测、显微与组织学检测、基因分析等一系列研究的辅助手段，为临床尤其是软组织健康筛查领域提供支持[82]。

在口腔软组织内，由于血液浓度、胶原蛋白含量和上皮厚度的改变，疾病将改变荧光团的浓度与组织的光散射、吸收特性。影响有以下几种：

- 在增生的情况下，记录的荧光信号会降低，由于上皮层屏蔽了强荧光的胶原层。
- 病变产生的过度角蛋白可导致自身荧光强度升高。
- 细胞代谢可随着疾病恶性变化而增快，从而影响荧光NADH（升高）和非荧光NAD+（降低）之间的平衡。

目前已有许多工作研究口腔中的光动力诊断和荧光技术。这些研究均尝试获得临床评估肿瘤软组织变化的特定标准：

（1）自体荧光成像（autofluorescence imaging）是否能在病变组织与健康组织间得到比白光下或触觉/视觉检查更强的对比度，其中对于扁平苔藓的早期病变而言是可行的[83-84]。

（2）自体荧光成像是否有助于分辨不同的病变类型，特别是良性病变、发育不良和恶性病变。总的来说，自体荧光成像对区分良性/恶性病变的特异性的能力存疑[85-86]。

（3）检测未知病灶和已知病灶的未知扩展，将有助于划分肿瘤类型。已有研究表明自体荧光成像能够检测到隐性病变或隐性肿瘤扩展[87-88]。

尽管还需要进一步的研究，但自体荧光成像可成为一种简便、灵敏、廉价的检测病灶的方法。一般来说，自体荧光成像对于区分病变与正常黏膜可以提供良好的结果。然而，口腔黏膜的疑似病变必须进行活检和其他检查，自体荧光成像只能作为一种辅助的扫描技术。尽管文献表明自体荧光在这方面还不够有特异性，但是如果可能的话，可以使用自体荧光光谱来找到最佳即最发育不良的活检位置。

拉曼散射是一个与激光-组织相互作用和二次发射光谱分析相关的领域。这是一种特殊且非常微弱的光散射形式，在这种形式中分子通过非弹性散射损失或获取能量，其中单色光中的光子频率在与所研究的组织样本相互作用时发生变化。二次发射的光子频率（频率和光子能量成反比）与原始单色频率相比向上或向下偏移，这就是拉曼效应。偏移大小提供了有关分子中的振动、旋转和其他低频跃迁的信息。

拉曼光谱法可用于研究固体、液体和气体样品。对分子间不同的化学键和对称性有着特定振动信息。 因此，它提供了一种用于识别分子的“指纹”，由于它关系到疾病与健康，在组织的光分析领域中起着重要作用。

3.14　激光-组织相互作用与光生物调节

光生物调节（photobiomodulation，PBM）是利用低通量光照调控细胞行为，或者是激光治疗（通过特定的波长来调节光子能量）中的能量传递来引起一些生物的响应。小于消融能量的激光同样会存在能量的传递。它会影响照射组织和其所属的生物系统的生物过程。这种效应的收益是有限的，关键在于控制激光的工作参数以保证不会出现明显的热效应。

光学治疗的效果可以通过光在细胞中引起光致生物效应来表征[89]。这符合光生物学的第一定律（光被特定的分子发色团吸收）。生物组织存在一个光吸收的光学窗口（650 ~ 1100nm）。在这个波段，对于组织的有效穿透达到最大值。临床上的低强度激光治疗（LLLT）几乎覆盖了这整个红光和近红外波段（600 ~ 1100nm）[90]。

对于波长更短的蓝光波段，组织对其吸收和散射效应都要比红光和近红外波段更强。组织主要的发色团（血红蛋白和黑色素）在此波段有更强的吸收带。对于比近红外更长的波段（>1100nm），水会出现很强的吸收。

波段在600 ~ 700nm的光常用于表面组织的治疗，而780 ~ 950nm的波段则常用于更深层的组织治疗上。这是因为长波具有更强的穿透能力。对于激光而言，在穿透组织的同时，它的光束仍然保持着相干性。激光的相干性和极化性质能够使激光治疗更深层的组织。

上述波长的光子能被对应细胞的线粒体和膜吸收。光子能量能以多种方式被生物分子吸收，包括转换成分子的动能、激活或者抑制生物酶、改变主要的生物大分子的物理或化学特性等。

细胞和组织生长因子的反应可以看作是ATP和蛋白合成增加的结果[91]。其他导致的生理学变化还包括细胞膜对于钙离子通透性的增强、细胞增殖和一系列新陈代谢效应。这些效应能够增强组织修复，更快地解决炎症和减轻疼痛[92]。

总的来说，光-组织相互作用带来的效应可能在临床上的积极的作用主要集中在3个方面，消炎作用[93]、镇痛作用[94]和促进受辐照组织的修复[95]。

对于手术过程中激光造成的痛觉与很多传闻是不相符的。这种痛觉确实带来患者主观上能否接受的问题。但是，痛觉是一种防卫机制，它是与生俱来的，而且是主观的。同样地，其他超量的刺激也会造成痛感。

影响疼痛感知的因素

疼痛感知受多重因素影响，其中可能会受到以下因素中的一个或多个的影响：

- **情绪**：恐惧、焦虑、压力综合征、兴奋。
- **意识**：信任、以往的经验、条件反射，如催眠、活动从属性（activity subordination）。
- **潜在阈值**：年龄、疾病、药物、酒精、社会因素。

在口腔操作中避免痛感确实能有效地提高患者对手术的接受度。很多工作开始研究光-组织相互作用造成的疼痛[96-98]。在20世纪90年代的口腔治疗中，Nd：YAG（1064nm）激光主要被用于牙髓镇痛当中。早期研究提出这个效应可能是通过干扰“门理论（Gate Theory）”中的神经刺激实现的。然而，后期研究发现这可能只是主观或者安慰剂造成的效应[99-101]。Chaiyavej等发现Er：YAG激光的使用，与旋转钻切牙组织一样，会造成A和C两类牙内神经纤维的反应[102]。

与激光辅助的口腔修复科中使用的旋转切割器械相比，在触觉和热刺激方面研究的缺乏可能使探索这一领域具有更大的意义。在理解使用基于热交换的激光光子能进行的软组织手术的无对照报告时，信任术者，同时调整脉冲的发射时间与感觉神经元内突触连接处乙酰胆碱的再生潜力都是以患者为中心的考虑。

毫无疑问，相比于手术刀和旋转切割牙钻，在正确使用情况下，并以推荐的工作参数来最大化激光-组织的相互作用，能减少激光辅助的软组织和硬组织外科手术对身体的伤害。患者的接受程度、来自同龄人的压力和对于高科技治疗方法的普遍接受度都可能提升感觉刺激的耐受性。

结论

本章内容概述了激光光子能与口腔硬组织、软组织目标间相互作用在物理和生物学方面的研究。从分子能量动力学的精确控制机制到组织的多样性以及它们在口腔内的相似性都可以观察到许多不一致的地方。临床医生如果在临床过程中随意地操作任何给定的激光波长，将面临技术上的挑战；功率密度现象的附加功能有助于激发本质的光热现象，从而可能有

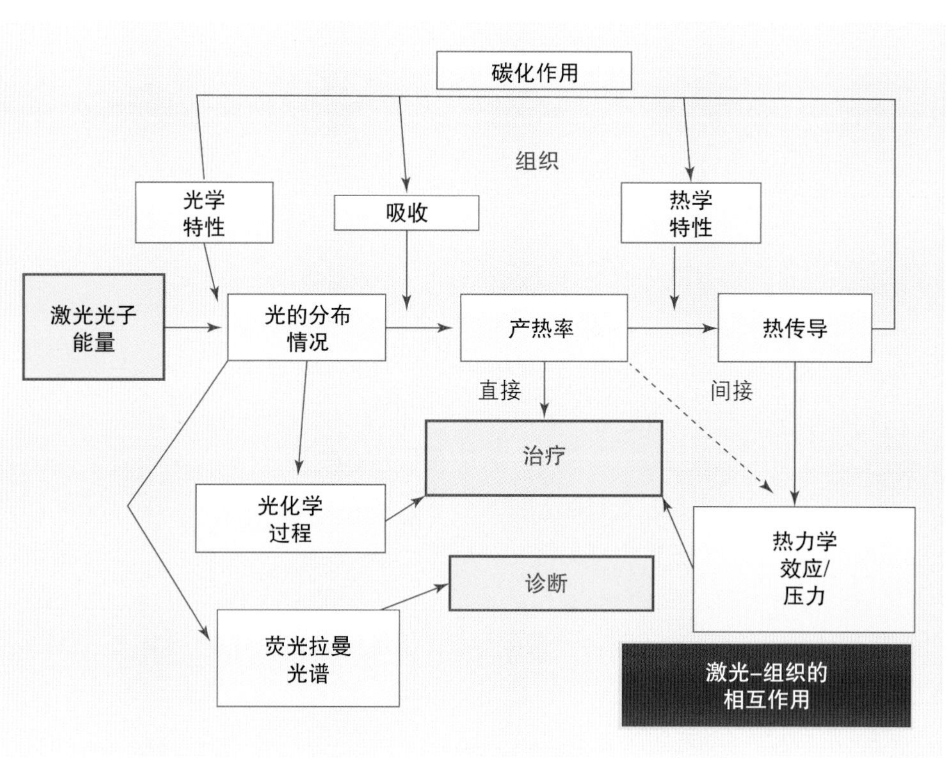

图3.21 激光-组织相互作用的总结，以及与光子传递相关的应用范围。

助于实现预测的精确手术结果。在◘ 图3.21中，可发现入射激光选择和操作参数之间相互联系且关系复杂，这种选择导致的后续效应梯度以及如何产生这种激光-组织效应都可以影响其在治疗和诊断方面临床应用的范围。所传递的光子分布情况和浓度（通量）将（本质上的）影响光热效应的程度以及后续的目标组织反应。在低通量的情况下，可以将其视为诊断值（diagnostic value）和PBM（光化学）效应；在更高的通量（具有相同的激光波长或其他激光波长）下，光热相互作用以消融和永久性结构组织变化为主。光子通量的过载可能会引起破坏性的连带影响，如炭化以及随之而来的组织光学特性和吸收潜力的变化。

总之，激光光子由于其波相干性和单波长性，在能量上具有较好的一致性。特定的波长值可通过反比例关系预测光子的电磁能量值。

所有物质都具有搭构原子和分子的能量，与原子内、原子间和原子外的结合力和分子的结合力一致。对于任何系统，“静止时”的总能量值决定了跟温度有关的基态时的物理形态（固体、气体、液体）。

尽管激光光子能还远远不足以超越目标组织内的原子间共价键或晶格内离子的结合力，只有当激光入射能量被组织吸收时，才可能发生预测的与组织间的相互作用。

发色团吸收的光子能量变化导致系统内的温度上升，基于这样的假设，可得出一个更好的解释，即由于电磁光子能量转换成热能，间接导致了激光与组织的光热相互作用。

光声和光化学效应则可被视为初级光热解作用的后续效应。

扫一扫即可浏览
参考文献

第四章　用于硬/软组织以及手术和PBM治疗中的激光工作参数

Laser Operating Parameters for Hard and Soft Tissue, Surgical and PBM Management

Wayne Selting

D.J. Coluzzi, S. Parker (eds.), *Lasers in Dentistry—Current Concepts*, Textbooks in Contemporary Dentistry,
DOI 10.1007/978-3-319-51944-9_4

核心信息

随着新技术的引进，临床口腔的医疗服务质量在最近几年有了极大的提高。激光、种植牙、CAD/CAM以及机动牙髓治疗诸如此类的一系列临床治疗疗效均得到了提升，但硬件上也投资甚多，同时还需要进行相关的教学培养以掌握概念和治疗实施方案。与所有的医疗仪器相类似，在满足每种患者需求的情况下，仅仅遵循基本准则或“预设”参数是不够的。深入了解相关技术——它如何与患者的组织发生相互作用以及哪些变量需要着重考虑，对于获取成功的临床结果至关重要。

在上面列举的4种技术中，激光或许最容易被滥用。在没有经过基本的培训下，临床医生基本不可能成功完成种植体植入、CAM/CAD牙冠制造或机动牙髓治疗。然而，凭借生产商提供的用户手册，口腔医生通过按下仪器上的“龈切除术”按钮，便可完成激光手术的操作。

本章的目的在于探索某些情况下激光治疗的一些重要参数，然后进行讨论，针对特定的激光和组织给出一定的见解。

如前所述，各种激光均可用于硬组织和软组织的手术治疗。此外，可以将带有能量的光子注射到组织中，对细胞代谢产生有益的影响。在每一种疗法过程中所施加的激光能量密度，相应波长以及所施加的时间都是影响结果的关键因素。

4.1 内在属性

在任何临床激光器的制造过程中，许多参数是由设计方案所决定的，操作人员不能随意的选择或控制，同时也须接受激光器内在属性所带来的优缺点。

4.1.1 光子

对于光子这种电磁能量子，前面的章节已经进行了讨论。当然，不同的光子拥有不同的能量。每个光子的能量取决于波长，更准确地说，波长由释放的光子能量决定。

激光能产生的光子数量是惊人的。如果将一台波长为810nm的二极管激光器的输出功率设置为1W，则每秒可以产生4.08亿（也就是408000000000000000）光子。更令人难以置信的是，一台波长2940nm的Er：YAG激光器1s内可产生高达14.799万亿个光子[1]。光子被细胞组分吸收对内部组织造成影响，并且这种吸收高度依赖于波长。

4.1.2 波长

当一个电子从高能级跃迁至低能级时，将释放精确数量的光子，并产生特定波长。在这个过程中，每一种激光都能够产生几种不同的波长。在一台激光器中，谐振腔的作用是通过对激光的相消干涉来抑制无用波长的产生，只留下所需要的波长进行放大输出。

4.1.3 激光

每台激光器仅产生一个波长的光子。通常激光由激活介质和基质材料来鉴定。激活介质是一种能够吸收光子能量的材料，当受到越来越多的光子刺激时便会释放出来。许多材料已被证实可产生这种独特的“受激辐射”。因此，根据所用材料的不同，激光器可分为固体激光器、气体激光器、液体激光器以及半导体激光器。

固体激光器通常由三价稀土离子［钕（Nd）和铒（Er）］所构成，其中基质材料所含有的这些活性稀土离子是激光晶体的主要组成，如钇铝石榴石（简写为YAG）[2]。因此这种元素组合解释了Er：YAG、Nd：YAG的命名。

气体激光器包含多种混合气体。以二氧化碳激光器为例，实际上这种激光器是利用4份氮气作为激活介质，同时与1份二氧化碳共同混合到5份的氦气中形成主体材料。

液体激光器（也称作颜料激光器）使用荧光素、孔雀石绿、香豆素或罗丹明作为激活介质，通过悬浮于水、乙醇或乙二醇中作为主体材

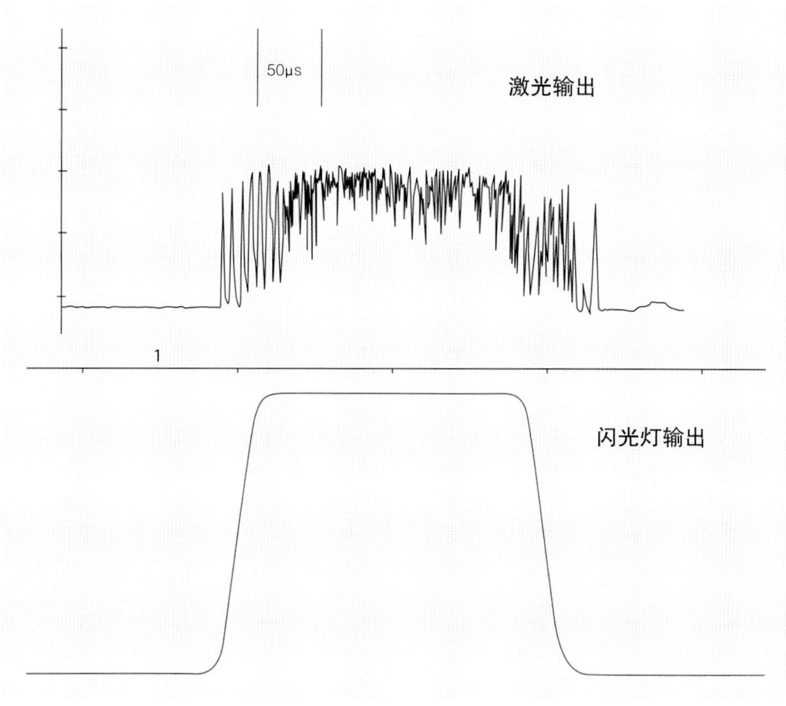

■ 图4.1 只要光子被闪光灯或其他光源注入谐振器，受激的相干光子就会被发射出来。在整个脉冲过程中，激光活动的数量会发生变化。

料。这类激光器最大的优势在于波长的可调节性（365～1000nm），同时基于液体固有的冷却能力，可以产生高达20W的连续波输出和1.4kW的脉冲输出。然而受制于这类激光器较笨重外形、复杂的设计以及昂贵制造成本，目前还没有被口腔医学所利用[3]。

以激光二极管为代表的半导体激光器，这是当今口腔医学领域最常见的激光器。这类激光器具有体积小、操作简单、成本低的优势。绝大多数激光二极管是基于元素周期表中第Ⅲ族和第Ⅴ族化合物组合的。如以砷化镓及其衍生物制备的激光器波长为660～900nm，磷化铟基化合物激光器波长为1300～1550nm[4]。随着科技的发展，激光发射波长的范围越来越宽，从小到370nm到惊人的15000nm。其中只有少数波长范围（808～1064nm）在口腔领域具有实际的应用[5]。

所有特定波长的激光产生的光子都是相同的。虽然激光制造厂商声称他们的激光器能够产生更好的光子，然而这只是制造商为了获得业内的有利竞争的说辞罢了。如何将产生的光子传递到组织并控制该过程，对于每种激光器来说都是不同的，这些因素才是一台激光器定制和采购所应该着重考虑的。

自激脉冲激光器

自激脉冲是激光器的一个专业术语，即通过利用泵浦实现激光发射。诸如Nd：YAG、Er，Cr：YSGG和Er：YAG之类的激光器释放光子产生一系列脉冲，如摄影的闪光灯向活性介质中注入大量光子，只要将闪关灯入驻光子，激光就会持续发射。因此，光子的脉冲宽度和持续时间由闪光持续的时间来控制。通常用于口腔医学的激光器的闪光持续时间、光子的激光输出时间在50～1000μs。对于一些复杂的数控电子设备，这些重要参数通常可以通过触摸屏来设置。

每个脉冲的能量由闪光灯强度控制。如果闪光灯注入两倍的光子来激发活性介质，在相同的选定时间范围或脉冲宽度内，谐振腔中可产生约两倍的相干激光光子。

在脉冲持续时间内，激光的发射是不连续的。构建过程需要花费一些时间（以微秒为单位）。随着能量的释放，受激光子的数量将耗尽，并下降到粒子数反转状态以下。当更多的光子继续射入闪光灯时，将再次超过临界值，激光光子便会再次产生，此过程的周期约为5μs。■ 图4.1表示实际的激光活动。

连续波激光器

诸如KTP、二极管和二氧化碳之类的激光器是连续发射光子，而不是以脉冲形式发射。闪光灯被电流代替，以电能的形式注入激活介质中，释放光子的模式仍然是受激发射。一旦激光被激发，就会发射出连续不断的光子流。LED（发光二极管）不具有激光活性，但它是电能转换为光能的一个常见例子。所有的二极管激光器都依赖于这种形式的能量转换。

二氧化碳激光器稍微有所不同，通过利用高压变压器给气体源源不断的进行通电来启动激发过程，产生连续的激光发射。利用控制电路，激光的输出可以是连续波、可变门控连续波、脉冲、超脉冲、增益开关或Q开关。

在超脉冲模式下，驱动激光放电的脉冲峰值功率是平均连续波功率的几倍之多。超脉冲二氧化碳激光器只有大约1/3的“开启”时间。在“开启”时间内，激光器驱动强度就会提高三倍以产生相同的平均功率，并仍然可以避免过热。脉冲宽度通常为5～1000μs，峰值功率达到其连续波对应功率的3倍[6]。在口腔医学领域中，超脉冲激光器的工作波长通常使用9.3μm或10.6μm。

增益开关二氧化碳激光器可产生兆瓦的峰值功率，而Q开关的脉冲宽度在纳秒范围内可达到峰值功率，是平均输出的数百倍。这些激光目前没有在口腔医学领域被应用。

可变门控连续波激光器

连续波激光器的开关通常是利用一种可变门控连续波的电子电路来实现的。“可变”表示开启与关闭时间之间的比值不是固定的，但是每个参数都可以独立变化。目前，可变门控连续波激光器的开启和关闭时间选择范围是10～1000ms。一家激光制造商开发了一种独特的系统，该系统的激光器打开时间仅为18μs，脉冲重复率高达每秒20000个脉冲。

◘ 表4.1　将脉冲Nd：YAG激光器与可变门控连续波激光器的比较调整到似乎相同的设置。计算得到的脉冲能量、平均功率、峰值功率和峰值功率密度有很大的不同

激光器类型	Nd：YAG激光器	二极管激光器
波长	1064nm	1064nm
模式	脉冲	可变门控连续波
传递光纤直径	600μm	600μm
屏幕显示功率	5W	5W
脉冲宽度	100μs	100μs
脉冲重复率	50pps	50pps
脉冲能量	100mJ	100mJ
平均功率	5W	0.025W
峰值功率	1000W	5W
峰值功率密度	353678W/cm^2	1768W/cm^2

脉冲激光概念的阐述

关于激光光子发射性质之间的差异还需要进一步说明。连续波输出本质区别于脉冲式输出。

可变门控连续波激光器通常被错误地称为“脉冲激光器”。不管是否具备门调控，连续波激光器每微秒产生的光子数量是相同的，门控只是一个通断开关。两倍的开启时间可发射超过两倍的光子，关闭门控则光子不会传送到目标组织。◘ 图4.8描述了这个过程。

脉冲激光的最重要特征是能够快速存储和释放能量，同时也会产生非常高的峰值功率。如▶第4.3.1节“自激秒冲激光器”所述，脉冲激光器在脉冲过程中发射预定量的能量。如果脉冲的长度是原来的一半，那么将发射相同数量的光子的前提是，必须在一半的时间内发射所有的光子。因此，在脉冲过程中，每微秒发射两倍的光子。显然，脉冲宽度越窄峰值功率越高，即每微秒发射的光子数越多。如◘ 图4.9所示。

阐明脉冲和连续波发射之间巨大差异性的最好方法是比较两个表面上看几乎相同的激光器。◘ 表4.1显示了两种激光器实际输出的巨大差异。

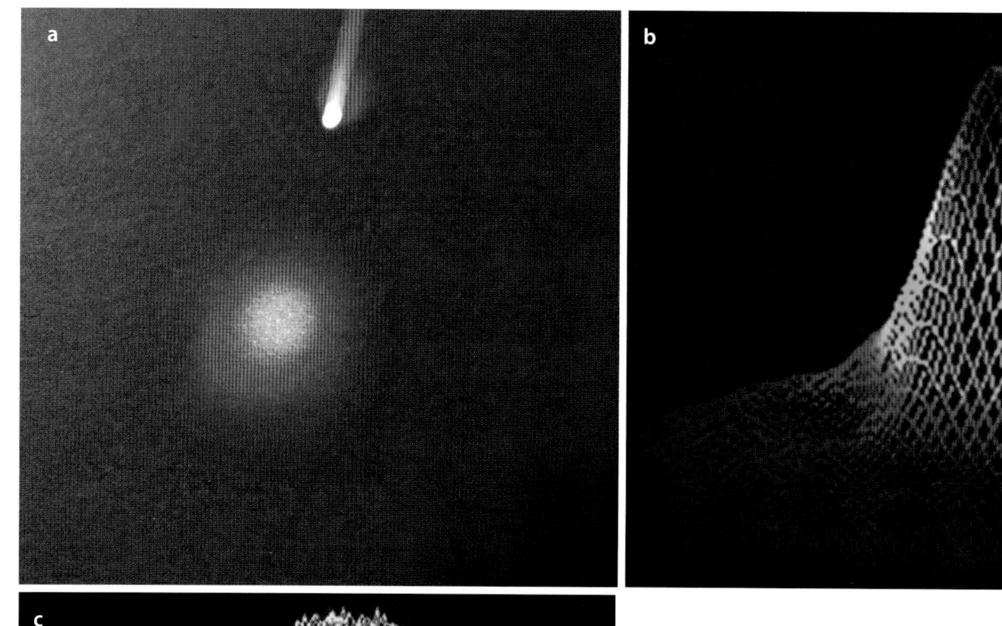

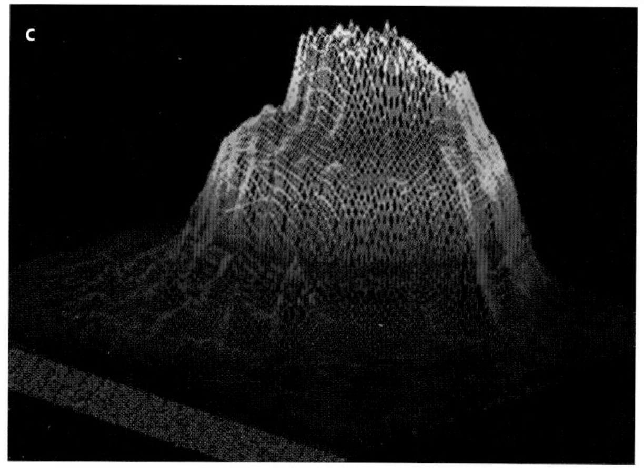

◘ 图4.2 （a）激光光纤的输出明显不均匀。（b）描绘了光束不同点的功率密度，在截面上近似为高斯分布。（c）描绘了Er：YAG石英的输出曲线，纵轴为相对能量密度（图片来源：Frank Yung，DDS提供）。

4.1.4 光子束

光子通过反射镜从谐振腔发射出来并被一系列透镜聚焦。透镜起到准直的目的，使发射的光子在相同方向上彼此平行或者将光束聚焦到合理的光斑尺寸导入到传输装置。

光束轮廓

通常认为激光束的空间轮廓和能量输出是均匀的，然而事实并非如此。大多数激光器以“基横模式”（也称为“TEM00模式”）发射。此类型的输出光束为高斯分布，如◘ 图4.2所示。

光束中心具有更高的光子密度。因此，在光束轴上的细胞受到高通量的激光辐照，而周围的光束能量不足以对细胞产生手术效果。实验表明，二极管激光器光束中心的功率密度是平均功率的两倍以上，而周围的功率密度不到平均功率的5%。基于这种辐照条件，在组织边缘可形成加热和脱水效应，而并不是所需的消融。

在光发射的过程中，由于激光尖端和光纤束的瑕疵可能引起光束轮廓与理论之间的偏差，如◘ 图4.2c所示。

4.1.5 传输系统

一束激光经过谐振腔，通过准直和定径透镜传送到3种设备之一——光纤、半柔性中空波导管、关节臂波导管，然后再传输到组织中。

光纤

光在纤维中的传播是基于完全的内反射的原理[7]。光纤的纤芯为熔融石英，折射率大于包裹

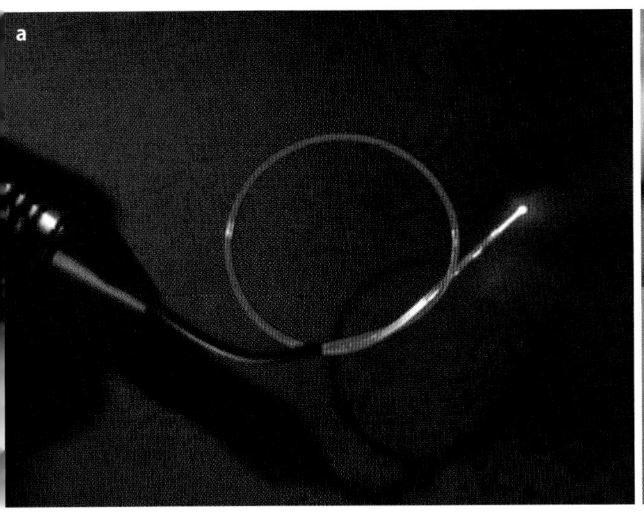
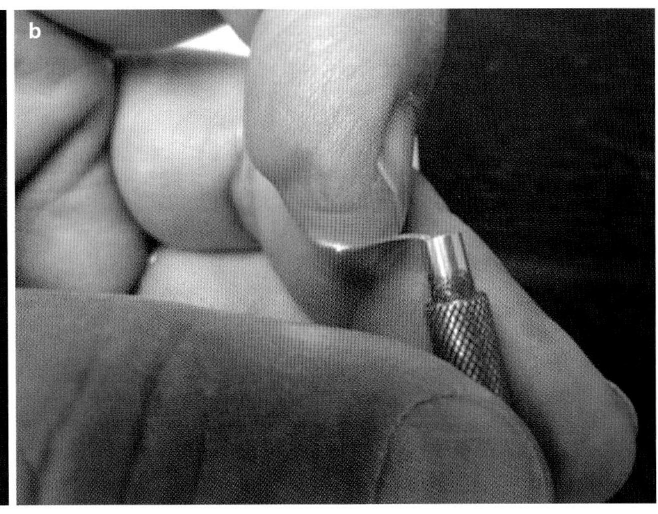

◘ 图4.3 （a）一个直径为400μm的光纤即使拧成结也能传输大部分的激光能量。结中可见的红色表明有少量光子正在逃逸。（b）只要有保护的聚酰胺涂层存在，同样的纤维可以以近90° 角弯曲而不断裂。

层。入射激光从边界层反射出去并被捕获在纤芯内部。整个光纤由一些缓冲涂层所覆盖，如聚酰胺，其折射率比包裹层的折射率稍大，同时也对光纤起到一定的机械保护作用。

如◘ 图4.3所示，光纤具有极高的柔韧性。即使在严重的弯曲变形下，光纤的传导也不会受到影响（◘ 图4.3b）。然而，一旦出现轻微的缺口，光纤便会发生瞬时的断裂破坏。因此，利用聚酰胺塑料涂层作为保护层围绕着整个光纤，以防止意外接触而造成损坏。

在口腔医学领域的应用中，光纤直径的范围从100μm到1200μm不等，针对尺寸选择的重要性和意义将在本章后半部分详细讨论。光纤在口腔医学中的应用是非常具有吸引力的，得益于光纤的柔韧性和轻巧性，使其可被用于口腔中一些具有挑战性区域的治疗。然而这种治疗仅限于使用波长较短的激光器，如二极管激光器和Nd：YAG激光器。波长较长的光子在光纤中将被强烈吸收，从而影响传导。

半柔性中空波导管

光子的波长越长，在空气介质中的传播就越容易。大多数铒波长通过内径为300～1000μm的半柔性中空光纤进行能量的传递，其内表面涂有银镜面反射涂层，为红外波段的光子提供有效的介电反射器。

光子沿着内腔传播并在两侧发射反射，然而在来回反射的过程中光子将失去准直，这里我们假设光子的分布服从高斯分布。因此，还需要透镜使输出光子准直并将其引导到终端将其输出。使用各种端接装置，如尖头手机、蓝宝石或石英尖端以及金属或陶瓷物来引导激光。

这些波导管具有非常有限的柔性以及较大的直径，这使得它们在口腔内的操纵有些笨拙。同时，在传输过程中不损坏银涂层的情况下，可通过的功率水平也有一定的限制。

关节臂波导管

对于产生较长波长光子的激光器（如CO_2激光器）需使用刚性空芯波导管，通过利用关节臂和反射镜将光子重新定向。通常由7个部分组成，彼此之间通过精准对齐镜子的关节连接。无论如何转动，反射镜的移动方式始终保持光束向下并指向中心，确保光子沿着波导管中心直线传输。当到达终点时，经反射镜反射达到下一段的中心。

在最后一段结束时，光子到达头部的反射镜，然后被传递至传送尖端。正常情况下，光子会被传递到最终的透镜区域并聚焦在与机头相差一定距离的位置，以传递到组织中。该距离通常为6～10mm，以确保机头周围的视线能够到达下面的硬/软组织上。尽管瞄准光束可提供较大的引导，但该距离在对精确应用激光能量方面上仍具有一定的困难。

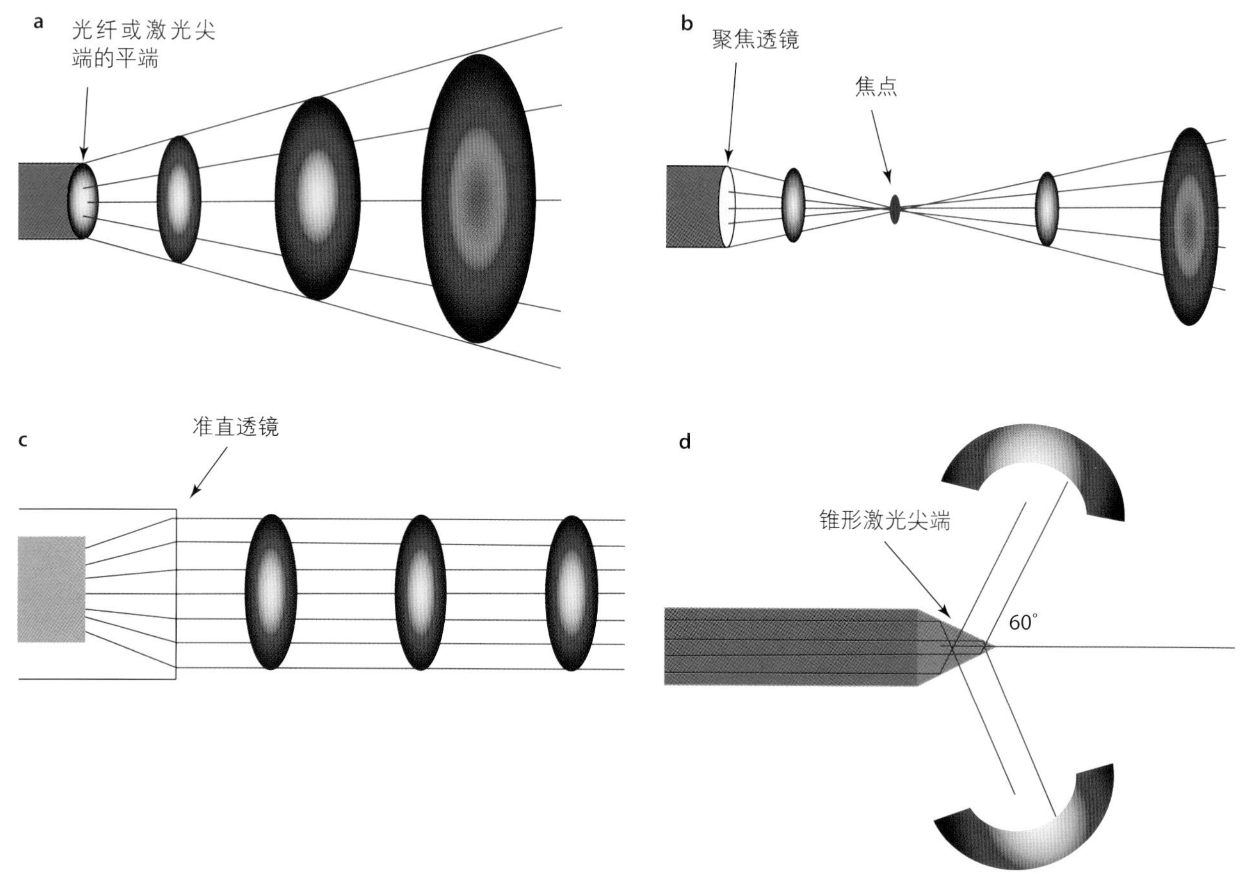

图4.4　不同激光设备的输出是不一样的。（a）光纤或激光尖端。（b）无尖端传输系统。（c）激光指针或平顶手柄。（d）放射状激光尖端。

半刚性空芯波导管和铰接臂波导管专门用于波长较长的激光器，如Er：YAG激光器、Er，Cr：YSGG激光器和二氧化碳激光器。尽管这些激光器像比光纤更大更难操作，但克服了固体介质传输的问题。

4.1.6　发射装置

激光穿过最终尖端或透镜与目标组织发生相互作用。激光从光纤较平坦的一段发射出来（图4.4a），随后立即发散开（▶第4.1.7节将给出具体讨论）。具有可移动的平头尖端（由石英或蓝宝石制成）激光器（Er：YAG或Er，Cr：YSGG）的光束发射也是上述模式。

无尖端传输的铒和二氧化碳激光器的激光发射如图4.4b所示。其中聚焦透镜是激光传输路径中的最后一个元件。通常镜头和焦点之间的距离是6～10mm。

通过对机头进行定位，使组织表面位于焦点上可获得最大的功率密度。实际上，最有效的消融就位于该距离处。当尖端移动的距离偏离这个区域时光束发散，光斑直径增大同时功率密度降低。这种技术通常被称为“散焦”光束，旨在将能量注入组织而不产生消融后果时，这种技术是非常有价值的，这点将在▶第4.2.7节中进一步讨论。

如图4.4c所示，激光准直透镜可以使光束在较大距离范围内具有一致的直径。然而这种平行光束（即非聚焦）可能因瞄准错误与周围其他组织发生相互作用，因此出于安全性考虑，具有该系统的激光器不用于外科手术中。此外，如果光束被镜子反射，激光会烧蚀随机位置的组织。相反，使用图4.4a或图4.4b中的模式可以避免上述问题的发生，即分散的光束功率密度有利于外科手术的操作。

但也有例外，在用于光生物的调节中就用到了新开发的“平顶”机头。在此应用中，功率密度不依赖于工作尖端与组织之间的距离。不过在操作过程中可使用的功率非常低，避免了组织意外损伤的风险。

在许多情况下，需要横向引导的激光能量，如当激光照射牙本质小管或有螺纹的种植体时。目前一些制造厂商已经开发出了带有锥形终端的工作尖。能量从内部反射，然后从另一侧穿过。出于实际考虑，也可以将光束方向重新定向（与轴向约成60° 夹角），如◘ 图4.4d所示。

4.1.7　光束发散角

当一束激光从光纤或机头尖端出射，其发散角是可以被预测的。实际应用中，每个侧角通常为8°~15°。虽然看似角度很小，但发射光子在不断撞击的过程中其区域是不断增加的。这种差异对功率密度的影响尤为重要，其影响将在本章后面进行详细讨论。

4.2　可调参数

上面讨论的参数对于所使用的特定波长的激光器都是固有的。这些参数由激光制造厂商确定，使光子传输与目标组织获得最佳匹配。操作人员可以控制相关参数影响相互作用，从而影响最终的治疗结果。积分通量、辐照度和峰值功率都是激光治疗的关键参数。然而，确定和控制这些参数并不像乍看起来那样容易。

为了讨论参数的科学依据，有必要了解参数的定义：

- **功率**（单位：J/s或W）为1s所传递能量的多少，1W相当于1J/s。
- **功率密度**（单位：W/cm²），为单位面积上目标组织获得的功率大小，通常为1cm²。
- **辐照度**，是功率密度的另一种表述形式。
- **能量密度**（单位：J/cm²），以W/cm²为单位的功率密度乘以总的照明时间。
- **通量**，是能量密度的另一个术语。

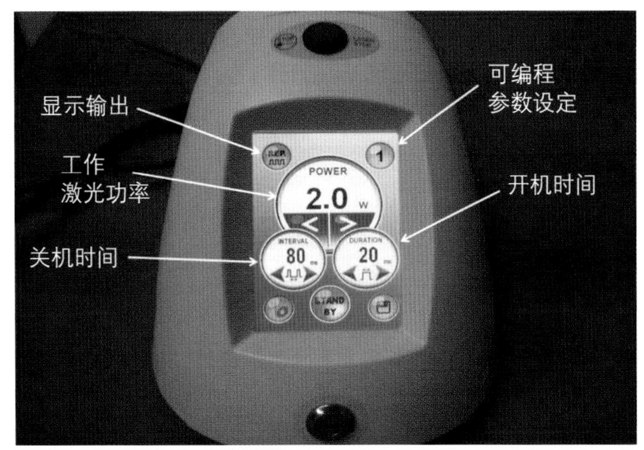

◘ 图4.5　这种810nm二极管激光器有有限的变量，可以直接控制。

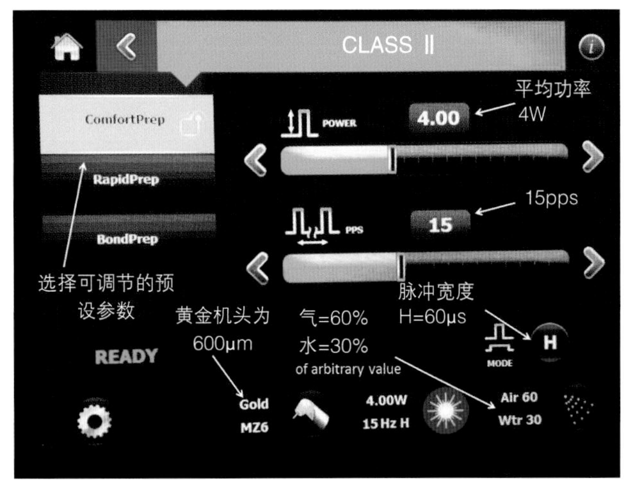

◘ 图4.6　这种2780nm的Er，Cr：YSGG激光器有2种脉冲宽度可供选择。它允许控制平均功率，但能量每脉冲和峰值功率必须通过计算得到。辅助空气和水的水平是根据个别口腔科套件的供应情况所确定的任意值的百分比来设定的。

每个激光制造厂商在仪器控制界面上显示的参数都稍有不同。此外，某些制造厂商不会提供对每个变量的直接控制。◘ 图4.5 ~ ◘ 图4.7分别展示了目前由不同制造厂商生产的口腔医学激光器。在本章的其余部分中，这 3 种激光器将用作主要的讨论和计算的基础。可直接控制的参数在每种情况下都是不同的。因此，不同情况下都必须使用一组唯一的方程式来确定关键参数。本章▶第4.7节将提供适当的计算举例。

4.2.1　平均功率

功率和能量常易于混淆。能量是衡量工作能力

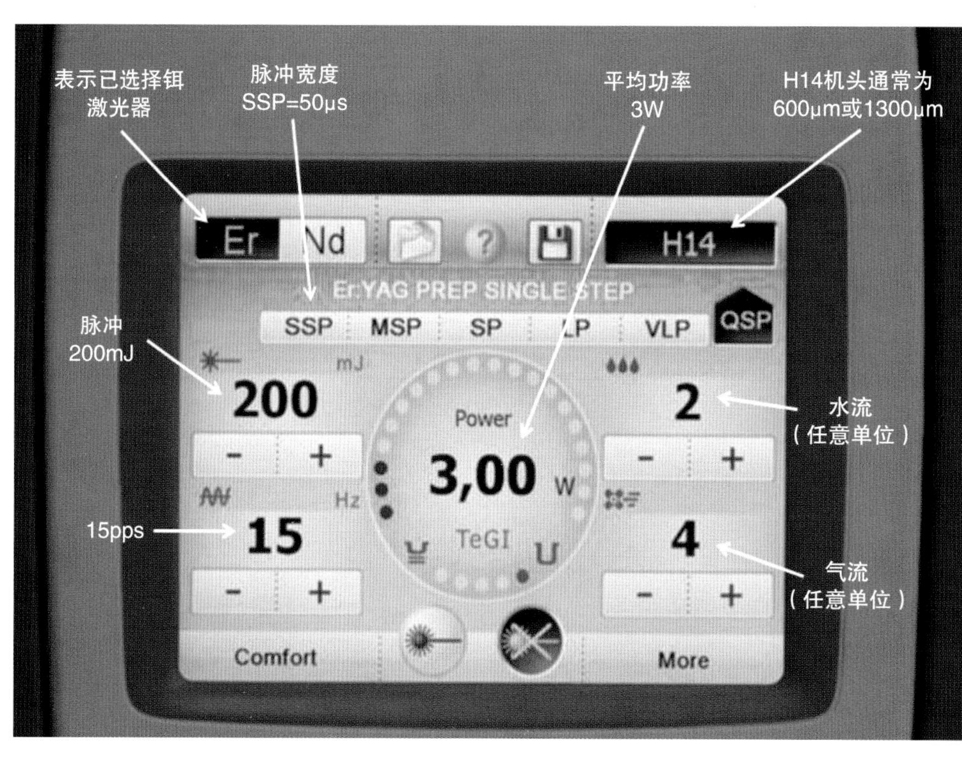

■ 图4.7　该激光器包含一个2940nm的Er：YAG激光器和一个1064nm的Nd：YAG激光器。在铒模式下，它允许选择6种不同的脉冲宽度。然而，操作人员必须参考手册查值。它允许控制脉冲能量和脉冲频率。结果的平均功率可以显示，但不能直接选择。

的标准，它是一个“数量”，此焦耳（J）为单位。1J的能量可由不同数量的光子产生，因为每个光子根据其波长通常包含不同数量的能量。

功率是产生能量的速率。它代表每秒能产生的焦耳数，并以焦耳每秒标定。瓦特是一个缩写词，意思是“焦耳每秒”。如如果每秒产生1J或W，并继续生产10s，那么将产生10J的总能量。如果能量继续以这种速度生产60s，将产生60J的总能量。相应地，如果功率（做功的速率）增加到每秒6J（W），并只应用10s，就会产生相同的总能量60J。

由于平均功率、峰值功率、每个脉冲的能量、脉冲宽度和脉冲频率具有强关联性，因此将作为一个参数组讨论，并穿插示例。

平均功率表示在1s内产生的总能量，与能量的生产过程无关。连续波激光每次激活时会产生恒定数量的光子，而脉冲激光器则在短时间内产生光子，从飞秒到毫秒不等。

■ 图4.5～■ 图4.7所示3个激光控制显示器中，有两个显示器提供了平均功率，但它们之间需要做出重要的区分。使用二极管的激光器，显示的功率通常是（但并不总是）峰值功率。■ 图4.5中含二极管的激光器允许直接控制输出功率，但显示的功率是连续波输出功率而不是平均功率。每当这种激光发射光子时，都会发射2W的峰值功率。

在可变门控模式下，提供了关闭时间和开启时间的独立选择，并导致给定指示功率的平均功率大不相同。如果激光是“开启”为20ms，“关闭”为80ms，那么它是开启20%的时间：

“开机”时间百分比=20ms/（20ms+80ms）

=0.2=20%

平均功率可计算为

$P_{平均}=P_{指示}\times 20\%=2W\times 20\%=0.4W$

如果开关周期的长度改变，但保持相同的比率，平均功率会保持不变。■ 图4.8对此进行了说明。

另外，无论选择何种大小或比例的“开启”和“关闭”时间，峰值功率将始终与此显示器上显示的相同。

■ 图4.6和■ 图4.7都是铒激光器，但它们的控制特性明显不同。■ 图4.6所示为Er，Cr：YSGG激光器，可直接控制平均功率。“H”为控制脉冲宽度的硬件，其表示60μs的脉冲宽度，而激光器上显示相应脉冲重复频率（15pps）。尽管不能直接控制

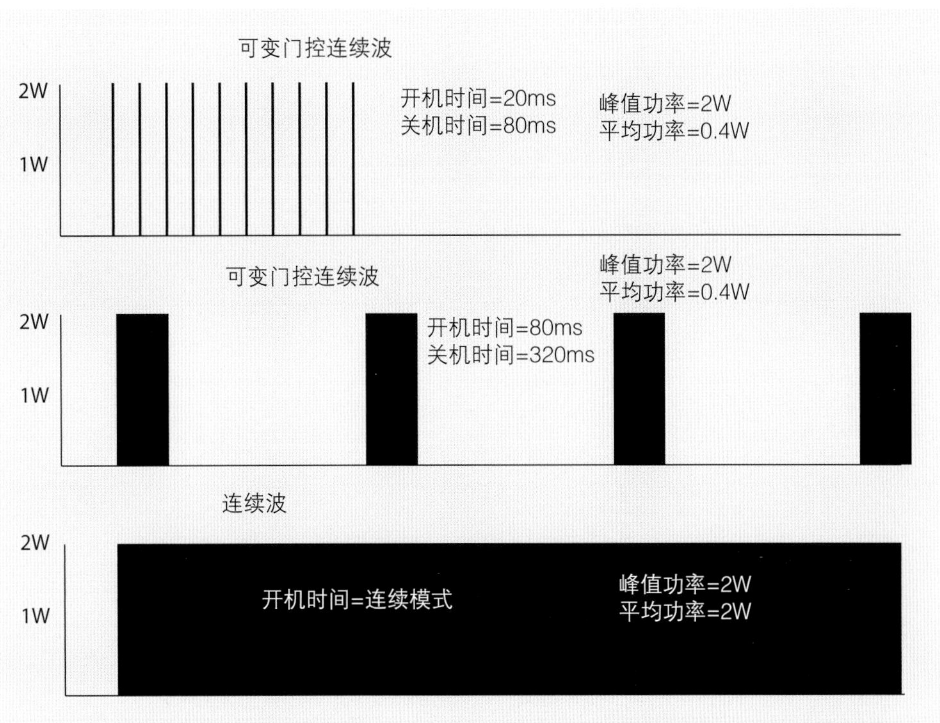

图4.8 本图为图4.5中的二极管激光器计算在设置时产生的峰值和平均功率。

峰值功率，但其可由激光控制系统调节，以提供输出。同时，每个脉冲产生的能量也没有显示。

如图4.7所示，Er：YAG激光器则允许控制每个脉冲的能量和脉冲频率。虽然显示器上显示了平均功率，但它不是直接可控的。如果已知每个脉冲中包含的能量和每秒的脉冲数，则平均功率计算为1s内所有这些脉冲的总数。即如下计算公式：

$P_{平均}$=每个脉冲能量×每秒脉冲总量

4.2.2 峰值功率

峰值功率表示激光器在任何单位时间产生的最大瞬时功率。在连续波激光器中，无论其他参数发生什么变化，峰值功率都不会随用户界面上选择的功率变化。正如上述图4.5已经讨论过的，它是二极管激光器显示的值。

对于脉冲激光器，如所有口腔科铒激光器和Nd：YAG激光器，峰值功率受到平均功率、每脉冲能量、脉冲宽度和脉冲频率的相互关联控制的显著影响。这些参数可通过计算获得。

峰值功率可计算为：

$P_{峰值}$=每脉冲能量/脉冲宽度

4.2.3 脉冲能量

一些制造商生产的激光器直接控制每个脉冲中的总能量，而不是控制平均功率。需要时，脉冲能量可保持不变，改变脉冲宽度即可改变峰值功率。如图4.9说明了这个概念。它是基于图4.7展示的Er：YAG激光器。在每种情况下，每个脉冲的能量是相同的。如果该能量在一半的时间内传递，峰值功率或传递速率必须加倍。

一些脉冲激光器不允许直接控制脉冲能量，而是提供平均输出功率的选择。这种输出会导致脉冲能量和峰值功率的极大不同，如下面的例子所示。

如图4.6所示，如果平均功率设置为4W，15pps，则有如下关系：

能量/脉冲=每秒总能量/产生能量的脉冲数量

=4（焦耳/秒）/15（pps）

=0.267焦耳/脉冲=267毫焦耳/脉冲

同时，如果平均功率设置为8W，并且30pps，则：

能量/脉冲=每秒总能量/产生能量的脉冲数量

=8（焦耳/秒）/30（pps）

=0.267焦耳/脉冲=267毫焦耳/脉冲

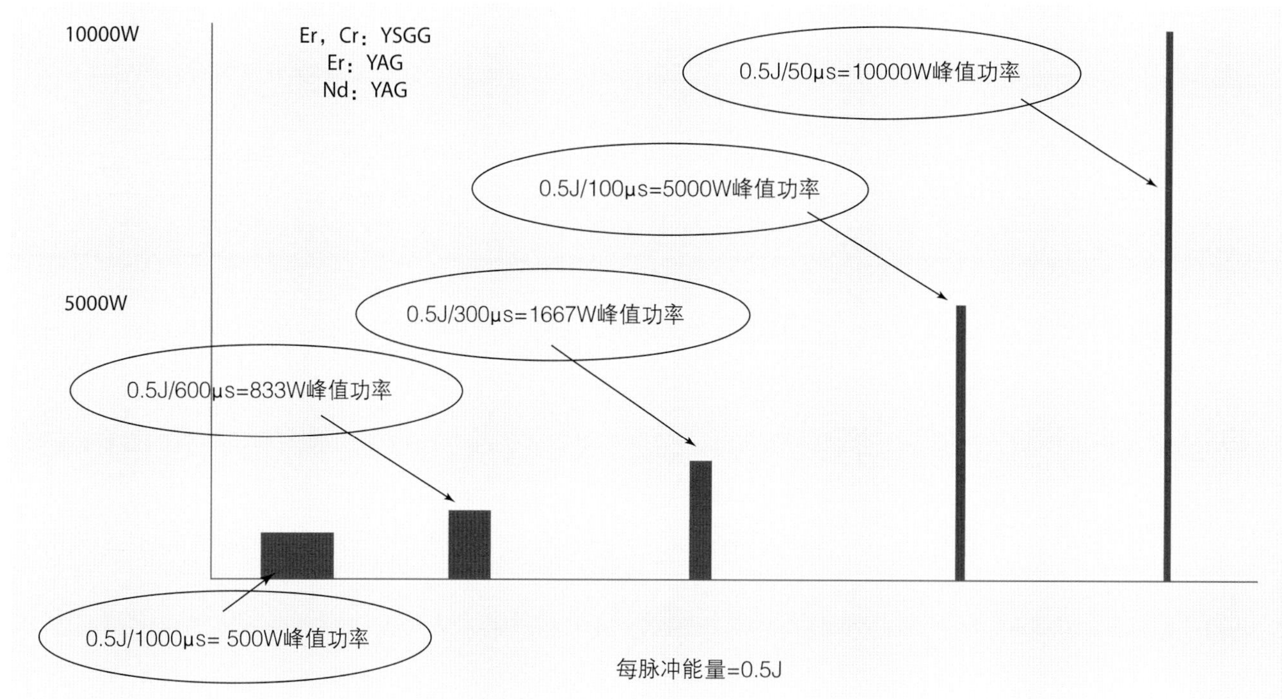

图4.9　如果每个脉冲的能量不变，则激光发射的峰值功率随脉宽的变化而变化。这个图显示了自由运行的脉冲激光器的例子，一些可变门控脉冲激光器使用了类似的概念。

由此看出，即使平均功率加倍，每个脉冲的能量也是相同的。

4.2.4　脉冲宽度

在大多数脉冲激光器中，提供了几种不同脉冲宽度的选择。以下举例说明：

对于图4.6展示的面板控制：

- H=硬组织=60ms；
- S=软组织=700ms。

对于图4.7展示的面板控制：

- SSP=超短脉冲=50ms；
- MSP=中短脉冲=100ms；
- SP=短脉冲=300ms；
- LP=长脉冲=600ms；
- VLP=很长脉冲=1000ms；
- QSP=量子方脉冲，一个独特的脉冲序列，本节不讨论。

4.2.5　脉冲重复频率

1s内传输的脉冲数加倍将使传递给目标组织的能量总量增加1倍。如果每个脉冲的脉冲宽度和能量保持不变，则峰值功率将不变。由于在1s内施加的脉冲数量是原来的2倍，所以平均功率将增加1倍。

如图4.7所示Er：YAG激光器例子中：

$P_{平均}$=0.2焦耳/脉冲×15pps

=3.0W（焦耳/秒）

如果脉冲重复频率加倍到30pps，则有：

$P_{平均}$=0.2焦耳/脉冲×30pps

=6.0W（焦耳/秒）

在每种情况下，如果激光设置为SSP模式，峰值功率将为400W。

4.2.6　最终发射装置直径

撞击单个细胞的光子数及其相关能量是组织效应的主要决定因素之一。功率密度或通量是决定激

■ 表4.2　不同纤维尺寸和功率设置下单位功率密度

功率密度（W/cm^2）						
纤维直径		200μm	400μm	800μm	1200μm	1.15cm
功率（W）	0.5	1591	397	99	44	0.5
	1	3185	795	198	88	1
	2	6370	1591	397	176	2

光-组织相互作用的关键因素。

根据定义，功率密度是在每秒时间内通过特定区域的光子数。一种400μm的激光光纤，其截面积为：

面积=π × r^2=3.14159 ×（0.02cm）^{2}=0.0013cm^2

由此，一个看似很小的1W输出，如果通过这种光纤，就能产生击中796W/cm^2的单个细胞的功率密度。

功率密度=功率/面积=1W/0.0013cm^2=796W/cm^2

所以，当同样的1W输出通过200μm直径的光纤时，其功率密度可达3185W/cm^2。

因此，这些输出中的每一个因素都会对目标单元产生截然不同的影响。■ 表4.2展示了在口腔科常规可用的平均功率输出下，不同光纤直径产生的功率密度的出现范围。显然，光纤直径的选择对传递功率密度有至关重要的影响。只需选择直径为200μm的光纤，而非1200μm的光纤，就可产生36倍的差异。

脉冲宽度和光纤或尖端直径的综合影响是激光组织相互作用的关键性决定因素。如■ 图4.7，在Er：YAG激光器的例子中，使用直径为800μm的尖端，每脉冲产生1000mJ的能量，脉冲宽度为50ms和50pps，将在目标组织中产生高达4000000W/cm^2的峰值功率密度，平均功率密度为1000000W/cm^2。这些计算可见本章▶第4.7节。

4.2.7　光纤尖端到组织或焦点到组织的距离

在许多情况下，光纤尖端、石英尖端或蓝宝石尖端与组织保持一定距离。此外，还有一些没有尖端的铒和二氧化碳激光器经常被使用，但会依赖于聚焦激光能量，如上述▶第4.1.6节讨论的。因此，

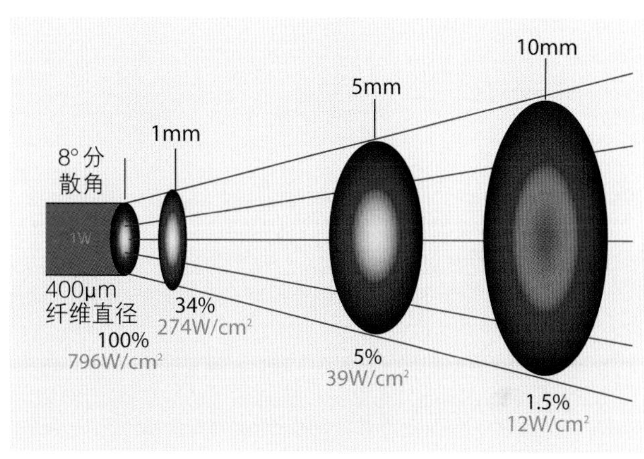

■ 图4.10　尖端到组织距离影响光斑直径，进而影响功率密度。这些计算是基于每边角8° 的光束发散。

在无尖端系统中，最小的光斑直径和最高的功率密度存在于聚焦点。所有的距离测量都参照那个点。

尖端到组织的距离，或类似的焦点到组织的距离提供了另外一个参数，这显著地影响光子击中单独靶向细胞的密度。当激光能量离开光纤、石英或蓝宝石尖端时，它会产生相当大的发散。

随着尖端到组织的距离增加，应用能量分布区域增加，这会显著影响细胞水平上的功率密度，如■ 图4.10所示，尖端到组织的距离只需5mm，功率密度就可减少95%。这一点在■ 图4.11中可进一步体现。当使用这个标准的传递系统时，适当重复应用能量密度的技术敏感性和操作敏感性很强。

■ 表4.3说明了功率密度的变化量与尖端到组织的距离微小变化的关系。显然，直径较小的发射装置对光束发散的影响要大得多。准直光束消除了这种破坏性发散，但只有当透镜是激光能量发射路径中的最终元素时，才能产生这种发散。

所有与尖端光束发散相关的概念都适用于无尖端系统，但其距离均从焦点测量，如■ 图4.12所示。

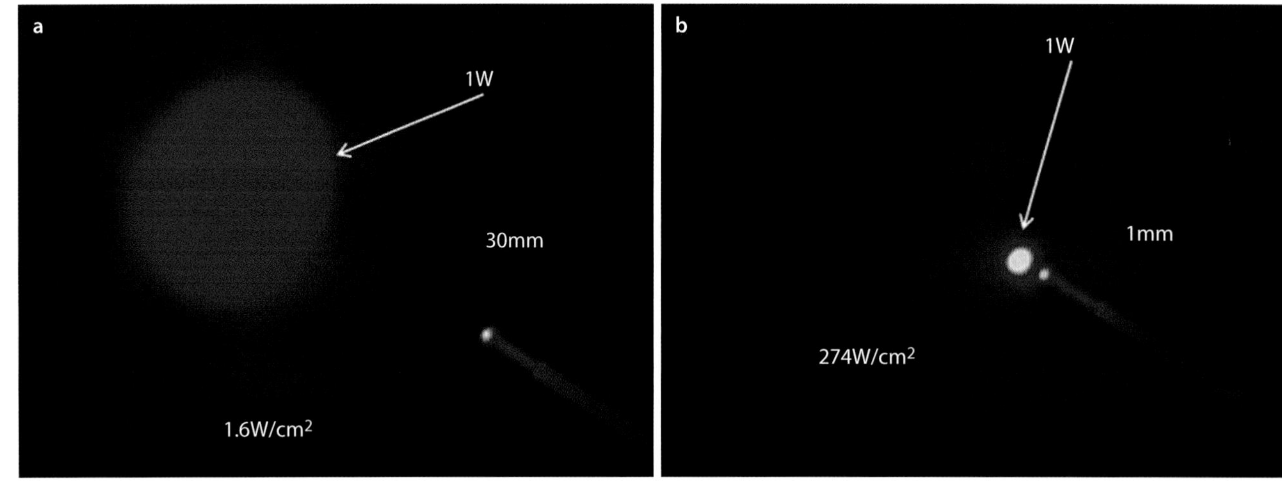

■ 图4.11 30mm（a）和1mm（b）的尖端到组织距离的功率密度，具有相同的1W的外加二极管激光功率。

■ 表4.3 平均功率为1W输出时，在8° 分散角下不同的尖端直径及尖端与组织的距离

功率密度（W/cm^2）						
尖端-组织距离		接触	1mm	2mm	5mm	10mm
功率（W）	400μm	796	275	138	39	12
	800μm	199	109	69	26	10
	8mm	2	1.9	1.7	1.4	1.1
	1.15cm	1	0.92	0.88	0.76	0.62
	1.15cm（瞄准）	1	1	1	1	1

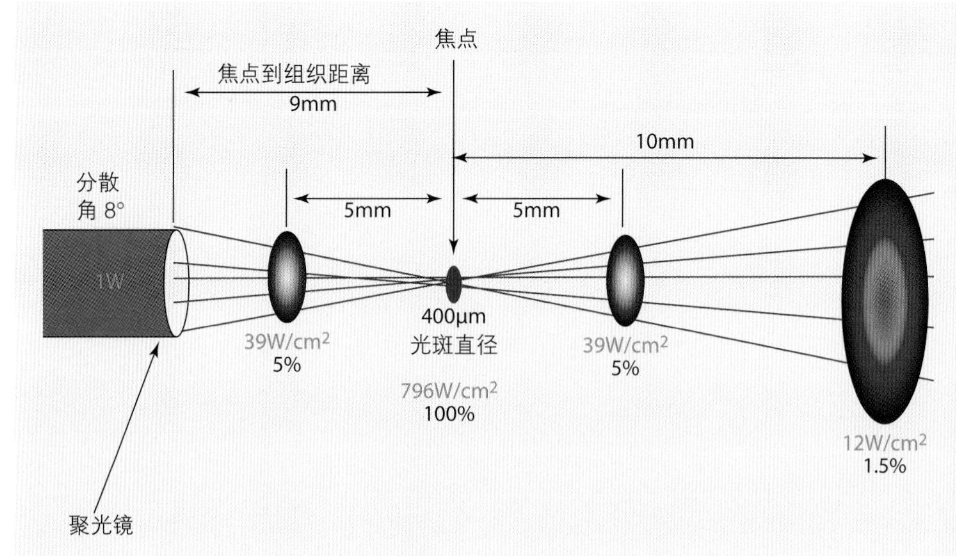

■ 图4.12 焦点到组织的距离对光斑直径的影响，因此可影响功率密度。这些计算是基于每边角8°的光束发散。很明显，与焦点的所有距离都与■ 图4.10中的尖端相同。因此，计算值是相同的。

4.2.8 辅助用水

所有的铒激光器，加上9300nm的二氧化碳激光器，都有能力在治疗过程中向组织喷水。在硬组织的情况下，这种喷雾用于冷却牙齿或骨，并从消融部位清除碎片。没有外部水的情况下，牙齿将过热

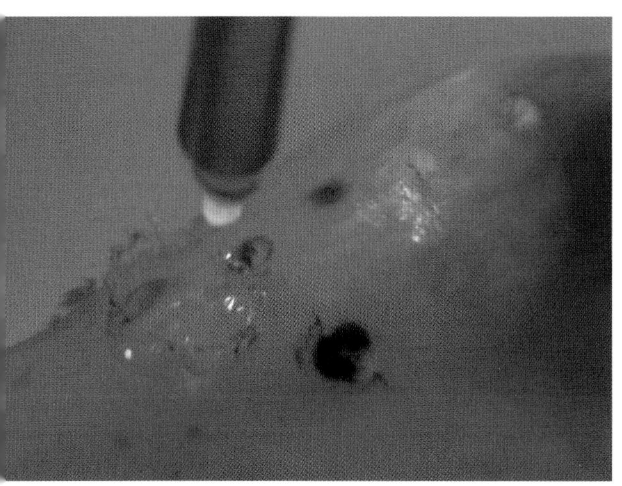

■ 图4.13 Er：YAG激光能量与浅层水层相互作用的超高速光谱图。激光脉冲产生的冲击波使牙齿表面的水产生了位移。

导致重复脉冲和消融状态进而可能停止。

Er：YAG激光能量约在0.8μm的水中被吸收[8-10]。逻辑表明，如果使用辅助水，所有能量将被上覆水吸收，然后才能到达组织表面，不会发生消融。另外，没有外在的水，炭化将迅速发生，消融将停止，这会对牙齿产生重大损害。

在实践中，其他原则[11]解决了这一问题。当激光能量击中水膜表面时，它被迅速吸收，导致汽化。这种在几微秒内发生的快速相位变化产生了非常显著的冲击波，产生了几百个大气压。这种冲击波在接触点取代水，形成一个开放的通道到下牙表面[12]，如■ 图 4.13所示。

如果激光尖端被完全淹没，水就以一种稍微不同的现象从激光路径中疏散出来。当激光能量直接击中尖端前面的水时，它再次导致汽化。产生一个气泡，如■ 图4.14所示，它将水排除在外，使剩余的脉冲能量进入牙齿表面进而引起消融。

Nahen和Vogel[13]已证明，这样的气泡在激光脉冲的前10～20μs内可形成。然后，脉冲能量的平衡将减弱，就像没有水一样。几乎所有的激光能量都不受阻碍地击中牙齿表面，从而实现了极好的消融。当气泡在每个脉冲之间破裂时，新烧蚀的表面将浸入水中，从而形成冷却、清洗和再水化结构。

在有限范围内，水层厚度影响不大。如■ 图4.15，形成的气泡大小有限，作者从超高速照片中估算其长度约为3mm。

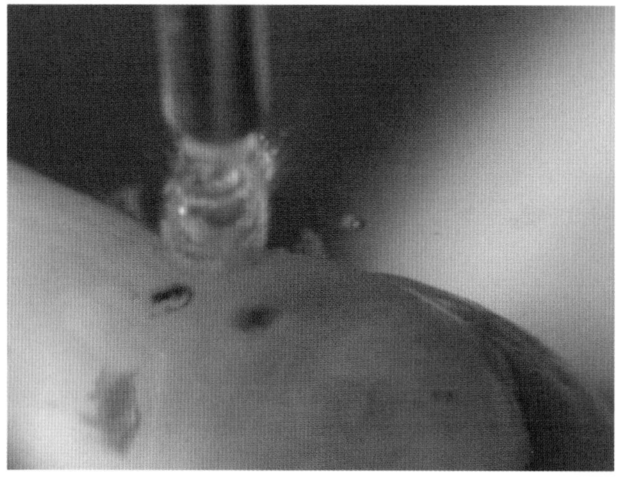

■ 图4.14 Er：YAG激光能量相互作用的超高速成像。尖端前面的水分汽化产生气泡，形成消融的通道。

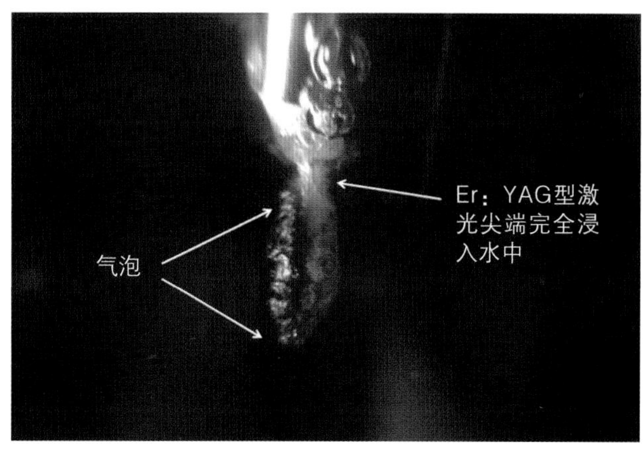

■ 图4.15 在Er：YAG激光尖端完全浸入水中时形成的气泡的超高速成像。这张图片中的汽化气泡直径约为1.5mm，长度超过尖端3mm。

当只使用水雾时，激光能量路径中的任何液滴都会被迅速蒸发，从而允许随后的能量通过。

在验证上述理论概念的实验中，冲洗水的流量控制在1、2、4、8、16和24mL/min，而尖端到组织的距离保持在0.5mm。其他样品在相同的控制距离下完全浸没在水中[11]。

■ 图4.16显示Er：YAG激光器消融效率基本上与冲洗水流量无关。此外，只要激光尖端在组织表面2mm以内，在完全淹没在水中的尖端施加能量对消融效率没有不利影响。

在低冲洗水流量下，脱水和炭化的可能性是显著的。没有水冷却剂，残余热会迅速使牙釉质脱水，使进一步的消融效率低下或不可能发生。同时，一层爆炸的羟基磷灰石颗粒将覆盖牙釉质表面

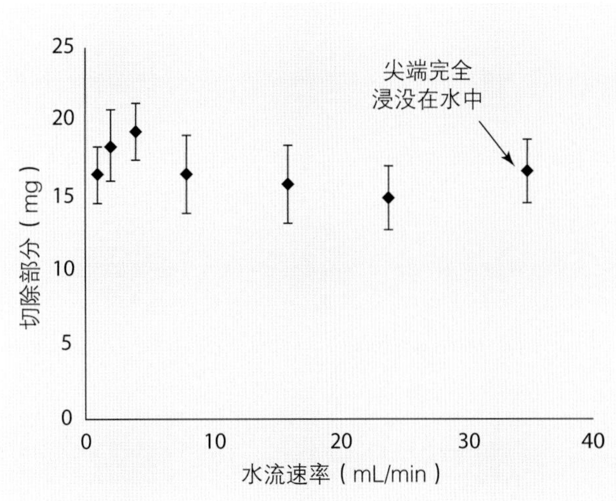

图4.16　冲洗水流量对Er：YAG激光消融牙釉质的影响。尖端到组织的距离在0.5mm时是恒定的。冲洗水量对消融效率的影响最小。

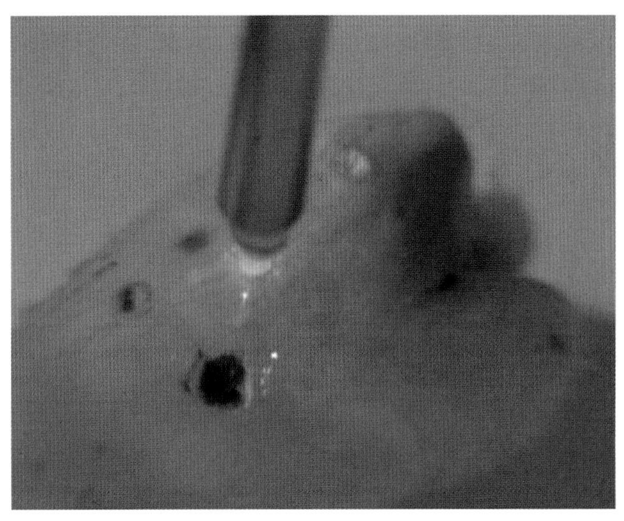

图4.17　冲洗水流量对Er：YAG激光消融牙釉质的影响。无冲洗时，羟基磷灰石吸收激光能量导致渐进干燥、过热和炭化。

并吸收下一个能量脉冲产生的部分能量，由此这个无用层温度显著提高。

图4.17显示了牙釉质在没有水的情况下消融。热损伤导致炭化、开裂和激光消融效果的丧失。水喷雾既冷却牙齿，又冲走碎片。冲洗还有助于提高消融率和效率、改善表面形貌、改变化学成分、增强与修复材料的黏附性。

另外，需要至少8mL/min的流量，以尽量减少不利影响。由于高达24mL/min的流量已被证明对激光消融效率没有负面影响，因此需要谨慎地使用8～24mL/min以确保足够的水合。

事实上，可以认为，使用最大可能的水量是一种适当的策略。然而，最终口腔医生的现场能见度以及患者对大水量的耐受性将决定最终所使用的水流量。

超脉冲二氧化碳激光器还使用辅助水冷却牙齿或骨骼，并从消融部位清除碎片，这对于有效使用这种方式至关重要。水不与连续波二氧化碳激光器一起使用，因为它将吸收本节第二段讨论的场景中的所有能量。

4.2.9　辅助空气

辅助空气也由所有铒激光器提供。它的价值和效果没有得到很好地理解。虽然空气可能有助于消散累积的热能，但其主要功能是从激光能量的路径中去除碎片。

4.2.10　运行速度

只要激光被激活，能量就会被分配。尖端在目标组织上移动的速度将决定有多少能量撞击每个细胞。移动太快将不允许足够的能量吸收来启动消融，组织将被有害地加热。移动太慢或保持尖端在一个位置将消融组织，但也会导致过热。如图4.18介绍了一种用运动计算能量密度的方法。

4.3　进一步参数计算

根据既定程序调整激光参数后，所产生的能量应用于靶向目标后，其性质具有指导意义。平均功率、峰值功率、通量（能量密度）和辐照度（功率密度）对靶组织都有非常显著的影响，所以进一步的参数计算也很重要。

4.3.1　组织的斑点区域

在计算通量和辐照度之前，必须确定组织表面的光斑面积。结合光束发散和端到组织距离的影响

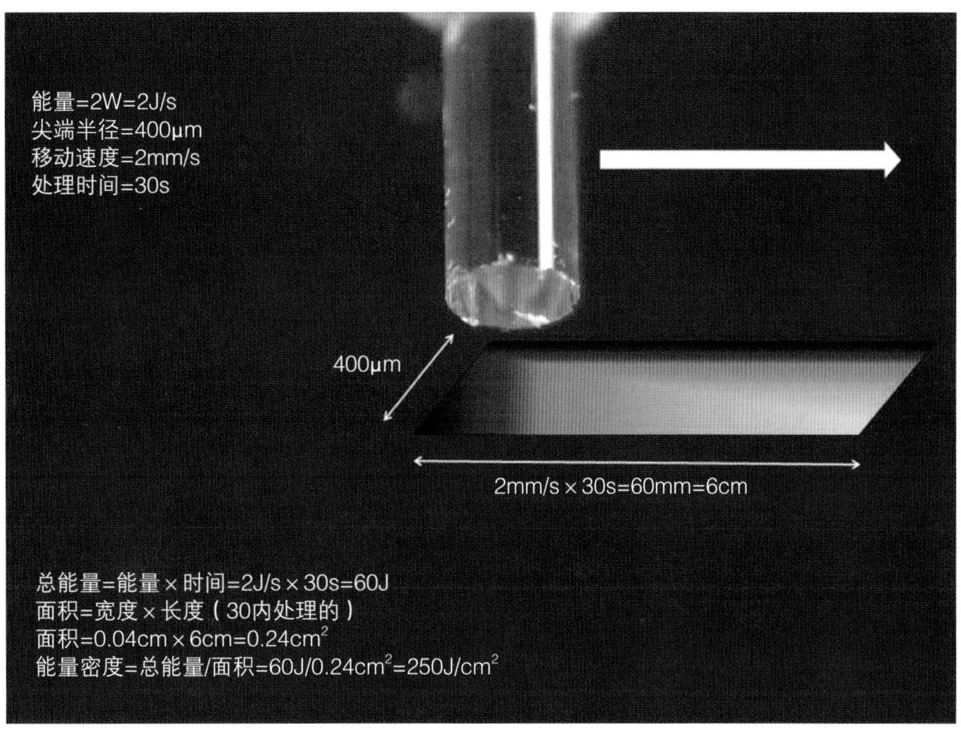

图4.18　击打单个细胞的能量密度是用总能量除以总辐射面积来计算的。

往往会使这一计算变得困难。甚至对光斑大小的定义也产生了进一步的混淆。

在物理学和工程学中，光斑尺寸非常具体指激光束[14]的半径，而在许多医学出版物中，它被用来描述光束直径甚至面积。确切的定义是次要的，但了解作者的意图是至关重要的。最好使用更具体的术语"组织的光斑直径"和"组织的光斑面积"。

4.3.2　平均功率密度

平均功率密度是通过将平均功率除以组织表面的光斑面积来确定的。由于光斑面积通常很小，如前面▶第4.2.6节所示，平均功率密度可能会异常大。

4.3.3　峰值功率密度

峰值功率密度可以简单地定义为峰值功率除以组织表面的光斑面积。一个小的斑点面积，它的峰值功率密度就有可能达到极高的4000000W/cm^2，正如▶第4.2.6节所示。

4.3.4　作用的总能量

作用于组织的总能量就是平均功率乘以处理的总时间。本章的讨论强调了理解和调控临床方案中选择的参数对于有效性与硬组织或软组织相互作用的重要性。虽然必要的计算并不复杂，但必须精确。▶第4.7节收集了所有的相关信息以及提供了图4.5～图4.7的计算

4.4　硬组织注意事项

4.4.1　最适用于硬组织处理的激光

在过去，铒激光器是唯一适合消融（ablation）硬组织的设备。近年来，超脉冲二氧化碳激光已经发展到能够有效和安全地消融牙本质、牙釉质和骨质。此外，研究表明，只要脉冲宽度足够短，峰值功率足够高，几乎任何波长的激光能量都可以被利用。毫无疑问，接下来10年将见证实用纳秒和飞秒脉冲装置的发展。

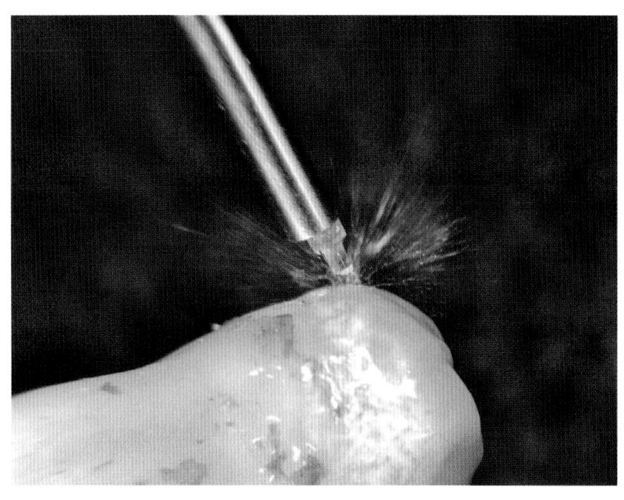

图4.19　Er：YAG激光与牙釉质表面能量相互作用的超高速显微摄影。

4.4.2　硬组织消融机制

铒激光消融机制

最初提出了一种水动力学理论来解释组织与Er，Cr：YSGG激光能量的相互作用，如今，另一种机制正在被广泛接受[15-17]。所有的铒激光器都以类似的方式与组织相互作用。在热机械作用下，牙釉质、牙本质、骨质被爆炸性地去除。由于铒波长的激光能量被水高度吸收，目标组织中的分子会迅速过热[18]。当组织内的蒸汽压力超过其上覆材料的结构强度时，就会发生微爆炸，如图4.19所示，破裂材料的颗粒会喷射出来。这种爆炸现象早在炭化的羟基磷灰石熔化之前就开始了。

折断牙釉质和牙本质需要相当大的压力，因此必须产生远高于直观的100℃的温度。一项研究表明，实际上牙釉质发生消融的过热温度约在600℃，牙本质为500℃[19]。

二氧化碳激光器的烧蚀机制

二氧化碳波长的消融主要是一个光热现象[19]。激光能量直接被炭化的羟基磷灰石吸收。矿物的熔化几乎是瞬间的，在不到1ps的时间内发生，之后随着温度的升高，熔化的矿物液滴[20]迅速汽化和排出。这种液态矿物很快分解成特殊的球状体，这在SEM中很常见。水和蛋白质在这些波长吸收较少，对消融过程影响不大。

如果二氧化碳波长的激光能量以连续波模式应用，碳酸化羟基磷灰石熔化而产生大量的热能逐渐转移到周围的牙齿结构。此时炭化和牙髓坏死是不可避免的结果。然而，即使在极短脉冲的超脉冲模式下应用这些能量，如上所述的熔化仍然会发生，但大部分的热能是随着熔化的碳酸化羟基磷灰石发射出去的。而水雾可以直接去除更多的扩散能量。

飞秒激光消融机制

飞秒激光器以极短的脉冲发射能量，持续时间<1ns。即使脉冲能量低至每脉冲20μJ，400fs脉冲宽度也能产生50mW的峰值功率。这足以将碳酸化羟基磷灰石直接电离到等离子体中。等离子体随后迅速消散，带走大部分的能量，几乎没有能量转移到周围的组织。剩余热能和附带损害基本不存在。激光能量的波长对牙釉质消融的影响不大，1025nm激光消融牙釉质的研究结果为[21]所示。消融仅仅依赖于等离子体的形成。这个波长与Nd：YAG激光器（1064nm）的波长几乎相同。消融效率峰值约出现在5J/cm^2。临床飞秒激光目前还不能用于口腔科，但显示出很大的前景。

4.4.3　羟基磷灰石在消融中的作用

为了进一步阐明上述讨论，碳酸化羟基磷灰石是二氧化碳激光能量的主要吸收物质，也是消融的主要载体。它吸收能量，向牙釉质或牙本质注入热量，促进脱水和结构变化。如果吸收了足够的能量温度可以提高到1280℃，牙釉质就会熔化，然后发生汽化。融化是物理状态的短暂变化，在冷却过程中产生了一种新的固体。这种新型固体具有不同的结构和成分，并将以不同的方式与后续的激光能量相互作用。

相比于水作为消融主要载体的铒激光，这是一个完全不同的现象。用这些激光，消融是通过使用热能爆炸性地蒸发内部水分，从而去除组织。在这两种情况下，如果牙釉质温度足够高，部分热能会扩散到牙齿内部，损害牙髓的生命力。飞秒激光器

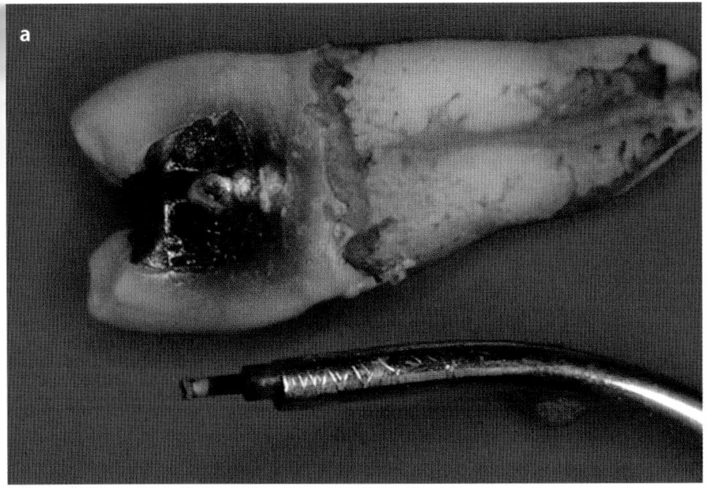

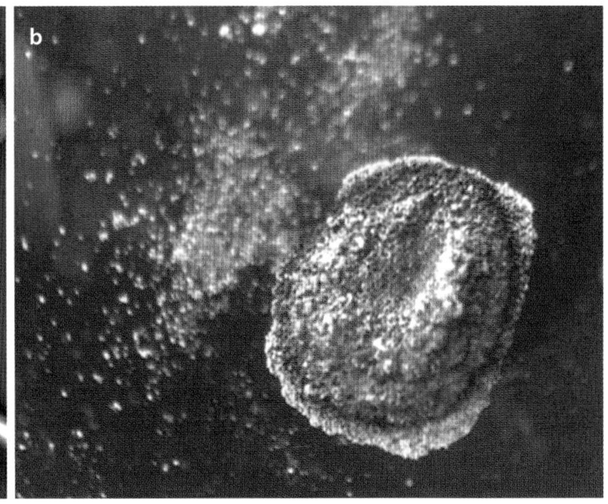

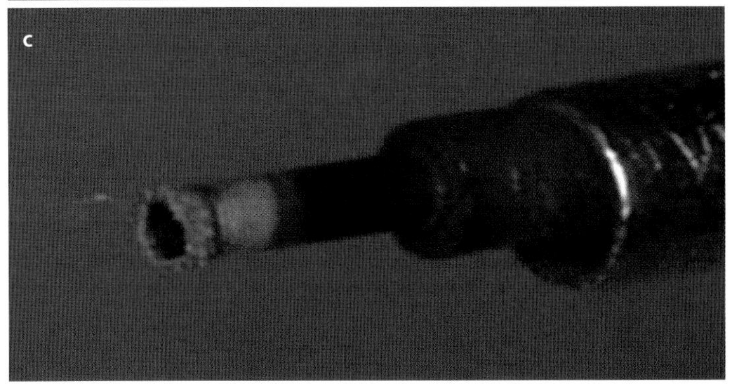

图4.20　（a）铒激光能量与汞合金修复产生显著的相互作用。（b）与汞合金粉末的相互作用表明它不与吸附水相互作用。任何这样的相互作用都会严重损坏激光尖端。（c）功率为240MJ，脉冲每秒25次的铒激光器。

有可能消除这个问题。

一个简单的实验说明了这一点：使用在25pps、240mJ（牙釉质消融的常用参数）铒激光从10mm的距离对干燥的体外牙齿进行照射，可产生亚消融照射。约10s后，温度会高达200℃，牙齿会热得无法用手抓住。此时没有发生消融现象，但大量的能量被吸收[18]。再靠近（5mm），就会导致牙釉质熔化、炭化和过热，如上述图4.16所示。在这种情况下不会发生真正的爆炸性消融。

4.4.4　注意事项

与口腔内非生物材料的相互作用

在口腔中临床应用激光时，会遇到一些非生物修复材料。每一种都可能导致能量的反射、吸收、散射、折射或传输。关于偶然的或有意的相互作用而产生潜在负面结果的研究很少。

许多报道认为激光能量只会被金属修复表面反射，因此除了谨慎使用反射表面外，没有太大影响。事实上，大多数波长的激光能量都能被金属吸收。激光通常在工业领域用于切割和焊接钢、铜和铝。

图4.20a说明了与现有汞合金修复的效果。有些人可能认为这种相互作用是由于吸附的水，但是图4.20b展示无水情况下与牙齿汞合金粉末的相互作用，同时图4.20c展示了这些相互作用对激光尖端的破坏作用。图4.21显示了不同激光与复合材料和丙烯酸材料的能量相互作用。

所有这些图示都表示在常用激光参数下的效果。这表明，一旦修复材料不慎暴露于激光照射下，这些负面的作用就可能发生。

激光尖端和光纤上可能覆盖着爆炸或熔化的碎片，使它们在未来无法使用。不过已经开发了技术来缓解这个问题[21]。

其他注意事项

正如本章前面所讨论的，如果没有足够的冲洗，将铒能量应用于牙釉质、牙本质或骨质，几乎是灾难性的。目标物吸收的大量热能会引起不可逆的变化。适合的浓度为8mL/min。

Marjaron[22-24]展示了尖端与组织之间保持0.3～

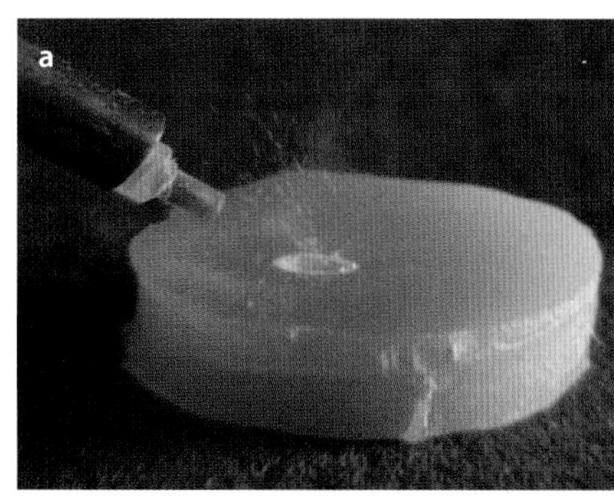

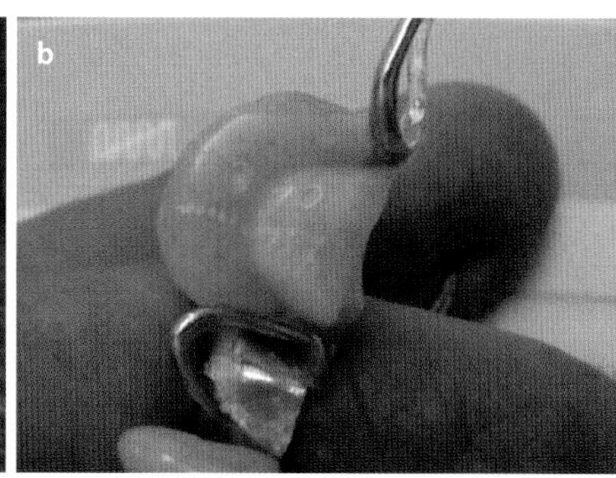

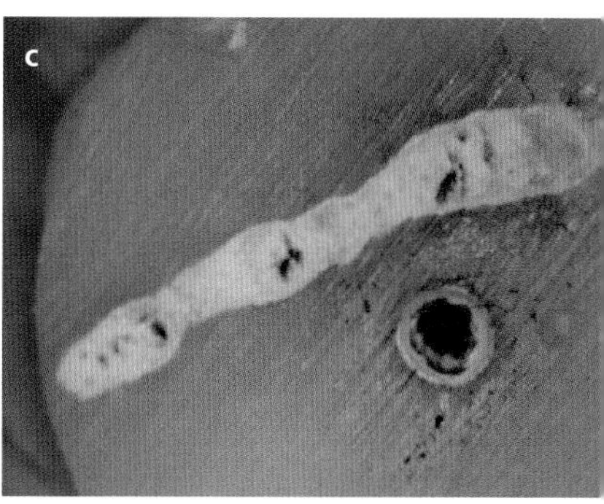

图4.21　来自铒激光器（a）与（b）和二极管激光器（c）的能量与合成树脂和丙烯酸材料在常规使用的功率水平相互作用。

0.7mm的间隙会显著增加牙釉质消融。理论上，这将允许更多的水冲进堆积的碎片，让碎片离开缝隙，并转移被羟基磷灰石吸收的热能。当距离超过1mm时，可以大大减少能量密度的降低以及水的吸收和折射。

4.5　软组织手术注意事项

4.5.1　最适合软组织手术的激光

目前所有软组织手术的切牙都可以使用口腔科激光器。

二极管激光器是最常用的口腔激光设备，在世界各地的口腔诊所中有着成百上千的使用量。它们因为体积小、重量轻、低维护、耐用，而且相对便宜，从而备受吸引。

虽然这是一种很有价值的工具，但却有一个非常严重的缺点。它们很难被软组织吸收。二极管激光器的波长范围为808～1064nm，黑色素、血红蛋白和蛋白质是主要的发色团。然而，占大多数组织70%以上的水并不是发色团（chromophores），在二极管波长范围内几乎不产生相互作用。这表明二极管切割软组织效率较低。

由于激光能量会通过大面积的组织传播，因此附属组织损害风险很高。另外，这种能量在血液中被高度吸收，可以很好地凝血和止血。

Nd：YAG激光器在1064nm处的吸收和所有二极管激光器一样差，同样表明这不是一个好的用于切割软组织的激光。但它的优点是峰值功率非常高，脉冲宽度很短，提供热阻和适度消融，止血效果很好。Nd：YAG激光器比二极管激光器更复杂，而且相当昂贵。

铒激光器的主要发色团是水，这是生物组织中最丰富的成分，使其成为实施外科软组织手术的最

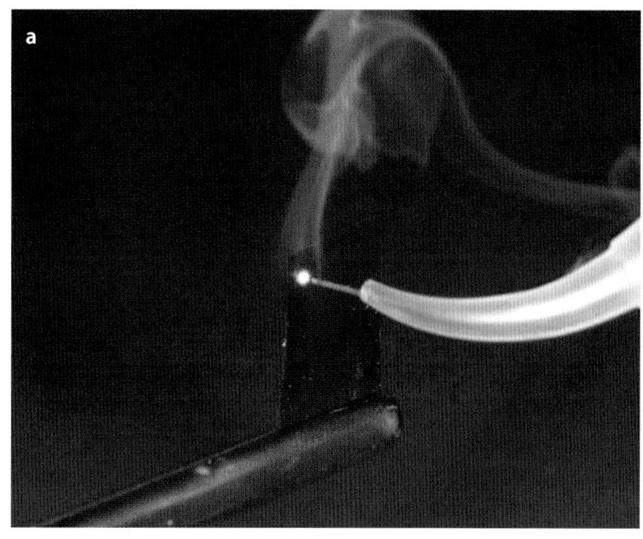

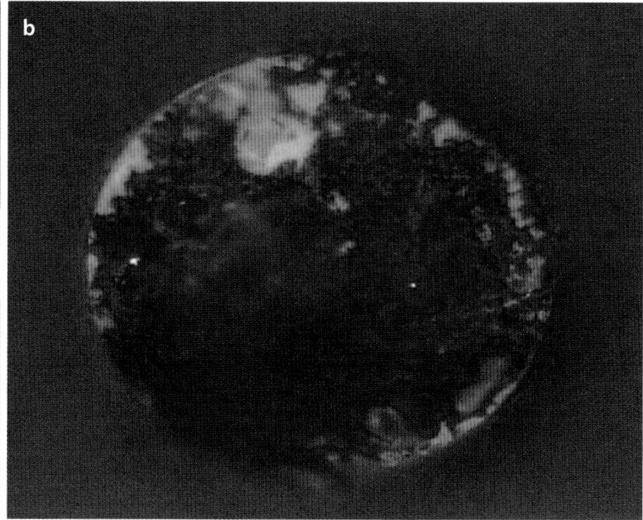

图4.22　起爆的工艺过程如图（a）所示，而纤维端所形成的包覆层如图（b）所示。

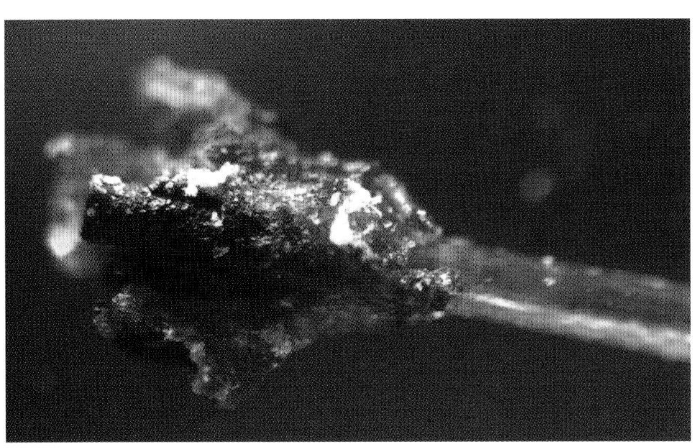

■ 图4.23　临床应用时，组织黏附于纤维尖端。反过来，它的加热导致附带组织损伤。

佳选择。Er：YAG和Er，Cr：YSGG激光都能在几微米的组织中被有效吸收。由于很少有能量被转移到周围区域，所以很少发生附属组织损伤。也正因如此，这些激光在切口边缘的热吸收不会产生明显的止血作用。

二氧化碳激光具有初级发色团的水和胶原使它成为一个有用的软组织激光。它使表面的胶原蛋白熔化并产生蒸汽，从而使组织爆破。由于这种能量是通过非接触式治疗传递的，精度难以保证。

4.5.2　光纤启动的注意事项

虽然二极管激光器是较差的软组织激光器，但它们体积小，相对便宜。光纤传输系统是灵活的，非常具有可操作性，能够接触到难以到达的口腔区域。光纤起爆（fiber initiation）提供了一种克服这种激光器缺点的技术。

在一个称为启动或激活的过程中，能量吸收材料被应用到纤维的末端，如■图4.22所示。材料被转移到光纤端，形成一个薄层，吸收随后的激光能量。

当激光被激活时，这个薄层吸收发射出的光子，并迅速加热到几百摄氏度。热尖端是用来熔化蛋白质，从而分离组织。常有人误认为这种技术类似于电外科手术或使用加热的仪器。然而比起这些其他形式，该方法因为只有吸收材料的薄层被加热，因此热能集中，并且有明显减少的附属组织热损伤。

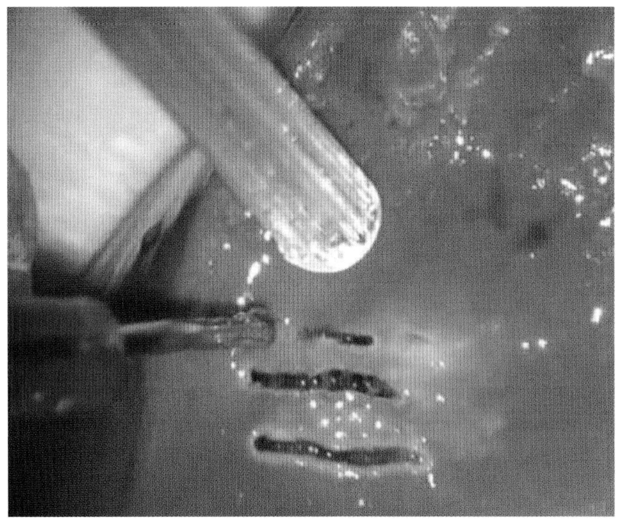

■ 图4.24　三次切割都是用一个940nm二极管激光器在1W，连续波。底部切割没有预冷，空气或水灌溉。可注意到有重大的附带损害。中间的切割是在表面空气导向下进行的。切割的速度较慢，但同样有效，附带伤害更少。在顶部切口的治疗过程中使用空气/水喷雾会导致表面细胞死亡（图片来源：由于Dr. Mark Cronshaw提供）。

虽然每个激光制造商对光纤起爆都有使用建议，但以下说明有更多依据：

- 调整激光到一个非常低的功率，<0.5W。
- 在不激活激光的情况下使纤维尖端触碰到关节纸（articulating paper）。
- 暂时激活激光，直到在咬合纸上看到一个穿孔。
- 重复至少8次。
- 对着一个表面观察瞄准光束。如果仍然清晰可见，多重复几次。

4.5.3　纤维大小的影响

正如上文▶第4.2.6节和■表4.2所讨论那样，较小的光纤直径显著增加了功率密度，并提高了激光切割组织的能力。然而，直径<400μm的纤维非常柔韧，影响了精确切割的能力，并有较高的自发断裂风险。

4.5.4　碎片堆积效应

在临床治疗过程中，细胞碎片黏附在温热的纤维尖端，如■ 图4.23所示，这种材料吸收激光能量并逐渐受热，增加了附属组织热损伤的风险。谨慎的做法是在外科手术过程中反复清除这些碎片。这个过程最好是使用湿纱布纸完成。

4.5.5　组织的预冷却

附带损害是通过细胞长时间的加热而发生的。Simanovskii等的一项研究证实哺乳动物细胞可以在42～47℃的温度下存活较长时间。在这一观点上，在较高温度下的时间长度就成为一个关键因素。细胞只能在70℃存活约1s，130℃存活300μs。由于光纤尖端温度可以超过800℃，很明显，这是损坏的来源。

手术切除的边缘会迅速加热，尽管不会加热到这个程度。但研究表明，约350μm的边缘组织坏死可能发生[25]。用空气/水喷雾对组织进行预冷可以减少，但显然不能完全消除附带伤害。过程中频繁的冷却也被认为是有益的。然而，不推荐在手术过程中使用持续的水流。视力会受到影响，更重要的是，热能会扩散到组织表面，灼伤表层，如■ 图4.24所示。

4.5.6　注意事项

上述讨论说明，即使在最基本的手术过程中，也需要仔细注意组织反应。

4.6　光生物调节注意事项

已经证实，一般来说，光生物调节对组织有积极的作用[26-28]。然而，光子能量必须以适当的强度到达目标细胞才能有效。根据Arndt-Schultz定律[29-30]，相对于单个细胞表面，这一能量密度在3～10J/cm²被广泛接受。当密度<3J/cm²时，细胞吸收的能量不足以促进代谢，当密度>10J/cm²时，细胞功能受到抑制。

虽然能量是在宏观水平上应用，但与组织的相互作用发生在亚细胞水平[31]。理想情况下，在能量路径上的每个细胞都应该在这个范围内被相同数量的光子辐照。光生物调节的积极作用与撞击细胞的光子密度密切相关。然而，目前还缺乏一种以统一和可预测的方式将光子传送到一组单细胞（通常位于组织块深处）的方法。

4.6.1　光生物调节最合适的激光

为600～1200nm，有少量的吸收发色团存在并允许激光能量深入到组织块。这一波长范围被称为光窗，并在大多数光生物调节操作中被利用。一般来说，二极管激光器是最适合这种应用的激光器。

4.6.2　推荐参数

之后的章节将探索光生物调节剂量。细胞水平的能量密度是生物刺激的关键决定因素，根据细胞类型的不同，能量密度为3～10J/cm²，且应采用约100mW/cm²的速率。

对于组织表面的病变，合适剂量的计算是初步的。然而，由于能量进入组织，它被适度吸收和高度分散，降低了有效的剂量。

4.6.3　能量在组织体积中的分布

当能量穿透组织块时，它被吸收并广泛分散。Bashkatov[32]断言光子被散射的可能性是被吸收的100倍。当治疗肌肉或颞下颌关节时，到达目标细胞的能量可预测地大大减少。■ 图4.25显示了到达组织深处细胞的能量。

4.6.4　病灶深度和组织类型对参数计算的影响

许多解剖结构，如颞下颌关节或关节囊，被认为能从低能量激光治疗中获益，它们位于周围组织的一定距离内。■ 图4.26所示，从牛肉肌肉（类似于人肌肉）到牛肉肝脏（类似于高度血管化的组织）等具有代表性的组织5mm深处，能量密度下降

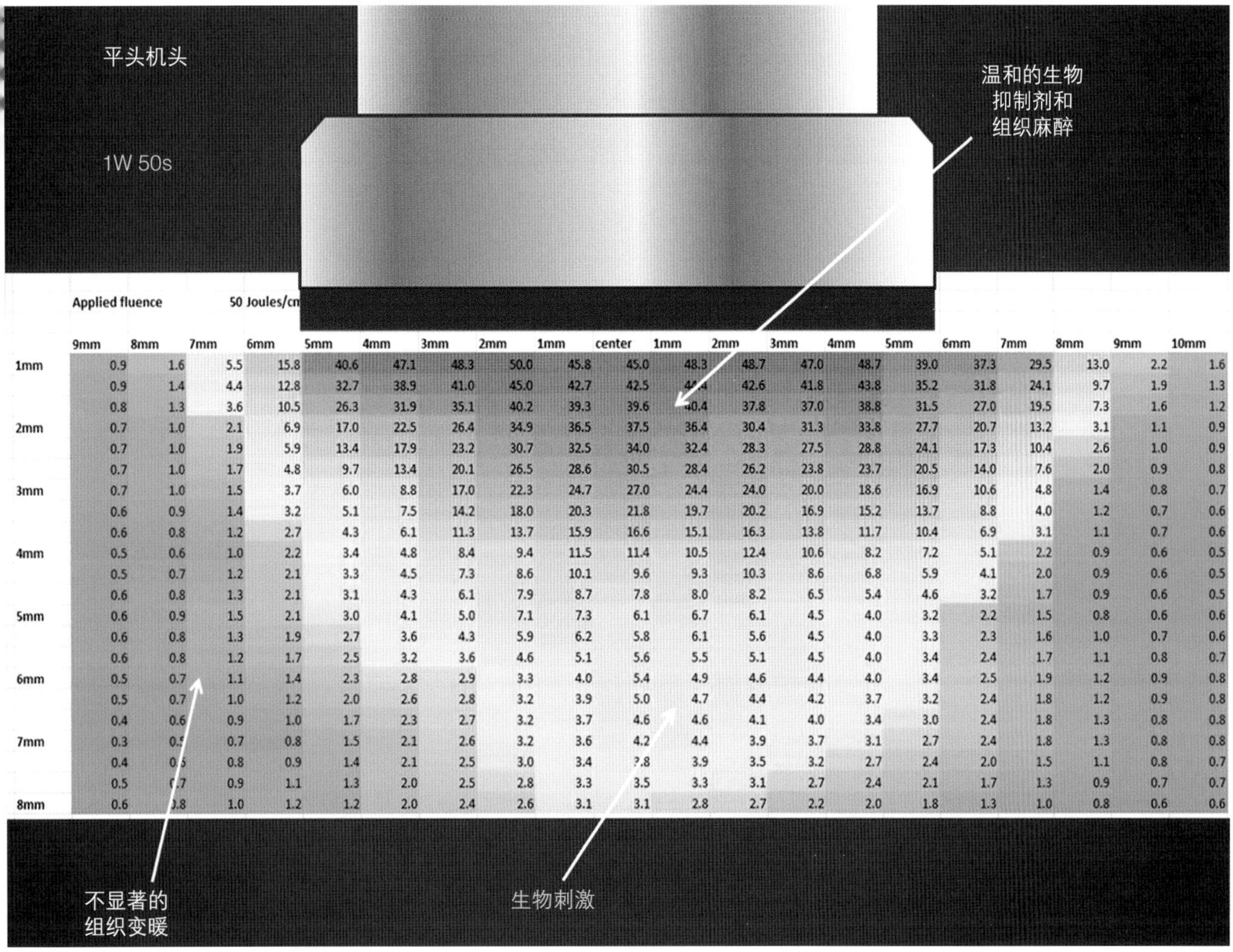

	9mm	8mm	7mm	6mm	5mm	4mm	3mm	2mm	1mm	center	1mm	2mm	3mm	4mm	5mm	6mm	7mm	8mm	9mm	10mm
1mm	0.9	1.6	5.5	15.8	40.6	47.1	48.3	50.0	45.8	45.0	48.3	48.7	47.0	48.7	39.0	37.3	29.5	13.0	2.2	1.6
	0.9	1.4	4.4	12.8	32.7	38.9	41.0	45.0	42.7	42.5	44.4	42.6	41.8	43.8	35.2	31.8	24.1	9.7	1.9	1.3
	0.8	1.3	3.6	10.5	26.3	31.9	35.1	40.2	39.3	39.6	40.4	37.8	37.0	38.8	31.5	27.0	19.5	7.3	1.6	1.2
2mm	0.7	1.0	2.1	6.9	17.0	22.5	26.4	34.9	36.5	37.5	36.4	30.4	31.3	33.8	27.7	20.7	13.2	3.1	1.1	0.9
	0.7	1.0	1.9	5.9	13.4	17.9	23.2	30.7	32.5	34.0	32.4	28.3	27.5	28.8	24.1	17.3	10.4	2.6	1.0	0.9
	0.7	1.0	1.7	4.8	9.7	13.4	20.1	26.5	28.6	30.5	28.4	26.2	23.8	23.7	20.5	14.0	7.6	2.0	0.9	0.8
3mm	0.7	1.0	1.5	3.7	6.0	8.8	17.0	22.3	24.7	27.0	24.4	24.0	20.0	18.6	16.9	10.6	4.8	1.4	0.8	0.7
	0.6	0.9	1.4	3.2	5.1	7.5	14.2	18.0	20.3	21.8	19.7	20.2	16.9	15.2	13.7	8.8	4.0	1.2	0.7	0.6
	0.6	0.8	1.2	2.7	4.3	6.1	11.3	13.7	15.9	16.6	15.1	16.3	13.8	11.7	10.4	6.9	3.1	1.1	0.7	0.6
4mm	0.5	0.6	1.0	2.2	3.4	4.8	8.4	9.4	11.5	11.4	10.5	12.4	10.6	8.2	7.2	5.1	2.2	0.9	0.6	0.5
	0.5	0.7	1.2	2.1	3.3	4.5	7.3	8.6	10.1	9.6	9.3	10.3	8.6	6.8	5.9	4.1	2.0	0.9	0.6	0.5
	0.6	0.8	1.3	2.1	3.1	4.3	6.1	7.9	8.7	7.8	8.0	8.2	6.5	5.4	4.6	3.2	1.7	0.9	0.6	0.5
5mm	0.6	0.9	1.5	2.1	3.0	4.1	5.0	7.1	7.3	6.1	6.7	6.1	4.5	4.0	3.2	2.2	1.5	0.8	0.6	0.6
	0.6	0.8	1.3	1.9	2.7	3.6	4.3	5.9	6.2	5.8	6.1	5.6	4.5	4.0	3.3	2.3	1.6	1.0	0.7	0.6
	0.6	0.8	1.2	1.7	2.5	3.2	3.6	4.6	5.1	5.6	5.5	5.1	4.5	4.0	3.4	2.4	1.7	1.1	0.8	0.7
6mm	0.5	0.7	1.1	1.4	2.3	2.8	2.9	3.3	4.0	5.4	4.9	4.6	4.4	4.0	3.4	2.5	1.9	1.2	0.9	0.8
	0.5	0.7	1.0	1.2	2.0	2.6	2.8	3.2	3.9	5.0	4.7	4.4	4.2	3.7	3.2	2.4	1.8	1.2	0.9	0.8
	0.4	0.6	0.9	1.0	1.7	2.3	2.7	3.2	3.7	4.6	4.6	4.1	4.0	3.4	3.0	2.4	1.8	1.3	0.8	0.8
7mm	0.3	0.5	0.7	0.8	1.5	2.1	2.6	3.2	3.6	4.2	4.4	3.9	3.7	3.1	2.7	2.4	1.8	1.3	0.8	0.8
	0.4	0.5	0.8	0.9	1.4	2.1	2.5	3.0	3.4	3.8	3.9	3.5	3.2	2.7	2.4	2.0	1.5	1.1	0.8	0.7
	0.5	0.7	0.9	1.1	1.3	2.0	2.5	2.8	3.3	3.5	3.3	3.1	2.7	2.4	2.1	1.7	1.3	0.9	0.7	0.7
8mm	0.6	0.8	1.0	1.2	1.2	2.0	2.4	2.6	3.1	3.1	2.8	2.7	2.2	2.0	1.8	1.3	1.0	0.8	0.6	0.6

■ 图4.25　红色的所有组织区域都超过了最佳范围，并经历了生物抑制，甚至可能发生不可逆的细胞损伤。该区域延伸到组织中约3.5mm。如黄色所示，生物刺激发生在3~10J/cm^2。该半圆形带在机头正前方约4mm处，逐渐减小到外围约1mm处的宽度。超出该范围，组织细胞可能会被轻微加热，而没有明显的光生物调节作用。

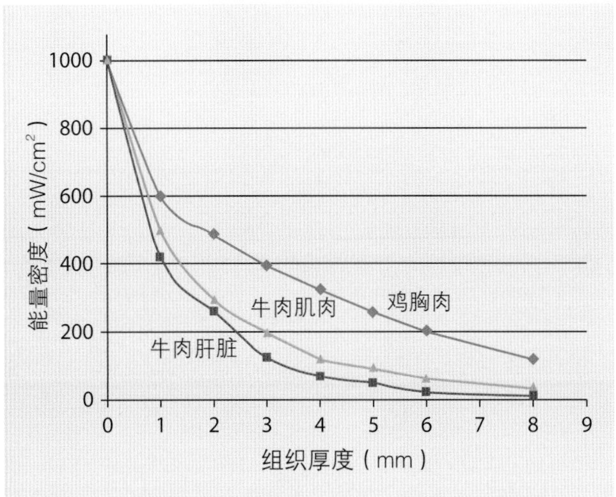

■ 图4.26　随着激光能量穿透组织，功率密度迅速降低。牛肉肌肉和牛肉肝脏代表口腔中可见的组织范围。

到其表面值的10%左右。

4.6.5　注意事项

Arany等[33]指出，皮肤温度升高到45℃以上是具有光毒性的。虽然在短时间内应用大量的能量来刺激深层结构和加速治疗是很诱人的，但在覆盖的组织中可能会发生非常负面的意想不到的后果。

在口腔科使用激光的所有方法中，光生物调节是最容易被误解的技术及最容易产生意料之外结果的技术。由于没有直接的有效视觉反馈，使得临床医生依赖于对参数的理解。

虽然尚未确定其科学性，但目前公认的指南建议应用100mW/cm^{2}的通量和3~10J/cm^{2}的细胞总剂量。

有几种独特的设备可用于应用治疗剂量，包括大直径（8～10mm）光纤、矩形治疗/漂白手件和平顶手件（rectangular therapy /bleaching handpieces,and flattop hand-pieces）。许多临床医生通过让外科手术用的光纤保持在离组织表面一定距离的方法作为一种感知上的等价物。然而，这些设备可以产生非常不同的组织暴露。

如果从10mm的距离向400μm的光纤施加1W的功率30s，当它在$2cm^2$的组织面积上移动时，结果是：

能量密度（fluence）= $1W/2cm^2 = 0.5W/cm^2$

$= 500mW/cm^2$

辐照度（irradiance）= $0.5W/cm^2 \times 30s = 15J/cm^2$

在直径为8mm的PBM手板（hand-piece）上施加相同的参数而不移动，结果如下：

能量密度（fluence）= $1W/0.5cm^2$

$= 2W/cm^2 = 2000mW/cm^2$

辐照度（irradiance）= $2W/cm^2 \times 30s = 60J/cm^2$

最后，通过尺寸为8mm×35mm的矩形治疗/漂白手片应用相同的参数，结果如下：

能量密度（fluence）= $1W/2.8cm^2$

$= 0.36W/cm^2 = 360mW/cm^2$

辐照度（irradiance）= $0.36W/cm^2 \times 30s$

$= 10.8J/cm^2$

很容易理解，当使用相同的激光参数时，每一种常见的传输系统对目标组织的影响将有很大的不同。

无论选择哪种能量传递方式，临床医生都有责任仔细计算组织剂量并适当调整参数。要实现推荐的方法：

（1）400μm的光纤应在0.2W的距离10mm处应用50s。

（2）PBM手板应用0.05W（不可能）100s。

（3）治疗应在0.3W下使用90s。

总结

了解施加到目标组织上实际激光能量对于获得准确的结果至关重要。本章着重于理解将激光技术应用于患者时，临床医生可使用的每个可变参数的含义和效果。

4.7　激光光子能量——数学量化和计算的示例

以下所示的每个激光器都提供了参数计算。尽管有些人可能认为这个很基础，但其他人可能会喜欢使用物理和数学计算。

请注意，为使计算有效，有必要在计算之前将所有尺寸转换为厘米，将所有时间转换为秒，将所有能量转换为焦耳，将所有功率转换为瓦。其标准化系统以瓦/平方厘米，焦耳/平方厘米和焦耳/秒的形式来陈述参数。

由于可变门控连续波激光器和真脉冲激光器的基本差异，每个激光器都需要一组不同的方程式来计算同一组变量。

4.7.1　可变门控连续波激光器

下面的 图4.27显示了可变门控连续激光器的图形用户界面。

图4.27这款810nm二极管激光器的变量有限，可以直接控制。在这里使用直径为400μm的光纤。

发射周期

如果激光器开机需要20ms，关机需要80ms，则开机时间为20%：

开机时间占比=20ms/（20ms+80ms）

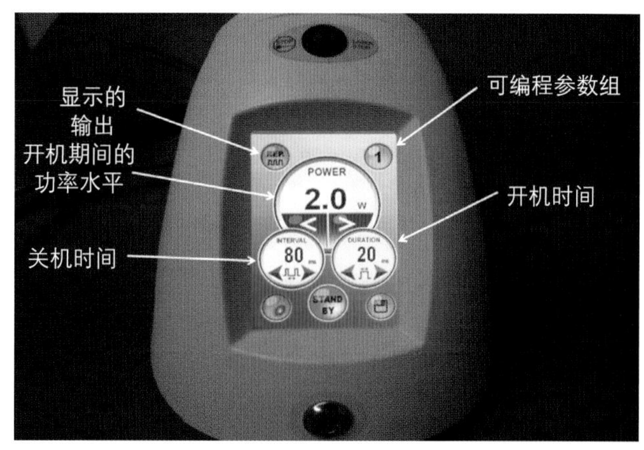

图4.27　这款810nm二极管激光器的变量有限，可以直接控制。在这里使用直径为400μm的光纤。

=20ms/100ms=0.2=20%

平均功率

二极管激光器可以直接控制输出功率，但是显示的功率是“连续波”输出，而不是平均功率。每当此激光器发射光子时，它就会发射2W。平均功率计算为：

平均功率=指定功率×开机时间占比

=2W×［20ms/（20ms+80ms）］

=0.4W

如果“开”和“关”时间长度变化但保持相同比例，则平均功率将相同。

平均功率=指定功率×开机时间占比

=2W×［20ms/（20ms+320ms）］

=0.4W

峰值功率

对于此二极管激光器，无论选择何种“开”和“关”的时间长短和比例，峰值功率始终与显示屏上显示的相同。

峰值功率=指定功率=2W

脉冲宽度

这种情况下，脉冲宽度仅是“接通”时间：

脉冲宽度=20ms

脉冲重复率

一次重复与一个发射周期相同，或者是一个“接通”时间与一个“时间”之和。所以：

发射周期=20ms（“on”）+80ms（“off”）

=100ms

于是，事件在1s中出现的次数代表了脉冲重复率。

脉冲重复率=1s/100ms

=10pps

光束发散度

光束发散度是光纤结构和数值孔径的函数。对于与二极管和Nd：YAG激光器一起使用的光纤，数值孔径通常为0.22。其结果是每个侧角的发散角为12.7°。

尖端面积

尖端面积是尖端的半径的平方乘以π：

尖端面积 =200μm×200μm×3.14159

=0.02cm×0.02cm×3.14159=0.00126cm^2

组织中的斑点直径

二极管激光器用于接触外科手术。因此，组织表面的斑点直径与尖端直径相同：

组织中的斑点直径=400μm=0.04cm

组织中的斑点区域

组织中的斑点区域与光纤尖端范围相同。

组织中的斑点区域=0.00126cm^2

功率密度

功率密度是总能量，单位为焦耳，在1s内通过某一特定区域。采用400μm激光光纤，该二极管激光器所产生的：

平均功率密度=平均功率/区域面积

=0.4W/0.00126cm^2

=318W/cm^2

峰值功率密度=峰值功率/区域面积

=2W/0.00126cm^2

=1587W/cm^2

总能量

在30s的处理过程中传递给组织的总能量为:

总能量=平均能量×时间=0.4W×30s=12J

能量密度

如果光纤尖端保持静止在一个位置，能量密度计算为：

平均能量密度=平均功率×时间/区域面积

=0.4W×30s/0.00126cm^2

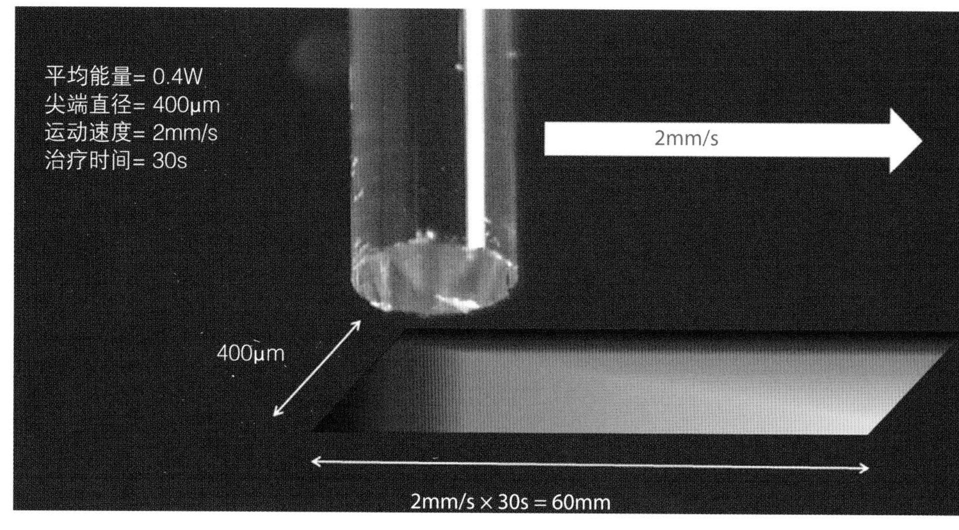

■ 图4.28　处理过程中，光纤或发射尖端在组织间移动时，产生的能量根据移动速度分布在更大的区域内。在确定单个细胞所接收到的能量密度时，必须计算整个辐射区域。

$=9524J/cm^2$

峰值能量密度=峰值功率×时间/区域面积

$=2W\times 30s/0.00126cm^2$

$=47619J/cm^2$

尖端移动

如果纤维尖端以2mm/s的速度在组织中移动，所施加的能量将分布在一个大得多的区域，影响能量密度。这可以计算如■图4.28所示。

运动能量密度

区域面积=30s内变化的宽度×长度

$=0.04cm\times 6cm=24cm^2$

能量密度$=0.4W\times 30s/24cm^2=50J/cm^2$

4.7.2　平均功率控制的真脉冲激光器

平均功率

该铒激光器允许直接控制平均输出功率。在本例中，它已被调整为4W。

脉冲宽度

脉冲宽度是通过选择两个可用值之一H=硬组织= 60μs或S=软组织=700μs建立的。在本例中，选择了60μs。

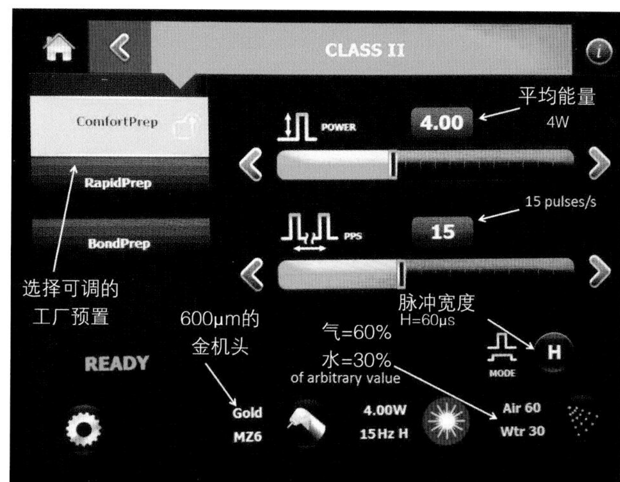

■ 图4.29　这个2780nm的Er，Cr：YSGG激光器有2个脉冲宽度可供选择。它允许控制平均功率，但每脉冲能量和峰值功率必须计算。辅助空气和水的水平设置为任意值的百分比。

脉冲重复率

选择为15pps。

发射周期

发射周期表示激光器实际发射能量的时间百分比。对于任何真正的脉冲激光来说，这是一个非常小的量。计算公式为激光器每秒发射的时间长度或所有脉冲宽度之和：

发射周期=（pps×pulse width/1s）×100%

=（15×0.00006s）×100%

=0.09%

每次脉冲的能量

如果在1s内产生4W，那么产生4J/s。如果这个能量在15个脉冲之间平均分配，那么：

每次脉冲的能量=每秒能量/每秒的脉冲数

每次脉冲的能量=4J/s/15pps

=0.267焦/脉冲

=267毫焦/脉冲

注意：这里必须考虑对于任何控制平均功率的脉冲激光器，如果脉冲重复率改变，每个脉冲的能量就会改变。如如果激光在◘图4.29将脉冲重复频率改为5pps，在平均功率不变的情况下，每个脉冲的能量变化为：

每次脉冲的能量=4J/s/5pps

=0.8焦耳/脉冲

=800毫焦耳/脉冲

这个概念适用于任何Er：YAG、Er，Cr：YSGG或Nd：YAG激光器，它们提供了平均功率的控制，而不是每个脉冲的能量。

峰值功率

峰值功率表示激光器产生的最大瞬时功率。峰值功率可计算为：

峰值功率=每个脉冲的能量/脉冲宽度

=0.267J/0.00006s=4450W

尖端区域

这种激光器的尖端通常有圆柱形、锥形和凿子形。虽然楔形尖端的面积、发散度和光斑面积的计算超出了本章的讨论范围，但锥形尖端的输出端直径可以使用如下圆柱形尖端计算公式计算。

假设使用直径为600μm的圆柱形尖端进行计算。

尖端区域面积=尖端半径的平方×π：

尖端区域面积=300μm×300μm×3.14159

=0.03cm×0.03cm×3.14159

=0.00283cm^2

在输出端从1200μm逐渐变细到600μm的尖端面积相同，为0.00283cm^2。

组织中的光斑直径

铒激光通常用于软组织外科手术。因此，组织表面的光斑直径与尖端直径相同：光斑直径。

组织中的光斑直径=600μm=0.06cm

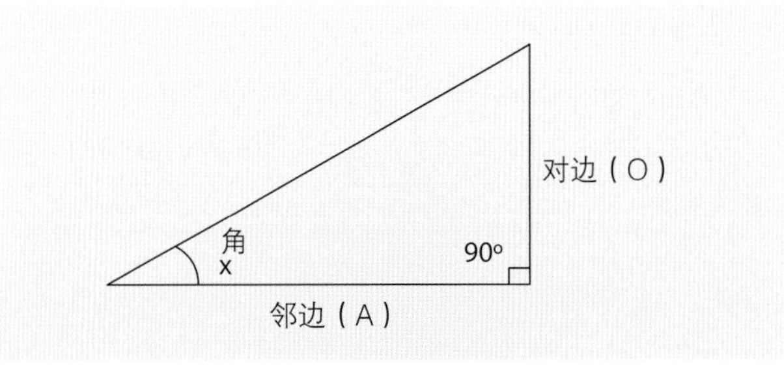

◘ 图4.30　基本几何建立了直角三角形中不同变量之间的关系。

组织处光斑面积

在这种情况下，组织表面的光斑面积与光纤尖端的面积相同。

组织处光斑面积=0.00283cm^2

当这种激光器或任何激光器不接触地使用时，光束发散的影响对组织表面的光斑直径有关键的影响，因此，对能量和功率密度也有着关键的影响。

束流发散是所选尖端的函数。对于使用这种激光的尖端，通常是每边角12°。尖端到组织的距离（A）为2mm，角度（x），从几何角度来看，如◘图4.30。

O=A×tan（x）

=2mm×tan（12°）

=2mm×0.2126=0.425mm

组织处斑点半径=尖端半径+对立面

=0.03+0.0425=0.0725cm

组织处斑点直径=0.145cm

如◘图4.31所示，尖端与组织距离为2mm，当射束发散角为12°时：

组织处斑点面积=π×r^2

=3.14159×0.0725cm×0.0725cm

=0.0165cm^2

发散对参数的影响与光纤的影响相似。

功率密度

功率密度是总能量，单位为焦耳，在1s内通过某一特定区域。这台铒激光器附着600μm激光光

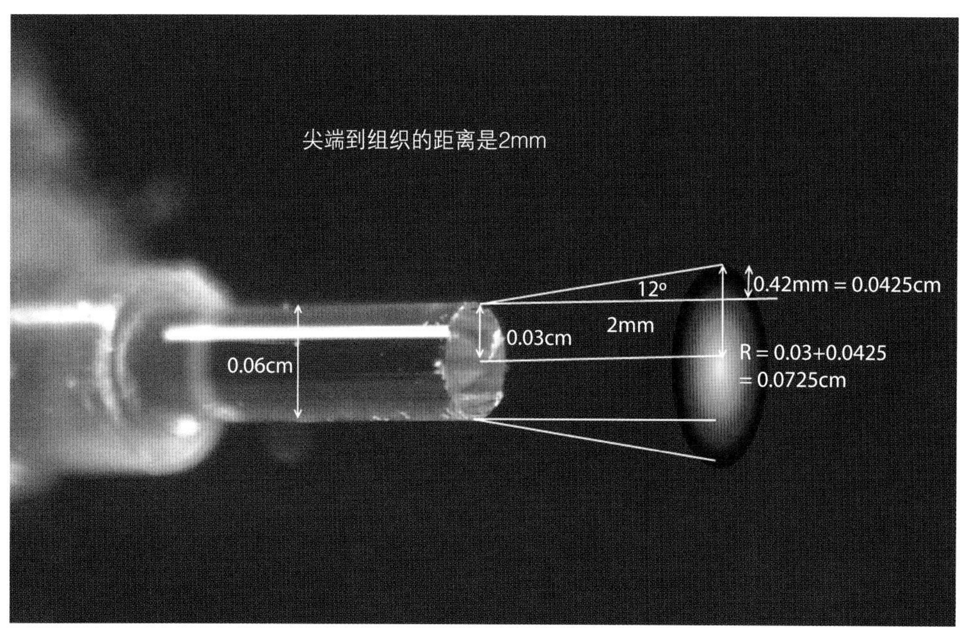

◼ 图4.31 这张图展示了用来确定发散光束下组织点面积的各种计算值。

纤，尖端到组织的距离为2mm，铒激光器产生：

平均功率密度=平均功率/区域面积

$=4W/0.0165cm^2$

$=242W/cm^2$

峰值功率密度=峰值功率/区域面积

$=4444W/0.0165cm^2$

$=269333W/cm^2$

峰值功率的计算可以清楚地说明脉冲激光是如何消融牙釉质的。

总能量

在30s处理过程中传递到组织的总能量为:

总能量=平均能量×时间=40W×30s=120J

能量密度

如果纤维尖端固定在一个位置，能量密度计算为:

平均能量密度=平均能量×时间/区域面积

$=4W\times30s/0.0165cm^2$

$=7273W/cm^2$

峰值功率密度=峰值能量×时间/区域面积

$=4444W\times30s/0.0165cm^2$

$=8080000W/cm^2$

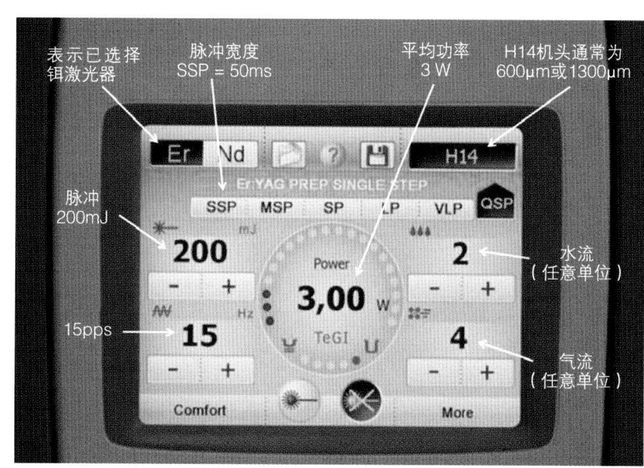

◼ 图4.32 该激光器包含一个2940nm的Er：YAG激光器和一个1064nm的Nd：YAG激光器。在铒激光模式下，它允许选择6种不同的脉冲宽度。然而，操作人员必须参考手册来找到该值。它可以控制脉冲能量和脉冲频率。结果显示的平均功率，但不能直接选择。

4.7.3 脉冲能量控制的真脉冲激光器

◼ 图4.32显示了一个真正的脉冲激光控制脉冲能量的图形用户界面。

脉冲宽度

脉冲宽度是通过选择6个可用的值之一来建立的——选择长度为50μs脉冲宽度的SSP模式。

脉冲重复率

选择为15pps。

发射周期

发射周期表示激光器实际发射能量的时间百分比。对于任何真正的脉冲激光来说，这是一个非常小的量。它被计算为激光在每秒钟内发射的时间长度或所有脉冲宽度的总和：

发射周期=（每秒脉冲数×每秒每个脉冲宽度）×100%

发射周期=15pps×0.00005s/1s

=0.00075×100%=0.075%

脉冲能量

每脉冲能量直接选择为200mJ。

平均功率

该铒激光器表示平均输出功率为3W，在这种情况下，它不是直接可调的，而是由激光器内部计算的。可以计算如下图所示：

平均功率=每次脉冲能量×每秒输出的脉冲数量

平均功率=0.2焦耳/脉冲×每秒输出15次脉冲

=3.0W

峰值功率

峰值功率表示激光器产生的最大瞬时功率。峰值功率可计算为：

峰值功率=每次脉冲能量/脉冲宽度（也可称脉冲持续时间）

峰值功率=0.2（焦耳/脉冲）/0.00005s=4000W

尖端面积

在Er，Cr：YSGG激光上面讨论过，通常可用的尖端为圆柱形、锥形、凿子形。下面所有的计算都是基于使用直径为600mm的针尖，针尖与组织的距离为2mm。所得到的计算结果将与上述计算结果相同。

假设使用直径为600μm的圆柱形尖端允许以下计算：尖端面积是尖端半径的平方乘以π：

尖端面积=300μm×300μm×3.14159

=0.03cm×0.03cm×3.14159

=0.00283cm^2

在输出端从1200μm逐渐变细到600μm的尖端面积相同为0.00283cm^2。

和以前一样，尖端到组织的距离为2mm，每侧角的光束发散度为12°：

组织上尖端面积=π×r^2

=3.14159×0.0725×0.0725

=0.0165cm^2

功率密度

功率密度是总能量，以焦耳为单位，在1s内通过某一特定区域。这台铒激光器附着600μm激光光纤，尖端到组织的距离为2mm，铒激光器产生：

平均功率密度=平均功率/区域面积

=3W/0.0165cm^2=182W/cm^2

峰值功率密度=峰值功率/区域面积

=4000W/0.0165cm^2

=242424W/cm^2

总能量

在30s的处理过程中输送到组织的总能量是：

总能量=平均能量×时间=3W×30s=90J

能量密度

如果光纤尖端保持静止在一个位置，能量密度计算为：

平均能量密度=平均能量×时间/区域面积

=3W×30s/0.0165cm^2

=5455J/cm^2

峰值功率密度=峰值能量×时间/区域面积

=4000W×30s /0.0165cm^2

=7272727W/cm^2

假设

这些计算中有几个假设：

- 假设辐射区域内的输出是均匀的，实际上，由于通常会产生高斯输出，因此很少情况下是正确的。
- 假设输出随时间是均匀的。即假设每个脉冲从零瞬间上升到所产生的峰值功率。同样，这很少是正确的。
- 假设输出在脉冲持续时间内保持恒定。实际上，如◻ 图4.1所示，真实输出显著变化，必须对这些计算取平均值。
- 假定输出与界面屏幕上显示的输出相同。激光制造商在技术规范中谨慎指出，大多数参数只能保证在规定值的20%以内。
- 实际光斑直径是根据计算得出的。由于光束横截面具有高斯性质，因此一部分光子会撞击计算区域之外的组织。

结论

本章节给出的计算是基于真实牙科激光器上参数的代表性数值。通过将用于激光器的实际已知值代入等式，可以确定适当的参数。通常，可以使用▶第4.7节中的一组计算来评估所有连续波激光器（▶第4.7.1节），而真正的脉冲激光器可以使用取决于显示或可以选择的参数▶第4.7.2节和▶第4.7.3节中的计算进行分析。

扫一扫即可浏览
参考文献

第五章　激光的安全性

Laser Safety

Penny J. Parker, Steven P.A. Parker

D.J. Coluzzi, S. Parker (eds.), *Lasers in Dentistry—Current Concepts*, Textbooks in Contemporary Dentistry,
DOI 10.1007/978-3-319-51944-9_5

核心信息

在过去的25年里，激光在普通口腔科实践中的应用无论是机器的数量还是使用范围上都有了相当大的增长。因此我们必须采取一般措施和特殊措施，以确保激光在口腔科的安全使用。专门针对激光或在执业许可范围内业务的规定，对在临床实践中使用激光的所有口腔相关专业人员都规定了照护义务。这种激光法规可以通过国际标准或通过国家、区域立法存在。激光安全包含的对象不仅包括患者，也包括所有医护人员。激光的所有者或门诊负责人有责任确保所有员工对激光的安全性有全面的了解。激光安全员可能会承担额外的责任。

激光安全性根据所使用的激光种类而定。在激光器的分类中，范围为Ⅰ～Ⅳ类，其与使用光学放大倍数（放大镜、显微镜等）进行的激光操作有关。根据激光的种类和波长的不同，其对未保护的眼睛和皮肤均有特定的风险。非光束风险也是存在的，包括由激光烟雾造成的风险。

因此，必须对参与激光器操作的人员进行充分的培训，使他们明确自身的责任。激光光子能量传递有可能对无保护的目镜和非靶组织造成危险，保护接受激光治疗的任何患者是从业人员的首要责任。

5.1 简介

激光相干非电离电磁辐射是一种强烈的能量形式，这种能量可能存在，定向于生物组织，被部分或全部吸收后可引起组织内的结构变化。口腔激光器提供了光子能量，这些光子能量将大部分转化为组织内的热能，而这种热升高可通过对组织进行加热甚至可达到不可逆转的水平，使该处发生蛋白质变性和水的汽化。

受控、可预测且起正面效果的激光辅助治疗，为口腔医生提供了理想的治疗方案。但是，不适当的能量水平或将激光光子束传递到非靶组织可能会带来风险，足以造成无法弥补的永久性损伤。这可能发生在口腔内、口腔周围、面部皮肤，以及眼部。

随着口腔激光使用频率的持续增长，必须更加重视激光的安全性。未能戴上有效的护目镜是造成激光伤害的最常见因素之一[1]。未能戴上有效的护目镜，在这种风险范围内，并与一般激光的使用有关。同时，描述了激光安全措施在工作场所的解释和应用，如口腔手术。

在对于光束和非光束医疗激光危害有关的论文进行系统综述，以及访问罗克韦尔激光工业激光事故数据库（Rockwell Laser Industries Laser Accident Database）的过程中，作者发现目前业内对于与医疗激光应用相关的职业危害仍然缺乏了解，并且相关危害具有特征不明的特点。关于激光事故的报道很少，往往依赖于激光使用者报告使用过程中出现的问题。曾有报道与医疗激光使用相关的事故有：眼睛损伤、皮肤灼伤、与起火有关的伤害和触电等。由于暴露于激光产生的空气污染物（烟雾），医务人员可能同时受到急性和慢性健康影响[2]。

关于激光相关伤害的实质性研究报告了危险因素，但这不仅限于医疗激光应用[3]。美国4个数据库资源——美国食品药品监督管理局（FDA）的设备及辐射健康中心、美国罗克韦尔激光工业（RLI）、美国陆军激光事故和事件登记处（LAIR）和美国联邦航空管理局（FAA）的安全报告系统显示共869人受伤及死亡。在这些发生伤亡的地方，共有663人（52%）位于某种类型的医疗机构中。

对于口腔专业的激光初学者而言，安全性是保护患者和临床团队的一个重要目标。在研究激光事故中往往可以吸取有用的教训，虽然大多数国家要求向有关当局报告这类事故，但使用激光的患者往往无法获得这类资料。这类事故的风险可以通过进行风险评估来降低，在欧盟国家中这通常是法律要求[4-5]。

在一篇报道医疗实践中激光相关事故的论文中报道了12起事故[6]，其中，与激光设备操作有关的简单错误占报道事件中的5起；操作人员的眼睛暂时或永久性受损占总事故的4起；更严重的3起事故是激光发射引起纱布和帘子直接起火或气管内导管损伤，引发了麻醉患者潜在的致命性气道损伤。

表5.1　与激光安全性相关的术语列表

激光安全术语	解释
激光分类I～IV	激光/LED单元能力上升的激光束发射功率，相当于所造成的安全风险。I，低风险；IV，高风险
厌恶反应	为避免强光照射而眨眼或头部移动，约0.25s
可达发射限制（AEL）	在特定激光类型内允许达到的最大激光辐射水平
最大允许曝光量（MPE）	人所能接触到的对眼睛或皮肤无有害影响或不利生物变化的激光辐射水平
名义危险区（NHZ）	又称名义眼危险区。正常工作时，直接辐射、反射辐射或散射辐射水平超过适用MPE的区域
控制区	为防止激光辐射危害，对占用和活动进行控制和监督的区域
束内观察	将眼睛全部或部分暴露在激光束下
镜面反射	激光光束的镜面反射，有或没有光束通量的损失
漫反射	当激光束被粗糙或哑光表面向多个方向反射时，其空间（区域）分布的变化
美国国家标准协会（ANSI） ANSI Z 136.1–4, 7	临床口腔激光相关的激光安全领域的美国法规 Z136.1——激光的安全使用 Z136.2——利用激光二极管和LED光源的光纤通信系统的安全使用 Z136.3——激光在医疗保健中的安全使用 Z136.4——激光安全措施进行危险评估的推荐操作规程 Z136.7——激光防护设备的检测与标示
国际电工委员会（IEC） IEC 60825 +更新	激光制造和使用相关的广泛规格

该论文表明，在这些不幸的事件中，操作失误占67%，设备故障占25%、激光引发火灾占25%、传输光纤断裂占17%，构成了这些可避免的不幸事故的发生。

只有考虑到激光可能对医护人员及患者造成永久或致命损伤风险时，才会意识到认识和了解激光安全问题的重要性；而对患者而言，更是如此。■表5.1提供了与激光安全性相关的术语列表。

5.2　规章制度

管理激光安全使用的管理框架可以被看作是一种等级的发展，大多数管理框架引用国际电工委员会（International Electrotechnical Commission，IEC）和美国国家标准协会（American National Standards Institute，ANSI）。这些组织及其代表可以适用国家规章——或作为具体的法定文书，抑或是更多时候作为可能适用于工作场所的法律和规章的一部分[7–9]。

国际电工委员会成立于1906年，负责制定电气和电子领域的世界标准，由世界各国的国家委员会组成。1930年，国际电工委员会在国际系统（Système International，SI）下建立了电气单元。1974年，IEC成立了技术委员会，以解决与激光有关的标准，特别是安全问题。该委员会开发了一个四级激光系统，成为全球参考，后来在2002年进行了修改。

ANSI与IEC并行开发，尽管最初没有关联。ANSI最初成立于1919年，当时是美国工程标准委员会，并创建了国际标准协会（International Standards Association，ISA），该组织最终成为国际标准化组织（International Organization for Standardization，ISO）。1969年开始，ANSI采用了它现在的名字。

ANSI联盟还发起了与欧洲标准化委员会（Committee for Standardization，CEN）、欧洲电工标准化委员会（Committee for Electrotechnical Standardization，CENELEC）和欧洲电信标准协会（European Telecommunications Standards Institute，ETSI）的年度系列讨论。

美国一直有自己的激光法规（被称为FDA CFR 21 1040.10）。这是美国政府的一项写入美国法律的规定。ANSI Z136系列被美国职业安全与健康管理局（Occupational Safety and Health Administration，OSHA）认可为美国激光安全的权威系列。

美国激光协会（Laser Institute of America，LIA）是美国国家标准协会（ANSI）重要的联合会成员和认证标准开发者，是致力于促进全球激光、激光应用和激光安全的专业协会。2005年，LIA出版了《ANSI Z136.4激光安全性测量危险评估推荐规程》。这为与激光安全要求相关的光学测量提供了指导。

此外，美国食品药品监督管理局通知激光产品制造商，美国FDA今后将接受IEC分类和标签[10]。

除其他活动外，IEC还发布国际标准、技术规范、技术报告、公开可用规范（Publicly Available Specifications，PASs）和指南。与激光和发光二极管（LED）的安全性最相关的是出版物IEC 60825（欧洲版本EN 60825），该出版物已在1994—2014年以多种版式出版[11]。

IEC（EN）60825-1标准《激光产品安全，第一部分：设备分类、要求和用户指南》提出了以下规定：

- 根据辐射危害程度，对波长在180nm至1mm范围内的激光及激光产品进行分类，以协助进行危害评估及确定用户控制措施。
- 要求制造商提供信息，以便采取适当的预防措施
- 通过标签和说明确保向个人发出与激光产品及辐射有关危险的充分警告。
- 通过减少不必要的可触及的辐射来减少伤害的可能性，并通过保护功能更好地控制激光辐射危害。

从如此广泛的法规中，可以将在临床口腔科手术中使用激光和LED设备时的安全性和风险评估扩展为下述几项[12]：

- 适用性和临床参数。
- 管理规范和记录保存。
- 激光和激光维护的安全特征。
- 环境安全和患者安全。
- 激光安全员和激光保护顾问。

5.3　激光分类

激光和激光系统根据其对眼睛或皮肤造成生物损害的可能性分为四大类。这些分类的目的是警告用户与激光和LED有关的危险相对于可达发射限制（accessible emission limits，AEL）。这些限制基于激光输出能量或功率、辐射波长、曝光持续时间和激光光束在目标点的横截面积。

在2002年之前，激光的分类为Ⅰ~Ⅳ级，其中Ⅳ级包括外科手术激光。

第Ⅰ类：激光产品在操作过程中一般不受辐射危害控制，因此在正常使用中不构成任何特定风险。

第Ⅱ类：发射超过Ⅰ类水平但辐射功率不超过1mW的低功率可见光激光器。这个概念是人类对强光的厌恶反应（眨眼反应）。通常建议只使用一些控件。

第ⅢA类：中功率激光器。通常建议使用部分控件。

第ⅢB类：中功率激光器。通常，ⅢB类激光器不会引起火灾，也不会产生危险的漫反射。但是，建议采用特定的控件。

第Ⅳ类：高功率激光器在任何情况下都是危险的（直接散射或扩散散射），具有潜在的火灾危险和皮肤危险。Ⅳ类激光设备需要进行重点控制。

从2002年开始，该分类已被IEC完善并采用。

这项修订是由于激光技术的日益成熟以及放大设备被广泛用于手术和口腔科手术显微镜、放大镜等的辅助手段。总体而言，LED应属于较低级别（1、1M、2、2M、3R），但也有可能被归为3B类。因此，需要更详细地研究这种分类。

IEC激光分类总结如下：

1类：1类激光器在所有操作条件下都是安全的。对眼睛和皮肤不产生危害。这意味着在肉眼下，或使用典型的放大镜（如望远镜或显微镜）观察激光时，不能超过最大允许曝光量（maximum permissible exposure, MPE）。为了验证合规性，该标准指定了与裸眼相对应的光圈和距离，使用准直光束的典型望远镜和使用发散光束的典型显微镜。第1类激光器可以包括装在外壳中的高功率激光器。

1M类：1M类激光器在正常工作条件下不会产生暴露危险，但是如果借助光学仪器（如显微镜和望远镜）进行观察，可能会造成危险。

1M类激光器产生大直径光束或发散光束。除非使用聚焦或成像光学器件使光束变窄，一般来说不会超过1M类激光器的最大允许曝光量。

1C类：根据IEC 60825：2014，定义了一个新的1C类，其中C表示接触，但在某些解释中也表示条件式[13]。目前，该系列产品仅限用于治疗皮肤及与皮肤接触或接近皮肤的内部组织，这些产品的设计对眼睛是较安全的。

2类：如果发射时间<0.25s或光在空间上不相干，则2类激光器的连续波不得超过1mW。2类激光是安全的，因为眨眼反射将曝光时间限制为不超过0.25s。它仅适用于可见光激光器（400～700nm）。有意抑制眨眼反射可能会导致眼睛受伤。许多激光指示器和测量仪器都属于2级。暴露于扩散辐射并不会造成危险。

2M类：可见波长范围（400～700nm）中的低功率激光器（CW高达1mW）。2M类激光在正常工作条件下无危险，因为有厌恶反应（眨眼反射）。如果借助光学仪器进行观察，2M类激光则可能会造成危险。与1M类一样，这适用于大直径或大发散的激光束，通过瞳孔的光量不能超过2类的限制。

3R类：可见光波长（400～700nm）的中等功率激光器（CW最多5mW），比其他波长的2类激光器最大允许曝光量多5倍。如果仔细操作且光束受限，则可认为3R类激光是安全的。使用3R类激光，可以超过MPE，但受伤风险低。3R类的可见连续激光器被限制为5mW。对于其他波长和脉冲激光器，适用其他限制。

由于眼睛的最大允许曝光量（MPE）是激光产品安全等级1、1M、2、2M和3R的AEL（可达到的发射极限）的直接基础，因此MPE的任何变化也将导致这些等级的AEL值发生变化，从而允许输出功率发生变化[14]。

3B类：中等功率激光器（连续波功率可达500mW，脉冲功率可达30mJ）在波长范围为300nm到远红外区。眼睛直接接触3B类激光器可能会造成损伤；但漫射散射辐射通常是安全的；若皮肤直接暴露于激光则有潜在的危险。

连续激光器的AEL波长范围是300～500nm的远红外区。对于400～700nm之间的脉冲激光器，功率限制是30mJ。其他的限制也适用于其他波长和超短脉冲激光器。在可直视3B类激光束的区域，相关人员需要佩戴防护眼镜；3B类激光器必须配备钥匙开关和安全互锁装置。

4类：大功率激光器（CW高于500mW）。4类是最高和最危险的激光等级，包括所有超过3B AEL级的激光。根据定义，在直接、漫射或间接光束照射时，4类激光可灼伤皮肤或对眼睛造成破坏性和永久性伤害。同时，4类激光也有可能引起火灾的风险。

这些危害也可能来自光束的间接反射或非镜面反射，甚至来自哑光表面。因此，必须格外小心地控制光束路径。4类激光必须配备钥匙开关和安全互锁装置。

■ 表5.2为口腔科临床常用的激光类型一览表。

5.4　激光束的危害

激光束的危害可定义为导致以下几种情况的事件：①物理伤害或损坏；②生理功能障碍；③激光能量直接导致或设备固有技术导致的不良手术结果；④再次手术以纠正首次手术结果。

可以从以下几个方面评估相干光辐照造成的风险：

- 激光波长。
- 辐照的功率强度。
- 光学风险。
- 非目标口腔组织。
- 非目标皮肤。
- 吸入激光烟雾的风险。
- 其他相关风险：设备、机械、化学、火灾、灭菌等潜在的危险。

表5.2 口腔科临床常用的激光类型总结

激光类型	最大输出量	口腔应用	可能的危害	安全措施
1类 1M类	40μW（蓝色） 400μW（红色）	整体扫描，激光龋齿探测	无隐含风险 放大光束可能存在风险	眨眼反射不是2M中出现的吗 激光安全标签
2类 2M类	1.0mW	激光龋齿检测，瞄准光束	直接观察可能有风险，放大光束有显著风险（2M类）	避视反应 激光安全标签
3R类 3类	可见5.0mW不可见 2.0mW 500mW（0.5W）	部分低能量激光，瞄准光束 低能量激光	眼睛损伤 眼睛损伤——直接或反射，最大输出量可能造成轻微的火灾/皮肤风险	防护眼镜、安全人员、3R和3B类激光培训
4类	无上限	所有外科激光	眼睛/皮肤损伤，非目标组织火灾风险，烟雾风险，紫外线激光可能产生的电离效应	防护眼镜、安全人员、培训/当地法规、符合国家规定的注册

1. **激光波长：**在临床口腔科中，激光波长范围为370～10600nm，即从蓝色可见极限到远红外非电离光谱。所有的激光组织相互作用都可以看作是光热作用，即入射的光子能量被发色团分子吸收，提高了分子的能级，导致组织的破坏。关于激光安全性，必须认识到吸收只是与激光组织相互作用有关的基本物理现象之一：吸收提供了最大的相互作用，而散射则是相关的、定量上不太精确的能量转移；与暴露组织的能量转移无关的其他现象是激光束的反射和透射。所有4种相互作用都可能在非均质组织中同时发生，并构成各种威胁，必须通过适当的安全措施予以消除。
2. **辐照的功率强度：**这与一段时间内传递的能量有关，同时还考虑到暴露在光束下的组织面积。因此，光束的功率密度可以表示一个阈值，超过这个阈值，暴露在光束下的组织就可能发生不可逆变化。如◘ 表5.2所见，列出了激光器的分类及其所提供功率的上限。此外，激光发射脉冲辐射的潜力可能会影响可达到的最大功率（峰值功率）。
3. **光学风险：**未受保护的眼睛通常是受到意外激光照射风险最大的器官。目前已经记录了数例激光引起的眼外伤[15–18]。对于任何给定的激光束，如果它的输出值超过了眼部组织的MPE值，就会存在一定的风险，并且必须采取保护眼睛的安全方案。

眨眼反射是一种重要的自然反射，避免眼睛受到潜在接触和伤害。眼睑的反应时间为0.2～0.25s，被引为Ⅰ类和Ⅱ类可见光激光的明显的自然厌恶反应。当然，这种保护机制的关键是“可见”。它对可见光谱以外波长的光束不会有任何有益的影响，此外，有些激光束强度太大，以致损伤发生得比眼睑反射的保护作用还快[19]。

激光对眼睛的危害最主要取决于波长[20–21]，如◘ 图5.1所示。

如上所述，激光光子能量不能损害组织，除非光能在该结构被吸收。可见光和近红外光波长可透过清晰的眼介质，受到MPE水平的影响，被视网膜吸收并造成严重损害。波长为400～1400nm的激光特别危险；入射光束的高度准直，使得光线聚焦在视网膜上一个极小的点上，而大部分光被感光器后面的色素上皮中的黑色素吸收[22]，从而引起视网膜灼伤。该波长的光谱带通常被称为视网膜危险区域（retinal hazard region），因为进入眼睛并落在视网膜上的光浓度增加了10万倍。因此，一束1W/cm^2

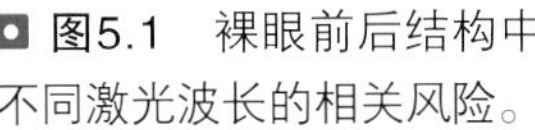
图5.1　裸眼前后结构中不同激光波长的相关风险。

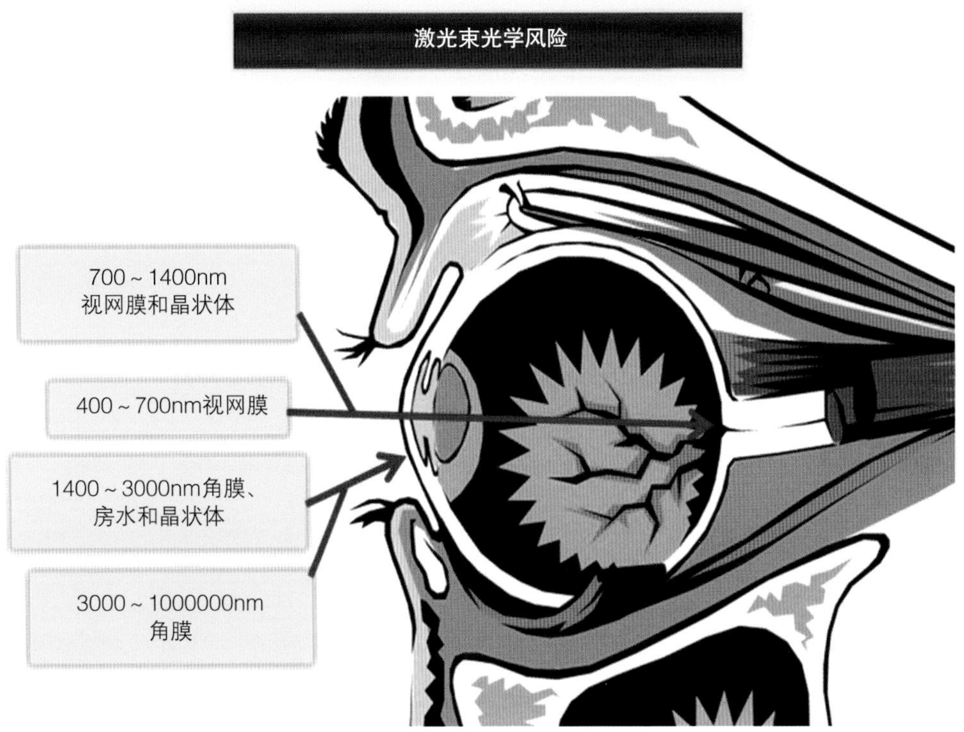

的准直光束在角膜上聚焦到视网膜上，其辐照度为100kW/cm^2。

由于晶状体的作用，入射光束将聚焦在黄斑及其中央凹上。如果这些区域被激光辐射损坏，则会导致视力严重下降。

视网膜危险区域以外的激光波长（1400～10600nm）可能会对不受保护的眼睛前部区域造成伤害。角膜的损伤通常很浅，仅涉及角膜上皮，并且由于角膜的新陈代谢率高，在一两天内就会修复，视力可完全恢复。然而，如果在角膜较深层的基质或内皮发生重大损伤，就可能引起角膜疤痕，可能导致永久性失明。

在不同波长的激光束照射下，不受保护的眼结构所遭受的损害类型列于表5.3。

因此，光学风险假设了最坏的情况，最大允许曝光值的选择定义了客观的可量化风险水平，用在角膜处所测量的辐照度（W/cm^2）表示[23]。表5.4列出不同的激光类型、波长及3种口腔治疗常用的激光照射时间下的MPE水平。

0.25s：人类对强光刺激的厌恶时间（眨眼反射）。

10s：ANSI Z 136.1委员会选择的时间周期代表了眼睛暴露于红外激光源（主要是近红外）的最佳“最差”情况时间周期。

30000s：代表1天（8h）职业暴露的时间段。

根据规定，对于在脉冲发射模式下工作的激光，计算MPE值时要考虑下列条件中最严格的条件：①脉冲序列中单个脉冲产生的MPE值不超过单个脉冲产生的MPE值；②在一定的时间间隔内，一个完整的脉冲串（具有恒定振幅）的平均曝光不得超过标准中给出的单个脉冲的MPE值[24]。

表5.3　暴露于不同入射波长激光束下的裸眼结构所遭受的损伤类型

入射激光波长	病理效应
315～400nm（UV-A）	光化学性白内障（晶状体混浊）
400～780nm（可见）	光化学性视网膜损伤、视网膜灼伤
780～1400nm（近红外）	白内障、视网膜灼伤
1.4～3.0μm（中红外）	房水闪辉（房水中的蛋白质）、白内障、角膜烧伤
3.0～10.6μm（远红外）	角膜灼伤

表5.4　裸眼暴露在激光波长下的MPE值。注意：眨眼反射只适用于可见波长

激光类型	波长（μm）	MPE水平（W/cm^2）		
		0.25s	10s	30000s
KTP（CW）	0.532	16.7×10^{-6}		1.0×10^{-6}
He-Ne（CW）	0.633	2.5×10^{-3}		17.6×10^{-6}
GaAs（CW）	0.810		1.9×10^{-3}	610.0×10^{-6}
Nd：YAG（FRP）	1.064		17.0×10^{-6}	2.3×10^{-6}
Er：YAG[a]	2.94		1.0×10^{-2}	1.0×10^{-2}
CO_2（CW）	10.6		100.0×10^{-3}	100.0×10^{-3}

[a]数据来源：ANZI Z 136.1. Schulmeister and Sliney [25]

特别值得注意的是，在3.0μm的Er：YAG激光区域中，MPE的值明显更高。这可能是由于该波长在角膜表面深度<1.0μm的水中强烈吸收而引起的[25]。

综上所述，相干激光光子束对不受保护的眼睛可造成很大的危险，并在某种程度上损伤非靶组织和皮肤。暴露的时间长度可以是瞬时，也可以是一段时间内累积的。直接暴露于激光束会使风险最大化，但值得关注的是激光束可能被反射的情况。表5.5概述了这些事件中的风险。

4. **非目标口腔组织：**在意识清醒的口腔科患者中，激光结构部件的进入与口腔产生的无意识/功能相关的运动方面可能会面临较大的困难：由于空间的限制以及唇、颊、舌的不自主运动，牙齿与其支持组织的视野和操作通路往往受到影响。操作中应保持灵活，并维持清楚的视野以利于组织位点的识别，到达治疗部位；并且在操作和发射激光束之前，应有计划地操纵激光手机和工作尖。

口腔组织是非均质性的，而这可能影响激光的吸收特性；且因为邻近的非目标口腔组织的吸收系数比靶组织高，这将会带来风险。如高峰值功率的中红外辐射会损害牙体颈部并对邻近牙龈组织造成意外损害，无意中会将近红外光波长和可见光波长通过牙体组织传输到牙髓。

反射现象可能会对非目标口腔组织造成额外的危险。口腔科使用的大部分器械都是由金属制成，在许多情况下临床医生会使用口镜进行操作。入射激光束的直接反射或镜面反射（specular reflection）［漫反射（diffuse reflection）］可能会作用至非目标口腔组织，并且在治疗时可能无法对其进行检测；同样地，湿润的口腔组织也可导致镜面反射。

当使用中空的金属工作尖时，应保持谨慎，以免碰到如唇或舌等非目标结构。当不使用同轴冷却喷雾时，这种工作尖会变得非常热，可对收缩的组织造成直接的热烧伤。

5. **非目标皮肤：**从口腔治疗的角度来看，可认为激光光子能量对皮肤的潜在危险较低。口腔医生在患者唇红边缘外进行临床（外科）治疗，可能存在特定的操作范围限制。因此，对防护措施的要求并不像对面部美容和皮肤激光手术那样高。

尽管如此，着色和非着色组织吸收系数的变化将影响渗透深度的变化，如图5.2所示，可以看到近红外光波段有更大地渗透深度，而这些波段的高光子散射现象可能会使风险增高。

在操作激光时，最常见的透皮暴露（transdermal

表5.5　激光类型清单（IEC post-2002）及可能带来的风险

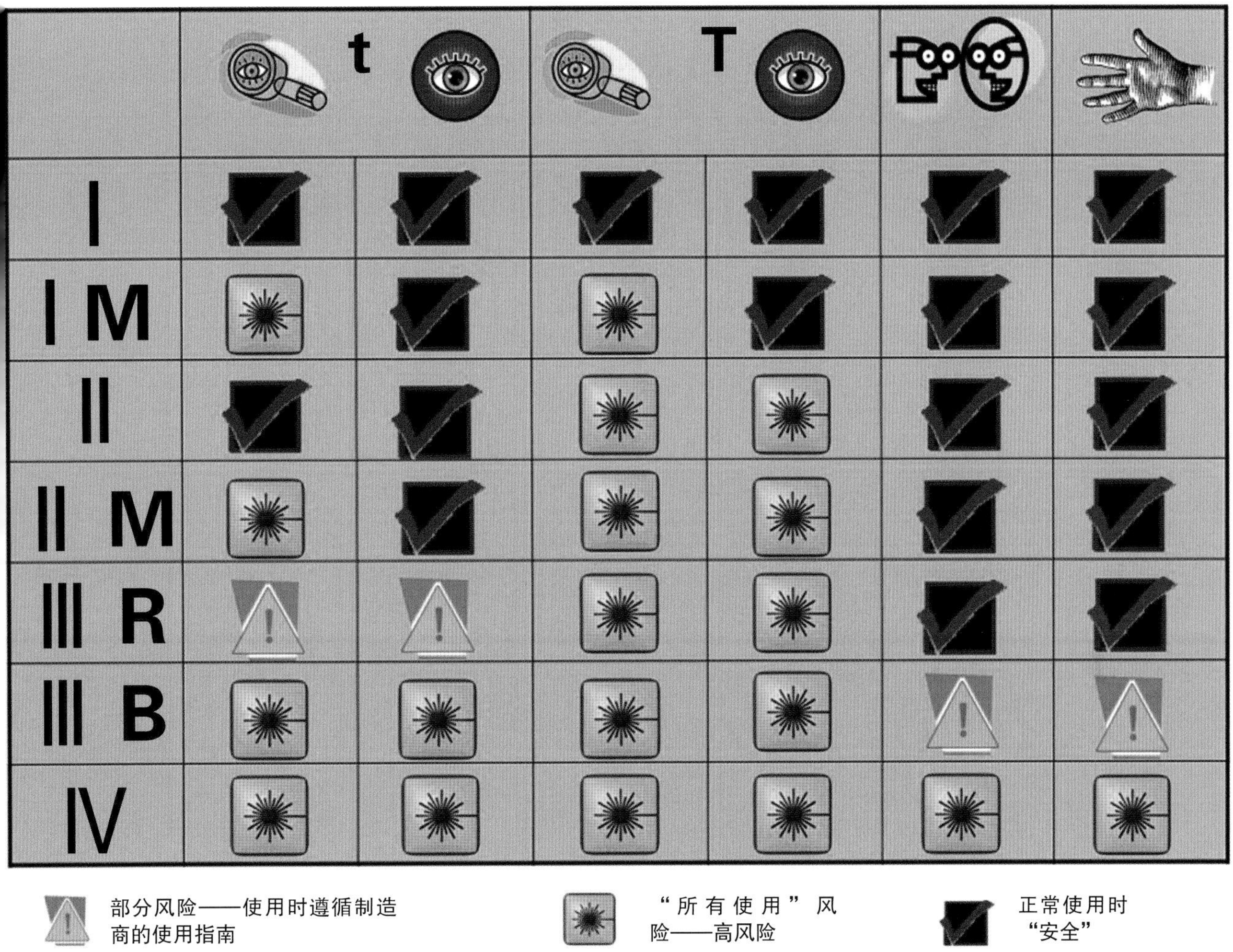

	t		T			
Ⅰ	✓	✓	✓	✓	✓	✓
ⅠM	✱	✓	✱	✓	✓	✓
Ⅱ	✓	✓	✱	✱	✓	✓
ⅡM	✱	✓	✱	✱	✓	✓
ⅢR	⚠	⚠	✱	✱	✓	✓
ⅢB	✱	✱	✱	✱	⚠	⚠
Ⅳ	✱	✱	✱	✱	✱	✱

部分风险——使用时遵循制造商的使用指南

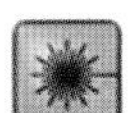
“所有使用”风险——高风险

正常使用时“安全”

“t”代表使用放大设备时，对裸露双眼都有瞬时风险
“T”代表长期暴露。也代表反射场景和裸露皮肤所带来的风险

exposure）可能发生于使用激光亚消融光生物调节技术（sub-ablative photobiomodulation techniques）辅助治疗颞下颌关节和相关肌肉功能障碍疾病，并且可能会对口腔医生造成影响。鉴于在这些治疗中优先选择使用近红外波长，建议使用相对较高的通量以使能量深度渗透到颞下颌关节区域。因此，应注意确保皮肤的表面辐照度不会导致结构损坏，并且应调整剂量以适应不同的皮肤类型、种族差异，并为药物相关皮肤过敏患者进行调整。

6. **吸入激光烟雾的风险：**“激光烟雾（laser plume）”是口腔组织在进行激光切除手术时的副产物之一，吸入组织汽化所产生的污染物会对口腔医生造成重大的危害。对光热分解产物的化学毒性和感染性微粒（如病毒碎片）潜在生存能力的研究表明，除非采用有效的抽吸、局部排气通风和操作人员面部保护措施，否则都会产生令人担忧的作用。尽管许多相关因素可能会有一些影响，但产生的烟雾流量和污染物的数量将与入射激光功率、靶组织的性质、激光发射方式（CW、FRP）以及水和空气喷雾等冷却喷雾有关[26-29]。

对激光烟雾成分的研究表明，其中含有大量的化学物质，如水蒸气、碳氢化合物气体、一氧化碳、二氧化碳、金属烟雾、有机和无机物颗粒、细

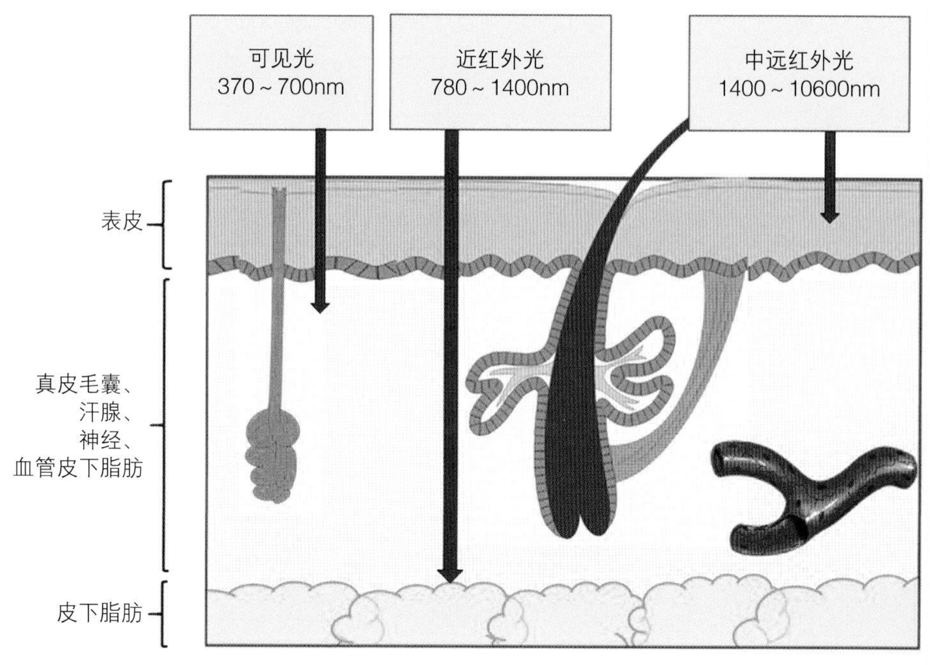

◘ 图5.2 表面皮肤结构和激光光子能量相对的穿透波长示意图。

菌和病毒体[30-33]。激光烟雾带来的危害可能包括眼睛刺激、恶心和呼吸困难，以及传染性细菌和病毒转移的可能性[34-35]。

口腔科中，在烟雾产生和控制的其他方面，可以从相互作用的部位与空气中化学物质和细菌方面[36]、使用其他同轴水喷雾[37]和利用近红外光激光、在以水膜充当屏蔽层的软组织上进行手术[38]等方式着手。在每一次的操作中，为了减少与激光烟雾相关的风险，应佩戴能够过滤0.1μm颗粒的特殊细网面罩，并通过使用可封闭过滤的吸引器将烟雾的扩散降至最低[39]以保护眼睛。另外，术者还必须穿着普通的手术防护服。

◘ 图5.3总结了激光手术切除靶组织的相关机制，以及可能影响激光组织相互作用程度的变量。产生的烟雾成分将取决于靶组织的类型和组成结构。通过采取适当的防护措施，可以最大限度地减少对术者、辅助人员和患者的影响。

7. 其他相关危险：

▪▪ 服务的危险性

大多数激光系统都涉及高电位、高电流的电力供应。早期的激光使用三相电源，但是对于口腔科设备而言，这已经不再是必需的。然而，即使是小型设备，触电的风险仍然很高，激光不良报告中最严重的事故就是触电造成的[40]。可靠的生产环节为使用者提供了充分的保护以避免使用中可能出现的危险，高压电气组件的绝缘、屏蔽、接地和外壳在大多数情况下也提供了充分的保护，使人员免受电气伤害。在使用过程中，请勿接触机器的内部零件。

激光设备的安装应由专业人员而非口腔医生进行。激光器应根据制造商的建议定期进行维护，并且只能由有资格的专业人员进行维护。

许多外科手术激光器的电气、水、空气和供应电缆、连接器和过滤器都非常接近。同轴气水喷雾的内部处于压力环境下，使用者应检查电源线和电缆，清洁并维护激光器的外部部分，并更换必要的过滤器或其他耗材。

▪▪ 机械的危险性

如前所述，所有激光设备的制造和安全操作都有严格的标准[11,41]。为确保使用安全，制造商通常会设计工程控件并将其内置到激光设备中。现代的激光机器采用多级安全功能（插塞式保险丝、互锁装置、泄压阀、警告灯等），以在组件发生故障时

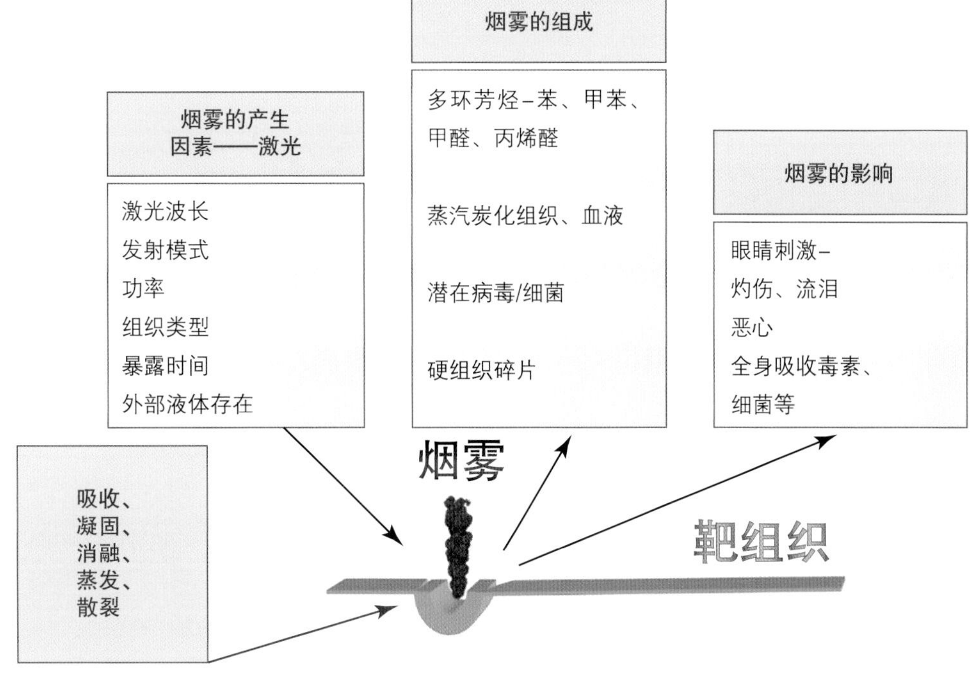

图5.3 激光烟雾的产生、组成及影响。

使机器停止工作。

机械危害和安全机制如下所示[12]：

激光设备硬件

- 锁定的单元面板，以防止未经授权进入内部机械。
- 控制面板以确保正确的发射参数。
- 发射端口的百叶窗可以防止正确传输系统连接之前的激光发射。
- 有盖的脚踏开关，防止误触。
- 远程锁控，以防止未经授权和未受保护的人员意外进入操作系统。
- 脚轮，若设有脚轮则必须设置锁定开关。

激光使用过程中

- 设有密钥或密码保护。当锁定时（密钥或密码），激光不能操作。
- 激光软件进行诊断和错误信息的提醒。
- 设置参数的显示。
- 激光发射时的提示音或显示屏上的标志——建议作为ⅢB类激光操作的区域控制。警告系统是Ⅳ级激光器的强制性要求。
- 特殊的待机和激光发射模式。
- 延时默认为待机模式。Ⅳ类激光器需要一个永久附加的束流停止或衰减器，当激光系统处于“待机”状态时，将输出降低到MPE水平或以下。
- 设有紧急情况的“停止”按钮。

但是，由于重型铰接臂传送系统或使用细石英光纤电缆会导致针刺受伤的危险，所以可能还会存在其他受伤的风险。

化学危害和火灾隐患

在易燃材料存在的情况下，激光可能会造成重大危险。在使用Ⅳ类和某些ⅢB类激光器时可能会产生高温，它们本身可能引起或促使材料和气体的点燃。口腔治疗术区常见的易燃物如衣物、纸制品、塑料、蜡和树脂等；用于修复治疗的液体包括乙醇、丙酮、甲基丙烯酸甲酯和其他溶剂。

易燃材料燃烧释放出的有毒气体具有其他危

害；对于某些激光，如气体激光，存在可能发生活性介质成分泄漏的风险[42–43]。

当使用全身麻醉或气体吸入镇静技术时，存在与火灾或爆炸的可持续性相关的重大风险[44]。任何燃烧的发生都需要点火源，而Ⅳ类手术激光就是其中之一。在软组织消融过程中，局部温度可能达到数百摄氏度，而激光工作尖上堆积的碎屑可能会超过该温度，达到化学药品和设备燃点之上。这种高温点火可能会燃起蓝色火焰，在较强的工作灯下很难发现。此外，更危险的是，火的点燃有可能发生在呼吸道内，并在呼吸机的运作下被患者吸入至呼吸道深处。

当激光作为点火源时，燃烧源（纱布、洞巾、准备液、酒精和气态麻醉药物）在口腔手术室内可能是常见的物品。在麻醉和镇静手术中，因环境中氧气含量丰富（超过20%），使风险进一步增大。

在激光操作中，应避免使用橡胶类的气管内导管，以防止材料的燃烧和随后的气道烧伤，或者通过非反射性、非吸收性材料的涂层或环扣管，以防止气态麻醉药物泄漏。对于有意识的镇静术，如使用鼻罩吸入氧/一氧化二氮混合物，建议使用闭路输送系统和清除系统。图5.4概述了与激光使用有关的风险和危害领域。

▪▪ 其他危害：灭菌

在激光器附近工作的人员有造成器械污染的风险。在可能的情况下，应注意所有使用的激光器械、保护套和纱布，以及任何可能接触手术部位的部件受的污染的可能性，这些部件必须经过装袋和高压灭菌，或在安全容器中进行处置。特别是在操作石英光纤时必须格外小心，安全措施的详细信息应列入当地法规。

在激光辅助治疗中使用托盘系统（tray system），将器械进行分类，由“无菌（sterile）”转至“操作（operation）”，并在对器械进行处置或重新消毒之前再转至“污染（unsterile）”状

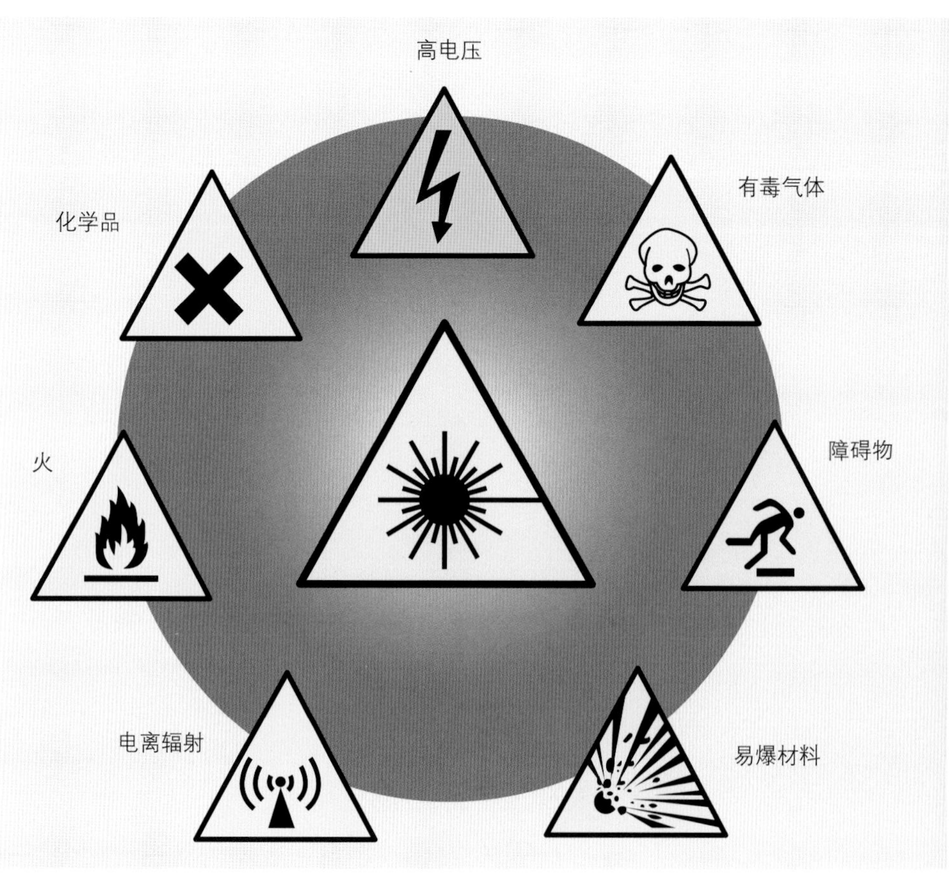

图5.4　与激光使用相关的风险和危害领域。

态——这被认为是一种最佳的无菌操作。

同时，医护人员应在手术过程中穿着一次性手术服。

5.5 口腔科手术中的激光安全

到目前为止，基础口腔保健是由私人诊所提供的。这些中小型企业以自给自足的形式经营，而对从业人员来说，监管和合规的程度使口腔科提供给患者有效和安全的健康专业服务——特别是那些较大的诊所和医院的公共医疗机构。在这样的效率和安全性制约内，有必要制定一项规范操作流程，允许各种激光器（从低功率激光器到高功率的Ⅲ类和Ⅳ类激光器）在条件下使用：可进行风险预测，并制订计划规避风险，并且该规范适用于所有可能暴露在激光照射下的医护人员和患者。

对于在口腔治疗中使用激光的术者，该规范的概念可体现在以下4个方面：

- 治疗区包含——管制区、标称眼睛危害区（NOHZ），及激光保护顾问的职务。
- 在为患者提供口腔治疗期间，激光安全员（LSO）的职责是在管制区内确保安全并进行加强。
- 眼睛和皮肤对激光的物理保护以及保持管制区内无菌。
- 法规、病历保存和不良反应的应对方案。

管制区

管制区是指设有一个或多个激光器，且人员的活动受到控制和管理的任何位置或区域。在许多情况下，这样的区域将是带有物理屏障——墙壁、门和窗户的口腔门诊，任何激光束通过该屏障都将会造成衰减。可以通过告示、远程锁控等方式来控制该区域。

管制区域必须以激光警告标志标明风险并符合国家规定。在管制区内，所有表面均应为非反射性表面，并应采取适当措施以确保所有激光器电源电缆和传输系统（光纤）免受意外损坏。应为激光器钥匙安排一个安全的指定位置，并为所有激光配件安排一个指定的放置位置。在管制区内，备有灭火器，并置于易取得的位置。

对于有多张牙椅、开放式环境的口腔诊所，需要更详细地讨论管制区域的范围和管理问题。

确定“管制区”的目的是提供一个适合治疗的区域，超出该区域的激光照射将降至MPE值以下——这是因为主激光束、反射、散射和漫射的光子能量可对未受保护的眼睛造成伤害。

考虑到允许的MPE水平，管制区域也可以称为标称眼睛危害区（NOHZ）。MPE的计算在前文中已经进行了讨论，并确定了未受保护的眼睛在0.25s、10s和30×10s[3]的时间段内暴露的值。

NOHZ是可以由医学物理学家完成的复杂计算，但当用于实际应用时，应该采用管制区的概念，将标称眼睛危害距离（NOHD）和物理屏障结合在一起可以最大限度地降低风险[45]。在NOHZ的计算中需要以下因素：

- 波长和最大/最小激光能量输出。
- 发射方式［CW和重复脉冲（如果适用的话）］、最大曝光时间。
- 光束直径、光束光学、光束路径和光束发散。
- 镜头：焦距。

根据可能适用的联邦和国家法规，提供Ⅲ（B）和Ⅳ类激光治疗的口腔诊所必须任命一名激光保护顾问（laser protection advisor, LPA）和/或一名激光安全员（laser safety officer, LSO）。LPA通常由医学物理学家担任，将就所需的防护措施、MPE和NOHZ的计算，以及其他措施提供建议，以对所使用激光调整衰减，并为口腔治疗中的所有激光器、LED和强脉冲光单元提供帮助和建议。

激光安全员（LSO）

LSO的职责是确保使用激光的所有安全措施得到确认和执行。理想情况下，LSO可以是一个经过相应培训合格的口腔科助理。

LSO的常规职责是指最基础的职责：

（1）阅读制造商关于激光设备的安装和使用说明以及确认激光器的等级。

（2）熟悉并监督激光设备的维护流程。

（3）对其他员工进行激光使用的安全培训。

（4）不良反应报告系统的维护。

在激光使用过程中，LSO的职责包括：

（1）规划和管理激光使用的管制区域，限制未经授权的访问。

（2）在进入管制区域的所有入口设置适当的警告标志。

（3）确保激光设备和所有一次性物品都已准备好以供使用。在患者进入管制区之前，对所有激光设备进行激光发射测试（test fire）或监督。

（4）推荐合适的个人防护装备，如护目镜和防护服（合适的面罩、防护服等）。

（5）保存所有激光手术的记录，包括患者的详细信息、手术过程和激光手术参数。

（6）负责对激光的使用进行全面控制，如有违反安全措施的情况，应中断运行程序。

▪▪ 激光的物理保护和保持管制区内无菌

本章的前几节讨论了光束对未受保护的生物组织的危害。拟采取的主要措施应包括：

（1）在对患者进行临床操作之前，应使用激光发射测试对激光的所有工作部件进行检查。LSO或口腔医生有义务在患者进入手术室前进行设备的检查，并使用安全措施、警告标志、门窗保护和链锁装置，以防止未经授权人员的进入，如同正在进行激光手术。在激光设备开机前，管制区内的所有人员应佩戴合适的护眼装置。在激光传输系统进行连接后，选择最低的运行参数。激光应远离眼睛，并使用合适的吸收介质，在该介质中发射，使光束衰减。

部分权威人士认为，这将是一个确定通过激光传输系统的功率损失水平的机会（如果其功率出现损失）。使用合格的激光功率表可使激光安全员检查激光控制面板上的参数显示，并对照电表读数检查该数值。与此检查相关的是，许多激光装置有可能在设置过程中使用激光上的校准端口。

对于可见光波长和近红外波长，合适的介质是染色或深色咬合纸，对于较长的中远红外波长（铒激光或二氧化碳激光），合适的介质应该是水（▪ 图5.5）。

激光发射测试的目的是检查下列各项：

- 测试机器的操作能力。
- 测试纤维的裂解性（在适当的情况下）。
- 测试传输机制的通畅性。
- 测试激光束和同轴气/水喷雾的通畅性。

通过这样的测试，可以确定激光器处于运行中所选择手术的状态。

（2）对于在口腔内工作的口腔医生来说，皮肤的损伤可能并不是主要的风险因素。对于唇红边缘的激光消融手术，应注意避免侵犯靶组织以外的部位——特别是在中远红外和短波长的高功率手术中。操作中，可以使用湿纱布保护皮肤，以减少间接损害的可能性。

▪ 图5.6提供了激光手机选择的示例（Lumenis Corp. Israel）。金属制输送管道有可能过热，当使用这类器械口腔内软组织手术或是将金属导管靠在嘴唇或口周皮肤时，应保持谨慎小心。

（3）对于所有Ⅳ类激光器和任何其他类激光器，必须遵守各个制造商和监管机构的说明书，对控制区域内的所有人的眼部进行防护（▪ 表5.5）。ANSI Z136.1和IEC 60825 （EN 207/208）中规定了激光防护眼镜的性质和适用性。

使用激光时，眼部防护可归纳如下：

- 使用原则是强制性的，包括患者自愿的原则，以将患者的安全性作为重中之重。首先考虑患者，在管制区域内治疗团队的每一名成员都必须同样佩戴护目镜。
- 护目镜必须覆盖整个眶周区域，没有任何表面刮擦或损坏，并有合适的侧面板以防止散射的激光束进入。
- 镜片应由可吸收特定波长的材料制成，以衰减激

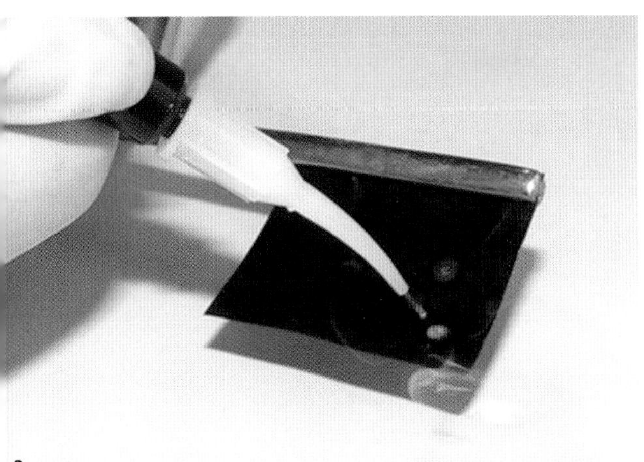

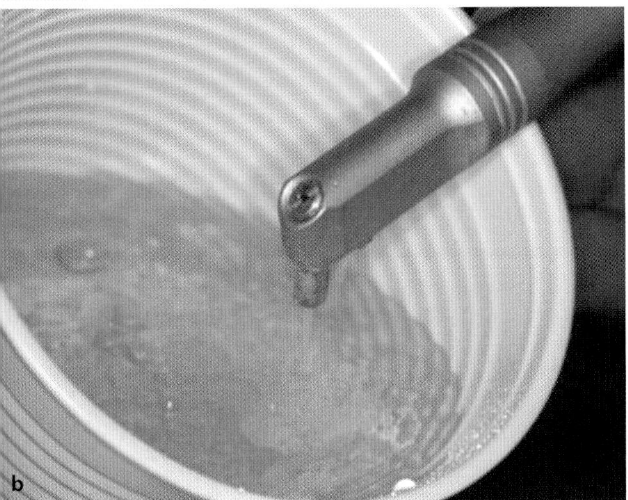

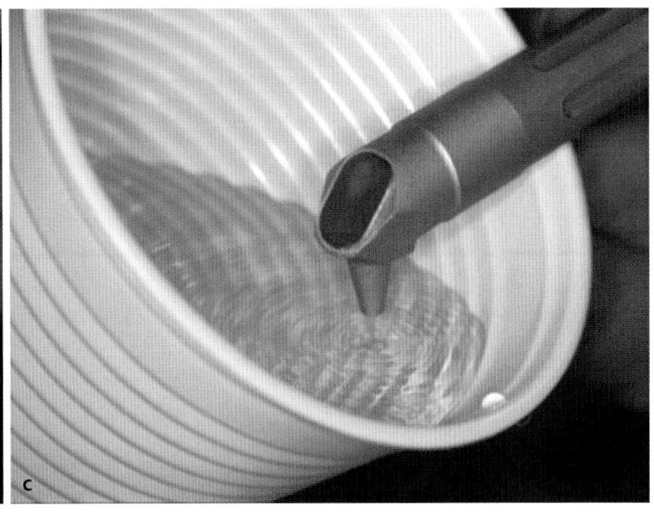

图5.5　激光测试。使用最小的激光工作参数，将光束射向合适的衰减介质中。（a）可见和近红外波长射向着色咬合纸。（b）Er：YAG射向水（中红外）。（c）二氧化碳波长射向水。

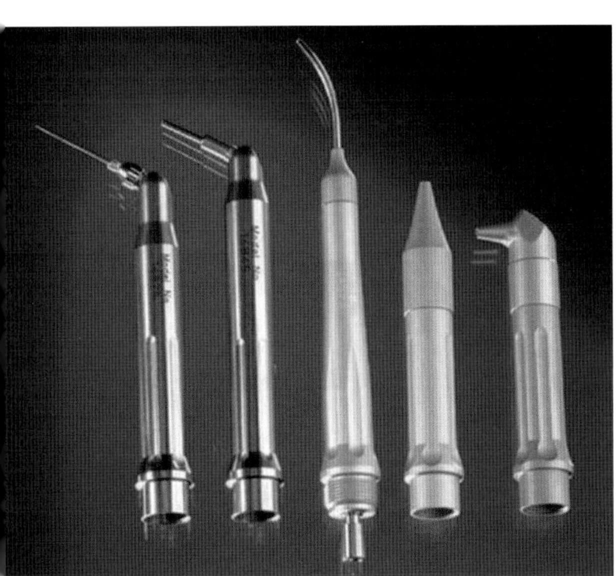

图5.6　口腔激光手机选择的示例。中心：金属CO_2输送尖端易过热，应注意避免接触口周皮肤组织。

光能量或将能量控制在MPE值之内。

- 护目镜应标明其所能提供保护的波长，既可以是特定的波长值，也可以是波长范围。
- 保护等级具体用光密度（optical density, OD）表示。该定量测量值表示护目镜镜片材料将特定波长的激光能量降低到安全水平（MPE值以下）的能力。OD值以激光束衰减的log10标度测量，为了得到足够的保护，应在5.0或以上[46]（图5.7）。
- 图5.7激光安全护目镜的示例，具体波长对应的光密度（OD）值。对于保护佩戴者的眼睛，OD值在5.0及以上被认为是完全安全的。这些信息可以在镜片或侧边上找到。

防护眼镜上必须提供的最基本信息（镜片的OD值和可吸收的特定激光波长或波长范围），可以根据眼镜的性质、特定的预期用途和其他与国家、地区相关的因素进一步加强。可以参考针对各个激光临床医生的激光安全要求（ANSI/IEC/EN）来获得此附加信息，并且激光保护顾问/激光安全员可能会提供其他说明。补充眼镜数据的示例可能包括：

- DIR定义了用于眼镜所针对的激光器的射模式。D表示连续波（CW）发射，I表示脉冲模式，R表示Q-开关模式。这一意义在以下方面进一步加强。
- DIN：直接冲击数（direct impact number，DIN）——这是镜片材料使直接照射的激光能量衰减至MPE值以下的能力。当发射模式为门控或自由运行脉冲时，此功能可应用于暴露在100个脉冲序列中，或承受10s的连续波发射的直接暴露。
- L6A：是一种防护等级，定义了在预期的临床、工业或研究条件下使用护目镜的适用性。
- CE（Conformité Européenne）标志：将表示已批准在欧洲共同体国家内分发和使用的许可证。
- 制造商的识别标志。

越来越多的口腔医生在临床工作中使用放大镜，可能会显著增加未受保护的眼睛受损的风险。针对使用放大镜时对眼睛造成的风险和激光器等级（ⅠM、Ⅱ、ⅡM、ⅢR、ⅢB和Ⅳ级激光），临床医生必须装备与所使用波长相对应的合适保护罩。如◘图5.8所示。

以同样的方式和相同的激光级别，口腔医生使用手术显微镜以方便对激光手术进行高清晰度观察时，必须安装适当的滤光片，并保持与眼睛的紧密接触。以下内容摘自Saegusa等2010年发表的论文，该论文研究了在手术显微镜下波长特异性滤光镜的有效性[47]。

》这项研究的目的是探究在口腔科显微镜下使用激光的安全性。使用了Nd：YAG激光、Er：YAG激光和二极管激光，工作尖的末端与口腔科显微镜的物镜相距5cm。每个护目镜都被制成一个扁平的圆

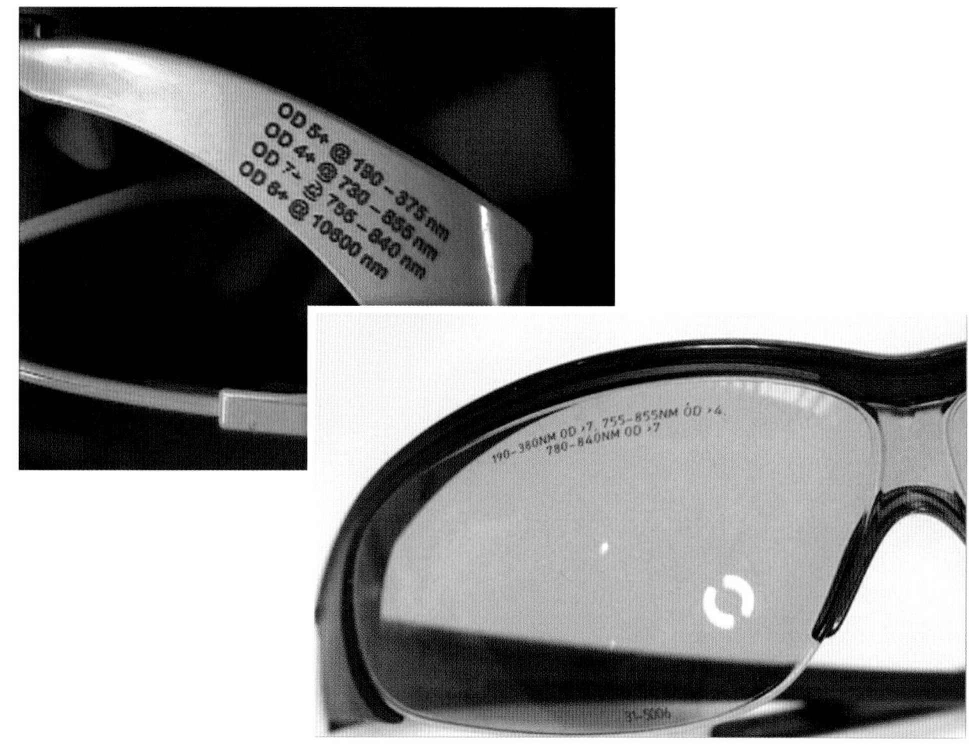

◘ 图5.7 激光安全眼镜示例，对应特定波长的相关光密度（OD）值。OD值为5.0及以上被认为在保护佩戴者的眼睛时是安全的。OD值信息可以在眼镜镜片或侧边找到。

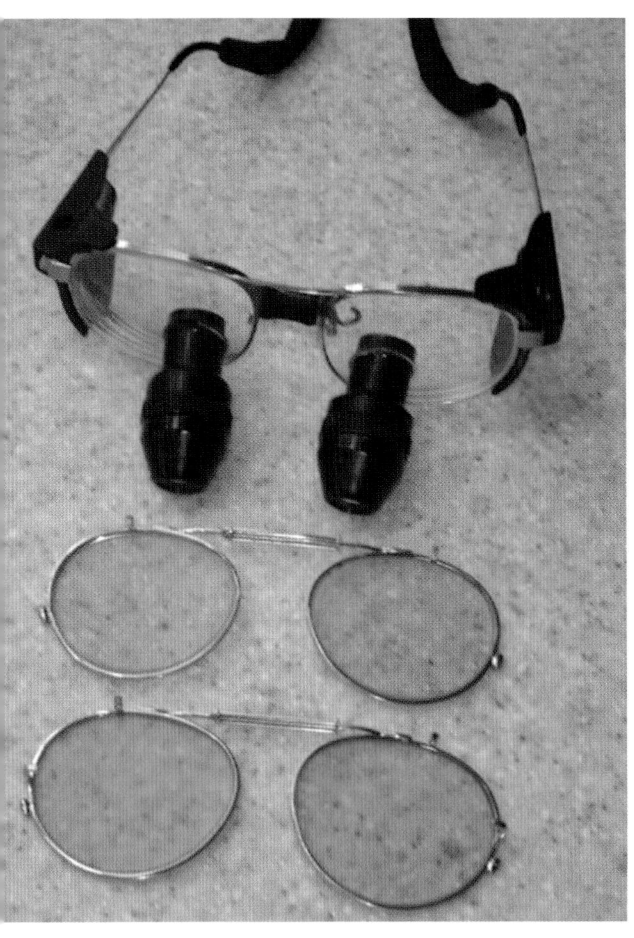

图5.8　带有特定波长的外科放大镜示例，放大镜被设计放于镜片和操作人员眼睛之间的眼镜内部。图片来源：Dr. D. Coluzzi提供。

盘，固定在显微镜的镜头上。滤光片被放置在物镜前面或目镜后面，并测量了安装或未安装滤光片时的激光透射能量。使用匹配的护目镜时，没有检测到透射的激光能量；不匹配的护目镜无法有效地阻挡激光能量，特别是对于Nd：YAG激光和二极管激光来说。即使不使用任何激光滤光片，也不能或只能检测到极少的激光能量。匹配的滤光片不管其位置如何都能屏蔽掉所有的激光能量。

目前，牙体硬组织手术消融治疗的发展趋势是向对靶组织进行超短脉冲辐照。0.4 ~ 3.0μm相干电磁波的飞秒脉冲和皮秒脉冲（femto-and picosecond pulse）传输超出人们对靶组织中波长靶向发色团吸收的理解。虽然激光光子能量的平均输出功率可能极低，但单个光子在10 ~ 12s甚至10 ~ 15s爆发所达到的峰值功率已足够转换为消融能力。根据上述研究发展，激光与组织的相互作用变得更像等离子体介导，而非光热。一些研究表明，除了超短脉冲激光照射可能产生的辐照度外，现代的激光护眼装置似乎已足够有效[48]。激光保护顾问和激光安全员有责任确保护目镜适合所使用的激光和所进行的手术。

5.6　培训员工使用激光

从本章中可以看出，根据所有可能适用激光技术的国家和地方的法规，门诊负责人的职责是确保患者和操作人员的防护，并防止在激光操作过程中的意外暴露。在某些国家，这一职责部分移交给负责口腔诊所的上级人员，作为管理医疗保健护理标准的更广泛的法规的一部分[49]。尽管承担了对患者安全负责的性质，但对其遵守的日常方法必须是定性和定量的。为达成此目标，不仅应有书面协议，且在该协议中的员工通过定期的绩效审计来驱动改进并持续发展出一种激光安全的“最佳实践”方案。任何激光安全程序的首要原则应是在激光介导的口腔治疗期间，避免患者受意外伤害。至关重要的是，参与患者治疗的所有医护人员在治疗过程中都必须意识到协作的重要性，因此员工之间的良好沟通是必不可少的。

管理机构应明白激光使用培训的必要性，这意味着接受培训应该作为口腔医生的职责和考取执照的一部分[50]。激光使用者有责任了解所在国家或地区关于激光使用的管理办法。在许多国家/地区，激光制造商和供应商有法律义务告知激光使用相关法规，并在激光保护顾问的帮助下解决相关疑问。

所有医疗保健机构都应该为每种激光、强脉冲光（intense pulsed light，IPL）和LED设备制定相应的规章制度，且员工使用设备之前均应阅读规章制度并签名，表明他们已理解这些规章制度。

以下总结了口腔科操作中激光安全的最佳实践方案。

- 任命经过相应培训并了解其职责的LSO。如前所述，LSO的基本责任应包括阅读和理解激光操作手册，具体涉及使用的适合性、依据手术进行的操作设置、设置与确定针对特定激光和激光安全特性的程序。

- 最重要的是，必须确定所使用激光器的等级，以及光学放大仪器（放大镜/手术显微镜）的性质，因为它们可能会影响安全风险（其水平与MPE值相关），并且需要特定的激光安全措施。
- 激光安全员（根据国家法规的要求，在激光安全顾问的指导下任命）必须明确管制区域（nominal hazard zone，NHZ），或称安全视野区——实际上，只要手术室具有不透明且完整的墙壁与门，即可满足上述要求；而在开放式的手术区域则应按照要求，在相邻区域设置标志以限制通行，并提醒他人注意。
- 激光安全员应确保激光器的设置与拟开展手术相符合，并已完成正确的维护和安装，附件如光纤、工作尖、连接器等必须适合要使用设备的品牌和型号，且只能按照制造商的说明使用配件。另外，设备错误信息或故障应记录在设备故障纪录中。故障纪录应该定期进行整理，并将所有问题通知激光防护顾问或激光防护管理人。
- 识别和消除所有环境风险。在管制区的周围设有符合IEC/ANSI规定的激光警告标志——该标志应包括使用的激光波、对眼睛的保护，以及最主要的——防止未经授权人员进入管制区域。如条件许可，可为设备安装远程链锁装置。
- 在患者进入管制区之前应进行激光测试。随后，在激光停止运作后，患者才进入准备手术。
- 外科医生/临床医生应选择与预期治疗相匹配的激光操作参数，并采用最小功率值以实现预期的临床结果。同时，激光安全员应密切监视和评估程序，并调整操作参数。
- 管制区域（NHZ）内的患者及工作人员应根据不同激光等级的要求佩戴适当的眼镜，同时佩戴匹配的过滤口罩、手套和配有高速抽吸装置等辅助安全措施。非靶组织应得到适当保护（组织收缩、使用非反射性器械、湿纱布）。
- 当激光安全员在激光治疗过程中发现风险应有权中止手术。激光安全员的首要责任应是保护患者的安全。
- 根据国家使用情况，将副作用定义为使用激光造成直接伤亡，并需通知监管机构。如果眼部或皮肤受损，则可能需要获得其他影响报告，以获得紧急临床服务。
- 激光治疗器械处理应具备适当灭菌措施，最大限度地减少交叉感染的风险，包括使用防护屏障和化学防护及高压灭菌程序。
- 根据护理标准规定，任何与口腔组织和/或血液接触的口腔激光设备必须经过热消毒，如果是一次性器械则必须妥善丢弃。另外，可能接触口腔组织的部分激光器械必须用适当的化学药剂消毒。
- 器械最好按照托盘系统使用。大部分临床医生会习惯按特定的原则确认口腔专用器械的污染、清洁，以及无菌。在非一次性辅助器械的回收消毒过程中，蒸汽高压灭菌器的灭菌是必要的；而大多数会使用金属托盘作为储放无菌器械的容器。除某些消毒方案外，“洗碗机式”消毒装置还可以提供高压灭菌前循环，以破坏病毒并清除蛋白质碎片。门诊负责人有责任采纳各种有帮助的使用建议，包含一次性与可重复使用器械的使用及器械的清洁、消毒和灭菌处理。
- 对于石英光纤传输系统，应在高压灭菌前进行彻底清洗，并采用适当的切割技术去除损坏或污染的部件。切下的部分必须被放置到利器盒中，要注意处理塑料工作尖。许多光纤传输单元将光缆作为组件的一部分，需要定期检查其外部护套，以确保有足够的石英纤通过手机。这种检查应在装袋和高压灭菌前进行。其他激光装置有光纤尖端插入件，可视为一次性使用或可重复使用。在这些情况下，必须遵循制造商的建议，以最大限度地降低患者连续治疗期间交叉污染的风险。
- 烟雾——将有害影响减至最小[9]。激光安全员应采取预防措施，即使不能清除也应减少烟雾。烟雾和其他有害物质的产生量随着采取的手术、靶组织的性质和类型、所采用的技术、施加到组织上的能量持续时间以及用于气化组织的激光发射模式而变化。应对参与手术的相关人员进行培训，以了解手术中烟雾的产生原因及减少或消除的方法。

- 应由资深的内部人员或排烟器制造商进行培训。避免医护人员和患者吸入烟雾最有效的方法是使用独立或激光器内建的排烟系统。所有的排烟器都应配备高效过滤器，以收集手术过程中产生的所有烟雾。
- 医用吸引系统（手术室墙壁抽吸系统）不适用于烟雾清除。随着时间的流逝，颗粒的积累最终会降低墙壁抽吸系统中的吸力。所有空气中所携带的颗粒会沉积在中央吸引系统中，该系统可能因此而阻塞，造成细菌的繁殖。
- 在所有激光操作过程中，管制区内的所有工作人员（特别是操作人员）都应佩戴合适的、高过滤效率的口罩（如可过滤0.1μm颗粒的颗粒呼吸器）。一般的外科口罩不足以作为颗粒过滤的主要方法。
- 在患者的病历上记录激光辅助手术的过程。建议并强制记录激光使用的附加记录，记录每次手术包括激光、波长、操作参数和临床结果。

5.7 当地法规

以下内容摘自2015年出版的《激光、强光源系统和LED在医疗、外科、口腔科和美学手术中的应用》，作者担任英国药品和保健产品监管局的口腔顾问[51]。

地方法规应与风险评估相关。它们应包含解决该评估中确定的危害和风险所需的工作做法、程序和资料。

本地规则应在激光/IPL房间或手术办公室中醒目显示。

在进行激光治疗的过程中，所有授权用户、协助人员或在激光治疗服务范围内工作的其他个人，应阅读当地法规，并签署相关表格，以表明他们已理解并同意遵守这些规则。

本地规则示例：

- 关于“X”激光在“X”激光口腔诊所使用的地方规定

  口腔手术名称、地址。

- 对人的危害性质

  激光对皮肤和眼睛都有直接和散射损伤，瞄准光束也可能是危险的，安全使用激光须严格遵守下列规则：

  - 工作光束为：X激光类型，操作波长为Xnm。它们具有相当大的危害。
  - 该装置的瞄准光束是低功率二极管激光，在EMS（Xnm）的可见区域工作。它被指定为Ⅰ类激光器（其他波长待定）。

- 激光装置

  （1）激光的名称。

  （2）任何其他Ⅳ类激光器（未指明）。

- 激光授权用户

  （1）姓名。

  （2）制造商/供应商代表。

- 激光保护顾问

  监管部门。

- 激光安全员任命

  姓名。

- 被授权协助激光操作人员的姓名

  （1）姓名。

  （2）经激光防护主管培训后的其他助理。

- 管制区域的指定和访问

  使用激光的房间被指定为管制区，激光只能在这个区域使用。门上应安装经批准的警告标志。

应在激光上贴一张告示牌，表明其使用应遵守当地法规。

管制区是安装激光的口腔手术室。此区是指由激光防护顾问根据《激光的安全使用》和相应的标称眼睛危害区。仅在临床使用激光时，控制区才会被强制执行。在使用激光期间，应在手术门的外面放置标志。

操作人员、助手、患者和旁观者必须佩戴防护眼镜或护目镜。眼镜必须具有吸收特定波长的能力，以衰减激光器发射的激光。激光安全员应负责确保人员在激活激光之前和激光发射期间都应戴防护眼镜。

对授权人士的使用限制

该设备只能由授权用户使用。激光防护管理人的责任和职责为以下几点：

- 确保遵守当地法规。
- 如果激光防护管理人认为现有法规需要修改，则通知激光防护顾问。
- 确保维护已授权用户的注册记录，并且已经制定了在进行的正确授权程序。
- 从每个授权用户那里获得书面声明，表明他们已经阅读并理解当地法规，并将声明副本发送给激光防护顾问。
- 确保只有授权用户才能操作激光。
- 发生事故时尽快通知激光防护顾问。
- 如想更改操作手术，需向激光防护顾问寻求有关安全隐患的帮助。
- 与激光防护顾问协商，决定其他人是否适合使用该设备。只要他们签署了一份声明，表明自己已阅读并理解当地法规，就可以将他们名字添加到登记簿上。签名声明的副本应发送给激光防护顾问。

设备的运行

（1）激光只能由授权用户操作（请参见上文）。

（2）激活激光设备所需的钥匙只能由授权用户持有。钥匙应标有“激光”字样，仅供授权使用，并保存在保险箱中。

（3）除非准确对准术区，否则切勿激活激光。唯一的例外情况，在激光安全员的严格监督下，按照安全操作条例进行激光发射测试在使用的激光器进行激光发射测试。

（4）在操作过程中，不得将激光对准术者、助手或患者的眼睛。

（5）当不用于治疗时，激光应切换到待机模式。

（6）当不用于治疗时，应使用操作键或触摸屏关闭激光。

（7）不得在气态麻醉药物或其他爆炸性气体或液体存在的情况下使用激光。

（8）激光束不可作用于汞合金修复体（易于气化）或其他表面易产生反射的材料，尤其是金属。

（9）术者/激光安全员应负责确保在场的所有人员接受过激光安全方面的充分培训，并负责管制区域内任何人员的安全。

（10）使用激光时，任何无关人士都应离开管制区域。

（11）所有术者及其助理必须签署声明，表明他们已阅读并理解当地法规。这些将由激光防护管理人存档。

激光对眼睛造成的意外

如果未进行保护的眼睛受到激光束的照射，我们（口腔诊所XXXX）与XXXX医院的眼科会诊医生有合作条款，他们将在事故发生24h内进行检查。

顾问：XXXX。电话：xxx。

报告的副本寄至：口腔防卫人员/制造商/H＆S联系人。

所有意外和非目标激光辐照引起的事故必须在第一时间报告给激光防护顾问。

记录

完整的操作细节将记录在患者病历中。应另外准备一本记录本以供登记机关备查。详细信息应包括以下内容：

（1）操作人员的姓名。

（2）进行手术的日期和性质。

（3）患者身份。

（4）机器维护说明。

（5）提供来自制造商的相关信息，使注册机构激光保护顾问充分了解其职责，向注册机构就可能涉及的激光危害控制提供建议。

（6）指定服务机构的名称和联系电话。

▪ 维护激光

授权用户有责任确保遵守制造商建议的预防性维护计划，并保存维修服务记录。

日期

签名：________________口腔医生

________________负责的激光防护

回顾日期＋2年

结论

初级保健中激光光子技术的发展突出了对安全考虑的绝对必要性。总的来说，国际上已经发展出一个多层次的管理结构并投入了应用中，在参考各国的法规后，形成了一套绝对优先的指导和规则。在此框架内，已经有机会探索口腔医生能将激光光子能量应用到何种领域，以及临床中能将激光发挥至何种程度。

本章中已经展示了各种类型的激光器，并探讨了它们对风险的影响。首先要考虑的是对无保护的眼睛所产生的风险，以及这一重要考虑因素的所有环境、操作和人员方面的风险，并探讨了在指定的高风险区内的护目镜使用指南。

本章中也解释了非目标保护、消融后激光烟雾管理以及激光在工作中的总体健康与安全政策中的影响等次要问题，提供了指导以支持采取适当的合规措施，这些措施可以在执业/办公室环境中使用，并供所有员工使用。

首要关心的是如何保护接受激光口腔手术的患者，希望上述章节能提供背景和适用的措施，以在执行激光辅助治疗时实现最高水平的安全操作。

扫一扫即可浏览
参考文献

第六章　激光辅助诊断

Laser–Assisted Diagnostics

Alex Mathews Muruppel

D.J. Coluzzi, S. Parker (eds.), *Lasers in Dentistry—Current Concepts*, Textbooks in Contemporary Dentistry,
DOI 10.1007/978-3-319-51944-9_6

核心信息

客观准确的诊断是制订安全、全面的治疗方案和治疗口腔科患者的关键组成部分。此类诊断的框架应基于明确的标准，并应用健全的诊断方法，以评估、分级和发现任何个案的目前症状。因此，各种诊断方法在确定临时和最终诊断中发挥至关重要的作用，从而可以据此计划决定实施治疗方式和策略。

口腔科临床医生在成为熟练的检查者、医生和术者方面扮演着关键的角色，而这些都取决于患者的需要和期望的治疗结果。口腔中的各种软硬组织以及附着其上的微生物菌群，很容易受到疾病的影响，可能是一种单纯的单一组织疾病，也有可能扩展成为解剖和区域性的改变，甚至多个结构的组织变化。因此，不能低估适当的、准确的诊断所起到的作用。

具体来说，理想的诊断技术应该是简单、经济、无创、可重复，且可测量的——最重要的是应与先进的科学研究和技术相结合。该诊断技术在硬软组织病理学中均须有应用，并且理想情况下应适用于一般口腔操作环境。

激光光子能量已被证明与口腔组织有相互作用，并且在消融能力范围内可以提供可测量的数据，以帮助临床医生区分健康组织和病变组织，而且可以量化或分析疾病的过程，甚至可以提供潜在疾病的进展监测。

本章阐述了激光荧光的基础科学及其在口腔疾病评估中的一系列诊断措施的整合和应用。

6.1 简介

当激光应用于诊断领域时，是可提供极高的精确度和准确性的微创技术。举例来说，光学活检可以提供组织的细节，而不需要通过取样造成患者损伤。如今，随着激光领域的发展及其在医学和口腔领域中的应用，各式可用的技术是学者们齐心协力研究的结果。这些技术可以在各种临床情况下应用于软组织和硬组织，甚至可以像光动力疗法（photodynamic therapy，PDT）一样扩展到特定疾病的治疗。但是，某些技术的成本仍然较高，因此尚未普及应用。

尽管在诊断中确实有一系列的激光辅助技术，但所有这些技术的科学基础都归结为与光有关的各式现象，如荧光、磷光和光谱学。上述对靶向材料的辐照研究是研究人员开创性工作的主题，如George Gabriel Stokes[1]（1852）和Chandrasekhara Venkata Raman[2,3]（1930）。

Stokes在他的论文《光的折射性的变化（On the Change of Refrangibility of Light）》[1]中报道了矿物CaF_2（氟石）和铀玻璃的能力，将入射到可见光光谱中紫色端以外的不可见光（UV）转换成重新发射的蓝光。它从水合二氧化硅（SiO_2）的颜色变化而产生的乳光一词中提取出了荧光（荧光来自萤石）一词。

同样，C.V.Raman[2-3]关于光的非弹性散射（inelastic scattering of light）的开创性研究推动了光谱技术的发展；这项技术可以探测到光子能量在分子中引起的振动和旋转变化，甚至因此可以用来描述特定物质的分子结构。

由激光引起的光化学变化，以及随后在分子中引起的振动和辐射弛豫，将提供有关分子构成的独特信息，并推动了无数诊断技术的发展[4]。激光的高强度能量使任何分子都容易被激发，而且与吸收背景低强度普通光源引起的自发辐射的区别简单而明确。因此，荧光、磷光现象和光谱技术是这些诊断方法的基础。所以，为了丰富对这些方法的理解，将首先阐述这些现象的理论过程。

6.2 荧光和磷光的基础知识

我们周围的所有物质都处于振动状态，而这种振动是分子内各组成原子的电子在恒定的平移和旋转运动中所产生的综合效应。M.Blank[5]提出，所有的生物体都有一个内源性电磁场（endogenous electromagnetic field，EEMF），尽管强度极低（低于1～1015Hz）。细胞中的生化反应，如酶促过氧化反应、ATP的形成、三羧酸循环和核酸、蛋白质中的天然发光团都会产生电磁场[6]。

规定这样的平移和旋转运动的能级，是量子化

■ 图6.1　量子数的描述。量子数表示单个电子的电能及磁能（自旋和方位）的能级。

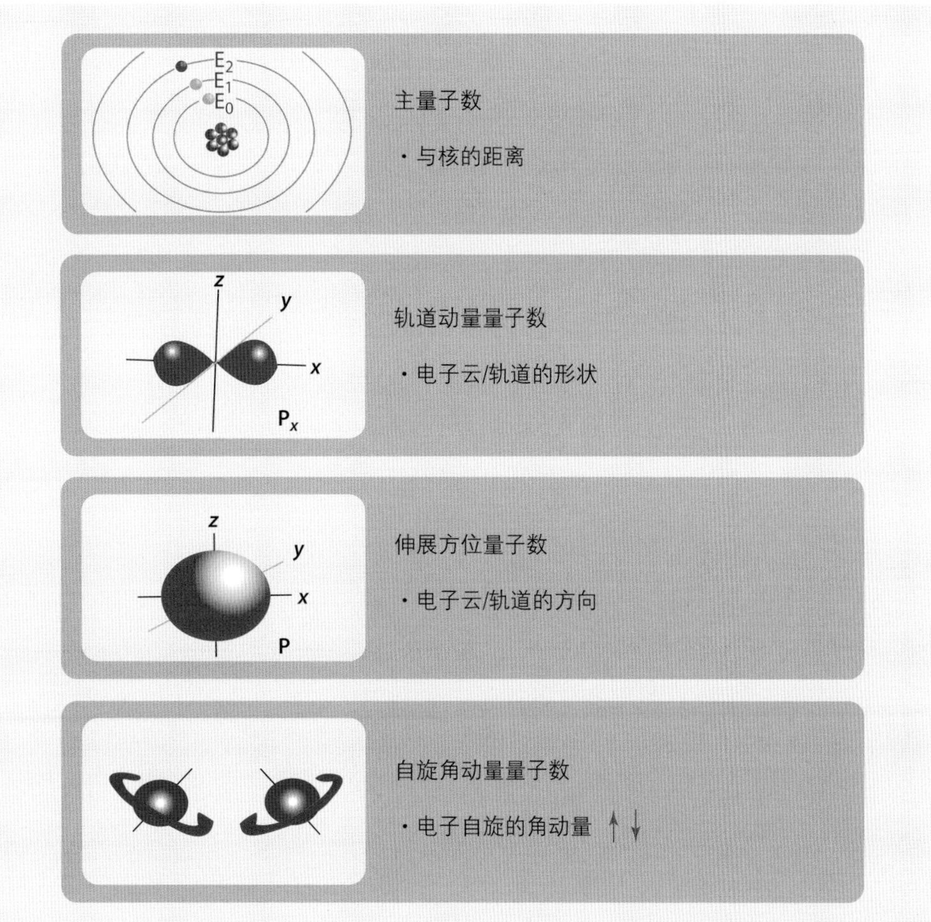

（M.Planck，N.Bohr）并根据电子的离散能量来描述，电子是根据4个量子数来描述的：①距原子核的距离半径（主量子数）；②电子的轨道角动量为s、p、d或f（轨道量子数）；③电子云矢量相对于电场的方向（取向量子数）；④电子自旋或角动量（电子具有沿其自旋轴定向的固有磁矩）（自旋量子数）（■ 图6.1）。

提示

电子通常在原子轨道中成对存在，且与在同一轨道中的自旋方向相反。

这种分子振动可以通过因吸收一个量子能量E引起的激发而增加，根据E=hν的方程式（其中h为普朗克常数），E与振动频率ν相关联（■ 图6.2）。

基态（ground state）——这一术语适用于原子或分子的正常电子态，其中电子具有稳定的成对自旋。但是，它对于元素或分子键仍然具有正常的旋

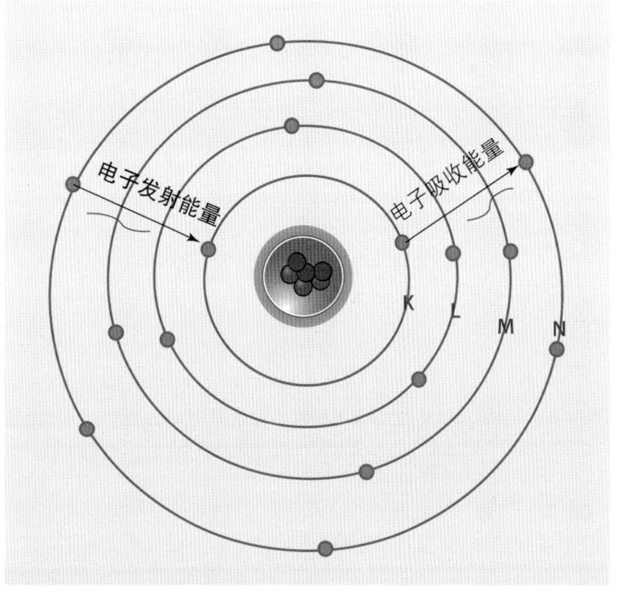

■ 图6.2　电子的激发与去激发——当入射光子的能量与基态（非激发态）的电子耦合并进入激发态（较高能级）时，就会发生吸收；当电子从激发态“衰变”或释放其获得的能量以返回基态时，就会发生发射。

转和振动能特性。

另外，激发态（excited state）是指电子在吸收量子能量后上升到更高的能级。激发态的寿命（lifetime）将根据获得的能量量子或激发方式而有所不同。最终，可以通过辐射能量量子（荧光或磷光），或通过将获得的量子能量以振动和热、内部转换或系统间交叉的方式进行消耗，以达到去激发的作用。

6.3 光作为振荡的电场

若光波的频率与原子自由振动的固有频率相等，一个能量量子（如入射绿色光子的能量量子），可以激发目标原子中处于基态的电子。这种激发可以导致电子吸收绿色光子的能量，使其处于基态的配对电子（自旋方向相反），形成激发的单线态（excited singlet state）（◘图6.3）。

入射光子与分子之间的相互作用强度取决于多种因素，如场偶极子（field dipole）、诱导偶极子强度（induced dipole strength）和它们之间的距离，以及最重要的，分子振荡场（oscillating field）的频率（ν）必须与入射光子的电子振荡频率相匹配[7-8]。

单线态的电子，即使在激发态下，仍然具有与处于基态的对应电子成对的、相反方向的自旋，因此称之为“单线态”。此后，被激发的单线态电子通过振动弛豫损失了一部分吸收的能量；这些能量以一小团称为“声子（phonon）”的热量消散。它只剩下较少的能量，因此发出更长的波长和黄色光子，并通过内部转换返回基态。内部转换（internal conversion）是一个术语，用于描述激发单线态电子向处于基态的配对电子跃迁返回，并通过振动耗散一些能量。吸收（激发）光和发射光之间的能级差异，称为斯托克斯位移（Stokes shift），这是由于内部转换中的振动弛豫引起的能量损失。通常，将吸收较高能量（较短波长）的光并发出较低能量（较长波长）的光的现象称为“荧光（fluorescence）”。它在10^{-9} ~ 10^{-7}s的范围内是短暂的。

另外，当吸收高能光子能量时，电子会被激发

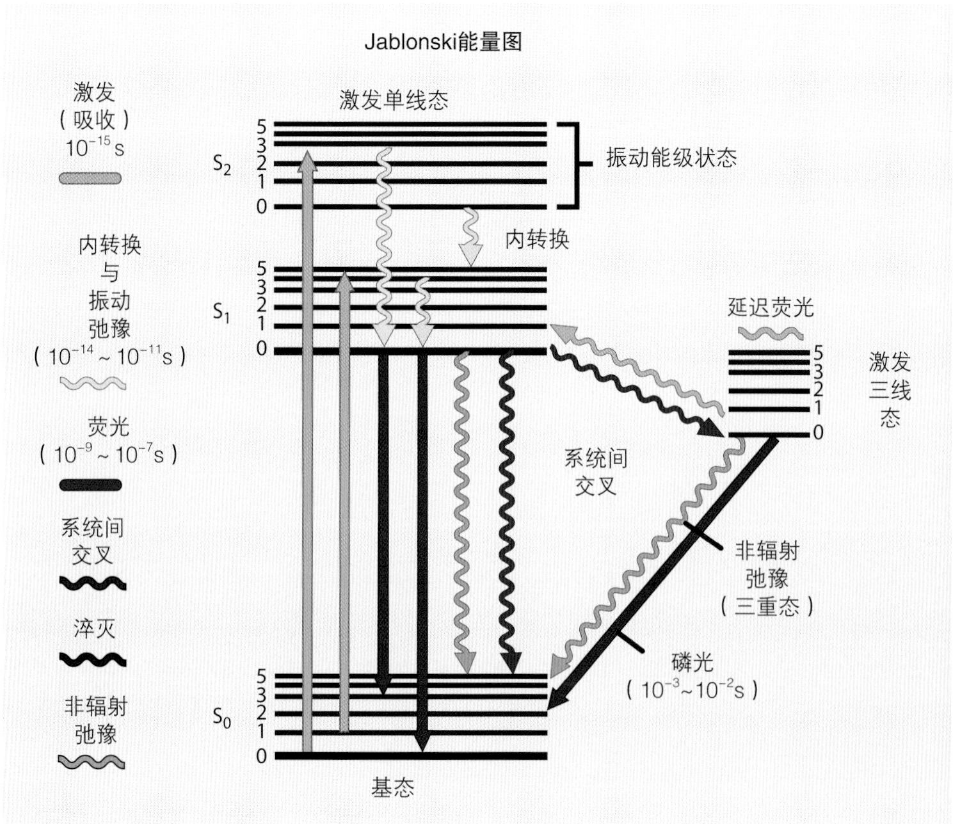

◘ 图6.3 Jablonski能量图。激发→S_0+hν$_{ex}$→S_2；去激发→S_2–S_0；无辐射弛豫——热损失作为振动引起的斯托克斯位移+hν$_{em}$→荧光+热能。电子的辐射弛豫是从激发态（光被释放）通过单线态的荧光辐射衰变或三线态的磷光辐射衰变而发生的。非辐射弛豫通过内转换或系统间交叉发生，但当能量被消耗（碰撞或形成复合物）或形成新产物时，非辐射弛豫也可通过分子间能量转移以淬灭形式发生——这称为光敏化（photosensitization）。

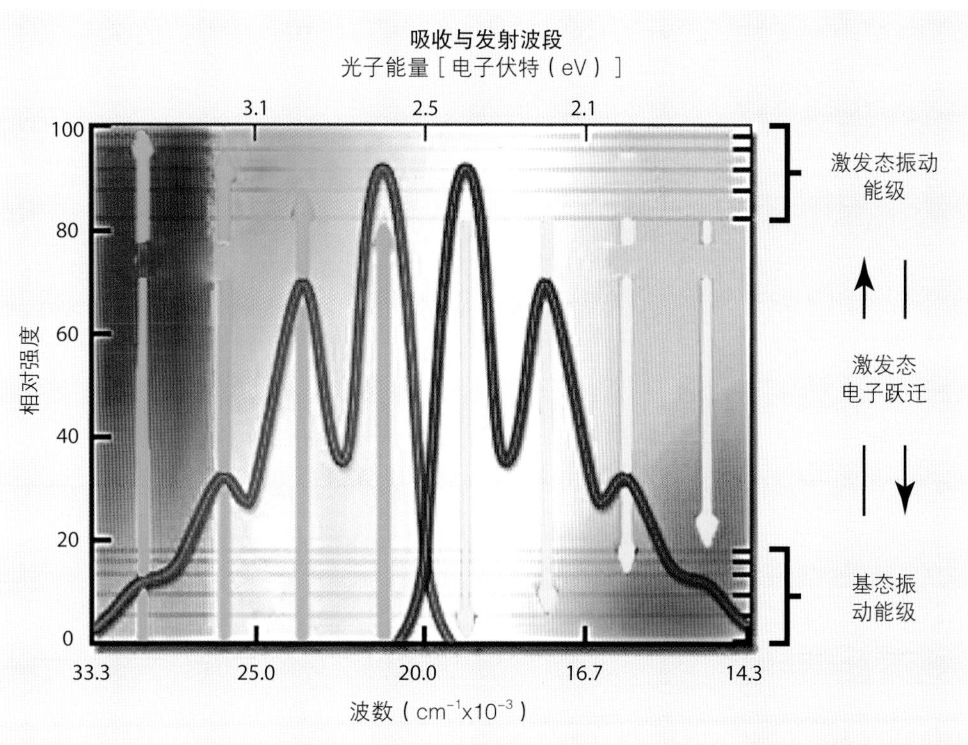

图6.4　镜像规则：虽然光谱随激发光的波长不同而变化，但对于同一荧光团，吸收光谱和发射光谱基本上是相同的。这一规则适用在诊断中估算任何特定荧光团的辐射寿命、激发能级和吸收能级。

进入到激发态，甚至改变其自旋。它不再与处于基态的配对电子配对，并且经历了所谓的“禁戒跃迁（forbidden transition）”到激发三线态的过程。返回到基态的弛豫是非常缓慢的，这就产生了一种叫作“磷光（phosphorescence）”的现象。未配对的激发态电子称为自由基（free radical），具有很高的化学反应性，其弛豫到基态的途径称为“系统间交叉（intersystem crossing）”。磷光和系统间交叉发生在10^{-3} ~10^{-2}s中，比荧光寿命更长、更持久[9]。

组织中的特定分子很容易被特定波长的光子能量激发，而这样的分子或物质称为发色团（chromophores）。Ronald W. Waynant[10]将发色团定义为“一种可作为激光光子吸引剂的物质或特定靶组织”。A. Arnat和J. Rigau[11]将发色团称为“在吸收光线后可将其转换为电子能级的分子”。与之相似的，可以在光的激发下重新发光的分子或化合物可以称为荧光团（fluorophore）。荧光团可以由芳香族、平面或环状分子组成，如共轭染料和荧光蛋白。它们可以被特定波长的激光激发，并可用于在多种诊断和治疗技术中对靶组织或细胞染色。

荧光及其激发遵循一定的原理，如镜像规则（mirror image rule）；该规则指出发射光谱与激发波长无关，因为荧光团的基态和激发态的振动能级间距相似，并且对于任何波长的激发光，荧光团的荧光光谱与其吸收光谱的镜像非常相似。换句话说，荧光团的发射光谱将是其吸收光谱的镜像。它对估算光敏剂的辐射寿命具有临床意义（图6.4）。

然而，这条规则也有例外的情况。共振荧光（resonance fluorescence）（电子吸收两个光子而非一个）可导致发射比被吸收光波长更短、能量更高的光。根据光谱原理，这种发射光波长的减少被称为蓝移（blue shift）。通常在荧光中，发射光的波长（较低的能量）增加，表现为光谱向红光端移动，这被称为红移（red shift）。实际上，红移会导致较低的频率和较低的光子能量，而蓝移则意味着发射光的较高频率和较高的光子能量。总的来说，红移或蓝移描述了荧光团吸收和发射的波长（或频率）之间的相对差异。

Michael Kasha提出的规则指出，源自荧光光子或磷光光子的发射仅在最低激发态才会有明显的产量。Sergei I. Vavilov修正了这一观点，指出发光的量子产率通常与激发波长无关。这具有临床意义，因为荧光产量与荧光寿命成正比（荧光寿命Φ=发射的光子/吸收的光子）。

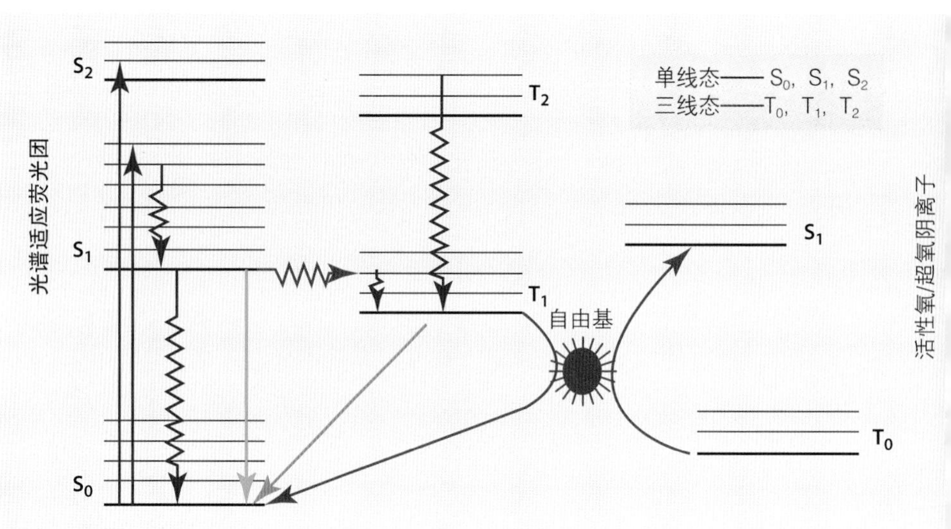

■ 图6.5 在光动力疗法（PDT）中，光敏剂通过荧光（单线态）或磷光（三线态）去激发的途径。激发的单线态或三线态会产生细胞毒性物质，可用于抗菌治疗，甚至用于对抗癌细胞。

对这些基本现象的了解十分重要，它们将作为光生物调节中激发单线态（如单线态氧）形成的基本机制，甚至作为在形成长寿命激发三线态，如光动力疗法（PDT）或光活化化学疗法（photo-activated chemotherapy，PACT）中超氧化物形成的基本机制。

生物组织是由酶、离子泵、核物质、核苷酸分子、极性分子，如水和主要受光电场刺激的束缚电子（因为生物组织不是磁性的，因此受光磁场的影响不大）等偶极结构组成[12-13]。组织由70%或更高比例的水（具高度极性）、能量载体（如ATP）以及含过渡金属化合物的大分子蛋白质等成分组成。组织中溶解的氧和水的极性可使其与三线态的荧光团高度反应，导致对细胞有毒的自由基（单线态氧）形成。三重态荧光团也可以通过细胞结构的连续衰变和氧化直接与上述生物分子反应[14]。这种能够在其他敏感和可接受分子中引起光诱导反应的化合物，称为光敏剂（photosensitizer）。由于光敏剂只能被特定波长的光激活，因此也被称为"光谱适应发色团（spectrally adapted chromophore）"[14]。

Christopher S. Foote[15]（尽管最早由H.Kautsky于1939年提出）将光敏剂光活化后发生的后续化学反应分为1型或2型。典型的1型反应包括光敏剂和周围分子的直接相互作用，以及自由基的产生。光敏剂进入寿命较长的三线态（数毫秒到数秒）后，可以与其他生物分子（除了氧以外）反应，产生羟基和超氧阴离子。另外，典型的2型反应需要将能量从光敏剂转移到氧，从而产生氧的单线态[14]（■ 图6.5）。

单线态氧很容易与细胞成分反应，如蛋白质中的氨基酸（如色氨酸、酪氨酸、组氨酸、半胱氨酸和甲硫氨酸）以及DNA和RNA的鸟嘌呤碱基，也很容易与不饱和脂类反应（包括胆固醇和不饱和脂肪酸）[16-17]。这种光敏剂被特定波长的光激活后，辐照单线态衰变（radiative singlet decay）是通过荧光（寿命较短——纳秒）进行的。它们可以影响细胞的各种变化，包括细胞膜的光修饰（photomodification）、细胞功能的改变、细胞氧化和坏死。

这些机制有各种不同的应用，它们解释了光动力疗法中细胞的光敏性，血库中在不损伤血细胞及血浆的情况下对病毒的光敏作用，以及光动力杀虫剂或金丝桃等天然光敏剂对动植物的光敏作用[16-17]。

6.4 荧光显微镜

荧光显微镜几乎在医学和生物科学的每一个分支中都变得无所不在，并且具有非常高的价值。目前已经开发出了多种技术和许多荧光蛋白，它们可用作光学探针来无创地研究细胞内生化反应过程，并使诊断过程更加清晰。荧光显微镜利用荧光和磷光发出的光显影，因此，它具有激发源（excitation source），作为一个可接受更长波长光（即荧光）的光学元件，以及滤光器（filter），阻挡所有其他的光，包括激发光和自体荧光源。

目前已有多种用于分析荧光的技术，如荧光寿命成像显微技术（fluorescence lifetime imaging microscopy，FLIM），它研究了荧光蛋白与其邻近环境中细胞过程的相互作用；荧光共振能量转移（fluorescence resonance energy transfer，FRET）是指能量从激发的荧光团转移到附近的另一个分子，从而使其发出更长波长的光——这可以对细胞代谢过程中的分子及其相互作用的范围进行非常详细的解析。其他技术，如全内反射荧光（total internal reflection fluorescence，TIRF）［允许在数百纳米范围内成像以及对分子层面（如细胞膜上分子）进行选择性成像］和受激发射损耗显微术（stimulated emission depletion，STED），其通过控制特定区域的照明和荧光来提供高度的选择性，从而提供精确的分辨率；上述其他几项技术也正在研究中[16-17]。

这些显微技术中使用的荧光团可以是内源性或固有的，如在紫外光下发出荧光的色氨酸或在蓝色光下发出荧光的烟酰胺腺嘌呤二核苷酸（nicotinamide adenine dinucleotide，NADH）；它们构成了自体荧光技术的基础（◘ 表6.1）。合成的有机荧光团［如罗丹明、Hoechst、DAPI（紫外光或蓝光）等组织染料］或量子点（quantum dot）形成第二类；而能够通过遗传编码形成固有荧光团的荧光蛋白，如Aequorea Victoria 水母的avGP（在绿色光下发出荧光），甚至是通过共价键与基因编码蛋白质结合的合成染料的杂合物，构成第三类荧光团[17]。

荧光蛋白甚至可以处于休眠状态，然后可以

◘ 表6.1 内源性荧光团的最大吸收值和最大荧光值——根据组织中的荧光团相应的光谱光

发色团	溶剂	吸收（nm）	荧光（nm）
色氨酸	H_2O	220、280、288	320~350
酪氨酸	H_2O	220、275	305
胶原		300~340	420~460
弹性蛋白		300~340	420~460
NADH	H_2O	260、340	470
NADPH	H_2O	260、340	470
黄素	H_2O	260、370、450	530
锌-粪卟啉	DMSO	411、539	580
锌-原卟啉	DMSO	421、548、585	592
尿卟啉	DMSO	404、501、533、568、622	624
粪卟啉	DMSO	398、497、531、565、620	622
原卟啉	DMSO	406、505、540、575、630	633
叶绿素a	乙醚	425、670	685
叶绿素b	乙醚	455、642	660

数据来源：经许可摘自Koenig and Schneckenburger[17]
NADH这样的荧光团是自体荧光诊断技术的基础
DMSO二甲亚砜

被光激活（photoactivable），如PA-GFP；光转换（photoconvertible）的含义是从一个荧光带变为另一条荧光带，如Kaede（518-582），或者可以像Dronpa的光开关（photoswitchable），它能在488nm的光照下被激活或不被激活[16]。

组织中内源性荧光团的自体荧光可以通过激光诱导荧光进行检测；其具有广泛的诊断应用，如用于区分组织类型、检测微生物感染和组织的代谢状态，甚至可以用于检测代谢缺陷。1962年，B.Chance等[18]在体内实验中（大鼠的脑和肾脏）通过研究460nm波长光下NADH荧光（荧光标记的NADH浓度越高，意味着细胞内氧水平降低），评估了线粒体细胞内氧化率和细胞内的氧浓度。实际上，这项工作是B. Chance和F. Jobsis[19]于1959年在青蛙缝匠肌上研究的延续，证明在443nm波长光下细胞质和线粒体吡啶核苷酸在肌肉收缩中的荧光增强。A. Mayevsky[20]在1972年和1988年继续进行相同的工作，在幼犬或成年犬以及蒙古沙鼠的大脑中，使用柔性光纤和校正后的荧光信号（450nm），在没有组织吸收或血液容量变化（在336nm波长光下反射）的其他背景影响下，进行了表面荧光反射测量[21]。他们证明了缺血和缺氧的影响与NADH荧光的相关增加有关。

当自体荧光用于组织分化时，可以有效地检测肿瘤。W. Lohmann和E. Paul在1988年[22]的实验表明，当在365nm激发时，在475nm处可以检测到原位黑素瘤。W. Lohmann（1990）[23-24]使用相同的技术来描述，并将其与检测到的癌症和细胞异型增生相关联，在体外冷冻子宫颈和肺部肿瘤切片中，与正常组织对比，发现肿瘤周围区域的荧光强度明显更高。然而，皮肤的自体荧光更加复杂一些，因为除了确定的诊断自体荧光还原型吡啶辅酶NADH和NADPH之外，还存在各种荧光团，如细胞外的胶原蛋白、弹性蛋白和角蛋白，以及细胞内的色氨酸和血红蛋白，可能会影响产生的光谱。此外，体内氧化还原状态可能使NADH的定量更加困难。Hyejun Ra等[25]使用一种被称为flucoxib的吲哚美辛基荧光探针（由Mannet等开发）在基因工程小鼠体内检测到非黑素瘤皮肤癌，对于肉眼可见的肿瘤其准确度最高为88%，而对于显微镜下可见的肿瘤，则最高为85%。在本研究中，在503～555nm激发后，以10nm的间隔监测500～800nm的荧光信号。

在讨论实际评估和临床模式之前，了解癌症自体荧光检测基础和生物学基础是基本的前提。我们目前对这些过程的大部分理解可以归功于I. Pavlova[26]和她的团队（2003—2008年）的工作。在她2008年的研究中，通过共聚焦显微镜捕获了49份正常、良性和恶性肿瘤活检样品的自体荧光，图像证明紫外线（351nm和364nm）和488nm氩激光的自体荧光模式不仅取决于病理或正常性质，还要根据口腔的部位。紫外光用于上皮细胞内的NADH的自体荧光和结缔组织中的胶原蛋白的自体荧光，而488nm用于上皮和结缔组织的黄素腺嘌呤二核苷酸（FAD）的自体荧光。研究发现，与颊黏膜、口底和舌头的上皮相比，上腭和牙龈的上皮具有很高的荧光性。与正常样品相比，上皮黏膜的良性病变仅具有较弱的荧光，而肿瘤性病变对紫外线的荧光增强。良性和肿瘤性样本的结缔组织（与解剖部位无关）对488nm和紫外光的荧光均降低[27,29]。他们推测，肿瘤样本中结缔组织荧光的降低是由于炎症、淋巴细胞活性和基质降解蛋白酶导致胶原蛋白交联丢失所致[28]。

正常上腭和牙龈的上皮细胞具有高荧光性，这是因为高度角化的咀嚼黏膜限制了光的穿透并增加了光的散射，因此只有NADPH对荧光有作用，而不是胶原蛋白。然而，在肿瘤状态下，上皮和结缔组织之间的细胞信号传导的生化途径发生改变，这与癌组织的新血管生成相结合，并且结缔组织中胶原蛋白的丢失被认为是肿瘤上皮荧光减弱的原因[29]。

D.Roblyer等[30]在他们的研究中证实了上述事实，该研究是通过在365nm、380nm、405nm、450nm的多光谱数字显微镜（MDM，广角光学显微镜，彩色CCD相机，可变范围为1～7cm）下对56例患者和11名志愿者进行定量自体荧光成像。由另一位不了解样本分组的工作人员选择拟分析的焦点区域，然后应用与红绿荧光强度比等相关的诊断算法。结果表明，这种定量自体荧光的诊断方式可以区分肿瘤组织和非肿瘤组织，其敏感性和特异性为96%。

D. Shin等[31]在2010年描述了当今流行的各种诊断技术，如ViziLite（Zila Pharmaceuticals, 美国）有化学发光的蓝色光源，可以检测病理变化。然而，关于其准确性的研究尚未确定。

M. Suyama发明的VELscope或视觉增强病变范围镜（LED Dental, 美国）是一种手持设备，设计用于使用400～600nm的荧光诊断口腔癌前病变、癌性或病理性病变。它的工作原理是正常黏膜会由于自体荧光而呈现绿色或淡绿色，病理或肿瘤病变会呈现棕色到黑色。它是基于视觉自荧光的概念，而不是本章前面描述的自动荧光成像技术。然而，它可以帮助医生识别和描绘癌或癌前病变。但是，这是相当主观的，因为它严重依赖于临床医生的判断、培训和经验；良性病变也可能出现假阳性，因为它们也可能有结缔组织改变，导致组织的自身荧光改变。目前已经设计了一系列的研究来评估这种装置的功效，但结果并不明确。

Lane等[32]是2006年第一批研究VELscope装置的人，他们报告了灵敏度为98%，特异度为100%。随后，Poh等[33]对20名患者进行了122次口腔黏膜活检评估，报告的敏感性为97%，特异性为94%。Poh[34]在2007年与另一个小组设计了一项类似的研究，并发表了一份报告，在总共60例接受了口腔癌手术的患者中，22例对照组患者中有7例（25%）复发，而在38名由外科医生在视觉荧光（VELscope）的引导下进行10mm边缘切除的患者中，没有一例复发。然而，McNamara等在2012年对42例患者的研究与之前的研究不一致，认为视觉检查优于VELscope视觉荧光检查。

通过自体荧光进行癌症诊断也可以基于在肿瘤组织中检测卟啉或其衍生物。组织中存在与卟啉有关的各种荧光团，如原卟啉Ⅸ（PP Ⅸ）、粪卟啉Ⅲ（CP Ⅲ）、尿卟啉Ⅲ（UP Ⅲ）和血卟啉Ⅸ（HP Ⅸ）。早在1924年，Policard曾在大鼠肉瘤中报道过卟啉暴露于紫外光时会发出强烈的红色荧光；这在后来发展成为光动力疗法（PDT）的基础工作。直到1942年，Auler和Banzer才在恶性肿瘤细胞中证明了血卟啉的存在；之后在1960年，F. N. Ghadially和W. J. P. Neish研究了兔子的鳞状细胞癌后，才确定内源性PP Ⅸ是负责红色自体荧光的主要荧光团[36]。

Y. Yuanlong等（1987）[37]研究表明，鳞状细胞癌组织暴露于365nm氙离子脉冲激光时，在630nm和690nm处显示荧光，与传统活检方法的相关性为89%。Koenig和Schneckenburger[38]继续进行了这些研究，使用带有光纤传感器的364nm氩激光，在皮肤和皮下移植的小鼠实体艾氏癌（638nm和680nm）和鳞状细胞癌患者（635nm）中，于673nm处产生自体荧光。

6.5 光学相干断层扫描

光学相干断层扫描（optical coherence tomography, OCT）是一种改良自眼科（Naohiro Tanno, David Huang 1991）的非侵入性、实时成像技术，可提供约2mm深度的三维高分辨率（10～15μm）图像。从字面上看，它可以通过光学方法对组织病理进行诊断，而不需要通过手术从患者身上获取组织[39]。它基于通过低相干干涉法分析反向散射光的原理，简单来说，这是指从表面散射回来的光被叠加（作为相长干涉和相消干涉），以形成有用的诊断数据。来自基板的反向散射（反射）从不同的深度（取决于被成像区域中的组织结构）到干涉仪产生低相干性光束（◘ 图6.6）。干涉仪将来自每个单个扫描点的光学数据整理为干涉图（interference pattern），并记录为深度分布（A扫描），而在整个样品的线性扫描中，将提供横截面（B扫描）数据。图像可以基于单焦点或扫频激光光源的光谱域扫描（spectral domain scans），其中不同频率的光可以按照顺序发射。

通过使用类似于内窥镜探针的手持（X–Y）扫描设备，沿着两个臂引导光：参照臂（镜）和样品/底物臂（◘ 图6.7）。光源通常是工作在连续波中的近红外二极管激光器或短脉冲飞秒激光器，并且与

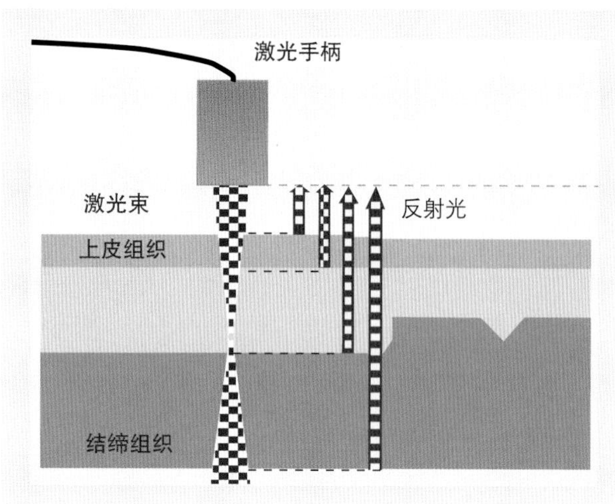

◘ 图6.6　来自激光源的光对位于不同深度的不同组织成分产生反向散射。这是由低相干干涉仪分析的——该干涉仪根据在不同水平引起反向散射的组织成分，产生沿深度方向的信息或一系列横截面图像。

时域或频域干涉仪配合使用（◘ 图6.8）。

由于不同组织成分的折射率在空间上的差异会随着深度变化，正常组织和病理组织可以通过不同的对比度在三维图像中显示出来，因此捕捉这种差异会给图像提供更多的细节和差异。此外，它可以在体内对皮肤进行定性形态成像，并有助于诊断皮肤癌前病变或癌性病变[40]。通过这种方式进行的光学活检已诊断出非黑色素瘤皮肤癌（NMSC）的肿瘤性病变，如基底细胞癌和鳞状细胞癌（Strasswimmer 等2004[41]；Olmedo JM等2006 2007 [42]；Gambichler T. 等2007[43]；Mogensen M. 等2009[44–45]）以及黑色素瘤（de Giorgi SM 等2005[46]，Gambichler T. 2007[47]）

OCT还可用于口腔黏膜病变的诊断。O.K

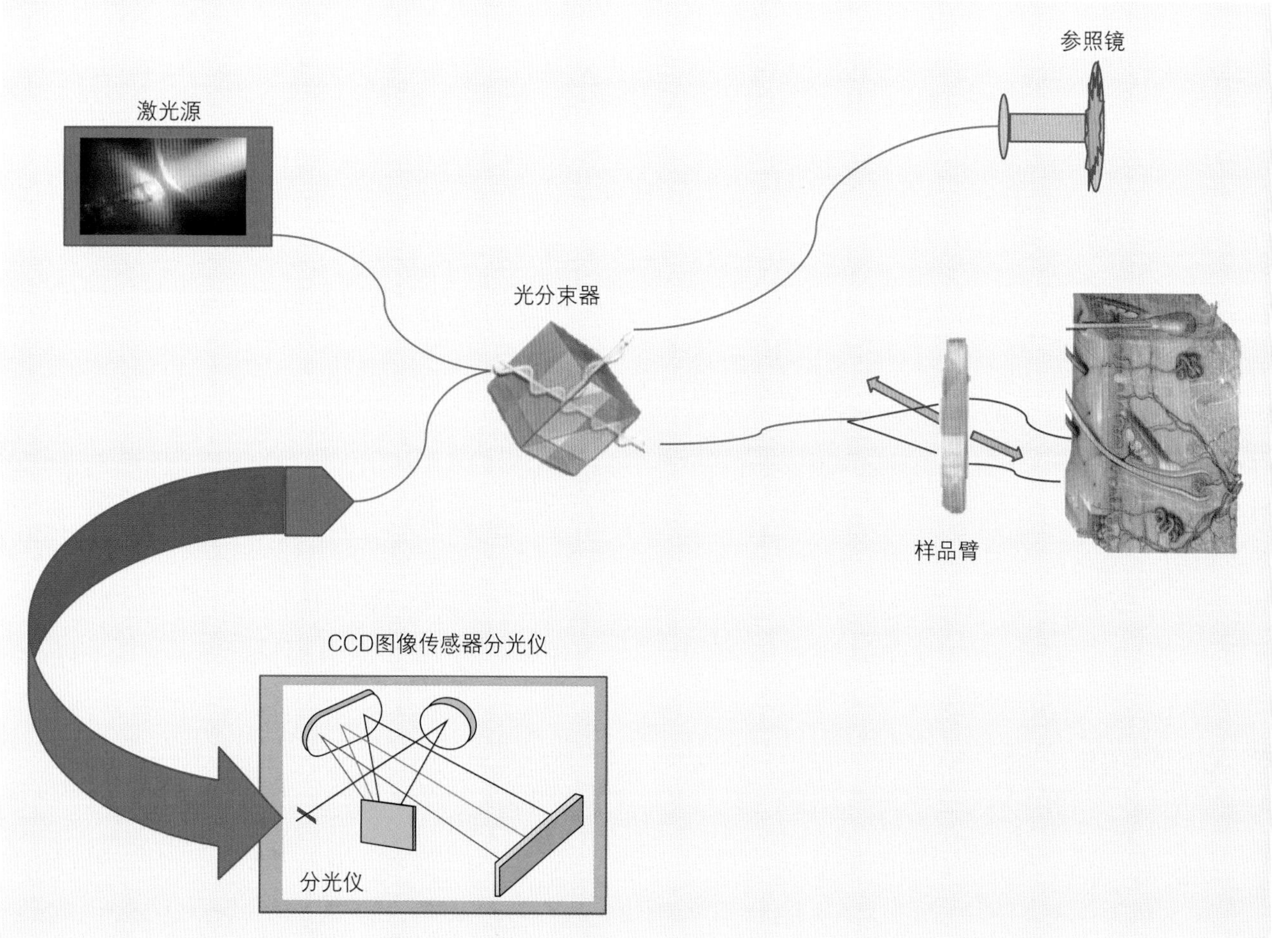

◘ 图6.7　光学相干层析成像仪包含一个带有激光光源的扫描仪探头，由分束器透过两个臂引导，其中一个来自样品（由CCD探测器或CMOS成像记录），另一个来自参照镜；将来自两臂的光进行重叠，并用计算机进行光谱分析［CCD（charge-coupled device），电荷耦合器件；CMOS（complementary-symmetry metal oxide semiconductor），互补对称金属氧化物半导体］。

图6.8 Michelson干涉仪由一个分束器组成，分束器将来自光源的光分成两部分，然后将来自样品臂和参考镜的反射光重叠，产生OCT图像。

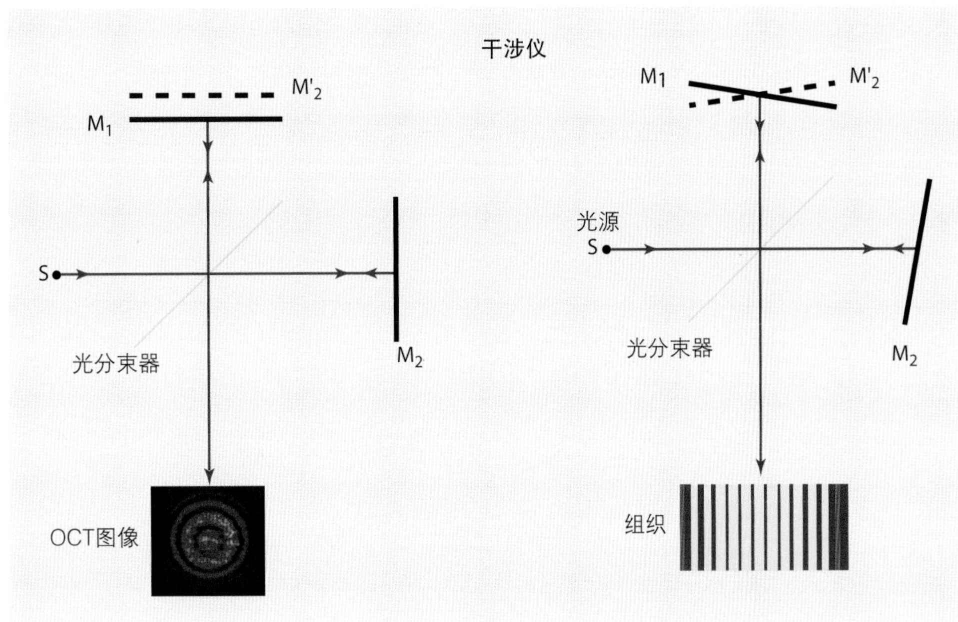

Adegun等（2012）[48]应用OCT诊断上皮异常增生，并将B扫描图像与组织学切片进行比较。他们表示，这项研究的相关性和意义在于，确定要获取活检的解剖部位的选择取决于临床医生，因此诊断也将有所不同；另外，OCT提供了一种非侵入性技术，在将来，可以仅在必要时，在OCT图像提示下指导医生选择合适的部位进行活检。结果显示，在中度和重度不典型增生的情况下，OCT图像与实际活检之间的相关性较差。O. K Adegun等在接下来的1年（2013）[49]中，使用二维成像模式，即所谓的"缩放强度下降模式（scaled intensity drop, SID）"，评估了OCT在与正常黏膜或纤维上皮性息肉相比的水疱性黏膜病变诊断中的价值。结果表明，SID确实能够区分液体充盈组织和固体组织，其灵敏度和特异性为80%。

然而，也可以将其他诊断方式进行类似的应用以提供光学活检，如多光子激发显微术（multi-photon excitation microscopy），本质上是一种荧光显微术，其原理是双光子激发可以在荧光团中诱导更长波长的荧光发射，如NADPH通常会发出紫外光。B.R. Masters等[50]报道了在平均功率为10～15mW的730nm、100mW的钛：蓝宝石飞秒激光和检流计驱动的扫描仪中使用该技术。他们得到的结果是能够获得图像深度为100μm的样品（紫外线的穿透深度仅在30μm以下，并且还存在细胞活力问题）；这种技术可以用于获得活体光学活检的深度切片。弹性散射光谱法（elastic scattering spectroscopy, ESS）、拉曼光谱法（Raman spectroscopy）和激光诱导击穿光谱法（laser-induced breakdown spectroscopy, LIBS）是进行光学活检的其他方式。

6.6 光谱技术

Skoog D. A.和Holler J.[51]将光谱学定义为研究物质与电磁辐射之间的相互作用。A. M. Helmenstine[52]进一步细化了这个定义，指出这种分析（物质和辐射之间的相互作用）可以适用于电磁波谱的任何区域。因此，现有光谱技术的范围可以以任何特定波长区域为基础，也可以以电磁波谱的一个波长区域的吸收或由一个特定波长引起的热发射为基础。

大多数光谱技术都以分子的电子跃迁和各自的吸收能带光谱为基础进行处理，而原子发射光谱和原子荧光光谱对受激发的原子进行分类，因此总的来说，它们能够提供有关化合物中特定元素及其浓度的信息。原子发射光谱法（atomic emission spectroscopy）能够表征激发态原子发射的特定波长（颜色），其原理为激发态原子的数量与发射的能量成正比。可使用火焰或等离子体对样本进行热激发。

这些技术是基于1817年Josef Fraunhofer的观察结果而建立的，他发现太阳辐射的光谱中有许多连续的暗线（他用字母来标记这些暗线）。后来，Gustav Kirchhoff在1859年发现钠原子吸收了太阳辐射，会在589nm处形成D线。

紫外线/可见光的分子吸收会导致激发，其表现为振动能量的增加，并且可以在吸收光谱法，如原子吸收光谱法（在白色背景上以黑线显示）中将随后的发射波长用吸收的波长进行测量。激光诱导击穿光谱法（Laser-induced breakdown spectroscopy，LIBS）是一种以高能聚焦的激光脉冲作为激发源的原子发射光谱法，它使基板雾化以形成等离子体；而该等离子体将具有基底的特征性原子或分子特征。

Kumar等（2004）[53]在犬血管瘤中证明了LIBS的体内应用前景，并发现与正常细胞相比，肿瘤细胞中的钙、钾、铜和钾的水平不同。

R. Kanawade等（2015）[54]在猪来源的脂肪、肌肉、神经和皮肤组织样本上，使用193nm、28ns、10Hz脉冲、0.6mm × 0.4mm光斑大小和能量/脉冲38mJ的准分子激光，根据美国国家标准与技术研究所（National Institute of Standards and Technology，NIST）[55]数据库分析其基本原子组成，将LIBS应用于进行组织分化。他们证明了Na与C、K与Na、O与C的发射强度比可以用于组织间的区分，这一信息可以用于未来的微创激光引导手术。

荧光光谱专门测定荧光（荧光量子产额）或磷光（磷光量子产额）弛豫途径，其历史可追溯到19世纪中期。光谱将发射辐射的强度描述为激发（激发光谱）波长或发射（发射光谱）波长的函数。激发光谱显示了在给定的固定波长（同时改变激发波长）下的发射，而发射光谱显示了当使用固定波长激发样品时发射的辐射强度。

诸如拉曼光谱法的情况下，可应用于散射光的光谱测量。

6.7 光的非弹性散射与弹性（Rayleigh）散射

弹性散射表明散射的光与入射光具有相同的能量，入射光所照射的粒子比光的波长要小得多。根据瑞利定律，散射与波长的四次方成反比，这意味着波长越短（紫色光、蓝色光），散射就越大[14]。

相反，非弹性散射将导致入射光的频率和波长发生变化，因为能量会向分子的振动状态转移。能量的这种传递使分子能够达到更高（激发）的“虚拟”振动状态。最后，散射光的能量将与其入射能量相等且成比例地减少。这将增加散射光的波长（红移），并且能量的差异将对应于分子的振动状态之间的差异——这称为斯托克斯位移。

然而，在这种情况下，当入射光子撞击一个已经处于激发振动状态的分子时，散射光子将比入射光具有更多的能量，因此它将具有更短的波长（蓝移）。这称为反斯托克斯位移（▣ 图6.9和▣ 图6.10）。

6.8 拉曼光谱法及其诊断潜力

6.8.1 在软组织中的应用

在Q. Zhu、R. Quivey和AJ Berger（2003，2004，2007）[56–58]的研究中使用了出错率较低（±0.07%）的830nm的二极管激光，并建议使用拉曼光谱法定量鉴定口腔内细菌种类（变形链球菌、血链球菌和戈登氏链球菌），如菌斑生物膜。同一个团队与B. D .Beier一起在2012年继续进行了这项研究[59]，他们证明了使用830nm的二极管激光共聚焦显微镜进行拉曼光谱分析，在不同细菌物种的培养物中对细菌种类（血链球菌和变形链球菌，▣ 图6.11）的分类和验证可产生93%的准确性。

K. Maquelin等在2002年[60]首次报道了使用100～150mW、830nm的钛：蓝宝石激光对念珠菌进行共聚焦拉曼显微镜鉴定，准确率高达97%～100%。他们建议，这种方式为鉴定念珠菌感

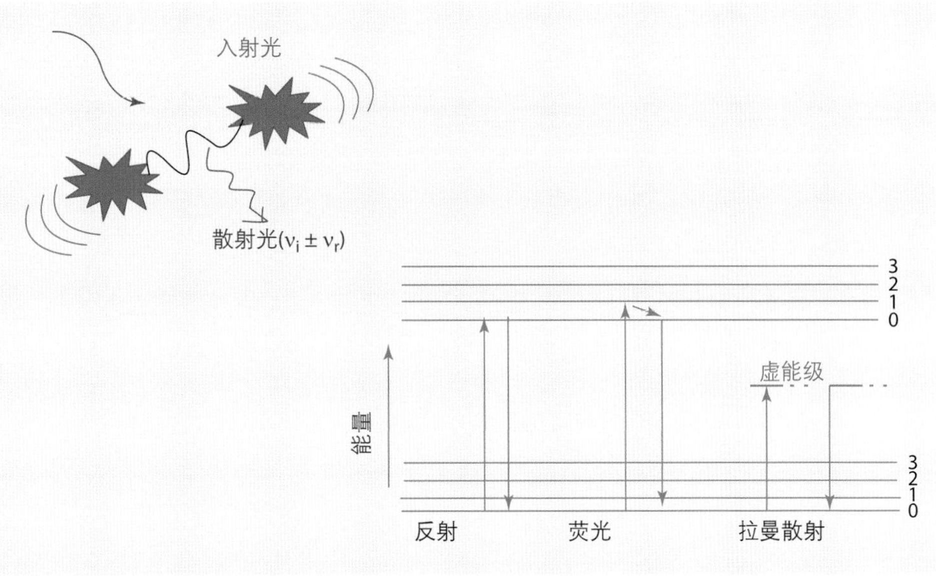

图6.9 入射光的非弹性散射（$h\nu_i$），使分子处于较高的“虚态”，随后散射光的能量出现损失（或增加）（$h\nu^R$）。这种散射光的能量损失（或增加）可以通过光谱学进行检测。

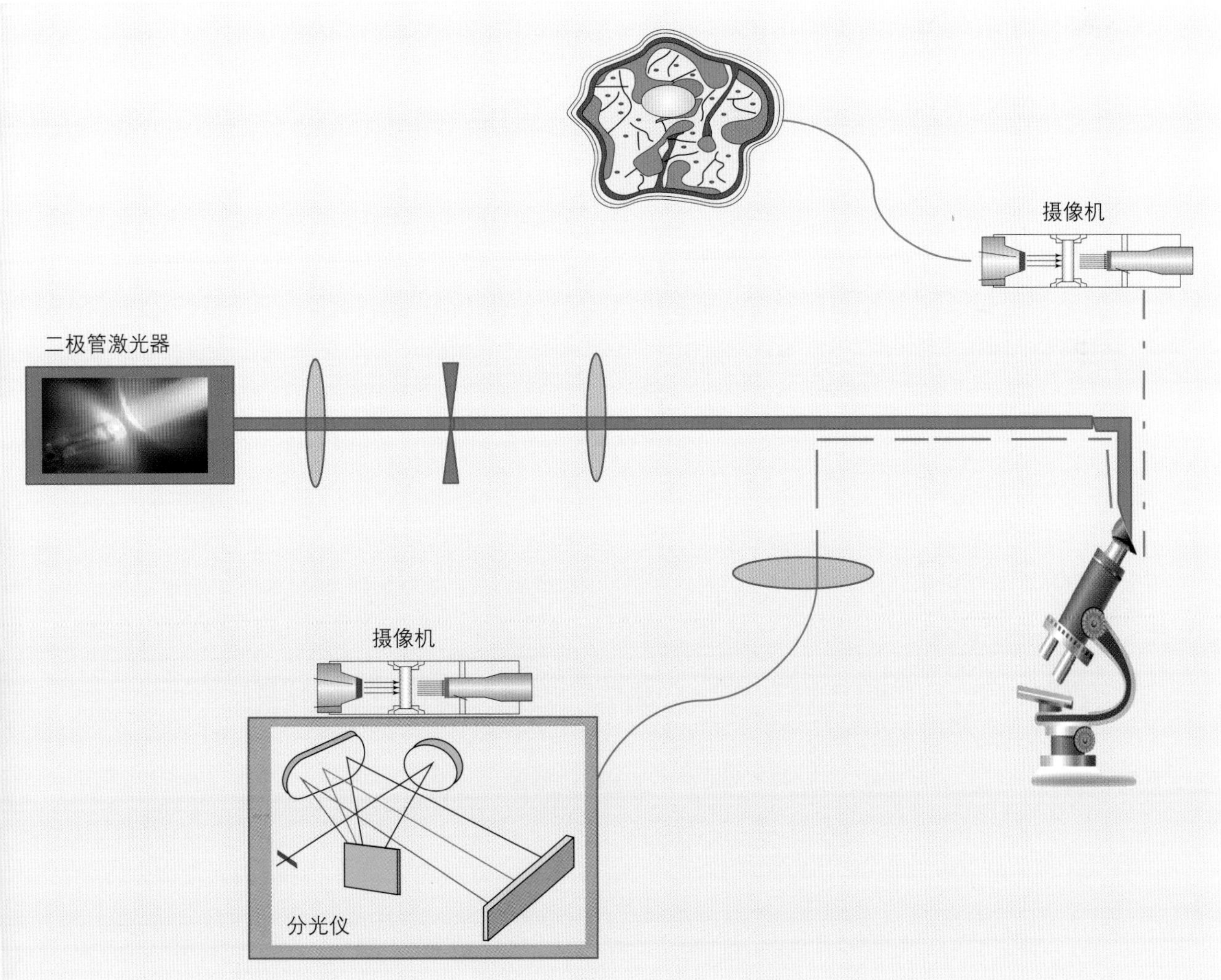

图6.10 应用拉曼光谱的诊断装置。激发源可以是二极管激光器、光纤采样探头（将激光引导到光源并将散射光从光源引导到分光计）和分光计检测器（图片资源：转载自Beier等[59], © 2012; licensee Springer）。

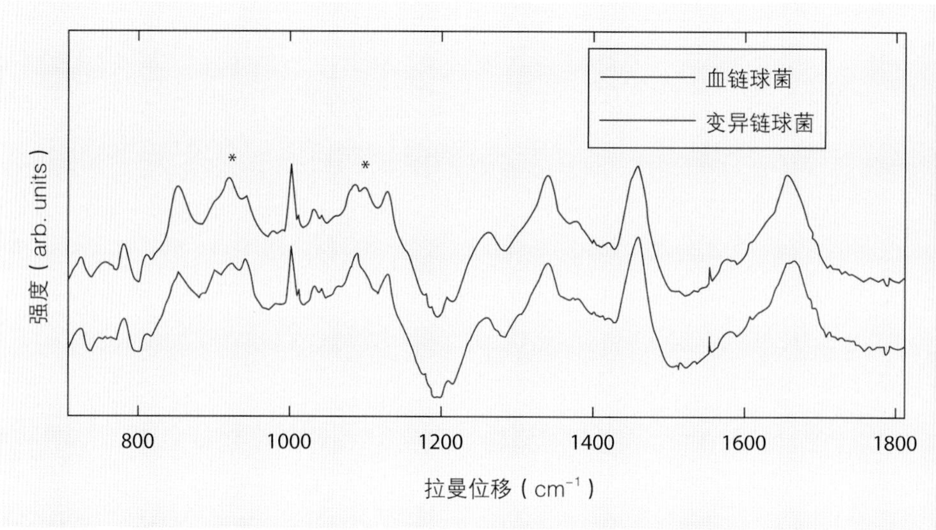

图6.11 细菌的拉曼光谱（图片来源：转载自Beier等[59]，© 2012; licensee Springer）。

染提供了一种可行且快速的替代方法，特别是在医院环境中，与传统组织病理学检测所需的24～48h相比，仅培养6h就可能实现。

共聚焦显微镜可以将激光束聚焦到非常小的光斑尺寸（直径约250nm），然后通过显微镜放大，投射到直径为100～150μm的共聚焦点或光纤上，最后连接到CCD摄像机进行光谱数据分析。这里的目标是简单地屏蔽除了焦点以外的所有其他信号。

这项工作有望使拉曼光谱法在龋齿的早期诊断、患者的易感性和预防措施的制定方面具有非常好的前景。这项研究的灵感可以追溯到1900年代初Puppels [61-63]、Nelson[64]、Sperry[64]、Manoharan和Ghiamati[65-67]的研究，他们首先使用这种技术来鉴定细菌。这些研究中使用的细菌是非常常见的：变形链球菌是主要致龋菌之一，而血链球菌和戈登氏链球菌是龋齿中的次要致病菌。

J. W. Chan等在2006年[68]使用相同的原理，鉴定肿瘤细胞和分化活得健康的造血细胞，准确率超过98.3%；后来使用光镊拉曼光谱法（laser tweezers Raman spectroscopy，LTRS），以30mW、633nm的氦氖激光器作为激发源，精度达到97%[69]。

LTRS利用单束红外激光来分析距离任何其他基底数微米的细胞，实际上是作为光镊子排除了任何其他背景信号。这是基于A. Ashkin和JM Dziedzic [70]（使用120mW氩激光）所描述的“光学捕获或光学悬浮（optical trapping or optical levitation）”原理，其中病毒、细菌或细胞在气态或者液态介质中存在，实际上被保持在激光束的焦点，在激光辐射的散射和强度中达到了平衡。该过程的先决条件是被捕获的生物（或其他）颗粒的折射率应高于周围介质的折射率。光学捕获的工作原理是，一个与激光束强度成比例的梯度力将高折射率粒子吸引至光束轴上，而将低折射率的粒子排斥出轴外。激光束实际上可以使粒子悬浮，因为辐射场会抵消粒子上的重力（磁光阱、偶极阱）[71]。

在2004年以前，J.W. Chan等[72]已使用50mW氩激光共聚焦激光镊拉曼光谱法成功鉴定单个芽孢杆菌孢子。后来，由J.W. Chan于2008年领导的同一研究小组[73]证明了使用10mW，633nm氦氖激光器（激发和磁光阱都有）的LTRS在区分年轻白血病患者T细胞和B细胞方面的应用。正常细胞情况下的准确度为95%，按细胞类型进行分类的准确度为90%。S. Huang等 [74]使用类似的微流控拉曼镊子技术，使用785nm二极管激光源（此波长是优选的，因为在此范围内吸水率非常低，因此可以防止对光学捕获细胞的损害）来定量芽孢杆菌孢子中吡啶-2,6-二羧酸（吡啶二羧酸或DPA）与钙离子螯合物（Ca-DPA）。Ca-DPA水平与培养基中的孢子抗性和稳定性相关[75]。研究表明，在不改变单个孢子的情况下，最多20s的激光照射时间即可鉴定单个芽孢杆菌孢子；20s之后，由于所有谱带都从拉曼光谱中消失，DPA就会释放出来[76]。

微流控技术（microfluidic technique）是研究人员自行开发的一种类似流式细胞术的专利技术，它包括一个方形石英毛细管（50μm×50μm；长5cm），带有两个连接腔：一个装有孢子样本，另一个装有水。精确的流量泵控制着流量将单个孢子传递到激光器焦点；在该位置上，孢子的光学捕获将产生拉曼光谱，然后立即关闭控流器，以便保留孢子以进行拉曼光谱获取。一旦获得了拉曼光谱，就再次打开控流器，同时短时间（约10ms）将激光束阻挡，当重新打开激光束时，测得的孢子会从捕获器流向废物室。之后，系统可以接收流中的下一个孢子。重复上述步骤，直到完成200个孢子的评估。

近10年前，Ellis和Goodacre（2006）[77]在对各种研究工作的批判性回顾中，讨论了在一系列应用中使用拉曼光谱法和如傅立叶变换红外光谱法（Fourier transform infrared spectroscopy）之类联合技术的可能性，如在癌症（前列腺癌和宫颈癌）、白血病和关节炎的诊断，甚至在糖尿病的代谢标志物鉴定和生殖生物学方面。Mahadevan-Jansen A等（2014）[78]讨论了拉曼光谱法检测癌细胞生化变化的能力和潜力，如核酸含量、糖原和胶原蛋白的增加。

J.Q. Nguyen等（2016）[79]成功地利用拉曼光谱法对软组织肉瘤中正常组织与肿瘤组织之间的组织边缘进行了体内验证，灵敏度为89.5%，特异性为96.4%。他们将便携式拉曼光谱仪与手持式探头、400μm激发光纤和七根300μm收集光纤（在785nm处激发）一起使用，可提供700μm深度的信息。研究报告指出，这种技术可以更准确地评估肿瘤手术切除的边缘设计。

拉曼光谱与通过多元分析（multi-variate analyses, MVA）进行的直观计算机辅助光谱统计分析相结合，如主成分分析（principal component analysis, PCA）、层次聚类分析（hierarchical cluster analysis, HCA）、判别函数分析（discrimination function analysis, DFA）或基于几何的顶点成分分析（vertex component analysis, VCA）给出了更清晰和综合的图像，从而给出了对研究样品的解释、分类和诊断。

在M. F. Escoriza等于2000年[80]的相关工作中，成功地用拉曼光谱法鉴别和区分大肠埃希菌和表皮葡萄球菌的活细胞和死细胞。该研究表明拉曼光谱法能够区分活细胞和死细胞的灵敏度高达86%，能够区分物种的准确性为87%。

拉曼光谱法提供了独特的指纹图谱（finger-print）来区分样品之间的生化分子变化。B. D. Beier等在2012年[59]的研究中表明，该技术通过提供有关生物膜三维网络中不同细菌种类的空间定位差异的实际信息，进一步深化了诊断的深度。这种基本的组成差异可以建立复杂微生物结构（如生物膜）的三维镶嵌，并可以提供有关致龋性及其进展独特的信息和推断。

相干反斯托克斯拉曼散射（coherent anti-Stokes Raman scattering，CARS）和受激拉曼散射（stimulated Raman scattering，SRS）利用双脉冲激光激发样品（而不是单一的连续波光源），可以使拉曼光谱（它使用依靠自发发射的连续波激光器）得到一个更放大的、高效的、相干的无背景荧光信号。一个脉冲激光源发起拉曼散射（泵）和斯托克斯位移，而第二个信号源专门调谐到频谱上单个峰值的频率，从而产生比原始拉曼信号强几倍的蓝移信号，可用于特定的已知分子成像和隔离。

CARS已被用于活细胞内脂质分子的特异性和定量鉴定。X.L.Nan等（2006）[81]已经能够将其与丙型肝炎病毒的追踪相关联（丙型肝炎的致病性与其隐匿在富含甘油三酯脂蛋白颗粒中的隐匿能力密切相关）。他们使用重复频率为80MHz［脉冲宽度为2ps，抽运波长为711nm，拉曼共振（斯托克斯位移）波长为892nm］的双脉冲钛蓝宝石激光。H.P. Buschman等在2000年通过光纤传输已采用了CARS[82]，此后L. Mostaco-Guidolin等在2010年[83]在容易发生心肌梗死、Watanabe遗传性高脂血症兔的动物研究中，使用800nm（用于拉曼共振），100fs脉冲持续时间和抽运波长为532nm、7.25W绿色激光的Ti：Sapphire振荡器检测动脉粥样硬化的体外样本。

研究确定了动脉粥样硬化的严重程度和动物的年龄之间的相关性。值得注意的是，J.T. Motz等在2006年[84]证实了（830nm的二极管激光）拉曼光谱技术在股动脉搭桥术和乳房肿块切除术中诊断动脉粥样硬化的体内应用。CARS也已用于细菌孢子的鉴定和成像。

另一种放大拉曼信号（14个或15个数量级）的技术是表面增强拉曼散射（surface-enhanced Raman scattering, SERS）光谱法。X.Zhang等在2003年[85]使用632nm的氦氖气体激光器检测低浓度的二吡啶酸（DPA）。

6.8.2　拉曼光谱中波长的选择

这些研究显示了数十年来，以上这些研究显示了数十年来采用不同技术的各研究小组所使用的光谱波长范围。然而，它们共同的特征是拉曼光谱选择的波长主要在红色光或近红外光区域。这是因为短波长——尤其是波长低于600nm会从细胞中得到相当大的背景自体荧光，可造成结果的混淆；同时，因为细胞通常带有各种发色团（蛋白质、氨基酸、核酸等），它们会吸收较短波长的光并引起细胞改变甚至细胞损伤［光损伤（opticution）］。拉曼光谱法的一个关键特征是它是非侵入性的，并可以提供活细胞的实时重要信息。60～900nm的波长吸水率低，并可引起更多的散射。一些研究也使用了蓝色或绿色波长光，但是这些研究是在固定的细胞或体外组织上进行，而不是处于动态平衡状态的体内组织。

6.9　在硬组织中的应用

由于龋病具有隐匿性，它的发生常常被忽视或持续未被发现。通常至少需要达到30%的脱矿程度才能保证射线能够检测并使用电离辐射[86]。早期发现龋损（无龋洞的白斑）可避免了使用侵入性的修复方法。初期龋损具有非常多孔的第二层，深度可达100～250μm，而龋洞可延伸至1.5mm或更深。

光纤透照技术（fiber-optic transillumination，FOTI）和数字成像光纤透照技术（digital imaging fiber-optic transillumination，DIFOTI）均属于透照技术。DIFOTI使用来自光纤设备源的高强度光照射牙齿，背向散射的光被数码相机捕获并由计算机分析。龋坏的牙釉质和牙本质比健全的牙齿结构更容易散射光线，颜色更暗（◘ 图6.12）。该技术的优点是它可以不使用电离X射线，并且提供实时诊断，此外，研究表明DIFOTI比传统的射线照相具有更高的灵敏度。这种技术很大程度上依赖于工作人员的判断，并且具有很多可变性。它没有描述病变的深度或严重程度，这在Young和Featherstone（2005）[87]的一项研究中已有报道。

M.S. Bin-Shuwais 等（2008）[88]对52例Ⅱ类龋损患者使用互补金属氧化物硅（complementary metal oxide silicon, CMOS）传感器评估了DIFOTI与数字X线摄影的准确性。研究指出，与X线片相比，虽然DIFOTI能显著检测病变的深度（尤其是较小的病变），但该技术的准确性较低。研究中补充，DIFOTI的灵敏度和特异性低于视觉检查，但是DIFOTI可以作为影像学诊断的有用辅助手段[89]。

电导率测量（electroconductivity measurement，ECM）的原理是：正常牙齿表面的电导率很少或趋

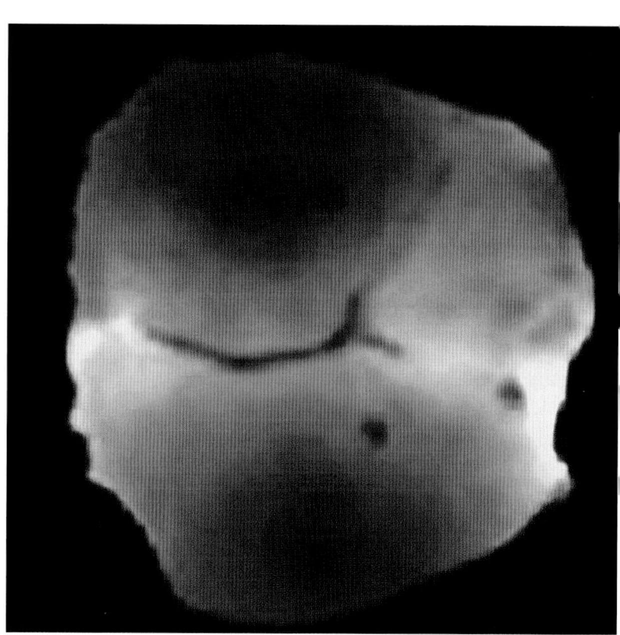

◘ 图6.12　FOTI图像。透射影像中，与健康釉质相比，龋损组织表现为较深颜色。

近于无，而因龋齿产生脱矿的区域，电导率与其脱矿的程度成正比。它使用导电介质覆盖牙齿表面，并用探针测量电导率。但这项技术可出现较多的假阳性，缺乏特异性。文献报道其准确率平均在80%左右[91]。ECM可用于预测萌出后18～24个月内需要使用封闭剂或封闭剂修复的概率[92]。

电化学阻抗谱（electrochemical impedance spectroscopy, EIS）是一种应用不同频率的电流来检测龋齿的相关技术。牙齿硬组织有其特有的电特征，相比正常牙釉质和牙本质，这些参考值可用于检测龋坏的牙齿结构。

另外，激光辅助诊断技术可通过评估牙齿结构中的生化和荧光变化，来提供早期检测的优势和准确性。继1927年Bommer使用紫外光检测牙齿上的牙菌斑之后，Benedict于1928年以及Hartles和 Leaver于1953年，后来Armstrong于1963年，在紫外线下检测了健康和龋坏的牙本质样本的荧光。最终是Alfano发现了龋齿在488nm的激发下于550nm处的荧光。这些基础性工作推动了在硬组织诊断方面的不断发展[17]。

6.9.1　定量光荧光和激光荧光技术（DIAGNOdent，KaVo）

定量光诱导荧光技术（quantitative light-induced fluorescence, QLF）是基于Bjelkhagen和Sundstrom（1981）开发的技术[93]，后来与Josselin de Jong（1995）[94]结合在体内临床应用，使用传统上488nm处的氩激光来诱导牙齿的荧光。最近，QLF设备使用弧光灯或氙气灯产生370nm的光（290～488nm，紫蓝色），然后通过光纤传输到手机，并使用电荷耦合器件（charge-coupled device, CCD）相机捕捉[95]。牙齿的自然荧光显示会与龋坏的黑暗区域形成对比，在该区域中，牙齿的自然荧光受到阻碍。由激发光使牙齿产生的荧光会被高通滤光器过滤——该滤光器仅允许检测>520nm的波长。L. Karlsson和S. Tranaeus指出，QLF可以检测咬合面和光滑表面上的500μm深度的龋齿病变[95]。

QLF是根据从正常牙齿结构和因龋齿而脱矿的牙齿区域获得的荧光值进行定量比较。根据公式ΔQ=ΔF/A，估算在一个区域A（以mm为单位）中的荧光变化ΔF（以%表示）。

牙面上的唾液、牙菌斑和发育不良区会影响结果；然而，QLF的其中一个未得到广泛研究的应用，可以检测菌斑中细菌的红色荧光[95–96]。但是该技术无法明确区分龋齿、发育不良或类似疾病；该技术的另一个严重局限性在于它不能区分或检测延伸到牙本质的病变[97]。

基于相同的自体荧光概念的应用是Soprocare（Acteon，法国），它在临床手持设备中使用来自3个二极管激光的450nm的光，并从牙齿中测定自身荧光以检测龋齿、牙菌斑，甚至可以检测牙龈炎症。P. Rechmann等（2014）[98]报告了最近使用此设备的情况。该设备具有牙周模式，可以检测到橙色到红色梯度的牙菌斑，并可以检测出紫红色牙龈炎症和可检测红色荧光区域的龋齿结构。在他们对55名受试者和638颗牙齿的研究中，将Soprocare的牙菌斑和牙龈炎症的荧光分级与常规的分级方法对比，如牙龈炎症的Loe和Silness指数以及菌斑指数（后者是Quigley Hein菌斑指数的一个改良）。他们得出结论，Soprocare自体荧光方法与菌斑和牙龈炎症的临床评估方法密切相关（◘ 图6.13）。

在激光荧光技术（DIAGNOdent，KaVo）中，将655nm的纵向激光对准牙齿，检测并测量了细菌产生的卟啉的反射荧光（与P Policard早在1924年描述的肉瘤检测相似）。该技术是基于Hibst R.和Gall R的研究工作而开发的，产生的荧光量可以分级（0～99），并与龋齿的程度相关（5～25：牙釉质龋；>35：牙本质龋）。牙菌斑、软垢、牙结石和沉积物可能会影响并干扰诊断结果。各种研究对诊断评估和特异性给出了不同的有效性和准确性，但大多数研究都是在体外进行，并没有模拟临床场景，可能无法直接推行到临床实践中。在临床情况下，DIAGNOdent读数可能受到牙齿染色、牙结石、甚至发育或矿化异常的不利影响[99]。

E.Barberia等（2008）[100]报道了在6～14岁儿童

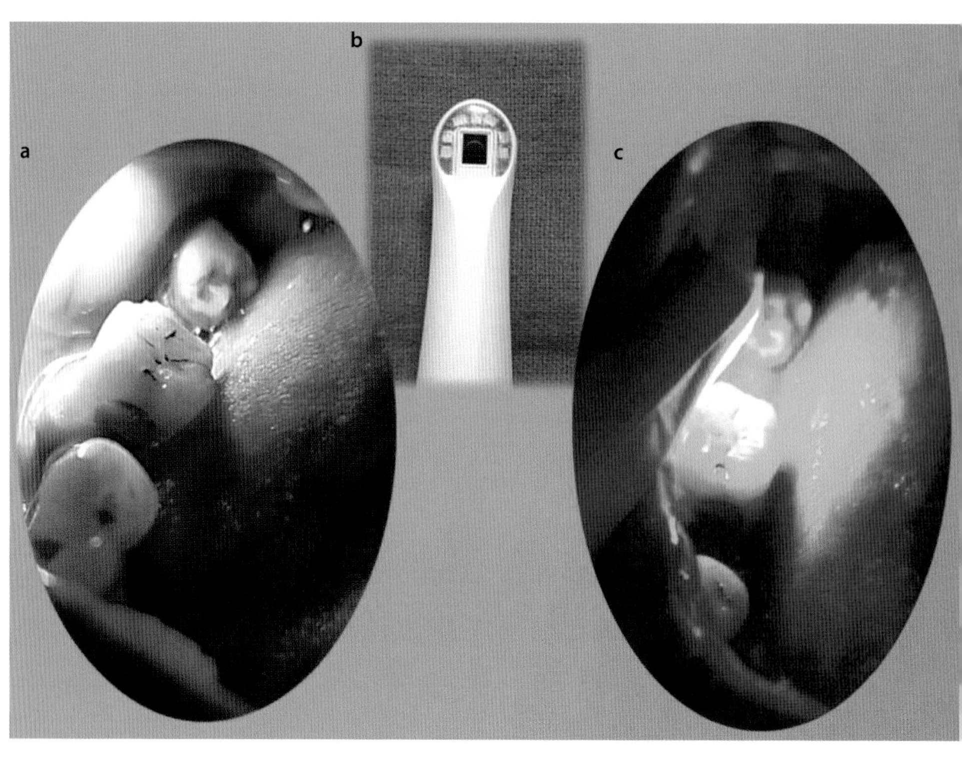

■ 图6.13 Soprocare自体荧光手机显示（a）日光模式（daylight mode）下的龋损组织，（b）带有3个蓝色二极管激光器的Soprocare手机，以及（c）蓝光自体荧光显示的龋损组织（图片来源：Dr. Niladri Maiti提供）。

320颗磨牙的样本中有89%的特异性，激光龋齿探测仪能够成功诊断出龋齿病变，乳磨牙的敏感度高达0.89，而恒磨牙的敏感度仅为0.40，整体特异性为0.87。Lussi等（2001）[101]在以前的临床研究中显示，激光龋齿探测仪无法清晰地区分浅龋和深龋。

- 激光龋齿探测仪和QLF的区别

相较之下，QLF使用的波长短得多，为488nm，用于检测和接收来自牙釉质的540nm自体荧光（它通过520nm滤光片滤除较短波长的散射光）。

激光龋齿探测仪使用更长波长的655nm光并测量荧光强度（使用680nm滤光片）。

激光龋齿探测仪可与牙本质龋相关，但QLF结果不能与牙本质龋相关。

QLF测量来自牙齿结构，特别是牙釉质诱导自然荧光（自体荧光）的数量；因此，它更适合于早期病变的检测，尤其是光滑面龋，而不是窝沟点隙龋[102]。这种自体荧光随龋损的严重程度（脱矿）而减弱。

激光龋齿探测仪检测和分级来自代谢物和有机分子释放的荧光，如细菌吸收了DIAGNOdent的红色激光（655nm）后释放的原卟啉Ⅸ和卟啉Ⅸ。因此，它甚至可以监测病变的进展[97,101]。

美国牙科顾问协会（American Association of Dental Consultants, AADC）关于激光荧光在龋病诊断中的立场声明[103]，根据所开展的研究和临床试验表明，激光荧光可以用作传统龋齿检测方法的辅助手段，而不是主要的诊断工具。

6.9.2 拉曼光谱法在硬组织中的应用

拉曼光谱技术在口腔硬组织的非侵入性诊断中有广泛的应用。这种技术的精确性使得它在龋齿病变的早期诊断中具有不可估量的价值。直到牙齿病变伴随着从牙齿中流失了大量矿物质时，才可能进行视觉、探查或影像学检测，而这种诊断技术甚至能够识别结晶度的变化，如牙齿结构晶体的方向和对称性。

拉曼光谱法还具有检测氟中毒和发育障碍的功能，如牙釉质发育不全和牙结石中矿相的特征都有有用的指示。拉曼光谱法可以检测到由各种细菌产生的荧光团。因此，也可以检测出牙菌斑或浅龋。

通过评估骨矿物质特征和胶原蛋白，拉曼光谱法已被实验性地应用于骨的成分评估。A. J. Makowski等在2013年[104]使用共聚焦拉曼显微镜在785nm处进行相位匹配（用于偏振控制），研究48～96岁不同年龄组男女股骨尸体标本。他们发现相位匹配（用于量化骨的相位和振幅拉曼峰）降低极化偏差可以提供与骨头成分的峰值比有关的特定诊断信息，如矿物质与胶原蛋白的比率；但他们也认为将极化进行优化对骨骼特征特异性鉴别是必需的。

拉曼光谱法在龋齿检测中是独一无二的，因为它具有广泛的空间分辨率，因此可以早期诊断龋齿。在过去的10年中，已经对该领域进行了一系列研究，将该技术与常规方法和其他光谱方法进行了比较，使这一技术敏感领域的诊断更加清晰。A.C. Ko等（2005）[105]讨论了将高分辨率（20μm）[106]，OCT的形态学成像与拉曼光谱的生化和分子特异性相结合，用于诊断龋齿。OCT图像是使用750μW的850nm二极管激光和10～20μm大小的光斑来获取的，而拉曼光谱数据是使用24～25mW的830nm二极管激光器从因正畸原因（无龋齿和有早期龋齿）拔除的牙齿样本中获得的。OCT图像可显示出龋齿病变的程度和范围，而拉曼光谱法甚至可以通过生化变化诊断出早期和初期龋齿（◘ 表6.2）。

F. B. De Carvalho等（2013）[107]比较了拉曼光谱技术与激光荧光（诊断）测量在牙齿光滑表面的龋齿病变和非龋齿病变上的应用。拉曼光谱使用785nm、500mW的二极管激光，曝光时间为20s。研究指出，这种诊断方法不能检测矿物含量的细微变化，如早期的龋损，而且与用拉曼光谱法特异性检测矿物变化相比，它的敏感性较低。诊断结果能够检测到更多的有机变化而非无机变化，而且他们认为这证实了早期研究关于诊断结果是否适合龋齿的

◘ 表6.2 拉曼光谱带及归属

激光类型及发射光谱	波长	发射模式
431cm^{-1}, 446cm^{-1}	磷酸盐PO^{-3}_4（对称弯曲v_2）	Ko等[105]，Coello[108]
579,590, 608, 614cm^{-1}	磷酸盐PO^{-3}_4（不对称弯曲v_4）	Ko等[105]
~575cm^{-1}	氟化磷灰石	de Carvalho等[107]
~960cm^{-1}	对称伸缩（v_1）碳酸化羟基磷灰石	Ko等[105] de Carvalho等[107]
1023、1043、1046cm^{-1}、1052、1069～1071cm^{-1}	不对称伸缩振动PO^{-3}_4（v_3）	Ko等[105]，Coello [108]
1069cm^{-1}	对称伸缩的CO-type B（v_1）	A. Boskey等[110]
1104cm^{-1}	对称伸缩的CO-type A（v_1）	A. Boskey等[110]
1200～1400cm^{-1}	酰胺Ⅲ	Coello[108]
~1450cm^{-1}	有机基质	de Carvalho等 [107]
1670cm^{-1}	酰胺Ⅰ	Xu and Wang [109]
2941cm^{-1}	脂肪和蛋白（C-H和C-H_2基团）	Coello等[108]
2874cm^{-1}	不饱和脂肪	Coello等[108]
2926cm^{-1}	饱和脂肪	Coello等[108]

初步检测的发现。

B.Coello等（2015）[108]提出了通过拉曼光谱法诊断牙齿的定量矿化指数，目的是建立脱矿的诊断标准。拉曼光谱是使用Nd：YAG激光在1500mW下从正畸离体牙的不同区域获得的。研究指出，拉曼光谱法能够评估和区分牙齿的有机和无机区域，因此能够评估牙齿的脱矿。他们认为，MIb（矿化指数弯曲）和MIs（矿化指数拉伸）指数甚至可以诊断初始脱矿，并在该区域体现了拉曼光谱的价值。因此，拉曼光谱可以成为在氟中毒和釉质发育不全等疾病的诊断和监测中一种方便、有效的方法。

同样，拉曼光谱学能够加深我们对牙本质化学成分和组成的认识，特别是在奠定了关于管周与管间牙本质的成分和组成（有机和无机）的推测方面。C. Xu和Y. Wang（2012）[109]通过使用氦氖（632.8nm）激光、60s和原子力显微镜（AFM），消除了关于管周牙本质的胶原或非胶原以及管间牙本质组成之间的混淆。研究证明了管周牙本质相对于管间牙本质具有高矿化性，其矿物基质比管间牙本质高3倍。研究表明，管周牙本质的晶体性质与管间牙本质非常相似，但管周牙本质的无机含量为96%（有机含量为4%），管间牙本质的无机含量为88%（有机含量为12%）。

6.9.3　硬组织光学相干断层扫描

OCT或其更新的高级版本可在硬组织中提供多种多样的用途，如检测龋齿，甚至是修复体的边缘间隙或牙齿裂纹。Y. Shimada（2015，2012）[111]在其回顾性文章中对此进行了说明。

偏振敏感OCT（polarization-sensitive OCT, PS-OCT）是一种功能性OCT技术，采用近红外激发，可以根据样品的双折射和背散射光的偏振性提供结构和位置信息[112]。PS-OCT可以详细显示龋齿病灶并提供图像，甚至可以监测病灶随时间的进展[113]。

X. J. Wang等（1999）[114]研究表明，使用856nm，0.8W二极管激光的PS-OCT可以通过分析其固有的双折射来研究牙本质和牙釉质。他们能够确定牙釉质和牙本质的折射率值，但是尽管在牙釉质与牙本质交界处可以看到带状双折射的牙釉质晶体，但在牙本质中观察到大量的散射和各向异性，并没有双折射和较细特征的分辨率[115]。Gossage KW（2003）[116]指出，这是由于散斑干涉（在牙本质结构中，如胶原形成双折射），而斑点噪声阻止了结构的分辨率，只给出亚分辨率特征。

但是，M.M. Mandurah等（2015）[117]成功地研究了磨损牙齿的牙本质。在拔牙中使用扫频OCT，其中1310nm激光（使用更长的波长可提供更深的穿透力和更高的分辨率）以及20kHz的更高频率扫描速度可提供更好的轴向分辨率（11μm）和横向分辨率（17μm）。Y. Shimada等（2010）[118]已经表明，该技术可以提供高达2～3mm的成像深度。龋坏牙本质和正常牙本质之间显示出不同的反向散射模式，在磨损的牙本质中，由于牙本质小管硬化，衰减系数很低。P.Makishi 等（2011）[119]和Bakhsh等（2011）[120]使用相同的方式评估Ⅰ类龋洞中树脂基修复体的边缘适应性。研究报告指出，SS OCT甚至可以检测到高达半微米的间隙。

En face OCT（一种时域OCT技术）是一项较新的技术进步，它通过在指定的甚至是显微深度给出各层的横向（截面）图像，提供了精确定位病变的能力。C. Todea等（2010）[121]使用了En face OCT评估和比较了二极管激光辅助（980nm），Nd：YAG激光辅助（1064nm）和常规拔牙组之间牙髓治疗的质量。他们发现，尽管所有组都有封闭缺陷，但与常规组相比，激光组的明显更少，而且En face OCT可以进行精确，无创的诊断评估。

6.9.4　硬组织和软组织中的激光诱导击穿光谱法

激光诱导击穿光谱法（laser-induced breakdown spectroscopy, LIBS）的工作原理为：高强度但很短的紫外线（UV）、可见光或红外波段（IR）激光脉冲会将目标组织烧蚀成不断膨胀的电子、离子和原子等离子烟雾。这种发光的等离子体烟雾会释放出有关被检测组织的特征的定性、定量的结构与分子信息。早在1965年，R.V. Ambartsumyan和N.G. Basov等[122]首次提出了这种等离子体的产生及其分解的理论基础（W.S. Boyle 1962年，未发表的著作）；然而，是J. Maxwell在Jarrell Ash实验室首次描述了使用Q-开关红宝石激光的设备。后来，R.Rosan[123]于1964在于美国华盛顿举行的第一届激光辐射生物学效应年度会议上，首次使用该设备对生物样品进行了光谱分析。

M.H. Niemz在他编撰的教科书[14]中详细讨论了30ps脉冲、30μm光斑大小和1mJ脉冲能量的Nd：YLF激光（1053nm），通过冲击波、空化和射流而形成的等离子体、光击穿现象。进一步且持续的激光脉冲会导致激光诱导的等离子体级联。Niemz（1994）[124]关于LIBS诊断龋齿的工作进一步证明了这一点。在健康和龋坏的牙齿中观察到Ca和Na谱线。龋齿矿物的光谱（强度和线宽）比健康牙齿结构的光谱弱。

Samek等（2001）[125]使用Q-开关的Nd：YAG激光，在20Hz、1064nm、4~8ns脉冲且脉冲能量10~30mJ时照射在159颗龋齿和健康的拔除牙上，甚至在志愿者的磨牙上。他们证实，LIBS和鉴别分析等模式识别算法能够确定龋齿和健康牙齿的结构，其横向精度达到100~200μm，深度上达到10μm。他们推断通过使用模式识别算法分析Ca或P等基质元素与Li、Sr、Ba、Na、Mg、Zn和C等非基质元素的光谱是可能的。他们指出，在龋齿结构中，基质元素会减少而非基质元素会增加。LIBS发现了各种应用[126]，在尿路结石和肾结石或胆囊结石的分解（Fang等2005[127]）或定性和定量表征上（Singh VK等[128]，Anzano等2009[129]，Pathak等2011[130-131]），甚至分析液体（Wu等2008[132]），如含有葡萄糖或有机物的液体。

6.10　光动力诊断

光动力疗法在口腔领域具有广泛的应用，在种植学、牙周病、龋齿、牙髓感染、口腔黏膜病、黏膜感染（如念珠菌病）以及口腔肿瘤的诊断和治疗中均有具有无可比拟的作用。光动力疗法包括使用光敏剂（局部、静脉或局部），该光敏剂是一种光谱适应性的发色团（主要是有机染料），这意味着它只能被电磁光谱的特定波长的光激活，通过在病理组织区域（细胞快速更新区域）选择性的吸收而积累。然后，在吸收（特定波长）光时发生某些分子或化学转变，并从基态激发到激发三线态。三线态可以直接与产生自由基的生物分子或与产生活性氧的分子氧（如单线态氧、超氧化物和羟基自由基）相互作用。通过破坏细胞膜甚至DNA的磷脂分子，可以证明它们具有细胞毒性。

Migita M等（2010）[133]证明了他拉泊芬钠（mono-L-aspartyl chlorin e6/NPe6）与高光谱成像系统的结合，在检测给予致癌物质的69只Sprague Dawley大鼠中发现口腔鳞状细胞癌的过程。在0.1mL盐水中静脉内给予5mg/kg的他拉泊芬钠，避光观察。他拉泊芬预计在鳞状细胞癌的区域有选择性吸收和积累。处死动物后，并通过高光谱成像测量他拉泊芬钠在组织中对664nm光的吸收并与组织学样品比较后，将组织分为正常组织和肿瘤组织。该研究证明了他拉泊芬钠在光动力学诊断中的有效性，因为它比正常组织具有更高的吸光度，表明在肿瘤组织区域的积累更高。研究者推测，这是因为在鳞状细胞癌区域有较高的核内细胞分裂率，这将导致对光敏剂的较高摄取。

Chang等（2005）[134]评估了光敏素（Porfimer sodium）在仓鼠光动力学诊断中的疗效。在颊囊中诱发癌，并局部使用光敏剂。他们使用氙灯（380~420nm）在3h后激发光敏剂，然后使用Photoshop 5.0软件在RGB梯度和灰度模式下分析数字图像。从颊部组织取活组织切片并进行组织学研究。研究指出，光敏素确实能更好地、清晰地识别肿瘤区域，具有高度的敏感性（93.27%）和特异性（97.17%）。C. J. Chang等认为局部应用光敏剂比静脉注射更好，因为除了肿瘤部位外，其他部位也有可能受到影响。并指出，光敏素发出的荧光是由于它与肿瘤区域内的内源性原卟啉Ⅸ（PP Ⅸ）相互作用。

激光多普勒血流仪

激光多普勒血流仪（laser Doppler flowmetry, LDF）最初被称为激光多普勒测速仪（laser Doppler velocimetry），它使用激光（632nm、780～820nm）来测量牙髓血流量，从而通过测量同一部位上的反向散射（频率变化或准直度）来测量牙齿的活力。OCT中使用相同的干涉测量原理。尽管有关该技术在眼科领域临床应用的首次报道是在1970年代初（Riva C等1972[135]），但该技术直到1980年代后期才应用到口腔领域（Gazelius等1986[136], Olgart等1988[137]）。

此后，激光多普勒血流仪在口腔领域获得了广泛的应用，尽管主要在牙体牙髓和儿童口腔科领域（用于评估受创伤或撕脱牙齿的牙髓活力[138－139]以及与年龄相关的牙髓变化[140]），但是也可应用在其他领域，如正畸（测量牙齿运动过程中的牙髓血流与治疗，快速的上颌骨扩张[141－142]（RME）、颌面外科手术（以确认正颌手术后牙齿的活力[143]和再植入牙齿的血运重建[144－145]），以及在种植学上作为评估植入物稳定性的辅助手段[146-147]。

一系列的综述文章描述了这种诊断方法的可靠性、作用和价值[148]。与其他生物医学应用LDF是有限的或受成像结构（如心脏）的运动产生的伪影的限制或影响不同，在口腔科中，牙槽骨或牙周结构是静态的，唯一的运动就是牙髓中红细胞与其每秒的平均速度。Polat等（2005）[149]研究表明，LDF可穿透牙齿达6～13mm（深度取决于密度）。

但是，LDF确实有局限性，它在带有修复体的牙齿上可能不是很有效，信号会受到邻近组织，如牙周组织，与检查时需要橡皮障或棉花卷隔离的牙齿的影响。牙弓的解剖结构与位置、激光波长、带宽与滤波器的频率、探头设计与光纤间隔（250～500μm）之间的变化都会影响LDF的可靠性。但是研究认为髓腔活力评估的准确度为80%～90%（Wilder-Smith 1988[150]，Evans等1999[151]，Roeykens等1999[152]，Roebuck等2000[153]）。这绝对是一种无创检查方法，但由于现有的成本和初始投资尚未使其成为普及的诊断方法[154]。

结论

实际上，激光已经引领诊断进入了一个更新、准确、无创的时代。激光辅助诊断技术确实揭示了疾病过程的复杂性，并提供了更好的治疗方法。在建立顺势疗法机制的理论中，Emilio del Giudice[155]提出，通过影响大量分子产生的场，物质的电磁信息可以转移到周围的水分子中。光和它的电磁能量类似地转移到分子，如荧光团或光敏剂。

William Ross Adey[156]进一步阐明了这一观点，他指出振荡环境电场的生物学效应与电场引入组织中的电梯度有关。这将取决于场与组织之间的耦合程度。这样的能量耦合（或能量损失）可以被光谱过程检测到，在一定程度上，它阐明了细胞的分子功能机制和细胞的生化结构。这些技术的确通过诊断初期病变或肿瘤为我们提供了尽早开始治疗疾病的机会，但将研究转化为无痛、非侵入性的治疗方法仍然是一项挑战，并且处于开创性阶段。

激光辅助诊断确实为我们提供了战胜疾病和感染的优势，但是今天的了解还只是更大发现的边缘和门槛，需要进一步的研究工作来证明这一发现。

致谢

感谢意大利热那亚大学（a.c）教授Dr. Steven Parker；美国加利福尼亚旧金山大学教授Dr. Donald Coluzzi；热那亚大学院长DiSC的Dr. Stefano Benedicenti；孟加拉国达卡的Sher-e-Bangla农业大学副教授Mirza Hasanuzzaman；科威特航空公司的项目负责人Daniel Mathews Muruppel对他工作的支持。

扫一扫即可浏览
参考文献

第七章 LLLT/PBM在口腔临床辅助治疗时的PBM理论和应用概念

PBM. Theoretical and Applied Concepts of Adjunctive Use of LLLT/PBM Within Clinical Dentistry

Ercole Romagnoli, Adriana Cafaro

D.J. Coluzzi, S. Parker (eds.), *Lasers in Dentistry—Current Concepts*, Textbooks in Contemporary Dentistry,
DOI 10.1007/978-3-319-51944-9_7

核心信息

低强度激光治疗（low-level laser therapy, LLLT），也被称为光生物调节，包括单色相干（激光）或非相干（LED）光源的治疗应用。

光照可以被认为是一种完全有效的药物治疗，具有禁忌证少、无明显不良反应或副作用以及可以相互作用的优点，因此光照被认为是微创治疗的一个典型例子。

从位于线粒体细胞内光感受器吸收光的光物理现象开始，一系列生化反应被触发，使得以ATP形式存在的可用能量增加，激活在细胞水平的上下游通路，从而在组织水平上调节后续作用。

LLLT在临床中起到消炎、镇痛、生物刺激和抗菌的作用。其衍生的临床应用有助于减轻疼痛、缩短炎症过程和加快损伤组织愈合。因此，LLLT可应用于口腔临床中的各个领域中。即使目前尚无关于应用使用参数的普遍共识，但根据现有的一些实验证据，部分初步的规则和预防措施也可用于指导临床治疗工作。

7.1 简介及历史背景

低强度激光治疗（LLLT）是一种利用单色光与特定组织发色团相互作用，以达到消炎、镇痛、生物刺激和抗菌等积极作用的医学治疗方法。

关于这些基本概念，可以分成3个不同的方面：

- **低强度**

  能量参数的设置方式不同于其他应用，如外科手术。

- **激光**

  使用单色相干光源；然而，非相干单色发光二极管光源也属于一组可用光源。

- **治疗**

  目的是治疗病理学上以及疾病上的症状和临床表现。

自古以来，人们就已经认识到光的益处和治疗特性。古埃及人、古印度人和阿拉伯人都知道，光与某些植物性成分相互作用后可以作为一种古老的光动力疗法，治愈某些皮肤病，如银屑病和白癜风[1]。19世纪末，在对日光的杀菌特性进行了观察后[2]，Ryberg Finsen发明了一种用于治疗寻常型狼疮（一种疼痛的皮肤结核性病变）的装置，并于1903年被授予诺贝尔奖[3-4]。

在前抗生素时代，结核病是一种非常难治疗的疾病，具有严重的社会影响，而日光疗法（exposure to sunlight）在当时是一种被广泛使用的治疗方法[5]。

而在那个时候人们已经注意到，过度暴露于阳光下可能会导致不良影响的发生，这就是“剂量”概念的起源。

1960年，Theodore Maiman发明了第一台激光器——红宝石激光（694nm），而激光手术的可行性首次在医学领域中进行了研究。

在匈牙利的André Mester医生研究红宝石激光在肿瘤学中的用途时，观察到在使用一台无法提供足够能量的不良激光设备照射皮肤黑色素瘤后，可使皮肤黑色素瘤消退。而后，他将癌细胞植入到实验大鼠的皮下，并用红宝石激光照射了部分植入区域。受激光照射小鼠的手术切口愈合时间和毛发再生速度都更快[6-8]。

Mester把这种效应称为“生物刺激（bio-stimulation）”，并在随后的几年里继续研究，强调了剂量和效应之间的关系，证实了能量过剩会导致生物抑制而不是生物刺激。由于他的研究发现了调节激光照射效应的可能性，André Mester可以被视为光生物调节“之父”。“光生物调节”这是一个新的概念，它可以使激光治疗的定义得以详细描述：

» 激光治疗（特定波长光子能量的应用）的工作原理是通过能量转移引起生物应答，即光子能量通过激光传递到组织中，调节该组织及其所属的生物系统内的生物过程。LLLT对辐照组织无明显的热效应（Prof. Steven Parker, MSc in Laser Dentistry,

University of Genoa, 意大利）。

目前普遍接受的是，与光疗法相关的“光生物调节”这一术语正在取代与激光治疗相关的不同首字母缩略词，如低强度激光治疗（LLLT）、低功率激光治疗（LPLT）、低能量激光治疗（LELT）、低强度激光治疗（LILT）、高强度激光治疗（HILT）等。

在本章中，将不加区别地使用低强度激光治疗（LLLT）或光生物调节疗法（PBM）的缩写。

在Mester发现光生物调节之后的几年里，关于激光光子能的非手术应用以及能量参数管理的研究呈指数级增长，以便评估这种革命性治疗方法的潜力，并确定公认的方案 。

这一方面促进了多种可能的应用的发展；另一方面，由于大量的变量存在，获取验证临床现象所需的科学证据仍然存在困难。

使用关键字“LLLT”查阅已出版的文献，可得到大量的科学文章。 PubMed（www.ncbi.nlm.nih.7gov/pubmed）提供了过去10年发表的3000多篇文章，其中约700篇使用了关键字“LLLT dentistry”。 这些报告在某种程度上是相互矛盾的，仔细阅读文章后可发现，在许多情况下，负面结果取决于能量参数管理或辐照技术上的错误[9–11]。

临床证据显示：光可以被视为一种药物治疗，并且像药物一样，可对局部和全身产生影响。2013年，享誉全球的杰出研究人员Tiina Karu强调了利用光生物调节技术，开发在多个医学领域中临床应用的重要性[12]。其中，观察到的效果包括从帕金森病的神经保护作用到心肌梗死的治疗，从对视网膜的保护作用到神经再生，从预防、治疗化疗和放疗引起的口腔黏膜炎到加速伤口愈合等。一种药物的处方需要了解其作用原理、药代动力学、毒性、副作用、相互作用、剂量、治疗持续时间和给药方式。

根据文献的结果，同样的道理也适用于光照，其显著区别在于不良作用、毒性和相互作用几乎为零，或与安慰剂相当[13–17]。现代医学的主要目标之一是减少从诊断到手术、物理或药物治疗途径的侵入性。内镜检查、减少电离辐射使用剂量的医学成像以及副作用较小的新药就是这种趋势下的产物，其核心思想是世界卫生组织（WHO）在1946年提出的健康概念：“良好的健康是一个人在身体、精神和社会等方面都良好的状态，不仅仅是没有疾病或体弱。”

手术的侵入性不仅取决于手术本身、其二次药物治疗或其结果（疼痛、长时间的愈合、功能性障碍），还取决于患者的情况，如年龄、疾病、残疾、并发症、伴随药物治疗或单纯的焦虑。

LLLT是目前可用于减少临床操作侵入性的治疗工具之一，这一点是不容忽视的[18]。

7.2　LLLT的机制

能量守恒定律决定并支配着生命的存在和发展。每种形式的能量都可以转化为另一种形式，但是永远不会被破坏。

光与生物相互作用的第一步是光物理。特定波长的光被特定的分子发色团吸收后将其激发。如果没有吸收发生，根据光生物学第一定律，就不会观察到光生物学和光治疗效应[19]。物质倾向于回归到更稳定的状态（ground state），以最稳定形式存在的趋势可通过不同的途径完成：在无光线形成时，储存的能量以热的形式［振动弛豫（vibrational relaxation）和内转换（internal conversion）］或以荧光的形式释放。物质可能会从激发态（singlet）过渡到更稳定、寿命更长的状态（triplet state），残余能量可以通过辐射过程［磷光（phosphorescence）或延时荧光（delayed fluorescence）］释放，或以稳定的三线态促进引发光化学反应，将电子转移到靶向分子[20–21]。

太阳是能量的主要来源，而叶绿素光合作用是光（非电离辐射）与生物体相互作用的1个例子，而这种相互作用由光生物学领域进行研究。

叶绿素光合作用是一个光化学过程，通过这种过程，太阳能被绿色植物吸收，转化为化学能，储存在葡萄糖和氧气之间的化学键中。

这是食物链的起点，而人类作为消费者，处于食物链的顶端。

摄入的食物（有机物）将经历分解代谢过程，转化为用于合成代谢过程和其他细胞功能（生物合成、运动或跨膜分子的运输）的能量——这被称为“细胞呼吸作用”，需要氧气（O_2）才能产生腺苷三磷酸（ATP）。

ATP是用来储存能量的分子，这些能量可以通过水解释放出来。糖酵解、三羧酸循环和整体氧化磷酸化是产生ATP的主要机制。

在细胞水平上，像葡萄糖（或脂肪酸、核苷酸）这样的可燃分子被转化成一种辅酶：乙酰辅酶A（oxidative decarbonization）。在细胞质中，糖酵解将葡萄糖降解为丙酮酸，丙酮酸在线粒体内被一种特定的脱氢酶氧化为乙酰辅酶A，乙酰辅酶A是柠檬酸循环——也称为三羧酸循环（TCA）或Krebs循环的底物，这是许多生化反应中涉及的一系列化学反应。

在循环的几个步骤中，辅酶烟酰胺腺嘌呤二核苷酸（NAD）和黄素腺嘌呤二核苷酸（FAD）参与氧化还原反应，充当电子载体，接受其他分子的电子，并被还原为NADH和FADH2，分别是电子供体和还原剂。

NADH和FADH2进入氧化磷酸化（electron transport）途径。部分氧化还原反应是由位于线粒体内膜的一系列5种蛋白质复合物进行的，它们相互连接形成“电子传递链”或“呼吸链”，其中分子氧是有氧呼吸中电子的最终受体（■图7.1）。

链上的细胞色素c氧化酶（CcOx）复合物Ⅳ催化电子转移的最后一步。它接收来自复合物Ⅲ（cytochrome c）的电子，并还原氧气生成H_2O。

电子传递与线粒体内膜的质子传递相结合，产生一个质子梯度，从而激活ATP合成酶。ATP合成酶利用质子梯度的电化学能量催化ADT磷酸化为ATP。

磷酸化还会产生自由基等副产物，如活性氧（ROS）——包含超氧离子、过氧化氢（H_2O_2）和羟基自由基，以及活性氮（RNS），如一氧化氮（NO）。

这些分子在细胞信号传导中起着重要作用，具有调节蛋白质合成、核酸合成、酶激活和细胞周期进程等多种功能[22,25]。

呼吸链的电子转移反应可以通过光子吸收引起的电子激发态的产生而加速[20,22]。在细胞水平上，这会加快合成过程的速度，如ATP的产生[23-25]。

发色团吸收不同波长光的能力可以绘制成一个“吸收光谱”，它提供了给定波长的光能量被吸收的概率信息。特定的发色团会不同程度的吸收不同波长的光线，从而导致特定发色团的生物反应强度不同。可以为每种给定的生物学效应绘制一个“作用谱”，从而能够选择最佳波长和最佳辐射剂量，并进行推断，比较吸收谱和作用谱——这可能是最终目标。如比较细胞色素c氧化酶的吸收光谱、作用谱和ATP的产生，支持细胞色素c氧化酶时主要光受体的假设[26-28]。

一氧化氮（NO）是LLLT潜在机制中可能涉及的另一个重要元素。它是由一氧化氮合酶产生的，该酶将精氨酸降解为瓜氨酸，释放出一氧化氮（一种有效的血管扩张剂）。它可充当第二信使，调节如鸟苷酸环化酶的活性，该酶从鸟苷5’-三磷酸酯（GTP）开始合成环状鸟苷单磷酸酯（cGMP）。cGMP使组织和血管的平滑肌松弛，引起血管扩张，导致血流量增加。

一氧化氮还可以调节细胞呼吸作用，与细胞色素c氧化酶结合，与氧竞争，作为环境条件的应答，使氧气转移到其他部位。这会造成低氧情况，增加氧化应激。这导致转录因子的活化以及促炎和抗炎介质的下游生成。也有人认为一氧化氮可能参与线粒体产生ROS的过程。低浓度的ROS对细胞凋亡有调节作用，并能激活关键转录因子，如活化B细胞的核因子-κB轻链增强子（NF-κB），一种控制DNA转录、细胞因子产生和细胞存活的蛋白质复合物[29-32]。

PBM通过将NO从其结合位点解离到CcOx而起作用，从而通过平衡促氧化剂（prooxidant）和抗氧化剂介体而导致ATP产量的增加和氧化应激的降低。

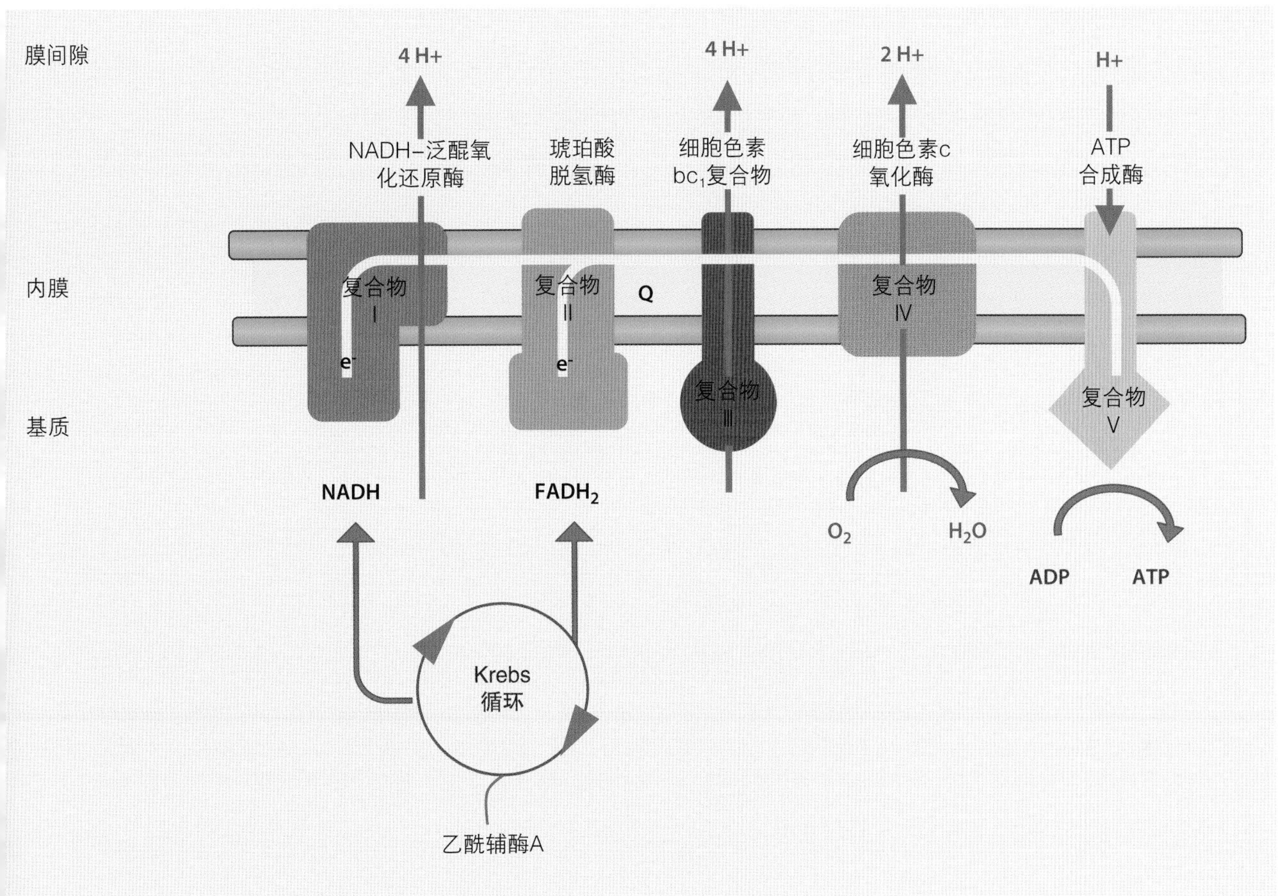

图7.1　线粒体呼吸链。

LLLT的另一种可能的机制可能是由于少量的热增加，使细胞内释放参与信号转导等多种生化途径的钙离子——这是特定光受体吸收能量后的非特异性作用[33–34]。

综上所述，即使LLLT作用的所有机制尚未完全阐明，但现有的证据表明，有一系列反应从细胞内发色团吸收光线等生物–物理作用开始，到细胞水平生化反应和随后的组织水平生物效应，说明LLLT的临床作用：消炎、镇痛、生物刺激和抗菌作用。

7.3　临床应用流程

正确设置LLLT所释放的能量，需考虑到几项参数和影响因素，而这些参数和影响因素来自正确的诊断和治疗方案。整体流程由以下部分构成：

>诊断

>操作流程

>安全性

>设置

>治疗

>随访

7.3.1　诊断

诊断是第一步，是所有治疗的出发点。当考虑到治疗可能涉及肿瘤性病变或邻近肿瘤病变时，更需要谨慎。

通常在LLLT（红光及近红外光）中使用的光的光子没有足够的能量来破坏核酸（DNA）的分子化学键；因此，它们不是致癌物，但从概念上讲，生物刺激可以加速正在进行的增殖过程。

目前，这是尚存在争论的观点。2013年，Myakishev Rempel等[35]在一项关于用红光照射大鼠体内的紫外线皮肤肿瘤的研究中发现，与对照组相比，实验组大鼠的肿瘤面积短暂减少。

2013年，Sperandio等[36]使用660nm和980nm波长照射异常增殖的肿瘤细胞系，发现与肿瘤进展和侵袭性相关的蛋白表达增加，这些结果是预测或评估治疗成功率的必要性基础，如头颈部癌症患者的口腔黏膜炎。

2009年，Frigo等[37]呼吁谨慎使用红光激光照射黑色素瘤，但参数值与标准LLLT中采用的数值相差甚远。与对照组相比，低剂量组即使仍然很高也不会引起癌细胞行为的任何改变。

同样地，Dastanpour等[38]在2015年发现受激光照射的白血病细胞的增殖增加，建议应谨慎使用激光。

Sonis等[39]在2016年从同样的角度，针对问题提出了一个“研究策略”，以确保LLLT对头颈部癌症患者口腔黏膜炎的积极作用与肿瘤疾病加速的所有影响无关。其中所涉及的变量数量太多，因此很难对这些研究结果进行横向比较。

在尝试寻找最佳治疗方案时，也应结合不同的治疗策略。2015年，Barasch等[40]在一项关于白血病细胞的研究中发现，使用红光激光预照射能够使细胞对电离辐射治疗更敏感。

目前，在没有普遍共识的情况下，必须谨慎使用激光。在治疗前仔细研究患者的临床病史，如果对鉴别诊断有困难，应避免进行激光治疗。

7.3.2 操作流程

每种疾病的治疗都是基于科学证据或得到普遍共识的指导方针及建议进行。与其他疗法相比，LLLT的适应证在于具有微创性或支持其他选择性治疗。

如果科学协会或科学院没有提供任何指示，则最新和经认可的科学文献将有助于确定可接受的方案。

制定其操作流程[10,41]，必须评估并选择以下几个参数：

操作参数：

- 波长。
- 剂量（通量–能量密度）。
- 功率密度–强度。
- 发射模式。
- 辐照技术。
- 治疗次数和疗程规划。
- 治疗时间。

具体而言：

波长

LLLT主要使用波长在“光学窗口（optical window）”中的范围内，约600nm（红光区）到1100nm（近红外光区）[42]。

在这个范围内，可以观察到光进入组织的最大有效穿透能力，峰值在800nm左右，一些基本光受体表现出高吸收（如细胞色素c氧化酶）。即使能够通过其光学特性及改变参数（如脉冲和功率密度）来调节组织内部能量的分布，从一般的角度来看，红光会被浅层组织吸收，使其更适合用于治疗浅表性病变（如黏膜炎）；而更深的近红外光将能够到达骨–肌肉–关节等靶组织。竞争光线吸收的发色团（如血红素或黑色素）存在与否，将很大程度影响吸收，从而影响能量在体积内的分布，并可能需要调节，如通量、功率密度和传递时间等参数，以便在靶点上给予指定的剂量或者避免不必要的升温。

剂量（通量–能量密度）

通量（能量密度）被认为是LLLT中的基本参数，通常描述为“剂量”，它对应于单位表面积（cm^2）传递的能量（Joules）。

关于各种可应用LLLT进行治疗的病变，其使用的最适剂量仍然没有定论；即使相关研究及文献不断增加，还是无法得到一致的结论[43]。

即使没有普遍的共识，所有人都认同可观察

到激光照射的两相反应[44]：低于给定阈值的剂量无效，而高于给定阈值的剂量可能具有抑制作用。这种现象可以通过基于“毒物兴奋效应”概念的Arndt-Schulz定律（▣图7.2）加以说明，该概念在历史上是代表毒理学和化学风险[45]。

这也有助于解释“光生物调节”的概念，即调节剂量以获得如生物刺激等的积极作用或如镇痛之类的抑制作用（阻断神经传递）的可能性。

有文献报道，具有生物刺激作用的剂量范围为1～10mJ/cm^{2}或以上[46-48]。将实验研究和临床试验区分开是很有必要的：前者一般在细胞中进行，通常在单层或可被认为是光学均质的悬浮液中进行，因此可以重复地观察剂量和效应之间的关系。这种情况与临床中有较大的差异，在临床情况下，组织的非均质性和各向异质性较大地影响了能量的有效分配，且难以预测。此外，在组织水平上缺乏生物学应答。这是一个非常复杂的主题，有一些算法会在考虑到所有相关因素的情况下尝试模拟给定组织内部的能量分布（如Monte Carlo模拟）[49]。因此，临床试验是检验治疗方案有效性和给出最适剂量指示的最佳方法，尤其是涉及最高水平的证明（如双盲随机临床试验）更是如此。由于变量众多，且常常受到伦理委员会设定的限制，即使有广泛的临床证据，这些研究的数量仍然相对较少[50]。

激光和发光二极管（LED）都发射单一波长光，但后者有更多可选择、调节的波长，而发光二极管和激光的主要区别在于相干性。众所周知，相干性是指从空间和时间角度看，激光发射的光是同相的。关于相干性与光生物调节效应的相关性存在争议，而在比较激光和LED光源的情况下，这一特殊特性似乎不会导致临床结果的显著差异[51-53]。如果这适用于薄层组织，那在有一定厚度的块状组织上，相干性好的光（连同偏振）能形成同心圆状光纹（speckle pattern），其中的亮纹部分因随机性干涉使能量增加，增强了生物效应的影响深度[54]。

功率密度（又称为强度）是一个基本参数，它将能量与其传递时间和作用面积相关联。严格地说，强度包含了立体角（solid angle）的概念（power/solid angle），是指光源处（flux）的能量流密度；而辐照度（power/surface）则是辐射能量流的表面密度。然而，在本章中，将使用强度和功率密度这两个术语来表示辐照度。在其他所有条件都相等的情况下，功率密度决定了给定组织内能量分布的深度。指数函数Lambert-Beer定律指出，给定深度的能量强度与入射光的强度、距离和目标物的介质系数，如吸收率、散射率及各向异性等参数有关

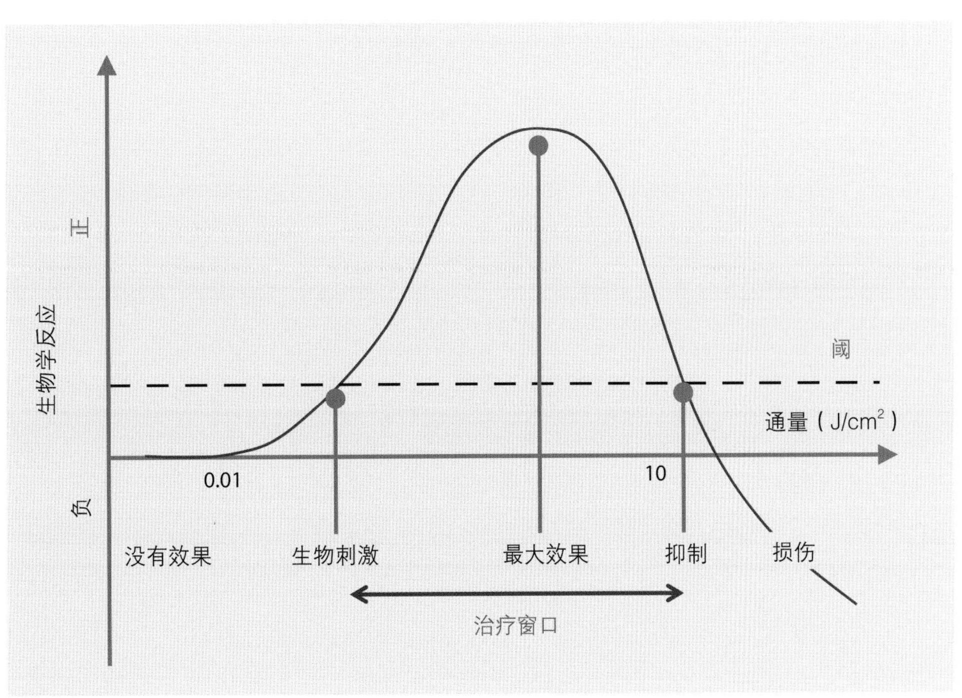

▣ 图7.2　Arndt-Schulz定律示意图。

（◘ 图7.3）。

一般来说，低功率密度和长时间的治疗可认为是有效的。然而，由于现实和经济原因，往往会倾向于减少治疗时间、增加功率密度。而在任何情况下，功率密度都不应过大使温度上升。

即使在文献中可以找到不同的功率密度[46]，发生热量增加的可能性一般取决于靶组织的吸收特征。

黑色素是吸收可见光和近红外光的主要发色团之一，与皮肤白皙的人相比，黑色人种皮肤中的黑色素大概是他们的两倍。这意味着，在浅肤色的人身上，能量以相对高功率密度传递，可穿透更深，从热的层面看较为无害；对于深色皮肤和黑色皮肤的人，高表面吸收限制了更深入的渗透，并提高了热增加的风险。因此，可以通过功率密度和传递时间来调节能量，以避免热量增加，并以给定的能量下达到一定深度。

实际上：

通量=能量/表面能=通量×表面积

能量=功率×时间

通量×表面积=功率×时间

通量=功率×时间/表面积（功率/表面积=功率密度）

通量=功率密度×时间

由于通量和功率密度是临床主要参数，时间成为一个衍生的手术参数：

时间=通量/功率密度

这意味着可以通过降低功率密度和增加传递时间，获得相同的通量，反之亦然。

需要注意的是，激光束撞击表面后，其能量不仅仅是散布于表面，还会将其能量往深部扩散。由于吸收和散射，给定组织中能量的分布将随时间而变化（◘ 图7.4）。

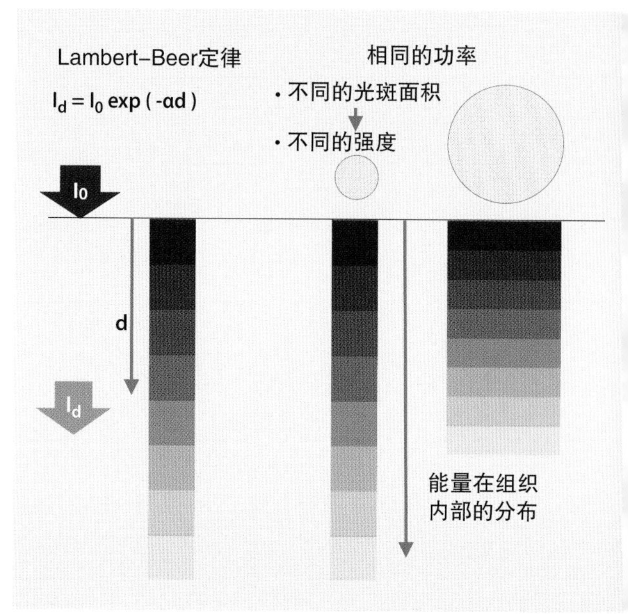

◘ 图7.3　Lambert-Beer定律的组织内部的功率密度分布。

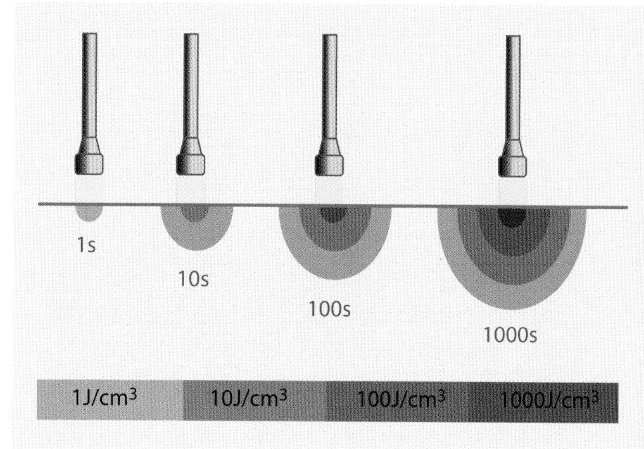

◘ 图7.4　组织内每单位体积随时间变化的能量分布（通量）。

▪▪ 发射模式

激光束可以以不同的模式发射（◘ 图7.5）："脉冲模式（pulsed）"［如自由运行脉冲激光（free running pulse lasers, FRP lasers）］和"门控模式（gated）"或"斩波模式（chopped）"，即给定频率的连续波的机械或电力中断（如二极管激光器）。

然而，"脉冲"这一术语常被错误地使用，将"门控模式"称为"脉冲模式"。口腔用二极管激光器在连续波模式或门控模式下使用时，由于二极管的固有特性（产生过多的热量会破坏二极管）而无法获得高峰值功率。

因此，在一些设备中，电泵系统被调成产生非常短的T_{on}（微秒和纳秒），频率高达几千赫兹。这样，即使平均功率相对较低，峰值功率和峰值功率密度也可以达到较高值。

图7.5　激光发射模式。

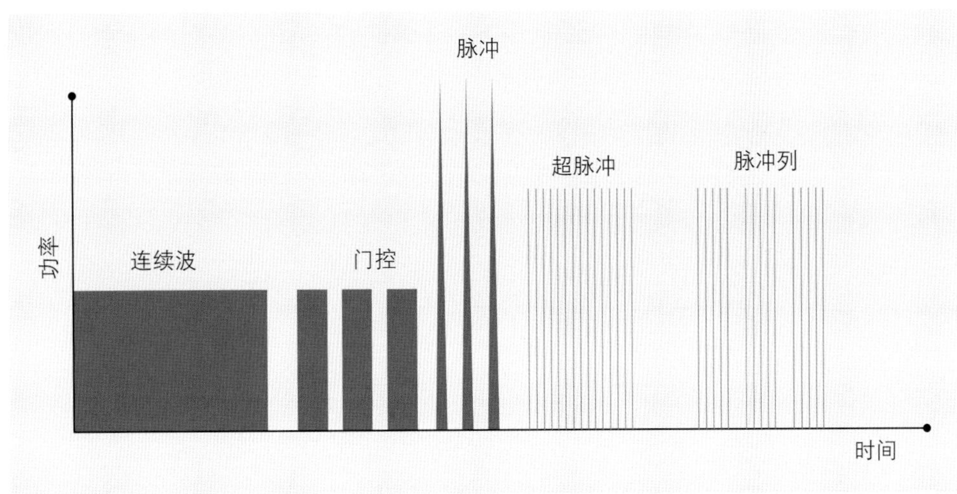

由这种发射模式调制产生的峰值功率密度可使组织内部能量分布地更深，且没有明显的热量增加。

以这种方式工作的激光器被称为“超脉冲”，一些设备提供了传送一连串“脉冲”的可能性，称为“脉冲列”。

与连续发射相比，脉冲或门控发射的临床相关性尚无共识，文献中报告的数据不足以建立可行的操作程序。2010年，Javad T. Hashmi等[55]发表了一篇关于LLLT中脉冲效应的同行评议文献的荟萃分析，并得出结论：在所有条件相同的情况下，脉冲光似乎比连续光更利于伤口愈合，而连续光似乎更利于神经再生。

脉冲光优越性的一个可能的解释是需要休息一段时间，以进一步刺激细胞。

辐照技术

现在市面上有几种适用于LLLT的激光器。在口腔领域中，最需要的设备通常都需要具有多种用途，可用于如手术、漂白、LLLT等多种应用。即使是最便宜、最简单的激光器也有一个用于牙齿漂白的工作尖，其直径只有几毫米，发射的激光束通常由内部透镜系统进行准直；而更复杂的设备具有不同直径和不同制造方式的工作尖，更易于覆盖较大的表面。可以使用功率器检测设定的能量以确认仪器是否进行有效的输出，其用处在于多种因素引起的损耗会降低功率输出[56]。

通常，激光束会呈现高斯分布，需通过透镜系统将其转换为平面分布，使能量均匀分布在光斑中（图7.8）。

根据光束分布，需要一些技巧来尽可能地使操作程序具有可重复性和可比性，其中，术者的技巧与能力起着关键作用，尽管应用的参数相同，但人为因素可造成结果不同[57]。

如果工作尖不可灭菌，则应使用套筒进行保护，以避免交叉污染，并确保其透明，避免光线吸收或扩散。最好以接触模式工作，并尽可能垂直于靶组织的表面。由于激光束的反射或发散，以一定的倾斜度或保持一定距离操作会改变与表面积、通量和功率密度相关的参数。在进行照射时，如果不与组织接触，工作尖必须保持在相同的距离；如果与组织接触，则应保持相同的压力。

如果通过口外进行治疗，则必须清除患者皮肤的化妆品。这些化妆品可形成屏障作用，吸收激光并可能引起加热或反射。

在操作过程中，必须随时观察患者的反应，以避免不必要的热副作用。

可以采用两种技术来进行靶组织的照射：

（1）聚光技术（spot technique）：能量被“逐点”传输（point by point），直到被照射的整个表面被覆盖。如果激光束是准直的，就可以在非接触状态下操作；即使发生一些反射，光束直径也不会随距离变化。如前所述，工作尖必须与组织表面垂直，以避免因倾斜而导致激光的反射。如果发射的

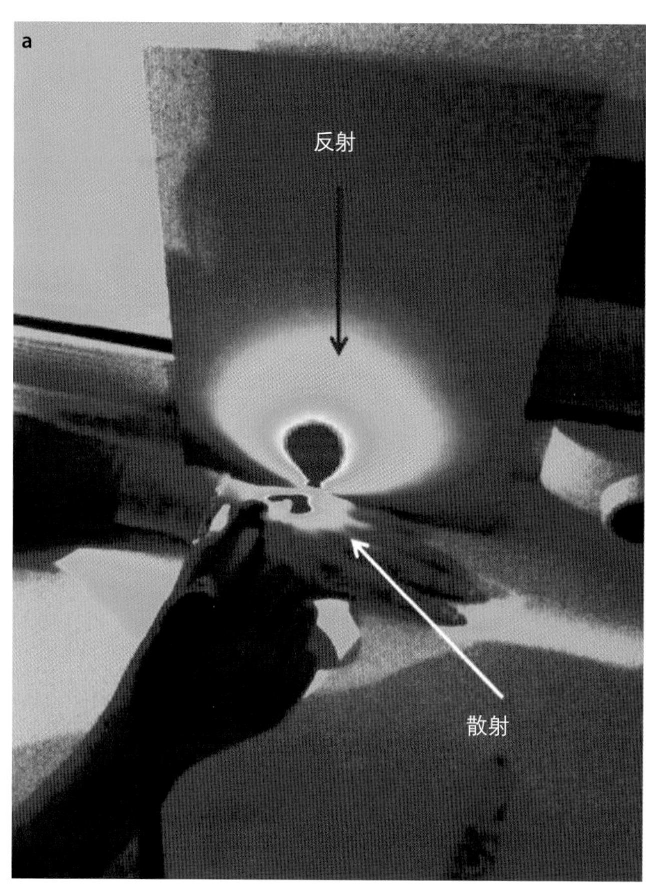

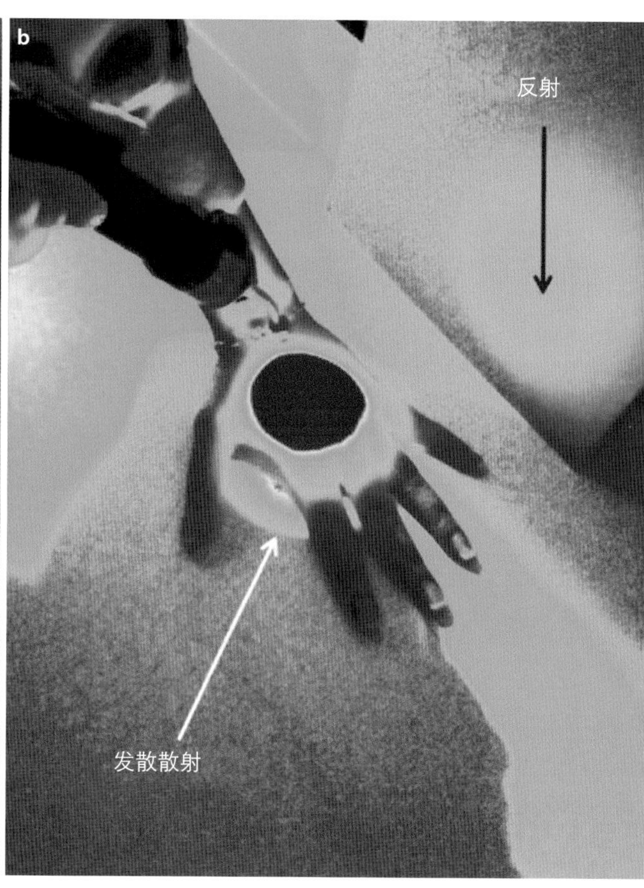

◘ 图7.6　904nm的二极管激光器。（a）探头接触，垂直倾斜。（b）远距离照射。

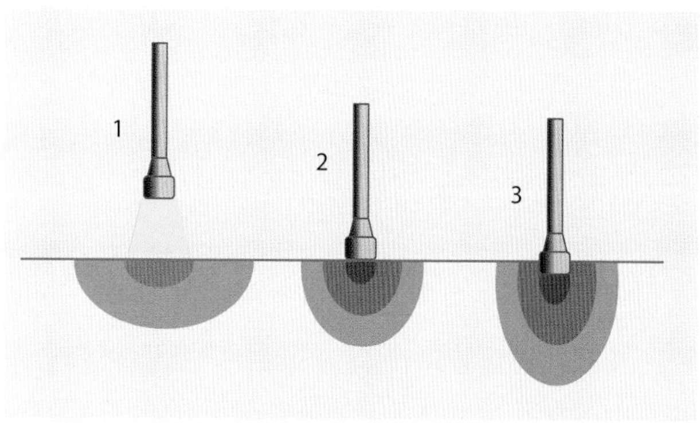

◘ 图7.7　1是工作尖未接触组织表面，光束发散。2是工作尖接触组织表面。3是工作尖接触组织表面，并施加压力。

光束发散，则最好在接触组织状态下操作，以避免由于距离的变化而导致通量和功率密度变化（◘ 图7.6）。

如果在接触组织状态下操作，并对组织表面施加较大的压力，可使工作尖与靶组织的相对距离缩短，并可影响实际到达靶组织的能量。同时，施加的压力可造成组织的相对缺血而减少吸收性发色团（如血红素）（◘ 图7.7）。

另外，还必须考虑光束在空间中的分布：当激光束的能量呈高斯分布时，与光斑表面积、通量和功率密度相关的参数将从光斑中心向外围逐渐减小。“光斑尺寸（spot size）”（即光束直径）取决于激光束半径，为光束中心至光强衰退为$1/e^2$（≈13.5%）的距离。

粗略地说，从临床的角度来看，可以认为光束中心的功率密度将是平均值的两倍，而外围则是平均值的一半。在这种情况下，考虑到整个照射区域中强度和能量的分布，将“功率密度”和“通量”称为“空间平均功率密度（spatial average power density）”和“空间平均能量通量（spatial average energy fluence）”更为正确。

为了使功率密度和通量尽可能相等，可以将这些光斑重叠。而重叠导致平均功率密度和平均通量的增加，可以借由改变设定功率的值进行校正。

这样的问题可以用“平顶手机（flattop handpiece）”解决，在这种机头上，能量均匀分

■ 图7.8　光束分布和辐射技术。

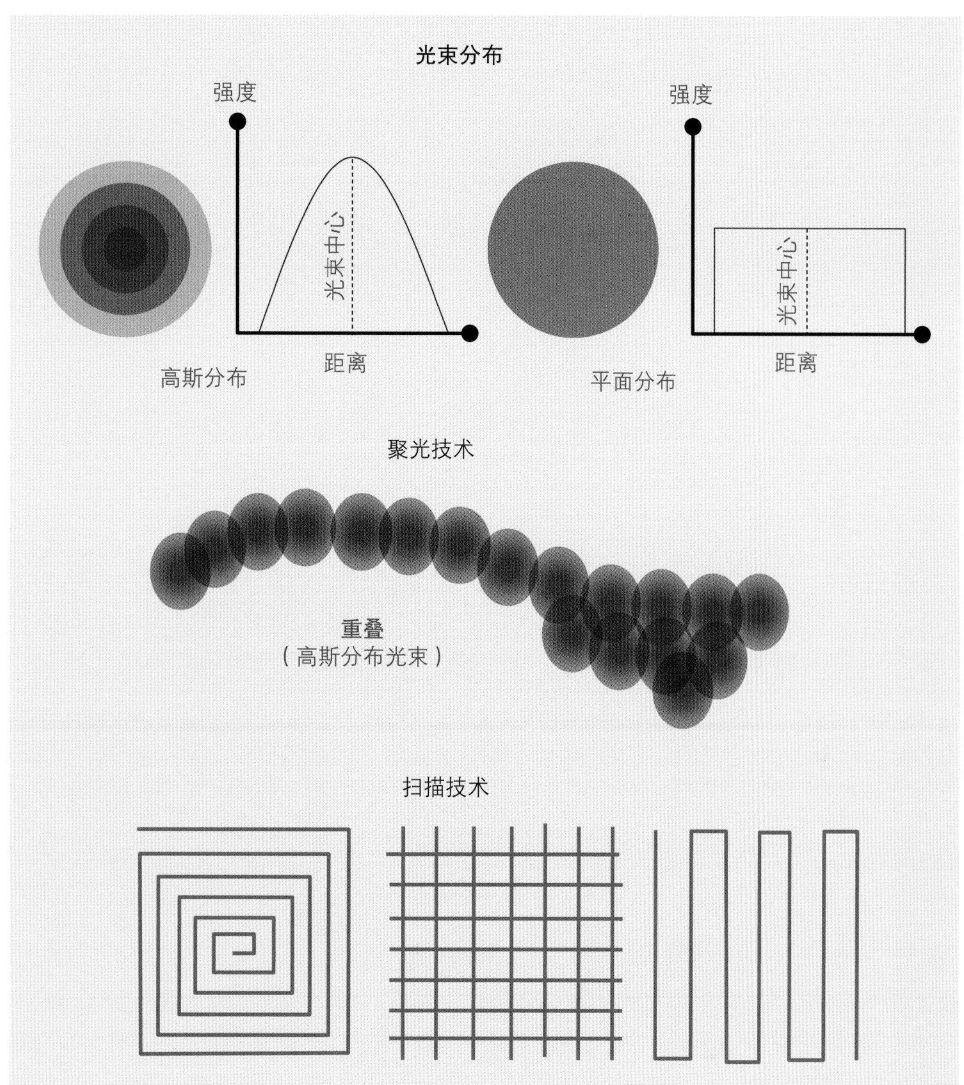

布，光束中各点的功率密度都相同，因此有助于均匀分布光和计算（■ 图7.8）。

欲进行设备的设置，第一步是计算光斑的面积，出于实际原因，可认为该点面积等于探头的面积；如果在非接触模式下操作，则等于激光照射面积：

光斑面积=（半径/2）^{2} × π

第二步是计算需要设置的功率，以获得所需的功率密度：

功率=功率密度 × 光斑面积

第三步是根据所需通量计算传递时间：

时间=通量/功率密度

由于散射，能量的分布可能会经历相同的变化，如反向散射会有助于增加浅层组织的功率密度。

（2）扫描技术（scanning technique）：工作尖在组织表面按不同的轨迹滑动（网格、螺旋、S形等），进行“扫描式”照射（■ 图7.8）。无论选择何种轨迹，表面皆须经均匀的照射。

在这种情况下，若使用与聚光技术相同的方法设置功率，可计算出要传递的总能量剂量，即：

总剂量=通量 × 目标表面积

之后，计算出传递时间，将总剂量除以设置的平均功率。

时间=总剂量/功率

手动进行扫描时，可能因溃疡、开放性创口等因素，使得工作尖在移动时无法持续与组织保持接触，或是工作尖无法保持相同的距离垂直均匀地照射组织，因此预测的精度可能会降低。

目前市面上有部分设备提供的软件，只要设置功率密度及通量，就可以自动计算功率和使用时间。

- 治疗的次数和疗程规划以及治疗时间

治疗方案的制订依不同疾病或症状而有所不同，而文献中的研究也没有得出明确的结论。平均来说，每周2~3次疗程是可行的，治疗持续到疾病治愈或症状消失为止。

7.3.3 安全性

可以将安全性区分为与使用激光设备相关的安全问题［需要使用特定的个人防护设备（individual protection devices, IPD）和▶第1.5节中详述的程序］以及与患者有关的安全问题。除了检查全身和局部情况（如肤色、有无色素区、有无未诊断的病变）外，还需要考虑一些禁忌证或注意事项。

大多数禁忌证和预防措施（如下所列）可能源于LLLT的生物刺激和免疫调节效应会干扰某些生理和病理状况，或者可能对部分旧式的植入式设备，如起搏器或植入式心脏除颤器（ICD）造成电磁干扰[59-60]。然而，目前没有证据表明下列所有情况都存在风险：

- 直接照射眼睛。
- 对肿瘤进行照射。
- 对甲状腺、性腺进行照射。
- 出血患者。
- 对怀孕妇女的腹部进行照射。
- 正接受免疫抑制剂治疗者。
- 癫痫患者。
- 对儿童骨骼生长板进行照射。
- 神经性疾病患者。
- 血液疾病患者。

7.3.4 设置

在治疗之前，有必要根据临床情况和辐照技术设置激光设备，仔细检查设置是否与预先计算的数据相匹配。

7.3.5 治疗与随访

根据临床诊断选择治疗方案并完成激光器的设置等程序后，即可进行治疗。在治疗过程中以及术后，都应注意患者的反应，并且必须评估结果以验证治疗效果并避免可能的副作用或不良反应（尽管很少见）。

7.4 LLLT的作用

7.4.1 消炎作用

炎症是防御机制，是对具有损伤性的物理、化学或生物刺激的保护性应答。

其最终目标是确定并消除造成损伤的病因以及启动修复过程。

炎症除了造成局部反应（红、肿、热、痛和功能丧失）外，机体还可出现不同程度的全身反应，如发热、乏力和厌食。

炎症由一系列强烈的血管反应现象开始：血浆蛋白会释放到组织液中，并在炎症区域中趋化嗜中性粒细胞、肥大细胞、嗜碱性粒细胞等，并在随后的阶段吸引巨噬细胞。

这些过程受炎症介质的激活调节：血管活性介质（如组胺、前列腺素和一氧化氮）导致血管舒张、血管通透性增加和水肿的发作；趋化因子（如趋化因子和脂氧合酶产物）负责募集和刺激在急性期活化的炎症细胞（多形核细胞、血小板和单核细胞），以及在慢性晚期激活的巨噬细胞、淋巴细胞和浆细胞。

从临床角度来看，无法将炎症与后续的组织修复阶段（愈合）分开，这两种机制彼此密切相关，在进行治疗时必须考虑到这一点。在日常实践中，炎症过程是通过使用称为“抗炎药物（anti-inflammatory drugs）”进行系统的治疗，这是一个不当的用词，因为炎症不能被阻止，只能被调节。

最常用的药物是非甾体抗炎药（NSAIDs）和类固醇，它们在炎症的不同阶段起作用。非甾体抗炎药作用于环氧化酶和前列腺素，而类固醇的作用是将膜磷脂转化为花生四烯酸。即使采用适当的给药方案和剂量进行药物治疗，也有可能会引起副作用，甚至是较为显著的不良反应，因此倾向于尽可能地采用微创治疗。

由于LLLT不存在明显的副作用，学者们对其炎症调节机制进行了深入研究，并评估不同波长和不同参数对受损组织的作用。波长为650～980nm的激光可激活细胞因子[58]，降低氧化应激诱导活性氧水平，以及激活巨噬细胞（在炎症模型中巨噬细胞的数量增加）[61]。

目前，已经有部分在体外或动物模型上进行的研究，然而，缺乏在人体中进行的研究。这些研究表明激光的应用可使炎症过程加速，促炎和抗炎细胞因子均被激活，并且在损伤后仅7天就形成了成熟的胶原蛋白[62–63]。

同时还观察到，LLLT对炎症的作用与地塞米松的作用相当[64]。

随着炎症介质的激活，激光能量密度在1～7.5J/cm^{2}的范围时[65]，可导致阳性结果，而较高的能量密度未获得相同结果[66]。

此外，在动物模型和体外模型中观察到，无论使用何种激光源和能量密度，当激光照射使组织温度超过45℃（蛋白质变性阈值）时，会诱发伴有红斑的光毒作用，导致细胞凋亡；当激光照射持续时间超过30s，也可导致细胞凋亡[67]，因此建议每周治疗次数为2～3次。

7.4.2　镇痛作用

国际疼痛研究协会（The International Association for the Study of Pain, IASP）在1979年将疼痛正式定义为：“与实际或潜在的组织损伤相关的不愉快的感觉、情感体验或描述。”该定义强调了疼痛感的主观性质，即除了躯体成分外，还伴有情绪冲动，这使得评估疼痛程度变得更加复杂。在对组织的疼痛刺激和对疼痛的主观体验之间，涉及一系列复杂的化学和电活动，包含以下4个层面：

转导

转导指透过有害因子触发的化学信号在特定的神经末梢或痛觉感受器中被转换为电信号（A-δ纤维和C纤维）。

传递

体表疼痛刺激通过周围神经到达脊髓后角，借由中间神经元直接或间接（脊髓-丘脑束）上行至丘脑，再通过丘脑皮质束将刺激传至大脑皮质。

调节

疼痛信号在刺激被放射至特定大脑皮层的前后均可受到放大或抑制等调节，且不同的调节可导致不同的结果，这种调节可被不同事件激活。如原疼痛刺激、内源性物质、压力或情绪状态、认知过程、某些药物和一些镇痛技术。

知觉

因主观现象导致个体对疼痛反应有相当大的差异，但此机制仍未完全清楚。

目前认为，疼痛可在以下两个水平进行调节：第一个水平位于脊髓背角的灰质中。在该处，对脊髓-丘脑传入神经的抑制作用被认为可以将刺激传递到更高的水平（闸门理论）；第二个水平是从丘脑向下延伸的途径。该途径被阿片类药物（脑啡肽、内啡肽、强啡肽）激活[68]。

离子通道在疼痛调节中起着非常重要的作用，在伤害性刺激后，离子通道的开放导致轴突膜通透性增加及去极化，产生动作电位，从而使刺激在脊髓后角传递，导致刺激阈值降低。这些通道（Na^+、K^+、Ca^{2+}等）可被激活的阿片类受体所抑制。阿片类受体可被内源性阿片类物质（由免疫细胞产生）和/或外源性阿片类物质，及由损伤部位所产生的物质如抗炎介质（趋化因子、细胞因子、儿茶酚胺）所激活[69-70]。

用于控制疼痛的药物治疗分为两大类：非甾体抗炎药（适用于由炎症引起的轻度/中度急性和慢性疼痛）和中枢作用镇痛药（阿片类药物，用于高度慢性疼痛）。

尽管内在机制尚未完全阐明，但人们已经研究了LLLT对疼痛刺激的作用。Bjordal[71]在一篇系统性的文献综述中，选择了几项实验室研究，这些研究试图确定控制急性和慢性疼痛的生物学机制。研究观察到外周神经传导的减少、内源性阿片样物质释放的增加、损伤区域新血管形成的微循环的增加、氧化应激和水肿的减少、生物化学标志物产生的局部抗炎作用以及对急性炎性疼痛具有短期作用的环氧化酶-2（COX-2）的减少。

有其他研究人员报道了激光（特别是在红色和近红外范围内），如何作用于疼痛调节的生理机制；据观察，在脊髓背角的灰质水平上，通过作用于A-δ纤维和C纤维的传递，可以抑制刺激传递至下一个阶段[72-73]，并在最初的10～20min内抑制30%的动作电位（快速镇痛，因此需要更大量的伤害因子才能获得疼痛反应），并且在向大脑传递信息的二级神经元水平上抑制了突触活动[74]。在轴突水平上，可能由于背根神经节神经元中线粒体膜电位的降低而存在神经阻滞，而随后ATP产生的减少可以解释神经传递的停止和疼痛物质，如P物质产生的减少[74]。另外，也有观察到内啡肽和阿片类受体的合成增加，由内源性阿片样物质和白细胞产生的阿片样物质调节[75-76]。

目前仍难以确定激光处理达到镇痛效果的有效剂量，有研究提示在通量为1～30J/cm²，平均每周进行3次治疗的情况下可得到阳性结果[77]。据报道，使用138J/cm²的较高剂量，也能产生镇痛效果[78]，而对于由炎症引起的疼痛，有效通量在7.5J/cm²之内[71]。

7.4.3　生物刺激作用

每一种治疗的主要目标都是促进和维护健康，而这一概念也完全适用于口腔治疗。在口腔临床中，除了需要面对可能影响口腔的多种病变，口腔的治疗本身可能是侵入性的，并常导致患者的不适。因为口腔的病变常对患者的生活质量产生重大影响，包括黏膜组织、肌肉、神经或硬组织（骨和牙齿），所以针对口腔病变的治疗尤其重要。

LLLT提高了愈合的质量和速度，同时也减少了病变或口腔治疗的侵入性。

从这个角度来看，LLLT具有消炎作用、镇痛作用、生物刺激以及促进组织再生能力。

创口愈合是利用LLLT研究最多的病理条件之一。

创伤是指由创伤性操作（如外科手术干预）或事故造成组织缺乏完整性。不论是何种软组织损伤，其愈合具有相同的进展过程：炎症、细胞增殖（肉芽组织、再上皮化）和成熟（新生组织的收缩和重建）[79]。

损伤后24h内，创口的修复过程便会开始。然而，其持续时间较难以预测。15天后，形成的疤痕的创口可认为是牢固的，并在6个月内完全重建[80-81]（◘图7.9）。

为了改善和加速新组织的生长，并对抗任何负面因素（如细菌感染），学者们针对一些药物进行了研究。每一个病例都会进行评估治疗方案，其中包括抗炎药、止痛药、局部或全身性抗生素、生长因子或草药产品（如芦荟、姜黄素）以及动物衍生产品（如蜂蜜）或透明质酸等。

LLLT能够控制疼痛、调节炎症，以及加速新生组织的生长，被认为能有效促进伤口愈合。在这一应用领域，已经针对光学窗口中的许多波长，从红色光（635nm）到近红外光（主要是810nm和980nm）、单独使用或组合使用进行了研究。

如前一节所述，当光进入组织并被吸收时，生化过程被触发，导致线粒体链的激活，主要增加了ATP、NO和少量ROS的产生，导致细胞活动的加速和组织水平上效应的开始。这些效应包括创口部位

图7.9　创口愈合各阶段。

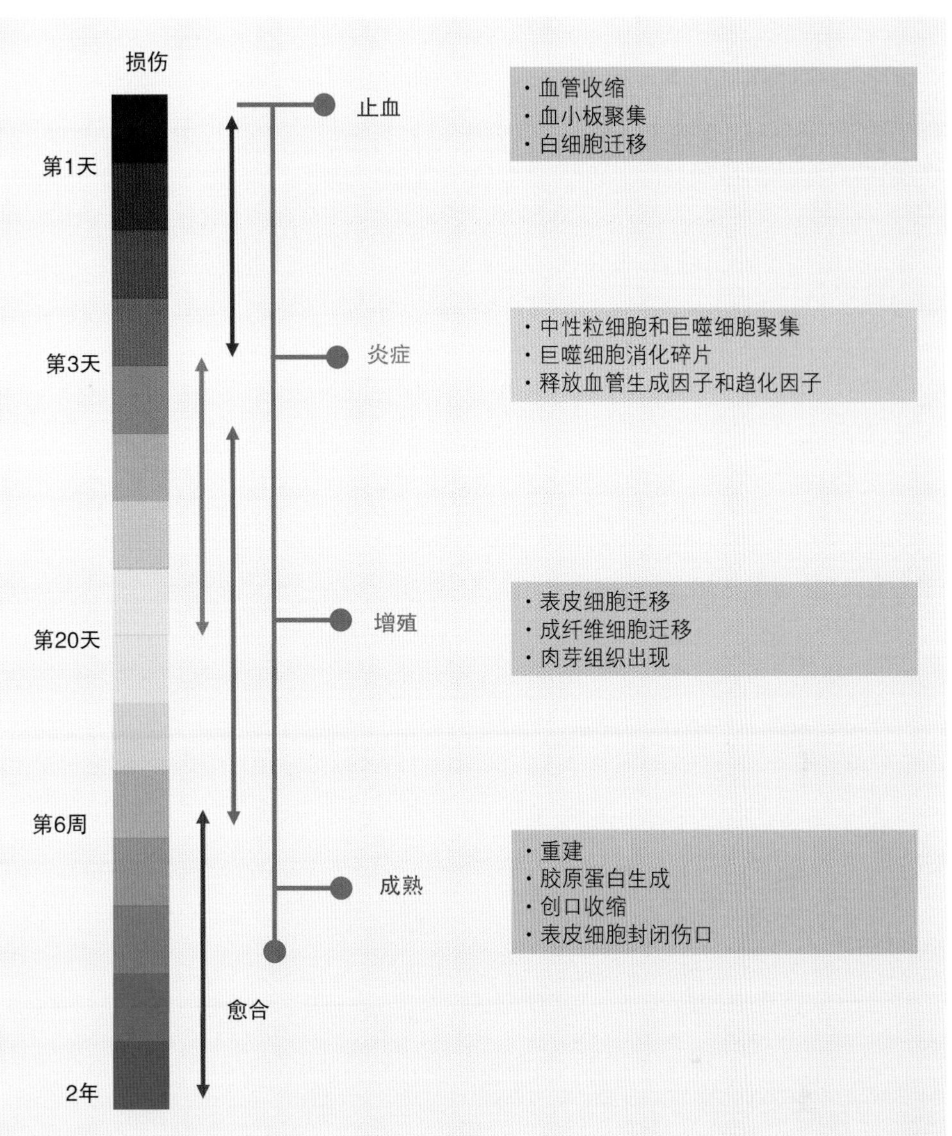

微循环的激活和增加、更大的氧供应、促炎及抗炎细胞因子的调节、水肿的减少、生长因子合成的增加、决定前胶原蛋白和成纤维细胞的早期合成以及它们的成熟和空间组织[58,62-63]。除了通过召回免疫细胞和增加巨噬细胞活性来激活免疫系统之外，还可通过产生5-羟色胺和内啡肽来激活感觉系统和其他疼痛控制机制[82]。

在口腔领域中，LLLT有许多的临床应用，一部分为临床中常见的操作，如口腔黏膜的创伤性、糜烂性病损的处置，及各种外科手术（牙拔除术、种植术、牙周手术等）；其中一部分临床情况若采用传统处理方式，将无法达到预期愈合效果。

要达到LLLT介导的效应，即由引起生化反应到细胞水平的表现，继而组织水平，正确选择激光源发射的光波长是非常重要的。同时，只有在功率密度和能量密度等参数正确设置并正确地应用于临床的情况下，才能获得期望的效果。

在口腔软组织病变中，黏膜病变的损伤深度较浅，而涉及皮肤、肌肉或骨骼的损伤深度则更深一些。波长在光学窗口极限的激光，如红光（635～700nm）可用于治疗浅表损伤（创伤、黏膜糜烂或溃疡），而波长在近红外光谱（700～1000nm）的激光，具有更深的穿透深度，可用于皮肤损伤以及骨和肌肉损伤[83-86]。

选择合适的波长后，必须确定欲传递到组织内能量的“剂量”，即“通量（fluence）”。如前一节所述，根据Arndt-Schulz定律，一些研究指出，有效的通量在10J/cm^{2}以下，会具有积极的生物刺激作用。如果没有得到预期的结果，可能是因为所用的剂量过量或不足以触发所有生化和细胞反应的剂量。

同时还必须确定治疗的频率，文献中建议每天或每间隔1天使用单剂量或分剂量给药[87-89]。这种可变性可归因于研究的实验条件不同，且许多实验研究是在体外或动物模型上进行的。

一般来说，建议不要进行频繁的治疗，以避免剂量的累加效应而导致所需生物过程的抑制。因此，每周2～3次的治疗被认为是更有效的[88-90]。

当然，像其他药物治疗一样，治疗方案必须根据病变类型、患者的特征和治疗结果进行调整（◘图7.10）。

7.4.4 抗菌活性

世界卫生组织（WHO）发布了一项关于迄今已知的细菌耐药性风险警告，重点关注抗生素的滥用和不必要的使用。因此，目前正积极地寻找新的抗菌疗法，而LLLT就是其中之一。

由于富含多糖的细胞外基质可作为保护微生物的微环境[91]，口腔生物膜的存在使药物无法达到有效浓度，导致治疗效果不理想。正如在简介中所说，光的抗菌作用已经得到学者的证实，并对其原理、机制进行了研究；据观察，经非相干性蓝光（波长为400～500nm）照射过氧化物形成羟自由基（强氧化剂）可对细菌细胞膜造成损害[91-92]。在没有光敏剂［（甲苯胺蓝、亚甲基蓝、吲哚菁绿（indocyainine green，ICC）］的情况下，光可以直接作用于含色素细菌。在波长为400～500nm的蓝光带体外试验中，根据不同细菌种类，设置不同的通量：中间普氏菌（Precotella intermedia）和黑色普氏菌（Precotella nigrescens）设置为4.2J/cm²；而牙龈卟啉单胞菌（Porphyromonas gingivalis）和产黑素普氏菌（Precotella melaninogenica）设置为21J/cm²[93]。使用红光或近红外光（630，660，810，904nm）时，若设置通量>20J/cm²，可见到菌落数

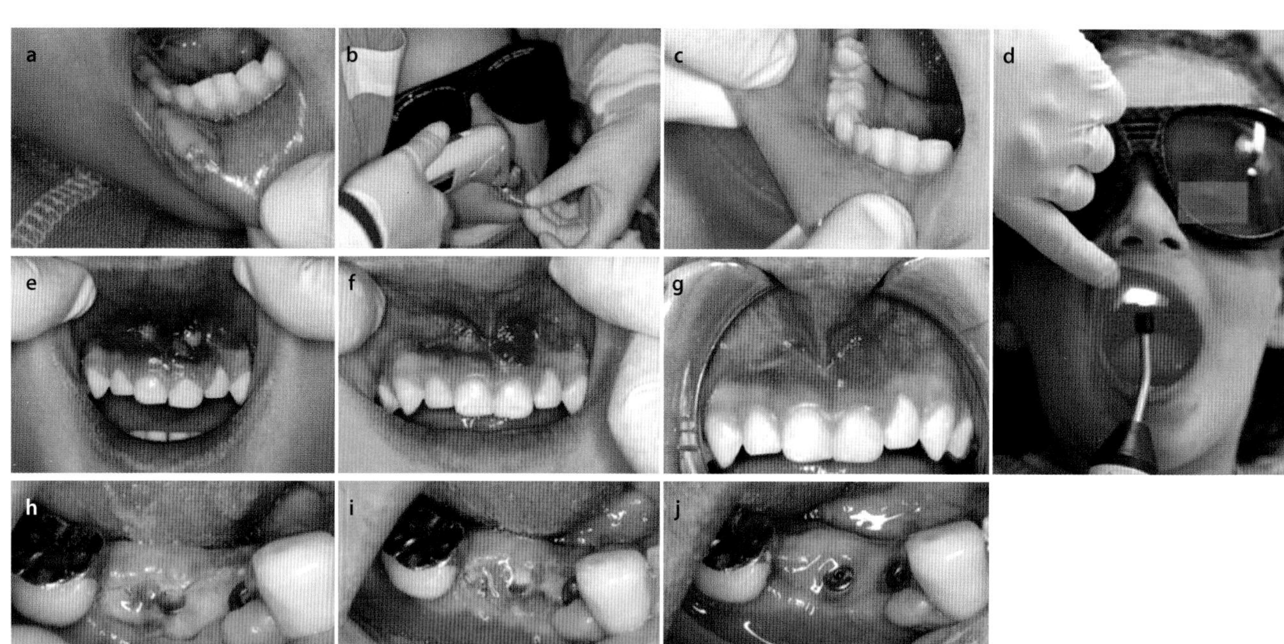

◘ 图7.10 （a～d）4岁患者，创伤性溃疡：局部麻醉后将自己咬伤。使用645nm二极管激光器，通量4J/cm²，平均功率5mW，光斑直径2mm，功率密度0.16W/cm²，连续波，聚光技术，每个位点25s，每2天照射1次。立即镇痛，5次治疗后完全愈合。（e～g）5岁患者，患有骨外露的创伤性损伤（撞击床的木质边缘）。使用904nm二极管激光器，通量4J/cm²，平均功率0.28W，光斑直径5mm，功率密度1.4W/cm²，超脉冲，聚光技术，每个位点3s，每隔2天照射1次。立即镇痛，8次治疗后完全愈合。（h～j）50岁患者，种植体定位和GBR术后延迟愈合，伴有种植体暴露。使用810nm二极管激光器，通量4J/cm²，平均功率0.3W，光斑直径6mm，功率密度1.07W/cm²，连续波，聚光技术，每个位点4s，每2天照射1次，进行5个疗程加速愈合过程。1个月后痊愈。

的减少[94]，而低于20J/cm^{2}时则未见明显作用[95]。此外，由于LLLT可影响细胞的增殖，并对于中性粒细胞和巨噬细胞的趋化有促进作用，LLLT也可通过刺激机体的免疫系统来调控细菌的增殖[96]。

7.5 临床应用

7.5.1 LLLT在口腔医学中的应用

口腔医学主要研究颌面部，尤其是口腔疾病的诊断和治疗；无论是全身性疾病的局部表现，还是口腔颌面部特定疾病的表现，都是口腔科和内科之间的联系。LLLT具有消炎、镇痛、生物刺激以及促进组织再生能力，特别适用于口腔中病理类型的治疗，特别是口腔黏膜的糜烂表现[97]。

▪▪ 复发性阿弗他溃疡（recurrent aphthous stomatitis，RAS）

表现为大小不等，直径0.5～1.0cm或以上的溃疡，好发于口腔无角化或角化较差的黏膜；患者有明显疼痛，溃疡外观呈圆形，灰白色，周围有红晕带。目前病因仍不明，人群的发病率是可变的（范围50%～60%），往往在10～15天可自愈。溃疡可以是单个或多个，散在分布；疼痛较严重时可影响进食、言语和口腔卫生的保持。

目前有许多治疗以减轻疼痛和促进溃疡愈合为目标，如止痛药、草药或透明质酸凝胶、外用糖皮质激素和口服维生素B_{12}等。

有许多研究调查了LLLT应用于复发性阿弗他溃疡的疗效，并一致认为：与其他疗法或安慰剂组相比，激光治疗从首次应用就能很好地控制疼痛，并加速口腔病损的愈合[98-100]。

目前已应用不同波长（635～670nm、810～904nm）的二极管激光器，其能量密度为2～6J/cm^2，根据不同的参数设置有不同的治疗时间。

▪▪ 单纯疱疹

已知由1型单纯疱疹病毒（HSV-1病毒）引起的疱疹性口腔病损，包括原发性疱疹性口炎（尤其在儿童中常见）和复发性疱疹性口炎。原发性疱疹性口炎是身体第一次接触病毒，而复发性疱疹性口炎是潜伏在三叉神经节等的病毒活化，使疱疹复发。在第一阶段之后，从数小时到数天不等，可以看到成簇的小水疱形成，可彼此融合，充满液体和病毒。传染性很强，当这些小水疱破裂可引起大面积糜烂。

直到表面结痂形成，该部位才会开始疼痛；在此期间，对症、局部或全身抗病毒药物（针对大面积病变或免疫抑制患者）可能会有所帮助。此外，根据病情的严重程度，可以使用润肤膏、麻醉药膏、止痛药和消炎药。

LLLT已经成功地用于治疗疱疹性病损，可控制疼痛和加速愈合过程[101-103]，并随着时间的推移，减少复发次数[101]。此外，当在前驱期进行治疗，结果立竿见影，并且没有观察到水疱的形成[97]。使用不同波长（660～1100nm）的二极管激光器时，其能量密度为2～4J/m^2（◘ 图7.11）。

▪▪ 黏膜慢性炎症和自身免疫性疾病

此类别中最著名的疾病是大疱类疾病和口腔扁平苔藓。

▪▪ 口腔黏膜大疱类（天疱疮、黏膜类天疱疮）

这些疾病在临床上表现为水疱，可出现在皮肤和黏膜。临床中很少发现完整的水疱，更常见的是水疱破裂后呈大面积的糜烂；同时，患者疼痛明显，以至于影响口腔颌面部的正常功能（卫生、营养、语言）。

临床中，根据患者的临床症状，以及评估各种药物的不良作用，选择使用糖皮质激素（局部/全身用药）及免疫抑制药物。目前仍很少研究评估LLLT对这些疾病的影响，并且在每项研究中都只包含少数人群。因为这些疾病并不常见，并且除了口腔之外还涉及身体其他部位。另外，LLLT在研究中多与常规治疗联合而非独立使用[104-106]。

在研究中，使用了波长在红外线区（660nm）

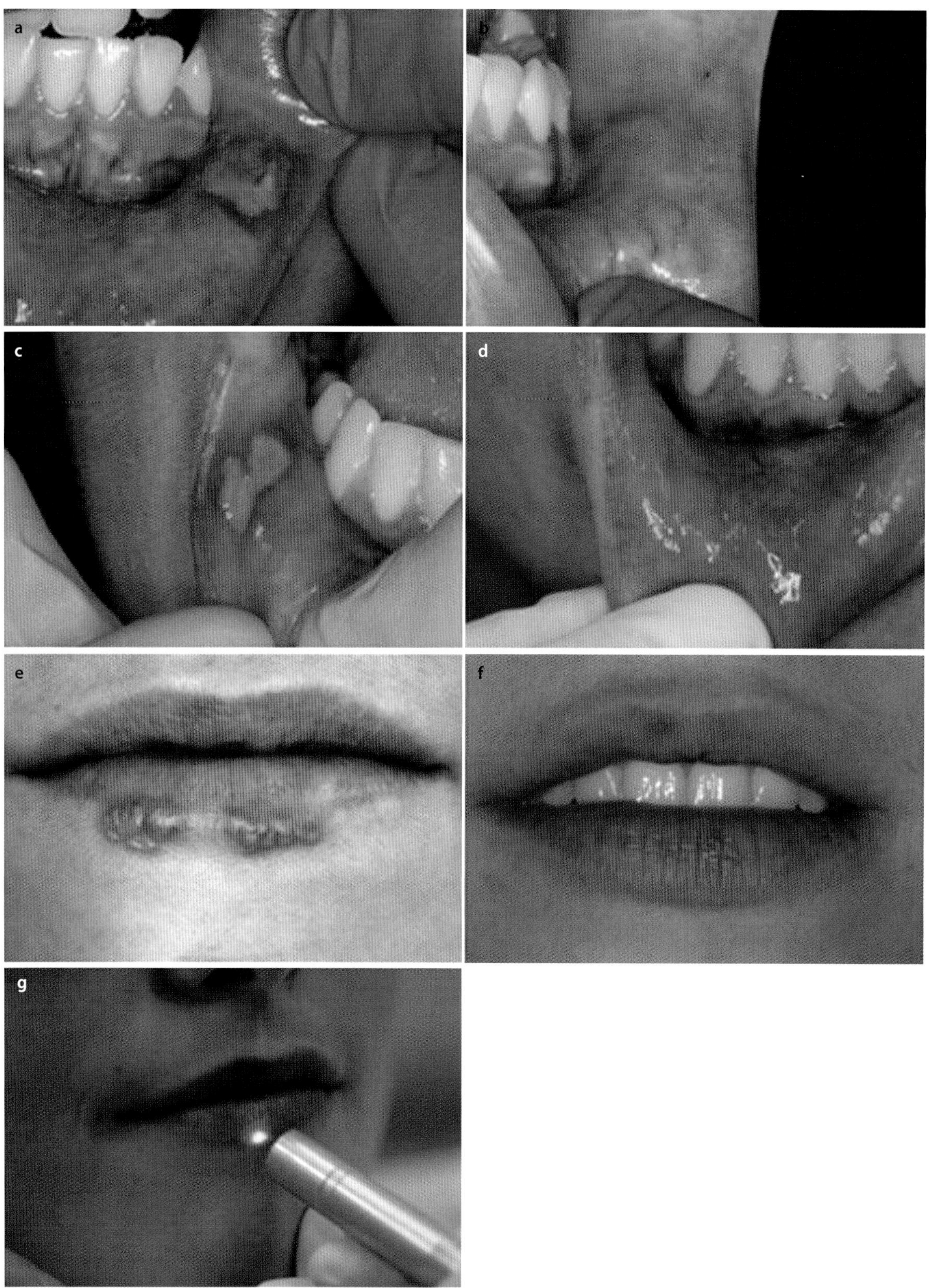

◘ 图7.11　(a，b) 15岁患者，大面积溃疡，疼痛明显。使用904nm二极管激光器，通量4J/cm^2，平均功率0.28W，光斑直径5mm，功率密度1.4W/cm^2，超脉冲，聚光技术，每个位点3s，每2天照射1次，立即镇痛，4次治疗后完全愈合。(c，d) 17岁患者，大面积溃疡，疼痛明显。使用904nm二极管激光器，通量4J/cm^2，平均功率0.28W，光斑直径5mm，功率密度1.4W/cm^2，超脉冲，聚光技术，每个位点3s，每2天照射1次，立即镇痛，4次治疗后完全愈合。(e~g) 26岁患者，单纯性唇疱疹。使用810nm二极管激光器，通量4J/cm^2，平均功率0.3W，光斑直径6mm，功率密度1.07W/cm^2，连续波，聚光技术，每个位点4s，每2天照射1次。5次治疗后完全愈合。

和近红外光区（810～980nm）之间的激光二极管进行实验，两项研究还使用了散焦模式的二氧化碳激光器，并使用不同的通量（4～30J/cm^2，-60J/cm^2）。研究结果表明，LLLT具有减轻短期和长期疼痛、加速病损愈合速度和降低疾病复发率的作用。

■■ 口腔扁平苔藓（Oral Lichen Planus）

口腔扁平苔藓可分为两大类：糜烂型（red）和非糜烂型（white）。其中，非糜烂型扁平苔藓患者多无明显症状，而糜烂型扁平苔藓（萎缩糜烂型和大疱型）患者可有明显疼痛，并对患者口腔功能造成影响。糜烂可以同时发生在多个部位，好发于颊黏膜、舌腹、牙龈，较少见于嘴唇和硬腭。

根据患者的临床症状，可能选择使用局部和/或全身糖皮质激素。有不同比例的受试者对这种疗法没有反应，因此必须考虑替代疗法，而LLLT就是其中之一。LLLT具有消炎、镇痛、生物刺激以及促进组织再生能力是取得优异治疗效果的关键[107-110]。使用二极管激光器（630nm、904nm、980nm），治疗平均每周进行2次，通量为4J/cm^2。

■■ 双膦酸盐诱导的骨坏死

颌骨骨坏死常见于使用骨骼系统代谢性和肿瘤性疾病（转移性骨肿瘤、恶性高钙血症、Paget's病、成骨不全、骨质疏松症）药物，这一类药物包括双膦酸盐和抗血管生成药物。双膦酸盐是具有调节骨转换和减少吸收过程的能力的药物；它们倾向于沉积在组织中，且在组织中具有时间累积效应，这似乎是不良作用的基础。

骨坏死的发病机制至今尚未完全确定。其中最可信的理论包括抑制破骨细胞活性、抗血管生成作用以及对循环内皮细胞的负面影响。临床上，外科治疗和组织损伤被认为是骨坏死发展的主要诱因；其他负面预后因素，如牙周病和不良口腔健康也可能会导致相同情况的发生[111]。

骨坏死的治疗除了针对显性损伤的治疗，还需要预防其发生（目前还没有基于科学证据的具体指南）[112-113]。近年来，除了常规的外科治疗或激光手术（镇痛作用、促黏膜愈合、术后的支持治疗）之外，还特别研究了LLLT对黏骨膜损伤的控制，并改善患者术后的组织愈合，以防止坏死骨的暴露及诱导健康骨的形成[114-115]。

在体外和体内研究中，LLLT对骨的作用是通过成骨细胞的增殖和分化来增加钙盐沉积并加速钙化，通过激活由DNA复制的MCM基因（小染色体维持蛋白）和通过Ⅰ型胶原形成来实现[115]。最常用的波长为650～1064nm，功率密度为5～150mW/cm^2，每个位点持续每点30～60s，通量为0.3～9J/cm^2[115]。对于1064nm波长，使用的参数是功率1.25W，频率15Hz，光纤320μm，局部放电1562.5W/cm^2，通量7J/cm^2[116]。治疗平均每周进行2～3次（■ 图7.12）。

■■ 灼口综合征（Burning Mouth Syndrome，BMS）

国际头痛学会（International Headache Society，IHS）在2004年将灼口综合征（BMS）归类为一种独特的疾病，该学会将主要形式定义为“一种找不到医学或口腔原因的口内烧灼感”[116]。诊断主要靠排除其他可能的器质性病变；它是一种以灼烧样疼痛或瘙痒为特征的慢性临床表现，双侧和对称分布于口腔黏膜和口周区域。灼烧样疼痛可能伴有味觉障碍和口干等症状，但没有临床和实验室证据支持为器质性疾病。

BMS的病理生理学尚不完全清楚，一般认为，中枢神经系统的功能障碍（如大脑对痛觉感受和温度刺激的不同处理[117]和多巴胺能黑质纹状体系统的调节障碍）可能是口腔灼烧样疼痛的原因。在最近的文献中，越来越多的证据表明BMS与外周神经病变有关。组织病理学研究显示，与对照组相比，BMS患者的上皮和乳头下神经纤维密度较低，轴突变性，负责处理痛觉感受的受体介质水平增加[118-119]。舌头是最常受累的部位。

目前仍没有有效的治疗方案。患者可通过使用抗焦虑药、抗惊厥药、草药、针灸和心理疗法得到缓解。近年来，LLLT也被使用[120-122]。据报道，在激光治疗后，BMS治疗的积极结果是由于激光辐射

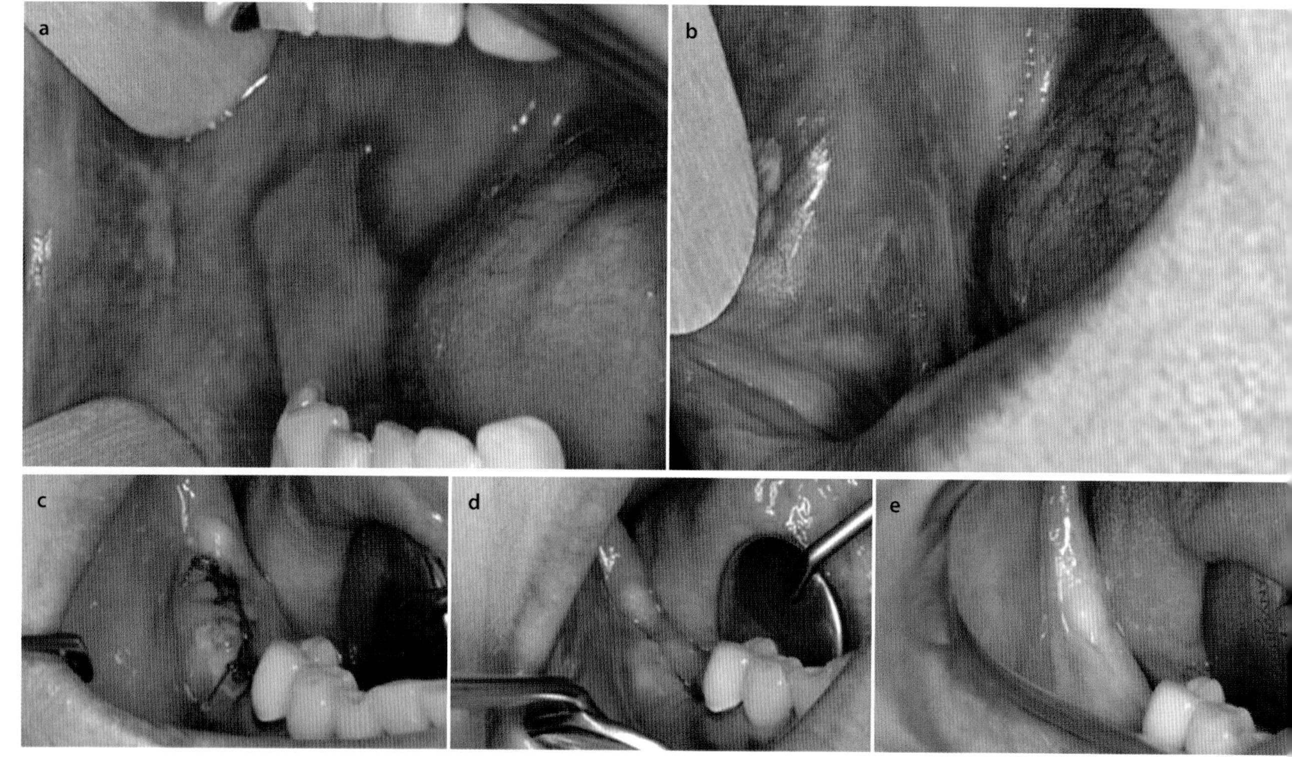

图7.12 （a，b）58岁患者，口腔扁平苔藓（糜烂型，对局部类固醇无反应）。治疗采用980nm的二极管激光器，通量4J/cm^2，平均功率0.3W，光斑直径6mm，功率密度1.07W/cm^2，连续波，聚光技术，每个位点4s，每2天照射1次，16次后明显缓解。（c~e）60岁患者，因严重的自身免疫性肝炎而服用高剂量的类固醇和免疫抑制药物，继而出现骨质疏松和自发性骨折。患者正在接受双膦酸盐类药物的注射治疗，颌骨坏死（Osteonecrosis of the jaw，ONJ）的风险较高。进行拔牙后的预防性治疗，使用904nm的二极管激光器，通量量4J/cm^2，平均功率0.28W，光斑直径5mm，功率密度1.4W/cm^2，超脉冲，聚光技术，每个位点3s，每2天照射1次，共6次。1个月后痊愈。

通过释放内啡肽来控制疼痛，以及防止痛觉刺激上升到达更高的皮质中心，还报道了LLLT后患者唾液中肿瘤坏死因子-α（TNF-α）和白细胞介素6（IL-6）水平降低。所用激光器的波长为660~980nm，功率设置为40~300mW，通量为0.4~176 J/cm^2。治疗每周进行1~2次，总共进行10次治疗。

文献中所使用的参数差异很大，表明治疗的积极结果归因于安慰剂作用，而不是激光的实际作用[123]。当然，在长期的疾病治疗中，心理介入程度高的患者可以与治疗医生产生共鸣，但是其长时间的结果稳定性和炎症介质的减少也表明存在真正的光生物调节作用。

化疗和放疗引起的黏膜炎

口腔黏膜炎是抗癌疗法的细胞毒性效应之一，其与使用药物或治疗方法相关的发病率是可变的（30%~100%）。其临床表现程度不同，从黏膜中度发红和轻微症状，到引起功能障碍的严重溃疡。最严重的表现是无法行使重要的功能，如进食。

在几种用于评估临床症状严重程度的量表中，最常用的是世界卫生组织量表，它提供了临床症状严重程度的4个等级；以及美国国家癌症研究所通用毒性标准（National Cancer Institute Common Toxicity Criteria，NCI-CTC），提出了除世界卫生组织的4个等级之外的第5个等级，对应由于大量细胞毒性导致的患者死亡[124]。黏膜炎的发展是可以预测的：在药物输注或放射治疗3~4天后，开始出现病损；在7~14天达到最严重程度，并可能在治疗完成后自发消退。

最初只有红斑时，患者可感觉有烧灼感；随着黏膜完整性的丧失和溃疡的形成，疼痛变得更加强烈，并且需要高剂量的止痛药，直到有必要暂停抗肿瘤治疗以及所有相关的风险。显微镜下观察，疾病的演变分为5个阶段：在第一阶段，观察到由ROS形成直接引起DNA损伤以及基底上皮细胞的破坏和免疫系统的激活；在第二阶段和第三阶段，基因转录因子被激活，其中NF-B是研究最多的，它通过因子和促炎细胞因子的高表达来决定该过程的扩增；在第四阶段，黏膜的完整性丧失，且由于直接激活巨噬细胞和额外释放促炎因子，形成具有细菌双重感染的溃疡，导致情况进一步恶化；在第五阶段，观察到病损自发愈合，黏膜完全恢复[125-126]。

许多疗法用于治疗口腔黏膜炎，包含冷冻疗法、局部应用姑息剂（蜂蜜[127]、龙葵[128]、维生素E等），但最重要的是药物疗法（帕利夫明、苄达明、谷氨酰胺）[129]以促进黏膜愈合或控制疼痛[130]。

在文献中已充分记载了LLLT在治疗和预防口腔黏膜炎中的用途；多国癌症支持护理协会（Multinational Association of Supportive Care in Cancer, MASCC）指南建议在接受移植前，患者使用激光疗法预防口腔黏膜炎；建议的参数是波长660nm、功率40mW和通量2J/cm²（Ⅱ级证据），但由于实验证据不足，不能为其他人群和其他波长激光制定指南[131-132]。由于LLLT对组织分化/增殖和癌细胞的作用机制尚不清楚，因此在治疗因头颈癌放、化疗引起的黏膜炎时需要保持谨慎，必须注意局部侵袭或在出现远处转移的可能性[39]。虽然体外研究显示癌细胞增殖增加，但在体内尚未观察到这种情况，这可能是因为体内具有潜在的抗癌免疫反应。

最权威的研究人员成立了一个特别工作组，试图制订方案来测试LLLT在抗癌治疗并发症处理中的有效性和安全性[133-134]。波长为633～685nm和780～830nm的激光被认为是有效的，其输出功率为10～150mW，通量为2～6J/cm²（预防为2J/cm²，治疗为4J/cm²），治疗每周进行2～3次。如果黏膜炎较为严重，建议每天进行治疗，直到症状消退；如果使用脉冲，输出频率<100Hz，口内和口外应用[134]。建议在黏膜炎发作前即开始治疗，并在各个阶段都使用激光治疗疾病，持续到化疗和放疗周期结束；所有的口腔黏膜都必须经历光生物调节，尽可能一直延伸到咽部。

▪▪ 周围神经病变（感觉异常、麻醉、感觉过敏）

下牙槽神经及其分支和舌神经的损伤是口腔中常见的周围神经损伤，在临床中一般很少遇到其他神经分支的损伤，主要都是由于颌面外科手术导致的。

下牙槽神经和舌神经损伤的原因有第三磨牙拔除手术、种植术、牙髓治疗、正畸手术和区域麻醉（口腔原因），也包括良性或恶性肿瘤的手术或与唾液腺有关的手术。由此产生的症状是可变的；可以观察到神经支配区完全丧失感觉（麻醉）或敏感性降低（感觉减退），有时伴有致残性疼痛（感觉亢进），生活质量显著下降。部分感觉异常在2～3月可自行消退，特别是压迫性病因（如下颌管压力或水肿）造成病例，在诱导因素去除后可逐渐好转；如果预估神经损伤可在6～8月恢复病例，自发性神经再生可自残端近段向远端再生，使神经部分恢复；在神经被完全切除的情况下，可以尝试进行重建性显微外科手术。

应尽早开始药物治疗（大剂量皮质类固醇具有胃覆盖作用和神经保护药物），使水肿尽快消退并恢复细胞功能；如果有疼痛治疗，可以使用强效镇痛药（氯硝西泮、加巴喷丁、卡马西平）[135-136]。

有研究表明，LLLT的使用有助于周围神经损伤的修复，加快神经纤维的再生并控制疼痛。上述作用的临床基础是激光具有促进损伤后炎症和水肿消退的能力，短期和长期的缓解疼痛作用以及促细胞再生的能力。体外研究和动物模型研究均显示，与对照组相比，实验组中的轴突、Schwann细胞和髓磷脂的数量均增加。同时还观察到神经元中新陈代谢增加：其中碱性成纤维细胞生长因子（bFGF）和神经元生长因子（NGF）eGAP-43（与周围轴突再生相关的蛋白质）的产生也增加[137]。

治疗使用的激光波长为660～980nm，而最适波长的选择取决于损伤发生的解剖部位深度[138]。得到最佳效果的通量为0.2～6J/cm²，在标测后，照射受神经损伤影响的区域，包括口内和口外，并重复进行周期治疗（10个周期）[139-141]。

■■ 颞下颌关节紊乱病

颞下颌关节紊乱病是一组肌肉骨骼疾病，男性与女性均有面部疼痛的高患病率。临床症状多变，从疼痛、功能限制、弹响或破碎声，到关节盘移位而不可复位或脱位。可由有许多原因引起：功能障碍、由不良咬合引起的关节过载及受力、肌肉骨骼疾病、创伤、急性和慢性炎症性关节疾病[142]。

这些疾病的治疗是多学科的，目的是通过药物控制疼痛；通过咀嚼肌的理疗、压力控制，使用认知行为治疗、按摩和放松技术、咬合板至复杂的手术和修复重建来治疗功能受限症状[143]。

LLLT已被单独或与传统疗法（如理疗、咬合板）联合用于治疗、缓解颞下颌关节紊乱病的疼痛。使用LLLT刺激上颌后区的耳前上颌点、耳内上颌点和口内上颌点（pre-auricular, intra-auricular, intraoral maxillary）；同时治疗受累肌肉［扳机点（trigger point）］。使用二极管激光器进行治疗时，波长为650～1000nm，通量为1.5～35J/cm^2。治疗一般每周进行2～3次，直到症状消失[144]。

■■ 典型和非典型面部疼痛

面部疼痛无论是在诊断还是治疗方面，对临床医生来说都是一个挑战。继发于特定原因的疼痛，如炎症、感染、创伤、癌症、神经退行性病变或神经和血管结构的异常接触（如三叉神经痛），其治疗除了对症治疗之外，还要消除导致疼痛的原因。非典型或特发性面部疼痛与前者不同，无法将其归类在任何已知的疾病（通过排除可能病变进行诊断），并且其仅能进行对症和心理治疗。

牵涉性疼痛伴随着继发性症状，如感觉异常、对微小刺激的阵发性反应（异常性疼痛）和抑郁综合征[145]。这些情况造成了很高的社会成本，既包括工作天数的损失，也包括诊断所需的药物和成像技术的成本。因此，寻找有效且几乎没有副作用的治疗方法非常重要。LLLT的镇痛效果已经得到了大量的研究，无论是否与药物或常规仪器联合治疗，都可以应用于各种形式的面部疼痛。

在体外的动物实验中，已研究了不同通量激光的影响，其中观察到低通量激光（如4.5J/cm^2）通过降低炎症介质水平（与对照组相比），对慢性疼痛炎症介质起作用，使其在急性疼痛的治疗中起作用；而高通量激光（如27J/cm^2）可导致β-内啡肽的增加，使其更适用于慢性和强烈疼痛的治疗[146]。

临床研究报告指出，LLLT治疗慢性面部疼痛的效果比标准疗法要好，或至少于标准疗法相同[140,147-148]；在后一种情况下，结果仍然很重要，尽管有相同的结果，但是可以选择侵入性较小且没有不良反应的治疗（◘ 图7.13）。

■■ 药物治疗对口腔黏膜的不良反应

即使按照正确的治疗方案和剂量使用，药物治疗也可能产生副作用，口腔黏膜是受影响最严重的地方之一。除全身过敏反应或由抗癌、抗血管生成药物引起的效应外，在口腔中可以观察到糜烂/溃疡、牙龈增生、苔藓样反应、唾液分泌障碍、念珠菌病、灼烧感和发红、血管性水肿和多种形式的红斑，以及Stevens-Johnson综合征等。许多药物可对口腔黏膜造成影响，约有500种分子能够引起唾液分泌减少（抗焦虑药、抗抑郁药、支气管扩张剂、抗偏头痛药等）；抗高血压药、抗惊厥药和避孕药可以导致牙龈增生，但也可以确定更常用于漱口水的物质[149-150]。

欲治疗药物引起的上述症状，首先要在可能的情况下更换药物，制订新的治疗方案以促进组织愈合和抑制相关症状，但同时也有可能出现新的副作用。LLLT已成功应用于治疗许多药物引起的不良反应（如牙龈增生）[151]，或促进多种组织的愈合加速[82,152]，且无禁忌证或副作用（◘ 图7.14）。

7.5.2 LLLT在骨组织中的应用

骨组织是动态的、具有可塑性的生物组织，其特征在于具有相当大的硬度和强度。它通过接收机体信号和机械刺激来调整结构，对身体和内脏器

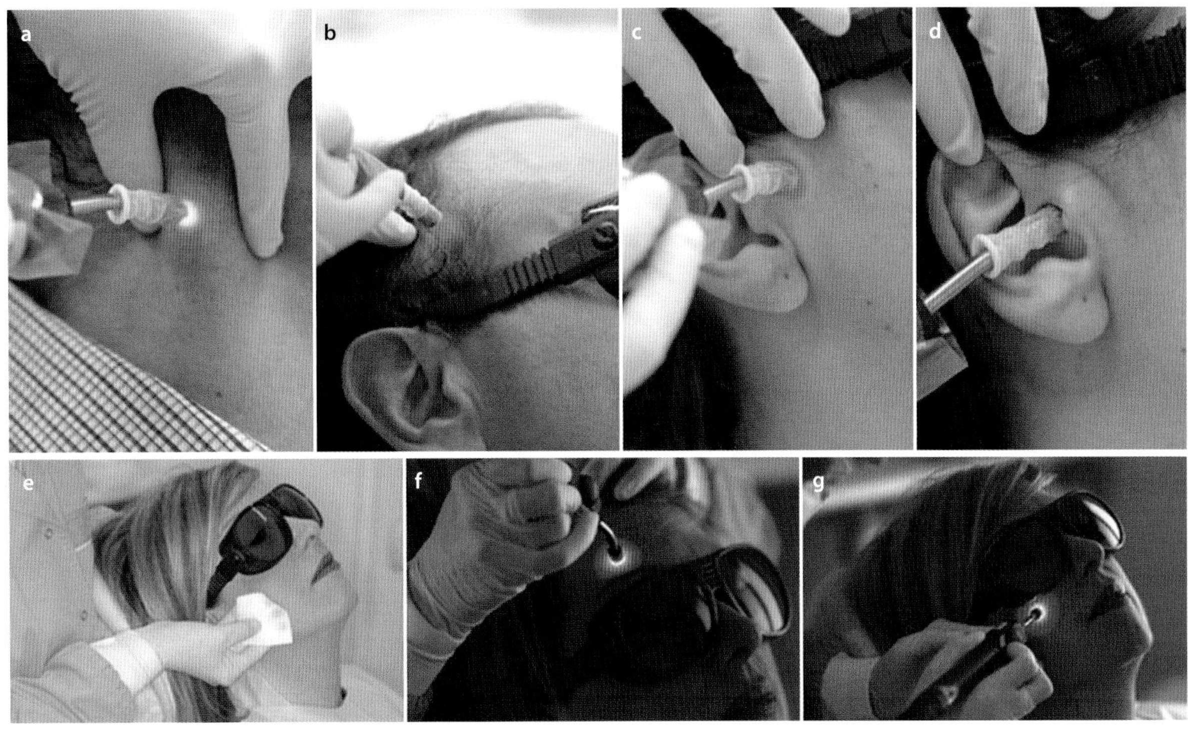

图7.13　（a~d）肌肉扳机点（胸锁乳突肌、颞肌）和TMJ关节的应用点。（e~g）鼻窦炎（额窦和上颌窦）照射前的皮肤清洁。

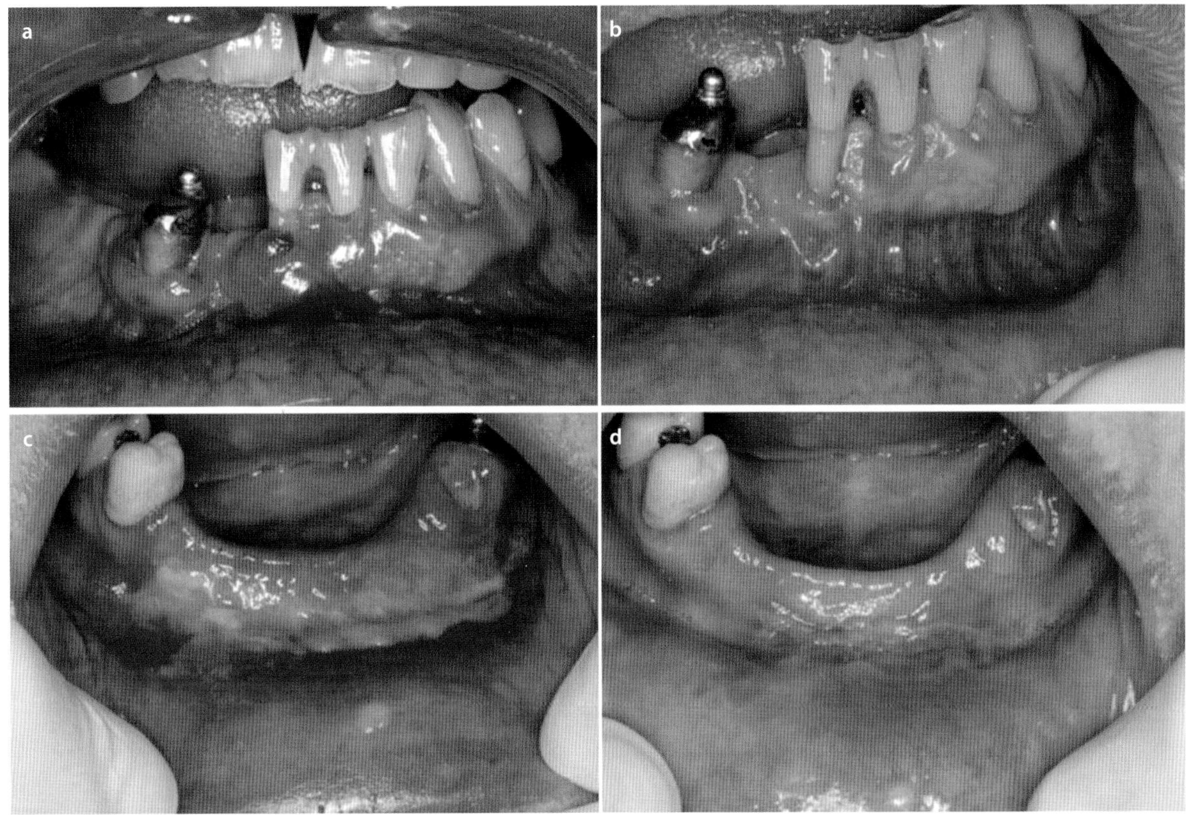

图7.14　（a，b）70岁患者，心脏病，患有药物性牙龈增生（无法更换降压药）和伴疼痛的牙龈炎，无法佩戴可摘局部义齿。使用810nm二极管激光器，通量4J/cm^2，平均功率0.3W，光斑直径6mm，功率密度1.07W/cm^2，连续波，聚光技术，每个位点4s，每2天照射1次，6个疗程之后有显著改善。（c，d）76岁患者，干燥综合征，服用类固醇药物，对氯己定过敏。使用980nm二极管激光器，通量4J/cm^2，平均功率0.3W，光斑直径6mm，功率密度1.07W/cm^2，连续波，聚光技术，每个位点4s，每2天照射1次，2周（6个疗程）后几乎完全愈合。

官具有支持和保护功能，并储备了多种矿物质（其中钙占95%），骨的里面包含着骨髓组织。骨组织的作用相当于是肌肉的附着处，由细胞成分（如骨祖细胞、成骨细胞、骨细胞、破骨细胞等）和富含无定形物质和Ⅰ型胶原的细胞外基质组成，有一定的强度和弹性，并且富含矿物质和无机盐，包括磷酸钙和镁、硝酸钠、钾和锰，这决定了骨组织的硬度。骨组织会因年龄、营养和个体情况（如药物治疗），而发生许多结构和功能变化[153]。

骨是具有强大再生潜力的组织，骨折的愈合就是显著例子。骨组织再生的生理机制是通过激活生物活性分子和细胞因子发生的一系列反应，类似于其他类型组织的愈合：先是一个炎症阶段，然后是修复阶段和重建阶段。

骨组织破坏后会形成血肿，这能够为骨折的愈合提供炎性细胞如巨噬细胞、单核细胞、淋巴细胞和其他多种细胞；在这些细胞的诱导下骨形态发生蛋白（bone morphogenetic proteins, BMPs）和生长因子生成，渗入周围的骨组织，激活间充质干细胞，形成富含新生血管的肉芽组织。在修复阶段中，间充质细胞（包括单核细胞和成纤维细胞）开始分化为成骨细胞，分泌富含纤维的胶原蛋白基质，并在创口的各个边缘之间形成桥梁，形成类骨组织，随后有矿物质沉积于表面。在组织重建阶段，新形成的骨组织在形状、结构、机械强度方面都与天然骨骼相似，此过程持续3～6个月[154]。

有研究观察到，在第一阶段使用抗炎药可以改变骨的愈合，而使用烟草可以抑制新生血管的基质形成。体外和体内研究已表明了LLLT可以影响骨组织，增加成骨细胞的合成、调节炎症、促进包括BMP在内的TGF-β的产生，而BMP是调节新生骨组织增殖和分化的重要因素之一；另外还观察到在LLLT的作用下，破骨细胞活性降低[155-158]。

为了验证LLLT对成骨细胞的有效性，有研究使用波长为830nm、通量为3J/cm^{2}的激光进行生物刺激后，测量了线粒体的活性，观察到细胞增殖增加了30%～50%[159]。

治疗常用的波长在近红外光区深穿透，通量为2～5J/cm^2。

这一参数能够加速外科术后的骨愈合，可以应用在口腔外科手术，如牙拔除术、牙周手术等操作中对骨缺损的修复及种植术后的骨整合。

LLLT在种植学中的应用

种植术的成功是多种因素共同作用的结果，包括软组织的健康状况和结缔组织与种植体界面的稳定情况。研究LLLT对成纤维细胞和骨细胞的作用时发现，通过生物刺激种植部位可以增加附着在种植体表面的细胞数[160]，并且能够提高骨整合程度。目前文献中的大多数研究都是在动物模型上进行的[161-162]。所使用的波长在红光区和近红外光区范围内变化，通量为2～92J/cm^2，主要值为3～8J/cm^2，激光治疗在种植术后的1周内每1～2天进行1次。尽管了解LLLT在调节炎症、镇痛以及软硬组织再生方面的优点，但因缺乏双盲随机临床试验，目前没有具可重复型的操作流程。但是，加速骨整合早期阶段可能与即刻负重或种植体早期稳定性有关。

LLLT在骨缺损中的应用

严重牙周炎的表现之一就是牙槽骨缺损，导致牙齿稳定性下降。治疗的金标准以切除性/再生性手术为主，目的是改善解剖结构并促进骨组织再生。除常规治疗外，激光对炎症、疼痛和创口愈合产生的影响是公认的，并能提高骨组织的再生能力，改善临床牙周指数（clinical periodontal indices），使其长期稳定[164-165]。LLLT可在非手术性牙周治疗后使用，短期内可降低探诊深度，而长期效果可与洁治和刮治以及根面平整术（scaling and root planning, SRP）相媲美[166]。

7.6 LLLT在口腔正畸学中的应用

如今人们对美容相关治疗的需求增多，改善牙齿排列及咬合、治疗功能障碍的口腔科治疗也越来越多。正畸学针对儿童和成年人的错殆畸形进行诊

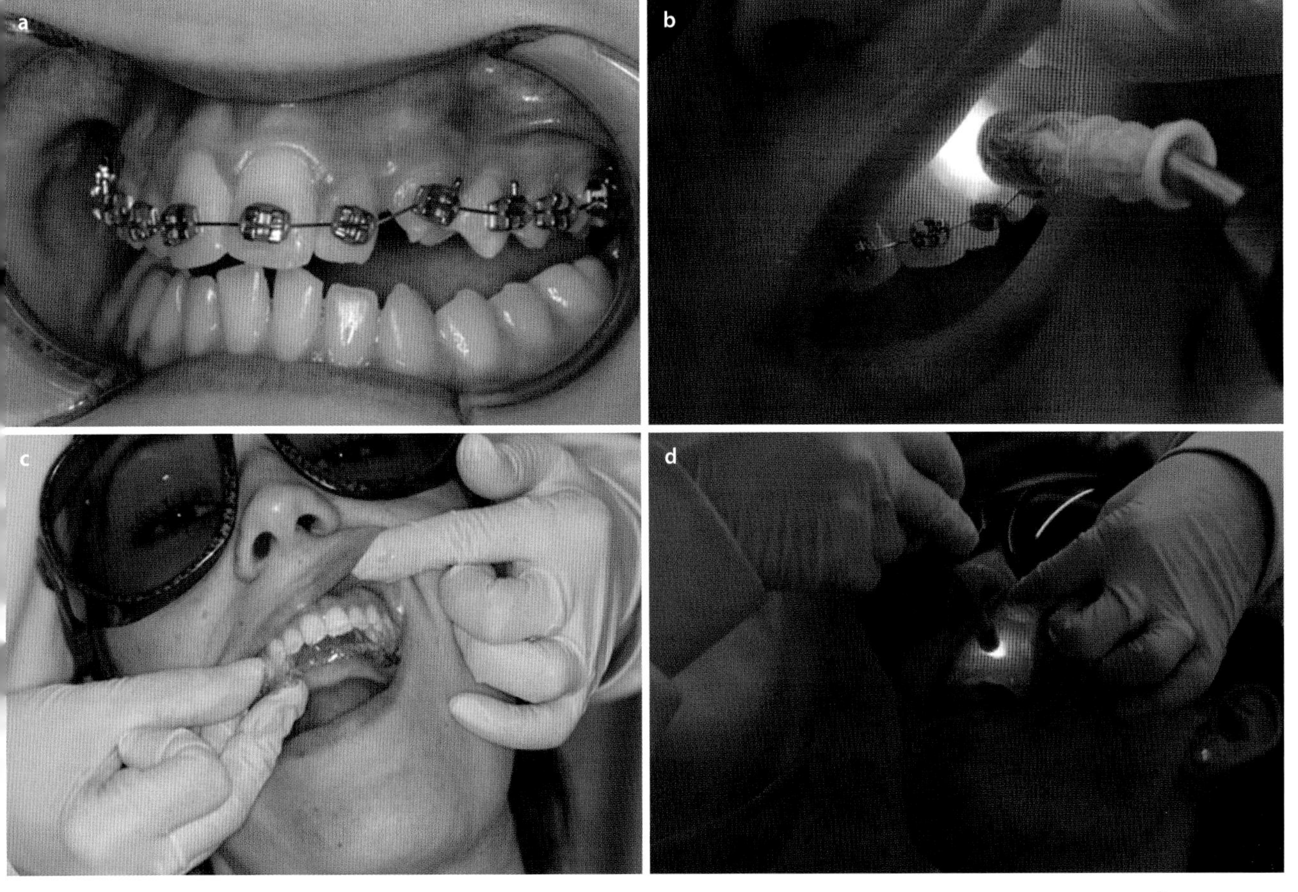

◘ 图7.15　（a～d）激光在正畸固定矫治器和活动矫治器中的应用。使用904nm二极管激光器，通量5.6J/cm²，平均功率0.28W，光斑直径5mm，功率密度1.4W/cm²，超脉冲，聚光技术，每个位点4s。每颗牙齿6个位点：近中、远中、根尖、唇颊侧以及舌腭侧，每15天照射1次。

断、治疗和预防。

根据“压力-张力机制（pressure-tension mechanism）”，牙齿承受的力决定了其生理适应的位移，而牙早失后会出现补偿性适应的位移。当对牙齿表面施压时，会触发周围组织的生物反应，通过细胞、细胞外基质的重组以及微局部循环，牙周韧带和牙槽骨会发生重塑[167]。在首先的炎症阶段，释放的细胞因子、趋化因子和生长因子会在压力侧激活破骨细胞（骨吸收），在张力侧激活成骨细胞（骨形成）。

目前，有研究旨在制订能够调节该阶段以加速正畸牙移动的治疗方案，激光治疗就是其中之一[168]。由于LLLT具有生物刺激和镇痛作用，因此已经针对LLLT作用于正畸牙移动的研究。可观察到在安装托槽之后立即进行的首次治疗即可缓解第一根弓丝[169]以及正畸分牙圈（为带环[170]创造空间）所产生的疼痛。研究结果表明，正畸牙的移动加快了20%～40%[171-172]。

二极管激光器的使用波长为635～1064nm，通量范围为0.7～25J/cm²。根据所需要的移动程度，治疗从每月1次到每周1次，在牙齿的腭舌侧及唇颊侧进行照射，并具有可变的重复率。对于拔除第一前磨牙后的尖牙移位，约每10天进行一次低通量（2J/cm²）的治疗可得到较好疗效[173]。在使用活动矫治器（removable appliances）如正畸矫治器（orthodontic aligners）的情况下，也可以使用激光（◘ 图7.15）。

7.7　LLLT在牙本质过敏中的应用

在口腔检查中，最常见的主诉之一是牙齿敏感性增加，主要是由温度、物理或化学刺激引起的疼痛。除了最典型的牙体硬组织疾病（如龋齿）及其并发症外，还有由于牙龈退缩或牙釉质磨耗等因素长时间造成的牙本质暴露，也会使牙齿敏感性逐渐增加。其治疗包括消除危险因素，如刷牙不当、唾液酸度过高、饮食失调、营养不良、功能减退、磨牙和紧咬牙、牙齿硬组织疾病、胃食管反流病等。

目前有几种药物可以封闭牙本质小管在其内部有负责疼痛感觉的小神经末梢，可作为家庭疗法或在门诊使用。患者应掌握正确的口腔卫生方法，减少酸性食物和饮料的摄入，以及使用含氟或牙本质敏感专用的牙膏和漱口水。门诊的专业疗法包括使用氟化物涂料、草酸盐糊剂、含再矿化药物（磷酸钙和酪蛋白）的复合树脂填充或玻璃离子水门汀和激光治疗[174–176]。

LLLT对牙本质过敏的作用主要是控制疼痛，阻断引起疼痛的刺激向牙髓传递，并通过刺激正常的细胞，促进硬化性牙本质的产生，从牙本质内部封闭牙本质小管[177]。有文献将激光治疗与氟化物凝胶的使用进行了比较，发现含钾凝胶与LLLT联合使用更有效[178]。

一般来说，使用的二极管激光器波长为650～870nm，通量为1.8～4J/cm^2[179]。清洁术区后，激光器工作尖垂直于敏感区域，在牙面近中、远中、中央3个点进行照射，治疗每2～3天进行1次，直到症状消失[180]。

7.8 激光针灸

针灸是一种治疗技术，其目的是通过使用针头调节人体的“重要”能量流（Qi）进行治疗。能量流经12个称为经络的通路（6阴和6阳），每个与内部器官相关，并与外界持续交流。针灸本身并不使用经络，而使用组成经络并投射到人体内部能量之外的单个穴位。用于刺激这些点的针头起到偶极的作用，可以改变身体的磁场，减去或产生电子到质子体基质中，导致神经递质或神经调节剂的释放[195]，从而增强免疫系统、促进循环，并促进中枢神经系统的镇静作用[186]。关于在穴位上使用激光的第一份报告可以追溯到20世纪70年代初的苏联[181–183]，在这些研究中，“冷”激光通常在低功率的情况下使用，他们并没有充分了解激光的科学基础。除了针灸以外，人们渴望迅速找到一种无创、无痛且没有污染、不良刺激等副作用的其他治疗方法[184]，能够适用于恐惧症或特殊需要的患者。

文献中的各种研究都比较了这两种方法的有效性，其结果是：除了一些关键问题（激光在皮肤上发生反射而减少总体吸收的光）或其他如肤色等需要调整参数的变量[185, 188–189]，或组织内光散射影响到达刺激点的能量[190]，未见其他差异[191–194]。

在以下情况下，使用口腔科针灸和激光针灸：

▪▪ 疼痛控制

ST6、ST7、L14点被认为是减轻面部疼痛[187–188]，口腔小手术、颞下颌关节疾病[196]或肌筋膜疼痛[197]时缓解疼痛的通用刺激点。

▪▪ 咽反射

将最常用的PC6和CV24分别或结合在一起，可广泛用于所有以下情况：过度的口腔刺激如在取模或进行口内X线拍照时会导致异常的咽反射[198–199]；或用于抗癌药物诱发的呕吐[200]或术后呕吐[201]。与止吐药相比，无任何不良反应。

▪▪ 唾液减少

由唾液腺的病理状况导致的唾液流量减少、化疗和放疗后的副作用，或由生理性唾液腺退化引起的唾液流量减少，都会导致口腔健康的恶化。在文献中有研究利用刺激穴位来增加唾液流量，获得了持续的良好效果[201–204]。除了位于面部的穴位ST6、ST7、ST5、SI19以外，与参加各种研究的受试者的能量失衡有关的穴位还用于肢体和躯干等身体的其他部位。

▪▪ 焦虑控制

许多患者都患有严重的焦虑症，刺激耳朵上的穴位可以更好地控制焦虑和压力水平。激光针灸使

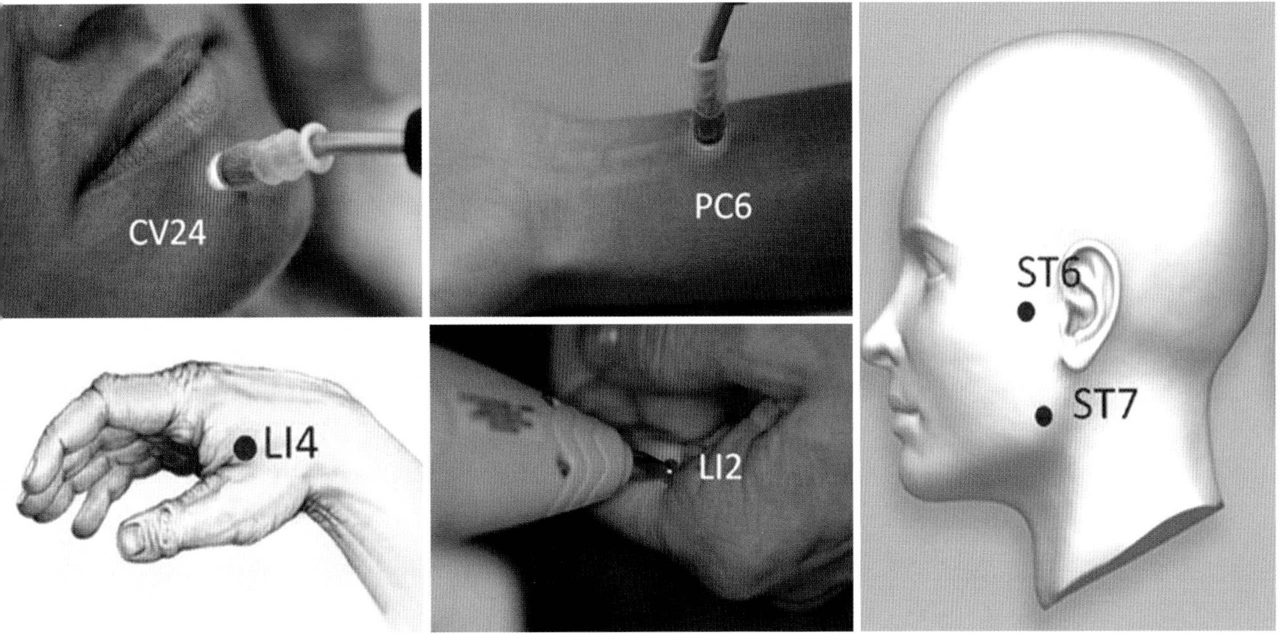

图7.16 激光针灸应用要点。CV24和PC6用于缓解恶心的特定位点，LI4、LI2、ST6和ST7用于缓解疼痛的特定位点。

用的波长是400nm（蓝光），635nm（红光）是最常见的波长，700～1000nm（红外光）具有更大的穿透深度，而532nm（绿光）主要用于耳穴治疗，但是却鲜有研究[205-208]。关于要给予的剂量以及治疗效果，没有指导原则，使用通量范围按照Litscher G.和Opitz G. 的研究[209]，为0.001～10J/cm^2。通常认为对于急性疾病，每2天进行1次治疗，慢性疾病每周进行1次治疗（图7.16）。

结论

通过研究并综合临床证据，将光作为治疗已在全世界获得普遍认可。在研究过程中，已证明光疗具有良好的疗效，创伤小且没有明显副作用。其具体机制至今仍不完全清楚，需要采取进一步研究以建立更强有力的实验证据，并在遵循可行的操作流程这一前提下，将LLLT引入至日常临床实践中，并将其完全纳入治疗工具。

LLLT绝不是魔法或替代疗法，它为医学的各个领域和口腔科的每个领域的从业人员提供了与患者互动的机会，同时最大限度地尊重患者的身心健康，完美地秉承了新的健康概念。

由于LLLT具有消炎、镇痛、生物刺激和抗菌作用，其应用范围较广泛，可与通常使用的药物疗法起竞争或协同作用。口腔外科是外科的主要分支，涉及硬组织和软组织，因此发炎、疼痛和感染很常见；而LLLT对于控制炎症、疼痛及感染起到很大的作用，可以加快愈合过程以及增强口服药物的疗效。在骨－关节－肌肉问题的治疗中、正畸学中、牙本质过敏的治疗中、神经病变的恢复过程中，以及许多其他病理情况下，LLLT为治疗方法带来了新的可能。

LLLT的未来前景令人振奋，并且可以预测到这种自然存在电磁能量的应用将有令人惊讶的发展。

扫一扫即可浏览
参考文献

第 II 部分　口腔硬组织的激光辅助治疗

Laser–Assisted Oral Hard Tissue Management

目 录

第八章 激光辅助口腔修复学（牙体硬组织：去腐和牙体预备）

Laser-Assisted Restorative Dentistry（Hard Tissue: Carious Lesion Removal and Tooth Preparation）

Riccardo Poli

D.J. Coluzzi, S. Parker (eds.), *Lasers in Dentistry—Current Concepts*, Textbooks in Contemporary Dentistry,
DOI 10.1007/978-3-319-51944-9_8

核心信息

本章探讨了与激光辅助牙体硬组织治疗有关的一系列优势，并详细介绍了辅助治疗中每个波长的相关信息。当前在口腔激光设备的可用波长中，仅3个可以用于牙体硬组织。

- 市场上在售的5种铒激光具有2种不同的波长：2940nm（Er：YAG）和2780nm（Er，Cr：YSGG），它们正逐渐成为传统口腔治疗的替代或补充治疗。
- 在过去的10年中，经研究人员的研发，原本用于软组织手术的二氧化碳激光现已可用于硬组织。激发波长为9300nm，在口腔修复中具有非常好的临床应用前景。

◘ 表8.1列出了铒激光的优点。通过比较使用特殊波长的激光和传统操作（高速手机与金刚砂车针或其他操作如喷砂、酸蚀凝胶等），可以清楚发现激光的优势。

◘ 表8.1　铒激光对硬组织的优点
激光类型及发射光谱，适用于牙体硬组织、骨组织和软组织
在窝洞预备时可以同时切割软组织（即在充填修复治疗期间进行牙龈成形术或髓腔暴露）
微创
减少或不需要局部麻醉
适用于预备较小的窝洞
增加牙体硬组织切除的精度和准度
降低医源性损害风险
与传统手机相比，去腐时无噪音、无振动、无接触
选择性去除龋坏硬组织
增大了粘接面积（微表面）
组织消毒
生物刺激作用
组织/牙髓不产热
牙体硬组织无破坏
有限的软组织凝固作用
保持软组织的工作区域清洁
无玷污层的产生

凭借其明显的优势，让每一位口腔医生都可将这一突破性技术应用于临床中。

这种类型的激光完全符合微创口腔医学的理念。有研究指出，牙体预备时，患者对于使用激光与传统手机进行治疗的临床体验完全不同（◘ 图8.1～◘ 图8.3）。

在大多数情况下，使用激光治疗并不需要进行局部麻醉，因为激光会在数秒内产生镇痛作用。这种激光可以无痛切削牙体硬组织。此外，由于工作尖不与牙齿表面接触，患者不会感觉到振动，也不会听到像传统口腔科手机产生的噪音。

然而，这些激光的操作并不直观，并且其反馈也不够及时，因此，术者必须经过专门的课程与培

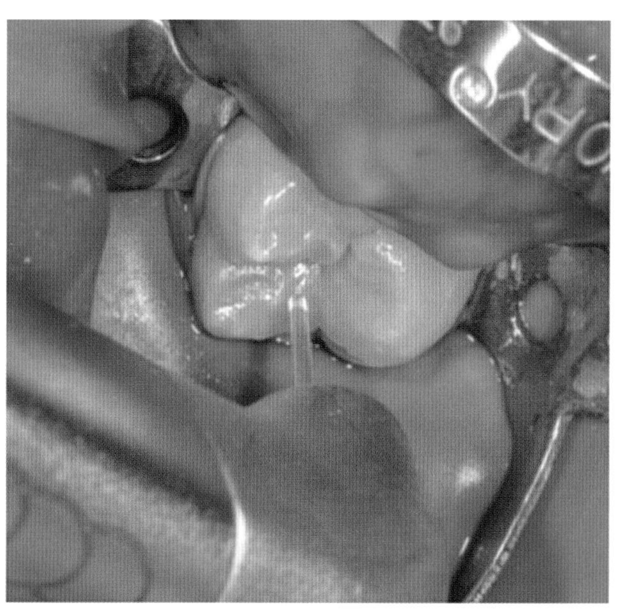

◘ 图8.1　#2较小的窝洞预备（Er，Cr：YSGG Waterlase iPlus激光器，2780nm，Biolase Techbology，Irvine，CA，美国）。牙釉质照射参数：MGGG6蓝宝石工作尖直径600μm，长度9mm，3W，15Hz，每脉冲200mJ，峰值功率3333W，平均功率密度492W/cm^2，峰值功率密度546.710W/cm^2，总能量90J，脉冲宽度60μs，工作尖到组织的距离1mm，50%水（18mL/min）和80%气。牙本质层和玷污层照射参数：MGGG6蓝宝石工作尖直径为600μm，长度为9mm，2W，15Hz，每脉冲133mJ，峰值功率2222W，平均功率密度328W/cm^2，峰值功率密度364.473W/cm^2，总能量20J，脉冲宽度60μs，工作尖到组织的距离1mm，50%水（20mL/min）和80%气。以上参数根据W.Selting教授指标进行计算。

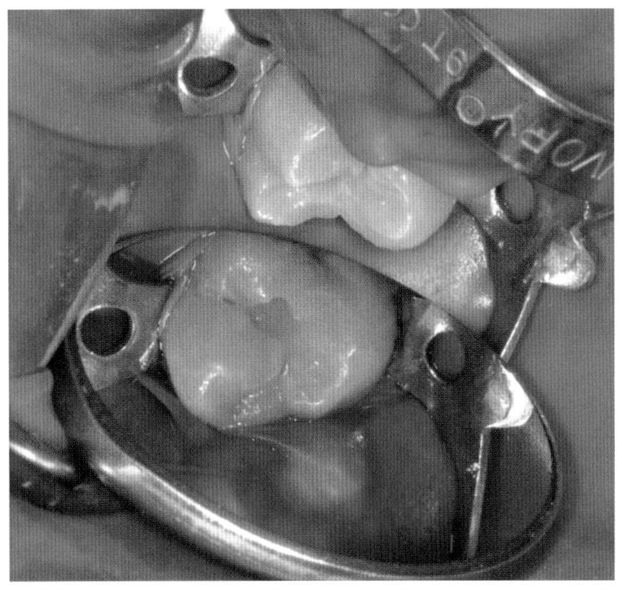

◘ 图8.2　#2完成预备。

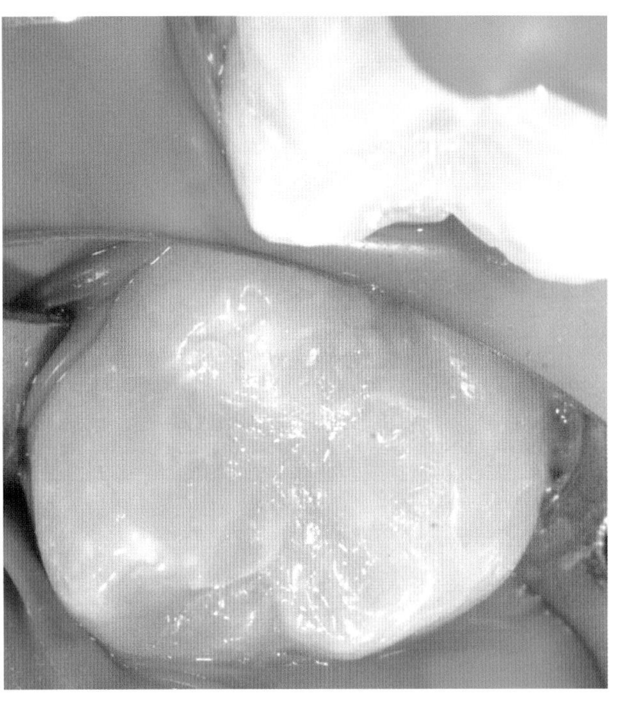

◘ 图8.3　#2完成复合树脂修复［（使用37%的磷酸酸蚀，OptiBond FL全酸蚀粘接系统（Kerr，Orange，CA，美国），复合树脂Herculite XRV Unidose（Kerr，Orange CA，美国）］。

◘ 表8.2　车针与铒激光的比较

修复流程	手机和车针	激光
切割牙釉质/牙本质	是	是
选择性去除龋坏组织	不	是
精密度	精密度>1~2mm	精密度<300μm
玷污层	产生玷污层	不产生玷污层
产热	产热> 15℃	产热<5℃
医源性损害的风险	较大	少
噪音/振动	120 dB/振动	<120dB/无振动
抗菌作用	无	表面消毒
牙釉质切削速度	快	<30%车针转速
牙本质切削速度	快	类似
疼痛反应	高	少/无疼痛

训，并需要一定的时间学习、适应工作尖与牙面的工作距离；为了发挥激光的最大效率，必须将工作尖置于约1mm处。此外，术者必须深入了解如何设置和修改各种参数[1]（其中包括能量输出、脉冲频率以及用于冷却的气/水比例）。

然而，使用高速或低速车针在去除牙体硬组织方面仍然更加有效和快速——用口腔科手机预备窝洞要快得多。

口腔医生都曾受过手机和车针操作的完整培训，并在临床中使用多年。因此，使用车针能够保证完成理想的牙体预备。但与此同时，车针更具侵略性和非选择性。它们会产生强烈的振动，可能会对牙齿结构造成伤害，并可能导致牙折和牙髓热损伤。

此外，在车针的使用过程中，会产生了大量的玷污层，以至于在粘接之前需要进行酸蚀将玷污层去除。

为了避免给患者带来痛苦，医生经常需要为患者进行局部麻醉。因此，患者在接受传统治疗时常会感到强烈的恐惧。

◘ 表8.2显示了使用传统的高速手机和金刚砂车针与使用铒激光的比较[2]。

另一种更精细、侵略性更小的方法为喷砂，利用氧化铝（Al_2O_3）颗粒去除龋坏组织。

用这种方法，牙折的风险比使用金刚砂车针低，并且不产生玷污层。由于表面产生不规则的微突起，复合材料的粘接力似乎有所增加，并且微渗漏的发生率也会下降。

喷砂治疗的主要缺点是堆积在整个工作区域上的颗粒层，在使用任何粘接技术之前必须将其仔细去除。

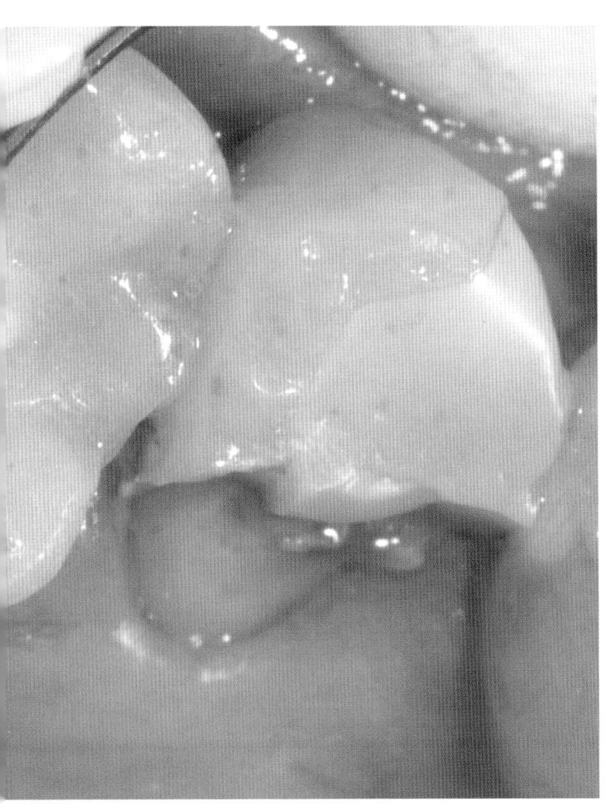

图8.4 #13冠折。

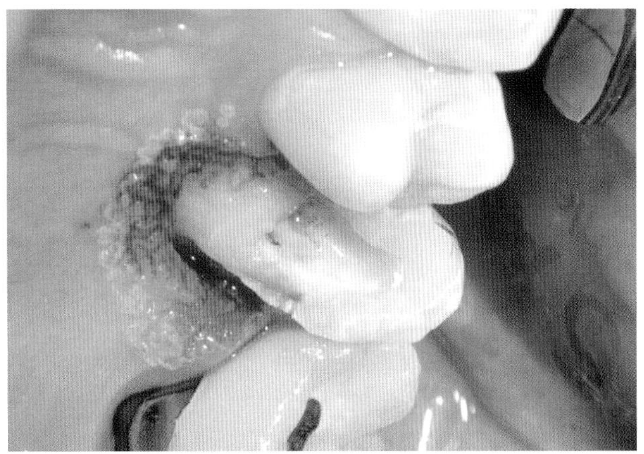

图8.5 #13牙龈切除术和牙冠延长术（Er，Cr：YSGG Waterlase iPlus激光器，2780nm，Biolase Techbology，Irvine，CA，美国）。牙龈切除术参数：MT4蓝宝石工作尖直径400μm，长度6mm，2.5W，25Hz，每脉冲100mJ，峰值功率1667W，平均功率密度1989W/cm^2，峰值功率密度1.326.292W/cm^2，总能量300J，脉冲宽度60μs，接触式，40%水（16mL/min）和20%气。牙冠延长术参数：MZ6石英工作尖直径为600μm，长度为9mm，4W，25Hz，每脉冲160mJ，峰值功率2667W，平均功率密度656W/cm^2，峰值功率密度437.368W/cm^2，总能量480J，脉冲宽度60μs，工作尖到组织的距离1mm，60%水（20mL/min）和80%气。

龋损的去除常结合化学和机械方法，使用次氯酸钠等化学物质（通常为凝胶形式）或酶类物质，选择性地溶解龋坏组织后，使用挖匙将其清除。

8.1 对硬组织和软组织的作用

与其他方法相比，使用铒激光一个优势是在术中可以进行牙体硬组织消融（ablation）及切除（excision），并同时进行牙龈成形术。进行更大范围的牙龈切除术或临床牙冠延长可通过恢复丧失的生物学宽度改变牙龈高度甚至骨水平（图8.4和图8.5）。

实际上，如果在牙体预备过程中需要露出被牙龈覆盖的龋洞的边缘，可进行轻度牙龈成形术以去除多余的角化组织。

如果因龋洞较大而需要去除过多的牙龈，则可以在牙体充填修复治疗期间，在进行去除龋坏组织的同时进行牙龈修整。

如果丧失了正常的生物学宽度，激光可以迅速对软组织及下方的骨组织进行临床冠延长术。

激光治疗可以很大程度地缩短手术时间，将整个疗程在一次治疗中完成。

铒激光在低能量、高频率（30～40Hz）、高脉冲宽度（如700μs/脉冲），无水且几乎没有冷却空气时，可适当地控制出血，以促进与组织的热交互作用。

这些特征可应用于牙体充填治疗、口腔外科手术和口腔修复中以进行止血。

如因外伤或龋坏引起牙髓暴露，在进行盖髓或选择性牙髓切除术之前，必要时可使用激光进行消毒并产生凝固作用。

8.2 与水的亲和力

两种铒激光波长（2780nm和2940nm）都与水具有高亲和力[3-4]。它们几乎被水分子完全吸收，而后者的程度更高。

组织中水含量越高，吸收量越大。

因为激光束的穿透度与吸收率成反比，脉冲在深度上扩散不大，因此光束只能穿透牙体组织数微米（对于2940nm的波长，其进入牙釉质的深度为7μm，进入牙本质的深度为5μm；而对于2780nm的波长，其进入牙釉质的深度为21μm，进入牙本质的深度为15μm）[5–9]。

如果组织的水分含量高（如软组织对比于硬组织，牙本质对比于牙釉质，乳牙牙本质对比于恒压牙本质，龋坏牙本质对比于健康牙本质），则铒激光在较低能量水平下便可引起剧烈地消融。使用Er：YAG激光进行硬组织消融，平均通量的阈值为8～11J/cm^2，而使用Er，Cr：YSGG激光则为10～14J/cm^2[8]。

这是选择性切除的基础，相对于水分含量低的组织，铒激光更容易去除含水量高的组织。因此，它对龋坏的牙本质更有效，并保存周围的健康组织。

在操作中，必须根据组织含水量来调整激光参数。如相对于恒牙，要减少用于乳牙的激光能量。

如果能量已足以去除龋坏组织而对健康组织不造成损伤，那便不应再增加能量，若再提高能量可能会损伤部分健康牙体组织。

临床中牙体硬组织的有效消融能量阈值为：

原发性牙本质和龋坏组织约125mJ（100～150mJ）。

继发性牙本质和乳牙牙釉质约150mJ（100～200mJ）。

恒牙牙釉质约为225mJ（200～250mJ）。

如果后牙的组织高度矿化并且含水量较少，则可能有必要进一步增加能量（对于健康的牙釉质，最高可达到约350mJ）。

8.3　激光能量水平

铒激光器配备有气/水喷雾的冷却系统。这样可以冷却组织并保持工作区域清洁，这是防止在龋洞表面和牙髓造成损害与热损伤的关键。

术者需准确选择激光的参数，以便有效地进行消融而不损坏周围的健康组织。

第一个决定性因素是激光能量水平。最佳的做法是使用能有效消融的最低能量。因为，过大的能量会损坏牙齿表面，比如可能会破坏复合材料的粘接效果[10]。

所选的能量也可以根据表面的大小衡量。如果给定的能量分布在较小的表面上，则相对于较大的表面，更容易获得消融效果[11]。

换言之，相同的能量散布在较大的表面上，则每个单位面积的能量将较小。

它的密度（能量密度或能量通量）可能达不到与组织相互作用而产生切除作用的阈值水平。

工作尖与组织接触时，通量将达到最大值；而增加工作尖与组织表面的距离，通量在0.5mm处将降低到70%，在1mm处为52%，在2mm处为32%，在3mm处为22%，依此类推。显然，通量越大，激光与靶组织之间的相互作用越大。

此外，该参数可以通过使用不同直径的纤维或工作尖来改变。相较于直径较小的工作尖，如果工作尖直径较大，能量将释放并散布在较大的表面上。

因此，其效应较小。一旦高于能量阈值，即可对组织进行消融：而在“阈值”之下，则不会对组织进行消融，但有可能发生重要的结构或微结构改变[12–15]。

另外，超过150～200mJ的阈值时，其消融能力呈比例地增加，但是结构发生热变化的风险也会增加，尤其是在气/水喷雾冷却不足的情况下[16–18]。

在这种情况下，变化的范围为十分之几微米的深度。

所使用的能量以焦耳（J）为单位，其密度以J/cm^{2}为单位。

8.4　脉冲和频率

铒激光器通过自由运行脉冲（free running pulse, FRP）进行操作，通过不释放能量转换为释放能量的交替瞬间所产生的能量脉冲，并且每秒重复数次。

每秒释放的脉冲数称为频率（或脉冲频率）。该值以Hz或pps（即每秒脉冲数）表示。

单位时间内的脉冲数越多，就有更多的能量传递至靶组织，因此与靶组织的交互作用便越大、越快。

而在单位时间中释放的能量数量可确定功率，或者说是每个脉冲能量乘以每秒的脉冲数，以W为单位。

因此，功率取决于能量与每秒脉冲数之间的乘积（W = J × Hz）。

当通过短脉冲［脉冲持续时间（pulse duration）为50 ~ 150μs］提供能量时，可在顷刻间获得大量与组织相互作用的能量，这意味着获得了巨大的功率值。

但是，每个脉冲都可以达到对组织有较大效应的最大功率（峰值功率）。峰值功率越高，与靶组织的交互作用越大；脉冲持续时间越短，转化为热量的能量就越低。因此，将减少温度升高后所造成的热相互作用和对牙体组织的损害。

与激光相互作用后，被照射的牙釉质和牙本质表面出现波谷和波峰，当施加的能量较高时，波谷和波峰则较深。

经激光照射后，其外观与酸蚀后的牙体组织非常相似：无玷污层，表面清洁并呈波浪状，形成微粗糙、不规则结构。

牙本质具有开放的牙本质小管，其含水量较高，激光在牙本质管间区域的消融效率较高。因此，牙本质小管周围则显得更高且突出。

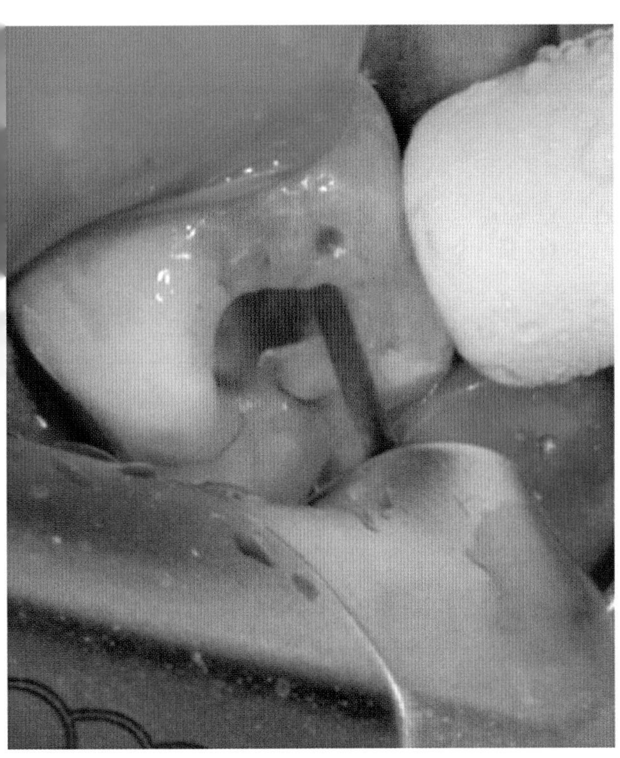

■ 图8.6　# 14的 I 类洞预备（Er，Cr：YSGG Waterlase iPlus激光器，2780nm，Biolase Techbology，Irvine，CA，美国）。牙釉质照射参数：MZ6石英工作尖直径为600μm，长度为9mm，3W，15Hz，每脉冲200mJ，峰值功率3333W，平均功率密度492W/cm^2，峰值功率密度546.710W/cm^2，总能量90J，脉冲宽度60μs，工作尖到组织的距离为1mm，50%水（18mL/min）和80%气。牙本质和玷污层照射参数：MZ6石英工作尖直径为600μm，长度9mm，2W，15Hz，每脉冲133mJ，峰值功率2222W，平均功率密度328W/cm^2，峰值功率密度364.473W/cm^2，总能量20J，脉冲宽度60μs，工作尖到组织的距离1mm，50%水（20mL/min）和80%气。

8.5　与靶组织的距离

在操作中必须注意，术者必须保持激光工作尖与靶组织的适当距离，以优化消融和治疗时间。由于激光是非接触式的，因此距离过长会影响与组织的有效相互作用。

此外，术者必须以慢于传统口腔科手机的移动速度，缓慢地移动激光工作尖，以利于激光与组织相互作用。

在窝洞预备工作期间（■ 图8.6和■ 图8.7），工作尖需逐渐向一侧倾斜来扩展范围[19]。

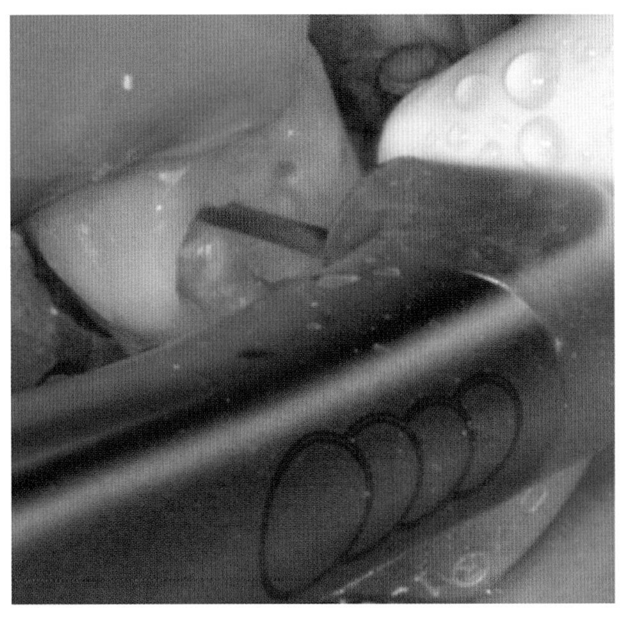

■ 图8.7　# 14去除龋坏组织时工作尖向洞壁倾斜。

随着窝洞预备工作的进行，必须将工作尖放置得更深，以保持与靶组织的理想距离，从而获得高且连续的能量密度。

8.6 激光蚀刻的问题

当使用低于消融阈值（亚消融）的能量值，铒激光可以改变牙本质和牙釉质的微结构，所产生的表面与磷酸酸蚀后的表面非常相似。而这种效应长期在文献中被不恰当地定义为“激光蚀刻（laser etching）”[20–27]。

用铒激光进行蚀刻与表面酸蚀之间有较大的差异。更准确地说，使用术语“激光预处理（laser conditioning）”更适当[28–29]。

酸蚀是数十年来使用于复合材料粘接的修复步骤。即使存在一些问题（过度脱矿会改变牙釉质–牙本质的理想黏附结构，使之对继发龋的敏感性增高，造成牙齿敏感，与黏合剂系统单体的微渗透造成的脱矿率相比更严重），但是磷酸酸蚀的效果是基本可靠的[30–32]。

相比于使用34%～38%的磷酸，铒激光会产生更不规则的表面；激光能量越大、频率越低，将形成更深、更分散的微孔。

即使最终表面与酸蚀后表面非常相似，对铒激光处理的牙体硬组织进行复合粘接仍有争议，许多学者认为其质量较低，因此尚需进一步研究其结果。

目前的文献中，相关数据有较大的差异，而且通常其粘接作用值要比酸蚀后所得的粘接值低得多[25–26, 33–37]。

8.7 微渗漏

术者在复合树脂和牙体硬组织的粘接中遇到的问题通常为微渗漏或修复体脱落[38]。

微渗漏可定义为用于牙齿充填的修复材料与牙体洞壁之间的边缘密封性丧失，随后细菌、液体、分子或离子渗入[39–42]。

在导致微渗漏的原因里，主要考虑以下因素：

（1）在酸蚀或铒激光处理区域中，粘接树脂未完全渗透，导致形成较弱的粘接界面，从而对水解和渗透更加敏感。

（2）由于材料聚合收缩、口腔环境温度波动[43]，或因咀嚼反复出现的周期性机械疲劳现象，在牙齿/修复体界面处会产生应力。

细菌或液体沿界面渗透会导致混合层中粘接树脂和胶原蛋白的水解，从而影响树脂与牙本质表面之间的结合的稳定性。

微渗漏是继发性龋和修复失败的主要因素[44–46]，也是牙本质过敏、牙变色和牙髓损伤的基础。

复合树脂和牙体洞壁之间脱位的另一个原因与制备洞型有关。窝洞壁的数量越多（如Black’s Ⅰ类中典型的盒状洞型），粘接表面和非粘接表面之间的比就越大，即C因素[47–48]。

如果整个复合树脂同时粘接在多个洞壁上（如磨牙的䝤面洞），则会出现更多与收缩有关的应力。

另外，如果窝洞的洞壁很少（如前磨牙和磨牙的Ⅱ类洞），部分未粘接的材料可以补偿聚合收缩，因此修复体渗漏的风险较小。

当由聚合收缩引起的应力补偿不足，使复合树脂与牙颈部牙本质粘接的初始强度降低，而降低了其封闭性。

较大的边缘间隙通常位于Ⅴ类洞龈缘和Ⅱ类洞龈缘的外部边缘（Ⅴ形间隙）。这是由于在牙颈部，牙本质和粘接剂的粘接效果较弱，从而无法通过粘接系统与树脂牢固结合[33,49–50]。

细菌无法通过<1μm的间隙，但其毒素和其他潜在的细菌相关危险物质可能会传播［“纳米渗漏（nanoleakage）”］。

当颈缘位于根部牙本质与牙骨质之间的交界线上，微渗漏问题就变得更常见；与牙釉质相比，在这些界面上，粘接剂的效率较低，并且与牙本质的粘接对技术和粘接面处理的敏感性较高。

接下来，必须讨论粘接剂系统与混合牙骨质层结合的能力。牙颈部边缘微渗漏可能与距颈缘100μm内无牙本质小管有关，与窝洞龈壁中200～300μm的小管数目相对减少以及牙龈基质中主要有机性成分有关[51]。

牙釉质在颈缘通常是较薄、非晶结构，且不易粘接。

当复合树脂聚合会朝着殆面边缘的上部粘接点收缩，在位于龈缘水平的最弱粘接力处发生分离。

8.8　增加粘接力的方法

为了获得更好的粘接条件并促进单体在脱矿的牙本质小管间扩散（通过激光照射），建议对激光照射后牙本质采用不同的预处理。

其中有以下作法：

- 次氯酸钠，浓度范围为5%～10%。
- 磷酸，浓度范围为33%～38%，且酸蚀时间延长[52]。
- 聚丙烯酸（用于玻璃离子聚合物材料）。
- 葡萄糖氯己定。
- 蜂胶。
- 过氧化氢。
- 臭氧。

次氯酸钠可用于去除激光相互作用产生的胶原纤维膜和牙本质碎屑。使用次氯酸钠后，可获得一个干净的表面，去除了使用激光所产生的变化（铒激光并不会产生玷污层）。

延长磷酸的酸蚀时间显然不会提供更好的粘接力，相反地，它会对牙齿表面过度酸蚀。与使用高速车针时不同，激光并不会产生玷污层，可认为牙齿表面没有玷污层。因此，在激光照射过的牙体硬组织上进行酸蚀时，酸与管内牙本质、管周牙本质可直接接触。然而，酸和牙本质小管过度接触可能会导致牙本质结构的完全破坏，影响粘接。

最新的临床建议为：牙釉质酸蚀不超过30s，并且对牙本质仅进行非常有限的酸蚀处理。

目前，没有任何临床证据表明上述的不同预处理可以改善复合材料粘接剂系统的作用。

Arslan S.[53]曾指出："使用酸蚀-冲洗粘接系统时，并没有发现不同类型消毒剂对微渗漏产生不利影响。"

8.9　粘接力的影响因素

对于激光照射后牙本质的复合树脂粘接力低于磷酸酸蚀牙本质的原因有不同的解释。

有研究人员认为，导致照射的牙本质与复合材料之间粘接不充分的主要原因是激光消融过程中胶原纤维网的塌陷或融化[54]。

实际上，照射后温度的显著升高导致矿化的牙齿基质和胶原纤维中水分的瞬间汽化。胶原纤维最初分布于整个结构中并起支撑作用，当矿化基质和胶原纤维中的水消失后，胶原失去了晶体结构的支撑而坍塌。而胶原纤维网结构的丧失使得粘接剂在纤维网中的扩散范围缩小。因此，混合层无法实现有效粘接[54]。

牙本质消融会使胶原纤维融化在一起，导致纤维间空间丧失，限制了树脂向牙本质管间表面的扩散，导致树脂无法穿透，甚至有可能从消融的牙本质表面剥离[55-58]。

使用参数过大的铒激光会进一步对硬组织产生有害的影响。过高的激光能量值会导致牙齿组织开裂、表面熔化、剥落、管间牙本质显著丧失以及胶原蛋白熔化[54-55]。

也有学者还认为，由于与激光束的相互作用以及交替的热膨胀和收缩，脉冲在切除过程中会在牙齿硬组织内部产生强烈的弹性波。

由于坚硬的组织内部发生，应力波可能会导致牙本质以及牙本质-复合树脂界面的微裂纹和破裂，从而对粘接强度产生不良影响[1,58-59]。

另一种对复合树脂和牙本质之间结合力较弱的解释是，当激光能量很高时会产生深凹坑，而因为树脂无法填满过深的凹陷。这些凹坑及凹陷的存在会阻止修复材料对窝洞的贴合[60]。

此外，粘接剂-牙本质界面处的咀嚼应力分布可能不均匀[54, 61-62]。

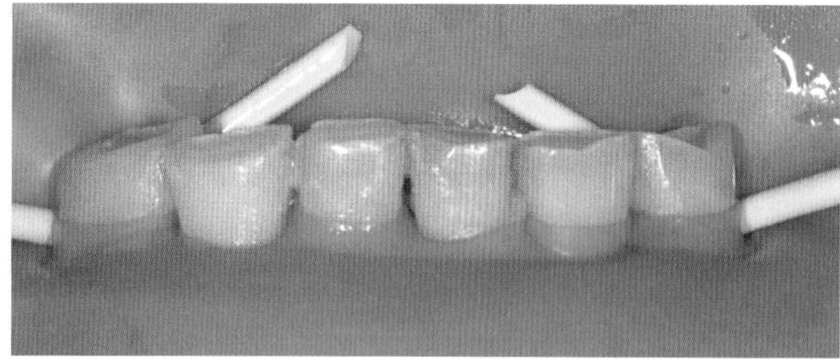

■ 图8.8　前牙的冠部严重磨损。

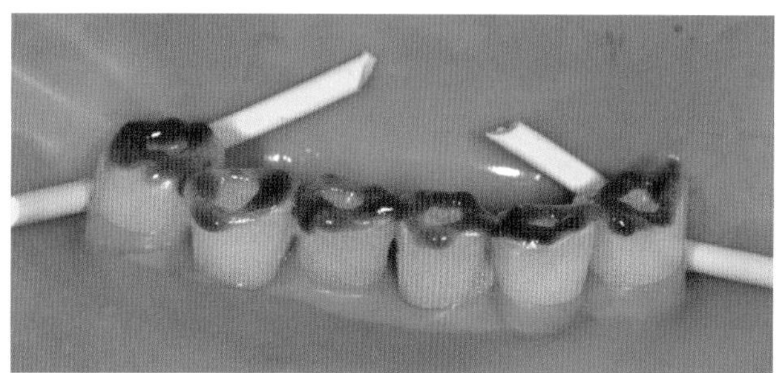

■ 图8.9　使用激光修整锐利的边缘（Er，Cr：YSGG Waterlase iPlu激光器，2780nm，Biolase Techbology，Irvine，CA，美国）。牙釉质照射参数：MZ5石英工作尖直径550μm，长度9mm，2.5W，30Hz，每脉冲83mJ，峰值功率1389W，平均功率密度461W/cm^2，峰值功率密度256.030W/cm^2，总能量75J，脉冲宽度60μs，工作尖到组织的距离1mm，50%水（20mL/min）和80%气。

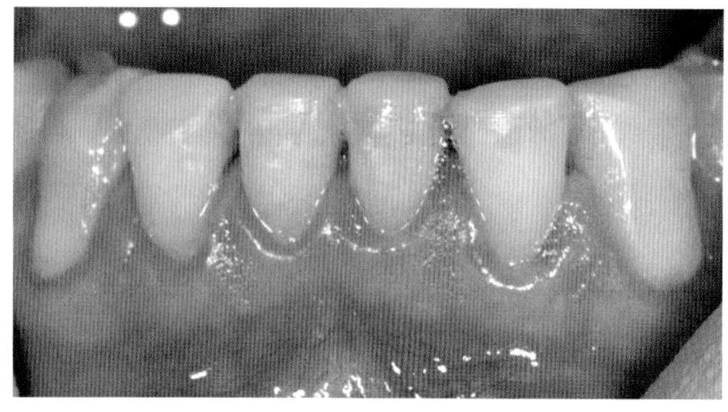

■ 图8.10　使用橡皮障隔离。

Dunn等[34]也强调了激光照射后釉质表面会产生裂缝，而在酸蚀后的釉质中出现独特的"酸蚀纹（etch pattern）"，且两者会结合或混合在一起。这种混合效果可能会阻止树脂渗入牙釉质中，从而降低釉质的粘接强度。

另外，非常重要的是，在洞型预备完成时，应去除无基釉，并修整边缘。此操作可以在低功率和高速Er: YAG或Er，Cr: YSGG激光下进行，也可以通过手动器械（釉质切割器、挖匙）、金刚砂车针、钨钢车针，或橡皮杯的低速或高速工具完成[63]（■图8.8～■图8.12）。

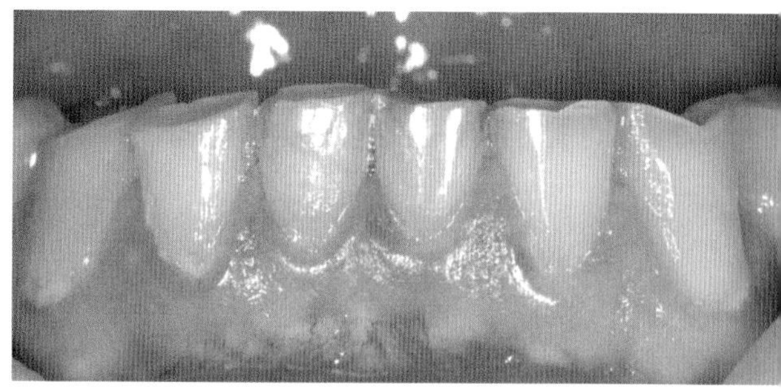

■ 图8.11　37%磷酸酸蚀。

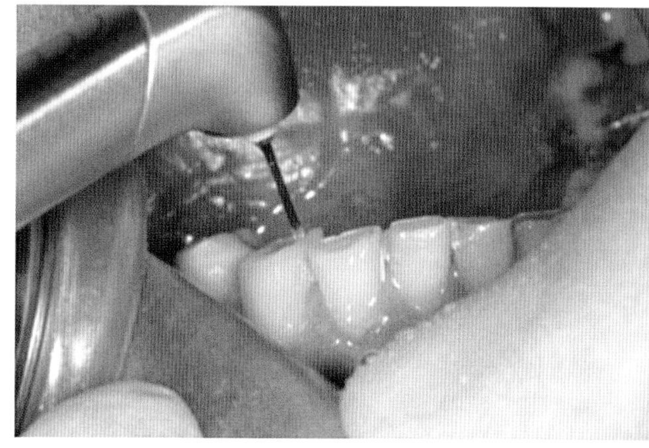

■ 图8.12　完成修复的前牙［粘接系统OptiBond FL全酸蚀粘接系统（Kerr，Orange，CA，美国），复合材料Herculite XRV Unidose（Kerr，Orange CA，美国）］。

忘记此步骤可能会导致洞壁强度降低：这可能会导致复合树脂与洞壁边缘的不贴合，以及修复体边缘或牙釉质在受到咀嚼力后发生破裂和随后的微渗漏。

一项最近的研究考虑了在激光照射过程中形成不溶性磷酸钙分子的可能性，这将影响理想的复合树脂粘接[54]。

另外，研究认为，激光照射过程中胶原蛋白的变性会导致表面耐酸，形成含有烧灼的颗粒状结构或被熔化的牙本质颗粒覆盖的结构。这种变性可能影响粘接剂系统渗入牙本质结构，并可能阻止混合层的形成[58, 64]。

这种现象可能与Ⅱ类和Ⅴ类洞型制备准备过程中的牙骨质有关，当激光照射达牙骨质后，形成薄薄的影响层（5.7μm）。此影响层无法被酸蚀，妨碍混合层形成[65]。

如果树脂不能有效地渗入到管内和管周的牙本质中，只能获得较短的树脂突，而没有漏斗状的形态和横向的树脂侧突，这将降低最终的粘接力[57, 66-67]。

当使用这种类型的激光时，不存在玷污层（使用车针预备时不可避免地会形成玷污层），从而使牙本质小管立即暴露并增强了其对牙本质粘接剂的渗透性。此外，由于没有玷污层，使牙本质小管管内的液体可进入或流出牙髓[68]。

由于激光照射不会形成玷污层，使牙本质小管暴露，并增强了粘接剂在牙本质的渗透性。牙髓内压力会影响牙本质固有的渗透性，也会影响牙本质的可湿性状态和与牙本质粘接剂的粘接强度。激光对牙本质的液体灌流的影响比车针更大。

很重要的是，要考虑到更大的灌注量会使牙本质更湿润，因此，可能会干扰某些粘接系统，尤其是水性粘接系统，最终可能会被稀释得更多。

为避免这些表面变化可能对粘接造成的影响，最好的方式是将激光能量降到最低的有效水平，并与完全去除龋坏组织所需的时间相协调。

许多学者[69]都认为在激光照射后，为了获得均匀的微粗糙表面，最好用磷酸进行牙釉质酸蚀；另外，对牙釉质进行激光预处理是无用的。

在牙本质上使用酸可能有效，因为它可以去除被铒激光改变的表面，暴露胶原纤维网，而胶原纤维网的存在是形成混合层的条件之一。然而，也有研究人员持有截然不同的观点。

因此，虽然不同酸的酸蚀时间是不同的，但是较为恰当的做法是在牙釉质上的酸蚀时间不超过30s，在激光照射后的牙本质上不超过15s。

需要注意的是，由于激光照射的表面不存在玷污层，磷酸对牙齿硬组织的矿化晶体结构，特别是在管周牙本质和管间牙本质以及胶原纤维上的作用更快。

其他学者[70]建议对牙釉质的激光照射，最长不应超过15s，并且完全避免对牙本质进行酸蚀处理。

8.10 经激光照射硬组织的粘接系统

关于使用酸蚀–冲洗粘接系统（又称全酸蚀粘接系统）完全去除玷污层，或使用自酸蚀粘接系统将玷污层进行改性（仅去除部分玷污层，保留并利用剩余部分形成粘接界面[59,71-83]），这一议题已被广泛讨论了相当长的时间。

关于复合树脂和经激光照射牙本质之间，是否有可能通过酸蚀–冲洗粘接系统或自酸蚀粘接系统获得理想粘接的研究仍在进行争论中。在最新的文献中，结果有较大差异并且存在矛盾。目前，关于激光照射后牙体组织粘接的操作建议，与传统治疗（使用金刚砂车针进行牙体预备）的粘接相同。磷酸和第四代粘接剂的使用（三步法），即使在使用铒激光处理的情况下，仍然可以提供复合材料和牙体组织非常好的粘接。但是，牙釉质必须经过15～30s的酸蚀处理。而在牙本质表面，得益于第六代自酸蚀粘接剂（两步法），结果似乎更好。该粘接系统同样也可用于酸蚀后的激光照射后牙釉质。

激光照射后牙本质在经酸蚀后，仍可进行激光预处理：使用低能量及低功率激光（40～50mJ），缩短照射时间并使用大量的水进行冷却[84]。

8.11 消毒作用

激光在口腔中的一大优点是对组织的消毒作用。在进行口腔治疗时，可通过蒸发细菌中所含的水分来进行牙本质的消毒，从而消毒窝洞[85-88]。

激光预备时，在洞壁内300～400μm的细菌可被杀灭[89]；使用该波长激光进行照射后，作用范围内的微生物计数显著降低。

8.12 对组织温度的影响

铒激光产生的能量非常强大，可以分解人体硬组织的晶体结构。但是，如果使用的能量水平并没有超过作用阈值，其破坏性可能比高速车针小得多。

实际上，传统治疗（高速手机和车针）所产生的振动和压力很容易在预备好的洞壁上造成微小的裂缝，并可引起牙齿敏感，对冷热刺激产生疼痛；异物渗透导致牙髓损伤的风险增加；以及继发性龋坏，最终导致治疗失败。

如果使用铒激光并选择适当的参数（低能量和低频率），可以在去除龋坏组织的情况下，不对组织内部造成任何损伤，且不会产生裂纹。

两种铒激光波长具有很高的水吸收系数，使得激光在组织中的渗透距离仅数微秒（Er: YAG 2940nm，牙釉质中7μm，牙本质中5μm；Er, Cr: YSG 2780nm，牙釉质中21μm，牙本质中15μm[5-9]）。

这种有限的渗透，特别是如果结合非常短的脉冲宽度，则热量会非常有限地传递到组织中。通过气/水喷雾进行理想的冷却，可使髓腔温度的升高少于5℃[90-93]。

实际上，使用高速车针更容易导致潜在的热损伤，使髓腔中的温度平均会升高1～2℃，尤其是在与髓角非常接近的龋洞中。

显然，必须使用与有效消融相适应，而又不会对牙齿结构造成损伤的能量水平。

8.13 冷却

在操作中也很重要的是使用冷却喷雾，其水量和空气量应足以去除照射过程中产生的碎屑并迅速冷却处理过的表面。

操作中使用的最低水量至少为8mL/min，但若是条件允许，应使用两倍的水量。不是市面上所有的铒激光器都能在显示屏上准确显示用水量。通常，显示屏仅按照不同的激光手机显示相对水量。但是，其最大值取决于制造商的设置，安装人员输入的单个激光设置，还取决于当地供水网络或口腔科门诊所在建筑的水压。为了避免水量不足的风险，建议术者亲自测量手机每分钟输送的水量，以10%、20%、50%和100%表示。这样可以知道使用了多少水，可以确保不会使组织过热，并避免了产热导致了牙髓坏死、牙齿敏感或牙齿表面结构改变造成的与复合树脂粘接力下降。

8.14 焊接效应

当操作中需要较多热相互作用时，也可以选择含有较少水量的冷却喷雾。这种可以改变牙齿表面结构的用途被称为“焊接效应（the welding effect）”，它可以降低牙本质的敏感性，并可以改变牙齿外层结构，特别是在牙颈部或在制备固定修复体时，更好地抵抗致龋性细菌产生的酸，并降低其渗透性。实际上，这种显微结构效应表现为牙本质外层的融化和胶原纤维的凝固导致牙本质小管的封闭。

这一过程必须在低能量水平和非常短的治疗时间下进行，否则可能会因温度升高而导致严重的牙髓损伤。

8.15 激光镇痛

在充填修复治疗中通过使用这种低能量和低功率的激光，可以获得最重要的优点之一：激光镇痛。事实上，铒激光可以在无须进行局部麻醉或给患者造成疼痛的情况下应用于深层牙本质的窝洞预备。

这可应用于很多情况[94]，尤其是对于儿童口腔科、牙科恐惧患者、抗拒打针的患者以及对局部麻醉剂过敏的患者等都非常有用。

所有口腔医生都知道，对针头的恐惧会让许多患者不愿去看口腔医生[95]。

车针产生的振动、疼痛和噪音会加剧患者对口腔治疗的恐惧感。这些都可能会使得患者在治疗前产生焦虑。除了恐惧，患者还可能出现相关的心身症状（呼吸困难、心动过速、窒息或头晕等）。这可能会导致无法给患者进行治疗或对患者造成不适，甚至出现急救情况。

此外，焦虑的患者较倾向于拒绝治疗或在治疗中无法配合。

如果患者有牙科恐惧，其对口腔治疗的焦虑将呈指数级增长，导致其临床表现和症状变得更加复杂。

一般认为，牙科恐惧影响到4%～16%的成年人和6.7%～20%的儿童[96-97]。发病率随着年龄的增长而下降，但在老年人中仍可能会持续存在。

因此，对存在焦虑的患者的治疗是非常困难。

倘若操作中没有高速运转的器械，没有因振动和噪音引起的不适，并且不需要进行局部麻醉，可以促进患者和口腔医生之间的互动。如此一来，引发焦虑的两个重要因素实际上就已经被消除了。在临床中，口腔医生必须能够识别和治疗有恐惧症的患者，以降低他们的焦虑程度。

8.16　牙体预备的局部麻醉替代方案

对于临床口腔医生来说，有哪些可能的替代方案，可以在遭到患者极力反对的时候，避免使用上述这两种操作呢？

在口腔治疗过程中，能够替代局部麻醉来控制疼痛的方法有数种成功率不同、对焦虑和疼痛抑制程度不一的技术。

为减少对传统口腔治疗的恐惧和焦虑，使用的治疗方法包括催眠、使用一氧化二氮和氧气混合物进行有意识的镇静、电子麻醉或电刺激、穿透力强的表面麻醉、全身麻醉、通过口服药物或静脉注射进行有意识的镇静，或者使用铒激光。

上面列出的每种技术都有优点和缺点。在消除焦虑并提高患者依从性方面，没有一种方法的成功率为100%。同时，它们都不能实现无痛治疗，让患者避免感到不适；此外，其中一些方法还可能会产生副作用或造成潜在风险。

数十年前（甚至几百年前）人们便知道，达到催眠状态可以进行医学治疗，甚至是具有创伤性的治疗（分娩、内窥镜、手术），而不会产生任何疼痛。如在口腔科，催眠状态下拔除智齿时是不会产生任何疼痛的。

然而，并不是每名患者都能达到足够深的催眠状态，从而达到镇痛效果。因此，催眠可以被认为是对其镇静潜力和提高患者的依从性有促进作用。

一氧化二氮和氧气进行有意识的镇静是通过吸入可变比例的一氧化二氮和氧气混合物。这种混合物可以减轻焦虑感，具有快感，镇痛作用轻微，可降低组织敏感性，还可使患者产生轻度的遗忘作用和一种幸福感，并减少了对时间的感知。在使用混合气体（平均为20%～50%的一氧化二氮和相应80%～50%的氧气）3～5min后，便可获得所需的效果，并在需要的时间内保持不变。

在停止给药和输送纯氧后，镇静作用可以在数十秒内消失。但是，这一系统不能获得真实而完整的镇痛作用。它可以用作辅助传统的局部麻醉或用于维持激光镇痛。

其他一些治疗方案尚未得到完全证实或验证，如不同品牌的电刺激或电子麻醉；或者会产生副作用，可见于一些穿透力较强的表面麻醉剂，如5%EMLA（含有丙胺卡因和利多卡因的乳膏），产生麻木感需要15min才能生效，而且易产生不适，或可能存在潜在危害，如全身麻醉、药物镇静和静脉注射。

口腔激光并不能完全取代传统手机和车针，也不能完全避免注射麻醉，但这项技术尤其适用于儿童口腔科（尤其是乳牙列）、牙科恐惧患者以及因麻醉引起麻木或对麻药不耐受而抗拒传统麻醉的人。

这解释了为什么患者（尤其是最年轻的患者）会高度赞赏这种“无须打针”的治疗方式。

8.17　激光镇痛的作用原理

激光镇痛的作用原理尚不完全清楚[84,98,105–113]。

激光脉冲可能会阻碍神经传递到达中枢神经系统，因为前者仅持续数微秒，而大脑需要毫秒来进行调制（闸门理论）。周围神经系统和中枢神经系统的这种过载可能是由于激光束引起的生理饱和所致。

也有人认为，激光照射牙髓C纤维可能会导致钠钾泵作用的减弱，而可能会出现暂时性的神经传递抑制。

事实上，研究人员对低强度激光治疗（LLLT）在组织预处理中所起的作用具有一致的看法，这很可能是镇痛效果开始起作用的原因。激光治疗对疼痛的作用很有可能是多因素综合下的结果[114]。

为获得成功的镇痛效果，使用低能量（和功

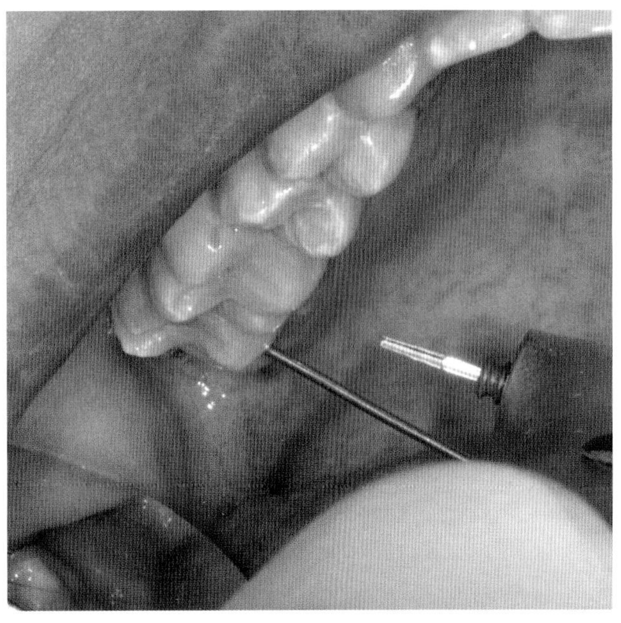

◘ 图8.13 #2进行激光镇痛，并利用辅助工具保持工作尖距离牙颈部表面10mm（Er, Cr: YSGG Waterlase iPlu激光器, 2780nm, Biolase Techbology, Irvine, CA, 美国）。镇痛参数设置：MGGG6蓝宝石工作尖直径600μm，长度9mm，0.1W后0.2W（每脉冲能量分别为10mJ和20mJ），10Hz，30s（不含气/水冷喷雾），工作尖至组织距离10mm。随后，功率增加到0.5W，然后增加到1W（每个脉冲的能量分别为33和67mJ），每次60s，15Hz，水15%（10mL/min）和气20%，工作尖至组织距离10mm。切割前硬组织预处理：2W，30s，15Hz，50%水（20mL/min）和80%气，工作尖到组织距离1mm。

率），或者更准确地说，低能量密度和低功率密度是必不可少的。

此外，起初使用低量的气/水喷雾是有用的，但由于空气和水的冷却作用可能会导致牙齿敏感（◘ 图8.13）。

8.18 应用于牙体组织的激光镇痛技术

为了获得激光镇痛，目前已经提出了两种不同的技术：

- 兔技术（rabbit technique）：又称为野兔技术（hare technique）。将激光设置在高功率水平上，能够进行硬组织切除，并在整个治疗过程中保持同样的设置。然而，在开始的时候，激光束需保持散焦，并维持距离牙齿6～10mm。因此，具有的能量密度很低，并且利用了低强度激光治疗的优点。激光工作尖在牙齿颈部移动一周。然后，逐渐将工作尖拉近至距牙齿表面1mm处，开始消融牙体硬组织。此时，如果患者感到不适，可以再将工作尖移开。一旦激光束穿过牙釉质到达牙本质，再次将工作尖移到更远的位置，使激光束变得散焦（从而降低能量密度），以完成窝洞预备。
- 乌龟技术（turtle technique或tortoise technique）：将激光工作尖放置在距离牙齿表面1mm处，并在预备过程中保持同样距离。设置低功率以获得牙髓镇痛的效果，并降低患者产生不适的风险。然后，逐渐增加能量，达到足以消融组织的水平，并持续进行直到釉质消融完成。达到牙本质时，功率降低，完成窝洞预备。这项技术被认为是在口腔修复治疗过程中，最有效避免患者牙齿敏感的方法。它被认为是获得牙齿镇痛效果最令人满意、最精确和最有效的方法[19]。

实验证明恒牙比乳牙对疼痛更敏感，而乳牙更容易接受激光止痛[109]。

根据Moritz A.（2006）[88]的说法，激光对牙齿的镇痛作用应该持续大约15min，在作用消失之后，牙髓不会发生组织学变化。

相反，根据Whitters CJ等[115]的说法，用Nd: YAG激光进行激光镇痛后的疼痛阈值约在60min后恢复到标准值。

8.19 铒激光牙齿镇痛技术的操作

为了研究铒激光镇痛，作者最近研究了一种方案[94]，以提出一种系统的无痛修复治疗操作方案。作者采用了Er, Cr: YSGG（2780nm）激光，结合兔技术和改良的乌龟技术。

在窝洞预备开始之前的激光镇痛阶段，通常先在无任何气/水冷却喷雾的情况下，使用非常低的能量进行激光照射，然后逐渐增加能量。

通过这种方式，牙髓有可能适应激光照射，逐渐达到镇痛效果，而不会触发恼人的敏感机制。接着，就可逐渐对牙齿硬组织进行无痛消融。

因此，在10Hz的脉冲重复频率下，以0.1W的功率值（能量仅具有10mJ）开始镇痛阶段，随后功率逐渐增加到0.2W，然后以15Hz的重复频率逐渐增加到0.5W，最终以相同的脉冲重复频率增加到1W和2W。

总体而言，这一阶段通常持续3min30s（210s）。

在牙体预备激光牙齿镇痛的研究中，采用以下顺序进行：

（1）使用牙髓电活力测试仪进行牙髓初步试验，以评估牙齿活力并确定牙齿敏感性的阈值基线。

（2）在牙齿镇痛诱导阶段开始时，先设置功率为0.1W，然后是0.2W（每脉冲的能量分别为10mJ和20mJ），脉冲重复频率为10Hz，持续30s（不使用任何气/水冷却喷雾），使用辅助工具将激光工作尖保持在距牙齿表面10mm处。随后，功率增加到0.5W，然后增加到1W（每个脉冲的能量分别为33mJ和67mJ），持续60s，喷雾由15%水（在作者所使用激光器约为10mL/min）和20%气组成，脉冲重复频率为15Hz，使工作尖与牙齿颈部保持相同的距离。

（3）设置功率为2W，对硬组织进行30s的预处理，冷却喷雾为50%水（约20mL/min）和80%气，脉冲重复频率为15Hz，工作尖距牙齿表面约1mm。激光束保持聚集；若患者感到不适，则根据敏感程度散焦。

（4）用牙髓电活力试验（EPT）再次评估镇痛的程度，并确定牙齿敏感度阈值的变化。

（5）用3W的功率进行预处理和牙釉质熔切消融30s（脉冲重复频率、距离和冷却喷雾与先前设置相同）。

（6）用4W的功率进行牙釉质消融（与先前设置相同）。

（7）用5～6W功率可能对牙釉质进行消融（与先前设置相同）。

（8）用3～3.5W功率可能对牙本质进行消融（与先前设置相同）。

（9）完成预备并设置功率为2W，清除玷污层（与先前设置相同）。

（10）在预备将要结束时进行牙髓测试，评估激光照射后牙齿敏感度阈值是否有进一步变化。

（11）牙髓测试：从窝洞预备结束后15～20s进行牙髓测试，以评估镇痛是否结束。

对所有患者进行的激光诱导镇痛整个过程总持续时间为3min30s（210s）。

最后，按照规定开始进行窝洞预备。

为了正确地进行激光镇痛，建议从一开始将工作尖保持在距牙齿10mm处。

通过这种方式，可以从初始阶段获得非常低的能量密度（移动时仅为6J/cm^2）和平均功率密度（1W/cm^2），从而使牙髓逐渐适应激光的照射并实现镇痛的效果，而不会有疼痛或不适的感觉。

至于患者感到的不适，有较高的趋势转成更严重不适的因素包括后牙比前牙更常见、切除硬组织的时间以及使用高功率激光时。

影响痛觉的最重要因素之一是年龄。

在这项研究中，所有感到不适或疼痛加剧的患者年龄均在20～29岁、30～39岁和40～49岁这3个年龄段之间。

因此，作者认为年龄较小的患者由于其牙齿硬组织中的水含量更高且牙本质小管较宽，可以更容易、更快地起到镇痛效果。这可以促进激光消融和激光束对牙髓神经作用的进展。

对于年长的患者，相反地，他们对辐射的敏感性可能较低：他们的牙齿组织产生了硬化和钙化；牙本质小管狭窄；消融难度增大，也更能保护牙髓；并且牙髓受到刺激的影响更小。

若计划使用铒激光进行去龋备洞，且不使用局部注射麻醉进行辅助时，可能认为尖牙和切牙可能相对更敏感，特别是当龋坏范围很深的时候。对于这些牙齿，由于厚度有限，能量会迅速影响牙髓的神经并引起疼痛。

但事实上，在作者的研究中发现情况正好相反：前磨牙和磨牙比前牙对激光更敏感。

通过使用作者的操作方案，最初应用非常低的能量水平并渐进式地照射，即可获得更好的、更快的前牙激光镇痛效果。

这可能与后牙的硬组织比切牙和尖牙厚有关。

此外，龋坏的深度对牙齿的敏感度起到重要作用，但预备时间对其影响更大。这是由于铒激光对牙本质的影响。这种与水结合的激光可打开牙本质小管。激光使用的次数越多，打开的牙本质小管就越多，而患者的敏感程度就会越高。

如果牙齿硬组织不容易被激光消融（如含水量较低），而需要延长其使用时间或提高能量水平进行熔切时，造成疼痛的风险就会进一步增加。

另一个需要考虑的因素是，激光镇痛可能还不能完全有效地实现在牙周组织的镇痛。

在这项研究中，即使患者对激光消融龋坏组织不敏感，也经常注意到患者可能会对放置橡皮障钳、成形片或楔子感到不适。

根据研究方法， 30名患者中有24名患者（样本的80%）中使用Er, Cr: YSGG（2780nm）激光完成了修复治疗，无须任何形式的局部麻醉和传统的手机和车针。

其中，57%的患者没有感到任何疼痛，23%的患者仅感到轻微的疼痛。实验中使用的设备产生激光诱导的镇痛作用，使患者没有疼痛的情况下去除所有的龋坏组织，并完成复合材料的充填与塑形。

有相关文献提出，在使用传统手机及车针与使用铒激光器的对比中，使用前者的口腔医生仅可在20%～50%的患者中实现无痛治疗[116]。

使用Er, Cr: YSGG激光可以避免通过注射进行局部麻醉，也可以避免使用传统的手机和车针。因此，可以减轻患者产生对口腔治疗的焦虑感。

根据上述的考虑因素，是否有可能就焦虑和不适之间的强烈相关性得出一些肯定的结论？

可以肯定的是，在接受口腔治疗前表现出较高焦虑水平的患者，在治疗期间产生的不适感会更大。因此，焦虑因素可能促进了更高的主观不适感。

在成年患者中，可发现在口腔治疗期间的焦虑程度对是否可获得完全镇痛有更大的影响；这可能是与患者过去的负面口腔治疗经验有关。

另外，对于儿童口腔科患者，如果他们过去从没有过看牙经验；如果他们个性不易产生焦虑而是平静和快乐；如果没有受到父母或亲戚的负面影响，他们可能更倾向于接受口腔治疗。如果口腔医生采取一种积极、细心、平静的心理方法进行诱导，儿童会更容易接受治疗。

如果无须使用局部注射麻醉，并且没有传统手机和车针运转时的噪音和振动，使用铒激光进行治疗能使患者更易于接受，并可加强患者对口腔医生的信任。

8.20　激光手机和工作尖

大多数的现代铒激光器都有两种类型的手机。

一种是使用不同长度、直径和材料可互换的工作尖。

在市面上，工作尖的长度为3～28mm。使用较短的工作尖可以进入牙弓内较小的区域或较难到达的部位（如上第二磨牙和第三磨牙、后牙的前庭区），或用于张口受限患者的治疗（如儿童口腔科患者）。使用更长的工作尖和200～300μm的更小直径，可以进行牙髓和牙周激光辅助治疗。

工作尖是由石英或蓝宝石制成的。通常，它们的颜色不同，可对它们进行区分，第一种是黄色的，第二种是白色的。

一般来说，修复治疗最常用的工作尖是4～10mm的工作尖（◘ 图8.14～◘ 图8.16）。

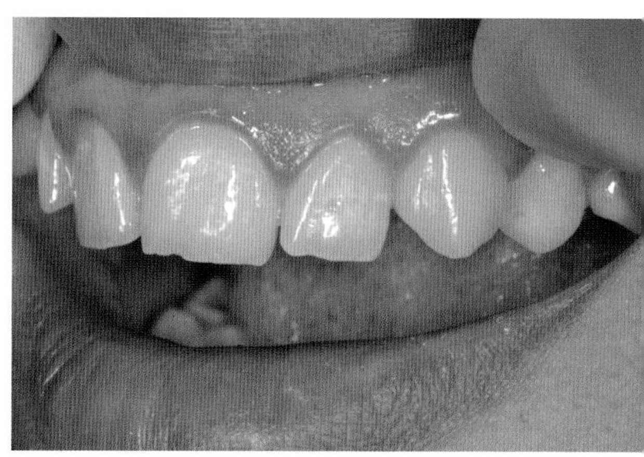

◘ 图8.14　#10颊面微小龋洞与脱矿。

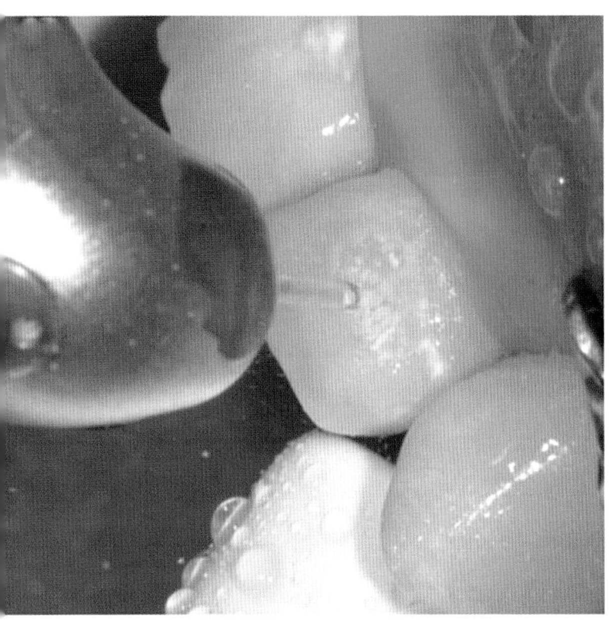

图8.15　#10进行窝洞预备（Er，Cr：YSGG Waterlase Plu激光器，2780nm，Biolase Techbology，Irvine，CA，美国）。牙釉质照射参数：MGGG6蓝宝石工作尖直径600μm，长度9mm，3W，15Hz，每脉冲200mJ，峰值功率3333W，平均功率密度492W/cm²，峰值功率密度546.710 W/cm²，总能量90J，脉冲宽度60μs，工作尖到组织距离1mm，50%水（18mL/min）和80%气。牙本质和玷污层照射参数：MGGG6蓝宝石工作尖直径600μm，长度9mm，2W，15Hz，每脉冲133mJ，峰值功率2222W，平均功率密度328W/cm²，峰值功率密度364.473W/cm²，总能量20J，脉冲宽度60μs，工作尖到组织距离1mm，50%水（20mL/min）和80%气。

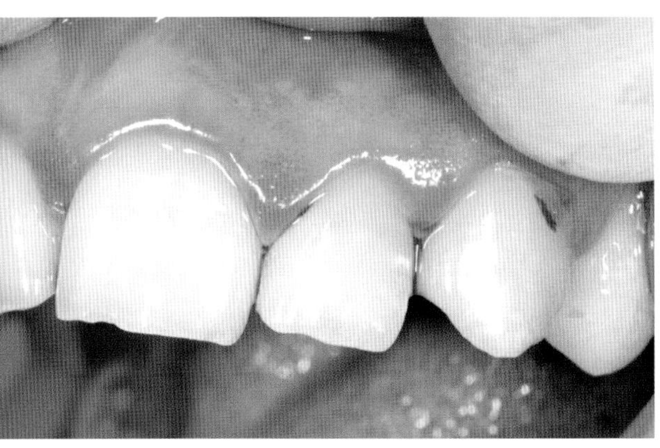

图8.16　#10复合树脂修复后（OptiBond FL全酸蚀粘接系统（Kerr，Orange，CA，美国），复合树脂Enamel Plus HFO（Micerium，Avegno，Genova，Italy）。

工作尖到组织的距离应始终保持在0.5～1mm，以获得理想的能量密度。在一些文献中，因为术者的操作位置与牙相当接近，上述操作方式被错误地定义为“接触”。但是，为了避免牙釉质及牙本质的微裂和工作尖的损坏，切勿接触牙面。

这种工作模式也被称为“聚焦（focused）”，即使在现实中激光束不会聚集——也就是说它没有聚焦在目标上。实际上，工作尖发射的激光能量会立即以每侧约8°的发散角发散出去。

保持工作尖在0.5～1mm的原因是，在该距离处能量密度（通量）是最理想的，因此可以更有效地进行消融。

而随着距离的增加，光通量将急剧下降，从而阻止与组织充分的消融作用。

另外，如果工作距离<0.5mm，术者可能面临接触后造成牙齿损伤的风险，以及意外撞击窝洞表面后尖端损坏的风险，从而降低气/水喷雾冷却和清除残留物的有效性，并使工作区域视野受限。

用于硬组织消融的工作尖直径通常为400～1000μm。直径越小，术者便可以预备越小的窝洞，从而保存健康组织。直径较大的工作尖产生较大的光斑，必然会形成较大的窝洞；因此，无法进行少量或非常保守的牙体预备。举例来说，对于微创口腔治疗、仅包含窝沟的小窝洞，最好使用直径尽可能小的工作尖。由于所有能量集中在较小的表面上，能量密度更高，预备会更快。

通常，用于这类疗法的工作尖是圆柱形，具有圆形截面。然而，市面上有截锥形的工作尖，有矩形截面的，有凿形的。它们中的每一个都产生不同的发射光束，进而提供制备不同窝洞形状的消融印迹。

第二种类型的手机也被称为无尖手机，因为它没有前面描述的工作尖，而是一个可以替换的透镜，可将激光束聚焦在距离表面5～10mm处。与以前的手机相比，术者的工作距离更大。在文献中，有时将这类操作定义为“散焦”，但这一术语描述并不正确；实际上，激光束聚焦的位置是从机头表面发出几毫米（通常是5～7mm）的地方。这样的操作被定义为“非接触式”。这样的距离增加了视野，但在上磨牙等难以操作的区域却是不利于操作的角度，在这样的距离上定位并保持距离目标5～10mm的精确度是比较困难的。此外，由于激光束较宽，要精确地照射较小的目标也是非常困难的，激光束覆盖的范围（光斑大小）往往比术者需要接触的操作范围大；因此，无尖手机很难制备非常小的窝洞，并且，如果手机无法稳定地保持在消融目标区域，其熔切消融的效果将分散到较大的区域，导致意外地将窝洞扩大并切除健康的组织。然而，这类手机效率更高，可以在更短的时间内去除更多的龋坏组织。

8.21　钼噪声

所有类型的手机都会产生具有特征性的类似噪音。钼噪声通常被定义为“爆米花”型噪音，让人联想到平底锅里爆裂的玉米。它与传统涡轮手机和车针所产生的噪音完全不同；因此，患者往往不会将其与对口腔医生的恐惧联系在一起。

噪音的强度与所使用的能量成正比，这会使存在于组织中的水以及用于冷却的水中产生微爆炸。此外，照射频率也会影响噪声：脉冲数越多，听到的“爆炸”次数就越少，因为它们会相互“合并”，听起来就像一种噪音。在30～40Hz，爆炸声之间没有间断，噪声听起来是连续的。

8.22　各类窝洞的牙体预备

根据龋损所在位置的不同，操作方法也会有所不同。

8.23　Ⅰ类洞

后牙的咬合面龋损显然更容易治疗，但其牙釉质相当厚。因此，可能需要更多的时间来完全去除这种类型的龋坏组织，特别是当它们延伸到咬合面以下，以及当龋洞的开口较小，被大量健康牙体组织所遮盖。为了避免长时间的激光消融并减少手术时间，术者还可以用一个小的金刚砂车针打开龋坏的釉质窝沟，再单独使用激光进行治疗。

小窝洞的龋损更难治疗，因为它们更难触及。小号高速金刚砂车针与小直径工作尖激光器相结合无疑是有利的。

通常，消融开始时将工作尖垂直放置在牙齿表面，进行微小的、非常缓慢的连续移动，并在形成小窝洞后就一直保持在该位置。随后，激光束应逐渐向外朝向洞壁（每侧最大45°　）以完成预备[19]。

对于在牙本质内较大的窝洞和具有较大几何形状的窝洞，工作尖很难到达洞壁的每一侧。在这种情况下，为了能够完全去除龋坏组织，可能需要切除大量的健康组织。使用低速车针和手动挖匙可以去除残留的龋坏组织并避免去除健康组织。

8.24　Ⅱ类洞

对于涉及前磨牙和其牙齿邻面接触区的龋洞（Black’s Ⅱ类），从咬合面开始预备时，由于要去除的组织量相当大且釉质可能较厚，因此激光比车针需要更长的操作时间。

这类龋洞的视野较差，可及性也较低。为了能够到达龋损的所有区域，关键是要将工作尖放置在窝洞内，以保持适当的工作距离。其中，最困难的部分是很难将工作尖足够地倾斜到拟预备洞壁上。需要注意的是，工作尖相对于龋损的洞壁形成的角度不应超过45°，否则会使消融无效。

8.25　Ⅲ类洞和Ⅳ类洞

对于Ⅲ类和Ⅳ类洞，可操作性要高得多，因此没有发现太大的困难。前牙釉质的厚度是有限的，因此与预备后牙时相比，Ⅲ类和Ⅳ类洞的预备通常需要的时间较短并可减少激光能量。

另外，激光预备也可以比传统技术更保守。

为了保护邻牙并避免损伤其表面，建议在邻近位置放置一条纤维带，以防止激光束影响附近牙齿的健康组织；最好不要使用金属成形片来保护邻牙，因为金属可造成反射，从而为术者眼睛的安全带来风险。

8.26　V类洞

颈部的龋损（Black's V类）可以很容易地在短时间内预备好，是因为于牙釉质的厚度有限以及周围牙骨质的存在。

对于前牙，可以使用直机头而无须弯机头（若铒激光制造商有提供），以便于进入到牙颈部龋损区域，对于后牙的颈部区域，尽管会受到颊部或舌头的干扰，使用弯头手机和3～4mm的工作尖通常更容易进入前庭或舌侧区域（◘ 图8.17～◘ 图8.22）。

8.27　与口腔修复材料的相互作用

在操作中，要重点注意邻牙上的口腔修复材料。

铒激光束很容易与汞合金、复合材料和金属合金相互作用。

受激光照射的银汞合金能迅速吸收能量，升高温度，对牙髓及牙周组织造成热损伤。如果温度进一步升高，可能会导致汞合金熔化并释放汞蒸气。如果银汞合金填充物下出现继发龋或再次发生龋损，则必须需要通过传统方法（通过高速手机）去除金属充填物，并且只有在去除原充填材料后，才可以用激光去除龋坏组织。

当复合树脂受到激光照射时，很容易发生相互作用。由于复合树脂含水量高，非常容易发生激光消融。并且，与激光能量的相互作用会使复合树脂发生分解；它会在工作尖附近重新固化并迅速聚合，影响激光光纤的完整性。

为避免这样的风险，必须迅速清洁并抛光因树脂碎片而变形的工作尖。可以通过放大镜或使用30倍放大透镜进行工作尖的检查。使用低速手机和抛光盘抛去复合树脂，抛光盘从较粗糙逐渐换为光滑，这样可以去除残留物、切割痕迹、纠正可能的划痕和抛光工作尖。上述步骤用于石英工作尖时要比用于蓝宝石工作尖容易得多，因为后者更加坚

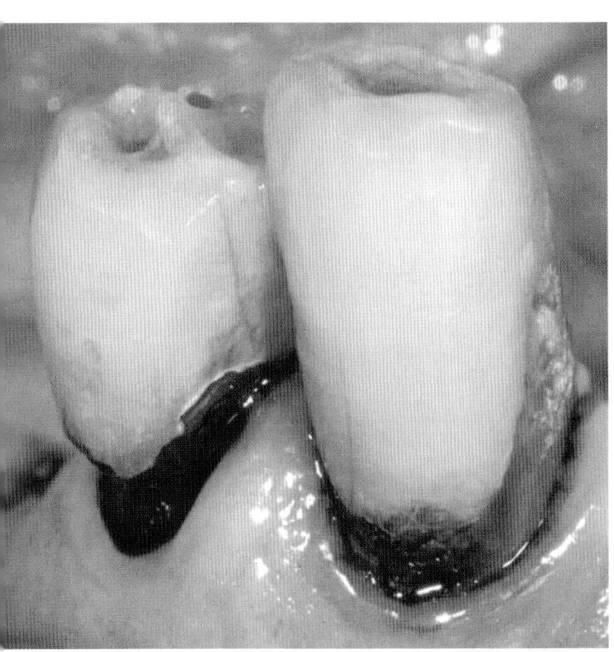

◘ 图8.17　#27、#28 V类洞龋损的详情。

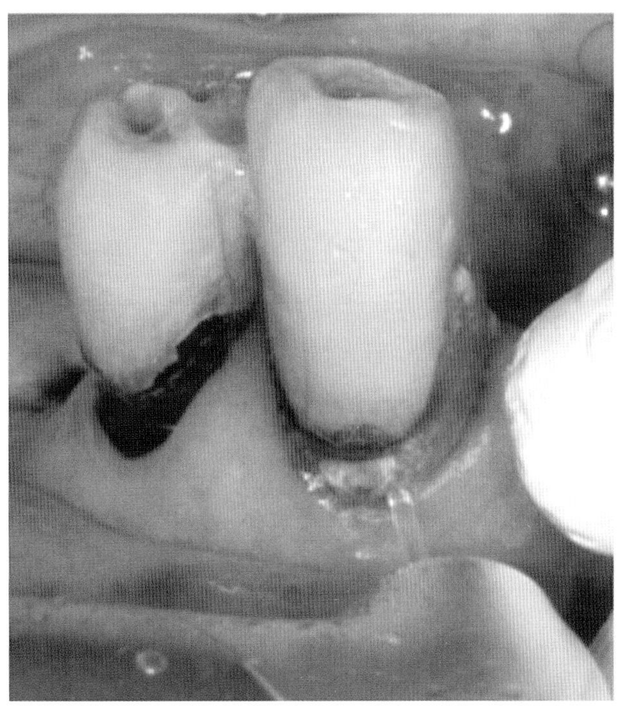

◘ 图8.18　#27牙釉质和牙本质熔切（Er，Cr：YSGG Waterlase iPlu激光器，2780nm，Biolase Techbology，Irvine，CA，美国）。牙釉质照射参数：MGGG6蓝宝石工作尖直径600μm，长度9mm，3W，15Hz，每脉冲200mJ，峰值功率3333W，平均功率密度492W/cm^2，峰值功率密度546.710W/cm^2，总能量90J，脉冲宽度60μs，工作尖到组织距离1 mm，50%水（18mL/min）和80%气。牙本质和玷污层照射参数：MGGG6蓝宝石工作尖直径600μm，长度9mm，2W，15Hz，每脉冲133MJ，峰值功率2222W，平均功率密度328W/cm^2，峰值功率密度364.473 W/cm^2，总能量20J，脉冲宽度60μs，工作尖到组织距离1mm，50%水（20mL/min）和80%气。

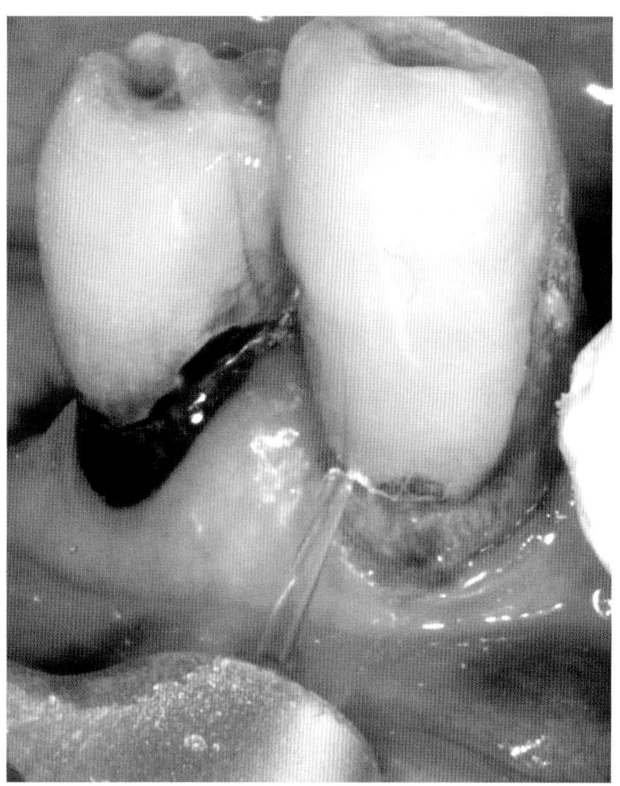

◘ 图8.19　#27扩大预备。

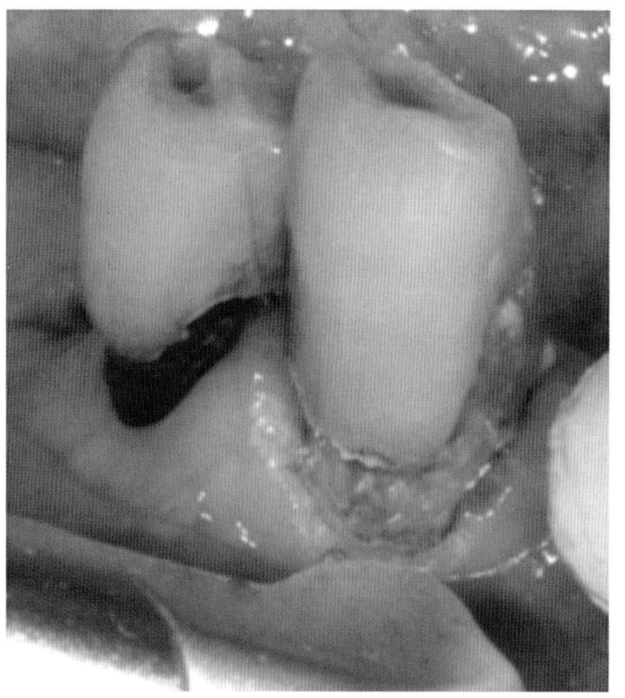

◘ 图8.20　#27进行牙龈切除术以暴露制备的边缘（Er, Cr: YSGG Waterlase iPlu激光器，2780nm，Biolase Techbology，Irvine，CA，美国）。牙龈切除术参数：MGGG6蓝宝石工作尖直径600μm，长度9mm，2.5W，25Hz，每脉冲100mJ，峰值功率1667W，平均功率密度410W/cm^2，峰值功率密度273.355W/cm^2，总能量150J，脉冲宽度60μs，接触式，40%水（16mL/min）和20%气。

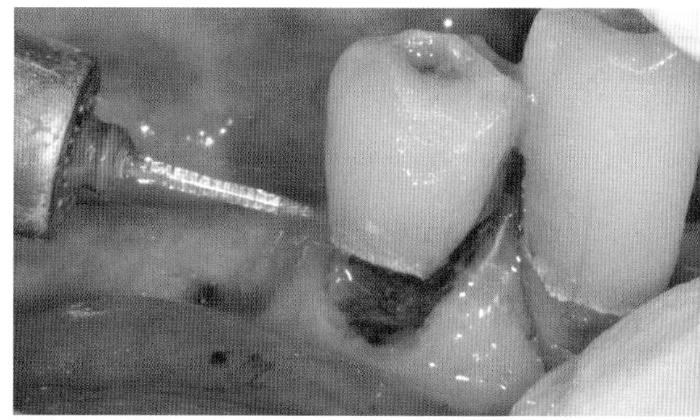

◘ 图8.21　#28窝洞预备（Er, Cr: YSGG Waterlase iPlu激光器，2780nm，Biolase Techbology，Irvine，CA，美国）。牙釉质照射参数：MGGG6蓝宝石工作尖直径600μm，长度9mm，3W，15Hz，每脉冲200mJ，峰值功率3333W，平均功率密度492W/cm^2，峰值功率密度546.710W/cm^2，总能量90J，脉冲宽度60μs，工作尖到组织的距离1mm，50%水（18mL/min）和80%气。牙本质和玷污层照射参数：MGGG6蓝宝石工作尖直径600μm，长度9mm，2W，15Hz，每脉冲133mJ，峰值功率2222W，平均功率密度328W/cm^2，峰值功率密度364.473W/cm^2，总能量20J，脉冲宽度60μs，工作尖到组织的距离1mm，50%水（20mL/min）和80%气。

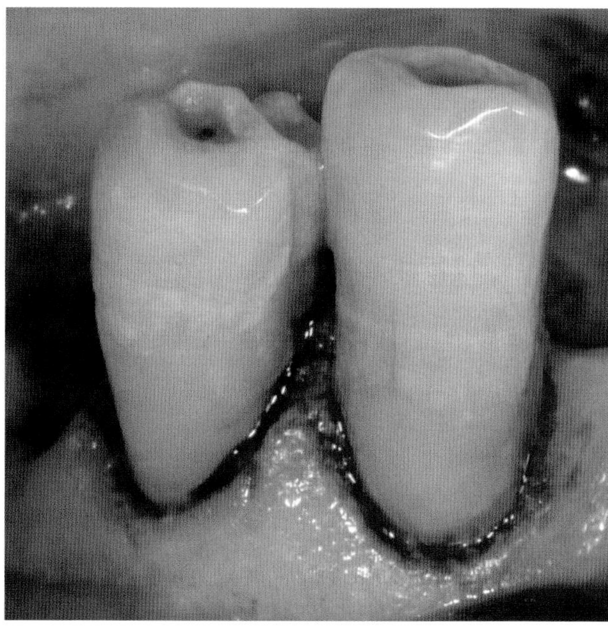

◘ 图8.22　#27、#28 V类洞复合树脂修复后［OptiBond FL全酸蚀粘接系统（Kerr, Orange, CA, 美国），复合树脂Herculite XRV Unidose（Kerr, Orange, CA, 英国］。

硬。然而，当有复合树脂碎片附着在工作尖上时，抛光可能会变得更加复杂。事实上，这些材料在被激光熔化又重新凝固后很难去除。因此，在保守治疗期间，最好避免消融树脂基材料。

如果复合树脂充填需要重做，最好先用金刚砂车针去除原材料，并且只在原材料去除后再使用激光消融龋坏组织，横向扩展预备牙釉质，完成牙本质切除并处理粘接面，进行粘接。

如果龋坏组织附近的牙齿有一个金属冠，后者受激光照射可能会引起热相互作用，导致温度迅速升高，并可能对牙髓和牙周组织造成伤害。

全瓷冠和临时冠会受到铒激光能量的破坏：全瓷冠在快速热膨胀后会破裂，如果相互作用力较小，它们会出现划痕或裂纹。而临时冠则会像充填的复合树脂一样，迅速消融。

可摘局部义齿的非贵金属合金很容易受到温度升高的影响，而复合树脂和义齿也会受到损害。基于上述原因，建议在整个治疗过程中，要特别注意所有周围的口腔修复材料。

8.28　临床注意事项

激光辅助牙体充填修复的临床考虑如下：

- 在窝洞预备结束时，用手工器械（釉质切割器、挖匙）或用配有金刚砂车针或橡胶头的高速及低速手机去除无基釉，制备洞缘斜面。除此之外，还可以使用铒激光器来制备洞缘斜面。建议设置较小的能量值（40～80mJ）和25～50Hz的频率。
- 使用34%～38%的磷酸进行酸蚀，以优化并使处理后的表面均匀和受铒激光作用的区域规律化。
- 使用适当的粘接系统，应考虑到患者的特征，如年龄、牙齿状况（乳牙或恒牙）；龋坏程度是否接受过根管治疗。对于浅龋、恒牙和根管治疗过的牙齿，建议使用酸蚀-冲洗粘接系统。在其他情况下，最好使用自酸蚀系统，特别是当龋坏范围很深，而且患者较年轻时（恒牙也是如此）。
- 对于深龋洞，建议使用玻璃离子水门汀或流动性复合树脂在近髓的窝洞底部作为垫底材料，以保护牙髓和深层牙本质，并在该区域放置低弹性、较小聚合收缩率的材料；这些特性有助于适应洞壁的理想充填。
- 使用具有可控光照射［即软启动（soft start）或脉冲延迟技术（pulse delay technique）］的光聚合灯，以限制复合材料的聚合收缩，并均匀地到达所有分层区域。
- 使用逐层填充技术对复合树脂进行分层充填，使材料层最多仅1～2mm，以补偿和最小化其聚合收缩。
- 使用低聚合收缩率的复合树脂进行充填（即硅烷基复合材料，即使其临床应用仍需进一步研究和验证）。

8.29　铒激光在根管治疗后桩修复中的应用

根管治疗后的牙进行桩联合树脂修复可应用铒激光进行辅助。

通过对根管壁及桩进行激光照射处理，可以优化其粘接效果。

目前，大多数的桩是由碳、石英、硅石或玻璃纤维为填料，环氧树脂或甲基丙烯酸树脂为树脂基质。它们具有与牙本质相似的弹性模量，因此在咀嚼过程中，该材料受力后的形变类似于牙体组织，并且所受的力也会以类似的方式释放。通过将此特性，各种粘接材料（牙本质、粘接系统、纤维桩与用于粘接和修复的树脂核）之间相结合，可以降低折断的风险[117-118]。

这些桩具有很高的生物相容性，使用方便，具有较高的机械强度和良好的耐腐蚀性，易于移除，并且具有较好的美观性（适用于石英和玻璃桩）。

根管固位取决于桩、牙本质与树脂基粘接剂之间的化学结合和微机械固位强度。如果树脂和牙本质或桩之间没有足够的粘接力，则修复治疗失败，导致修复材料和桩的脱落。

粘接强度受牙本质壁湿润性的影响：如果根管内部过度脱水，粘接系统的亲水单体将无法穿透牙本质小管，导致混合层的缺失；反之，如果含水量过高，单体就会被过度稀释而不能发挥作用。

影响桩和牙根间固位强度的因素有：复合树脂的物理性质、不利的根管形态（弯曲度过大、根管壁过薄无法进行更彻底的预备）或由于根管长度不足，无法放置足够长的固位桩、根管封闭剂中含有丁香酚糊剂、抑制粘接剂的树脂聚合，以及由于牙体组织的解剖或组织学特征（如根管内不同数量水平的牙本质小管）[119]。

纤维桩的纤维聚合物基质具有高度的交联性；因此，不容易与复合树脂单体结合。树脂修复材料与桩之间仅产生部分粘接，其间树脂基与玻璃纤维或石英纤维发生粘接作用。

为了提高粘接力，学者们提出了不同类型的桩和不同的根管内壁预处理。如部分学者提出对桩表面进行粗化以增加固位力。然而，这会暴露玻璃纤维或石英纤维，并可能导致其强度的弱化。

使用50μm颗粒的Al_2O_3粉末进行喷砂或使用氢氟酸时，必须格外小心，以避免纤维的过度破坏。对于石英桩，已有学者表明[120-121]，使用浓度低于9%的氢氟酸（HF acid）是有用的，可以获得更高的拉伸强度。然而，对于玻璃纤维桩，同样的处理法却可能会有引起侵蚀的风险。

某些溶剂可增加石英或玻璃纤维桩与树脂核的粘接强度。实际上，已有研究将材料置于24%过氧化氢1min[122-123]和二氯甲烷（CH_2Cl_2）1min进行过测试[124]。

这两项实验都得到了较好的结果，但仍需在更大样本上进行实验。

铒激光除了具有消毒作用外，还可获得无玷污层、微粗糙的表面，有助于固位。在根管预备后，根管壁会有大量的玷污层、残留的牙胶和牙髓碎片，因此管壁的清理是一个非常重要，且必不可少的步骤。玷污层、牙胶及残留的牙髓都可能对粘接过程产生负面的影响。

另外，牙本质小管内的水分和管内残留的冲洗液都会进一步使粘接过程受到影响。

使用铒激光彻底地清洁和消毒根管，可以非常精细地清洁牙本质表面并去除玷污层。但是，铒激光的使用可能导致牙本质脱水，因此建议避免过度使用。

非常重要的是，应使用较小的能量（100～125mJ）和10～20Hz的频率，这样的参数设置才不会对牙体表面产生负面影响，也不会造成牙本质及混合层的微结构损伤[123]。

在根管壁上进行激光预处理的主要难点是：工作尖置于根管内时，激光束以每侧8°的发散角指向根尖部，光束以非常大的倾斜度照射在牙本质壁上，未与表面产生太多作用。建议避免照射过度和使用过高的参数，防止损害健康牙本质组织及其有机部分。

上述参数可用于桩表面，以形成微粗糙表面，增加与树脂核的固位，并增加桩的抗力和重建。

8.30 橡皮障的使用

如牙体充填修复一样，激光辅助治疗也必须在使用橡皮障下进行，以避免污染术区。橡皮障的放置时机应在进行激光镇痛之后、开始预备窝洞之前。橡皮障的使用可以让牙颈部得到更理想的激光照射。只有在完成激光镇痛后，才可放置橡皮障，并去除龋坏组织、进行窝洞预备。激光镇痛在牙周软组织中也能达到轻度的镇痛效果，从而在使用钩、成形片和楔子时，患者仅有轻微感觉或甚至完全没有不适。

8.31 二氧化碳激光在牙体硬组织中的应用

在过去的40年中，二氧化碳激光（10.6μm）被广泛应用于口腔外科手术中。

它的连续波（CW）和互补门控模式使软组织快速、有效地汽化和消融，具有很好的止血效果。

早期的研究报道，CW10.6μm的二氧化碳激光造成牙釉质、牙本质和骨大范围的开裂和烧焦[125–126]。

在过去的10年里，研究人员对10.6μm二氧化碳激光进行了改进，将其转化为脉冲激光器。

现在，由于使用同位素$^{12}C^{18}O_2$替换了正常的$^{12}C^{16}O_2$，二氧化碳激光器已经有所改进，其发射波长为9.3～9.6μm，而这是羟基磷灰石中磷酸盐分子的吸收峰。同时，水和蛋白质（胶原蛋白）对它的吸收率也很高。

这一点尤为重要，在这种情况下，牙釉质的吸收率在9.3～9.6μm波长下比更常用的10.6μm波长高5～6倍，并且可以更有效地加热和消融牙体硬组织[128]。

横向激发大气压（transverse excited atmospheric pressure, TEA）和射频激发（radio frequency excited, RF）的3D计算机控制的可编程扫描系统目前在市面上可向多家制造商购得，与铒激光器相比，似乎更加具有通用性和高效性[125–126]。

实际上，借助这些激光器，可以进行各种不同的手术治疗。如今，改变新型二氧化碳激光器的脉冲持续时间也可以达到在维持软组织手术效果的前提下，有效地去除牙体硬组织（龋损、预防龋病、复合树脂）和牙槽骨[129]（图8.1）。

现代二氧化碳激光装置最重要的特点是可以在千赫兹量级的高脉冲重复率下进行操作，使其具有非常高的硬组织去除率及无可比拟的牙龈和黏膜切割能力[128]。

目前用于切割硬组织的铒激光器在非常低的重复频率（10～25Hz）下工作效率最高。因此，为了获得更高的切割效率，铒激光器必须为每个脉冲传送更多的能量（100～500mJ）。

二氧化碳激光器可以使用非常低的单脉冲能量（从微焦到毫焦的量级）和通量进行操作，同时增加频率以提高切割效率[130]。

另外，还可以用扫描激光束的方式，尽量减少同一范围热量的积累[125]。

波长9300～9600nm激光在羟基磷灰石中磷酸盐离子可到达最高的吸收率，因此与其他波长相比，波长9300～9600nm激光消融牙体硬组织时，其所需的能量较低，减少了牙体组织中热量的积累。此外，由于吸收率较高，激光的穿透力被限制在1～2μm。

铒激光器的最短脉冲宽度为50～60μs，而二氧化碳激光可以脉冲宽度为10～15μs的激光有效地消融牙釉质和牙本质[127, 129]，因此二氧化碳激光可以用较低的能量获得高峰值功率，这可以减小创伤性，降低破坏牙体结构的可能性[128,131]。

根据Staninec M.等[125]的研究，在这些波长下，沉积在牙釉质中能量的热弛豫时间为1～2μs（牙釉质）和5.5μs（牙本质）[130]，因此使用脉冲宽度为10～20μs的激光降低了切割材料羽流中等离子体屏蔽的阈值，该阈值会屏蔽表面并降低激光照射效率，使牙釉质和牙本质分别以每脉冲10～20μm和每脉冲20～40μm的速率进行消融[125,127]。

使用更长的二氧化碳激光脉冲的优点是可提高等离子体屏蔽阈值，从而提高每个脉冲的切割效率；但是，较长的脉冲可能产生更大范围的周围组织热损伤。需注意的是，虽然较长的脉冲切割效率更高，但其引起的周围组织热损伤可能过大而无法应用于临床。这种热损伤可能导致热应力破裂、在表面堆积非磷灰石磷酸钙（CaP）相，以及对胶原基质的过度损伤[125, 132]，因此建议限制激光脉冲的长度（图8.23和图8.24）。

8.32 耐酸性

使用二氧化碳激光的另一个重要优点是激光照射过程中可对釉质表面进行化学和结构的修饰[128]。

这种激光照射可使水和蛋白质汽化，并改变牙釉质和牙本质中剩余矿物质的化学成分，从而降低对酸的溶解度，增强对继发龋的抵抗力[126]。

换言之，这可以增加耐酸性，从而降低龋病的发生率[133~136]。

咬合面窝沟点隙是龋病高发部位。二氧化碳激光可对这些表面进行热改性，以使其转化并获得更大的耐酸性。

一种治疗方法是在放置封闭剂之前使用激光照

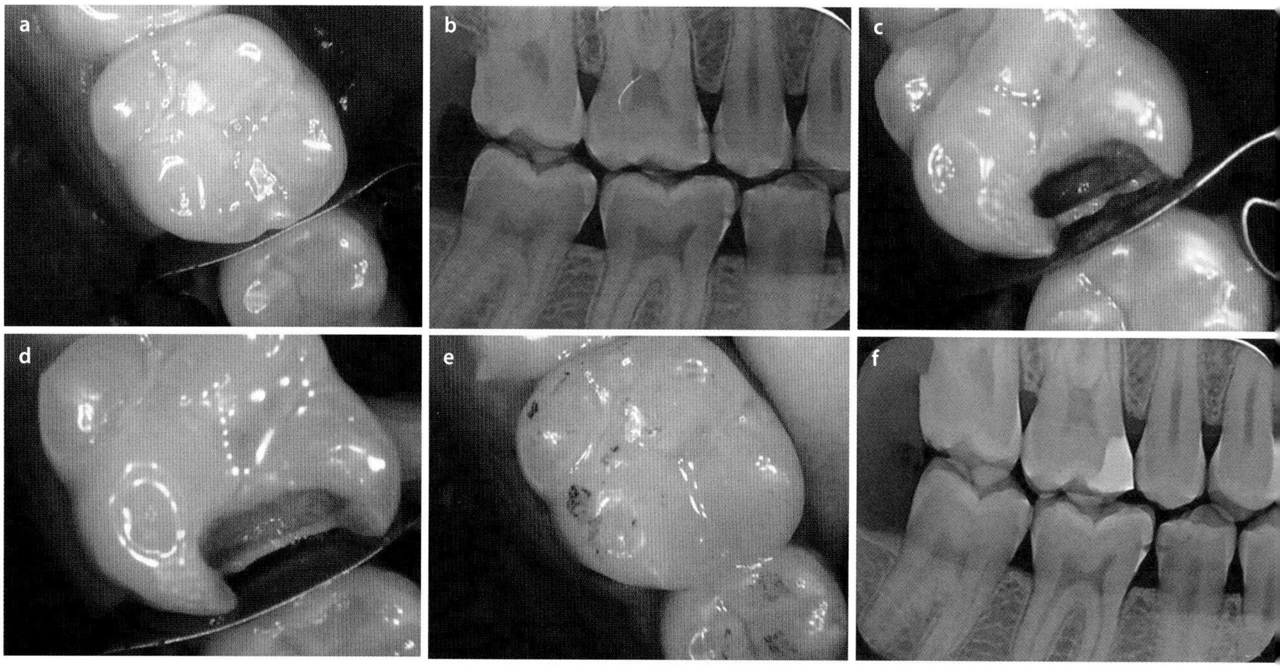

图8.23　使用Solea 9.3μm二氧化碳激光器（Convergent Dental, Natick, MA, 美国）去除#3 MO的龋坏组织。（a）术前右上磨牙咬合面的近中面有龋损。（b）术前X线片。（c）去除患牙的部分龋坏组织，使用光斑直径为1.25mm，9.3μm的激光，切割速度20%～60%。用龋指示液验证是否去净龋坏组织。随后，用光斑直径1.0mm的激光，切割速度20%～40%。（d）完成窝洞预备。（e）修复完成。（f）术后X线片显示完全修复。整个手术过程在没有局部麻醉的情况下，采用硬组织和软组织设置和100%冷却喷雾。在进行修复之前使用龋指示剂。总激光操作时间12min（图片来源：由Dr. Josh Weintraub进行操作）。

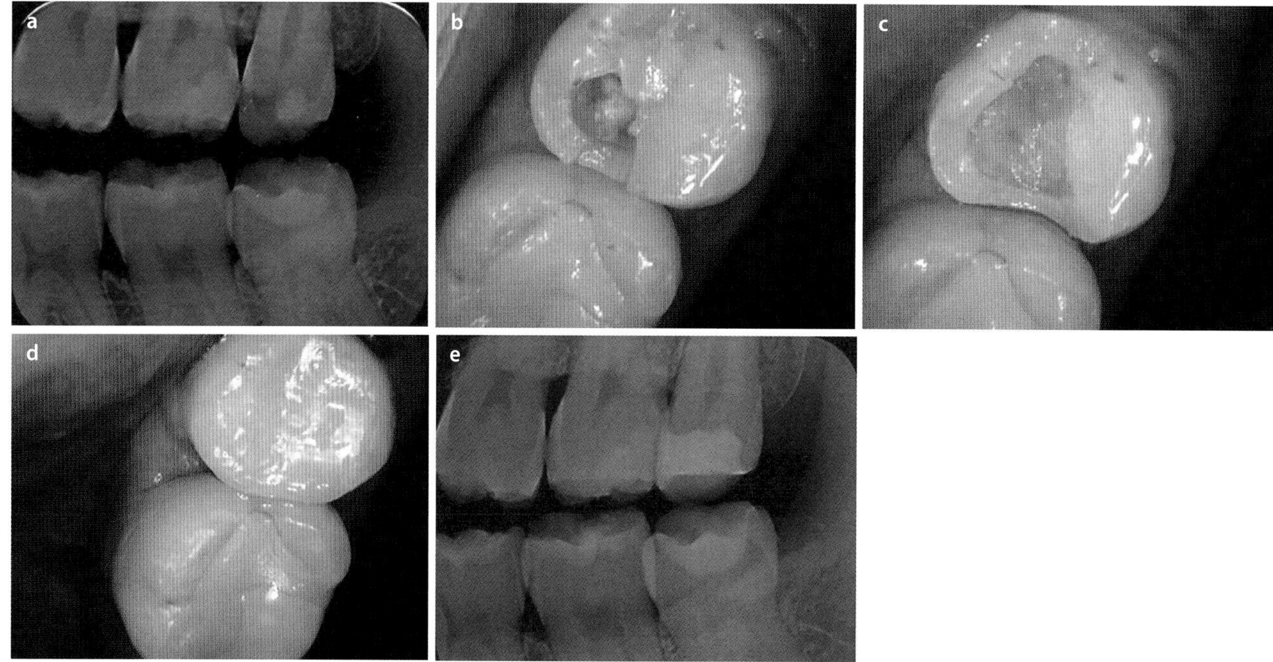

图8.24　使用Solea 9.3μm二氧化碳激光（Convergent Dental, Natick, MA, 美国）在#16 MOB深龋洞进行预备。（a）#16的术前咬合翼片（UL8）。（b）术前检查。（c）完成窝洞预备。采用光斑直径为1.25mm的9.3μm激光，切割速度40%～60%。接着，使用光斑直径为1.00mm的激光，切削速度30%～40%，去除牙本质中的龋坏组织。最后，使用光斑直径为1.00mm和0.25mm的激光，并使用50%的冷却喷雾。（d）充填完成的照片。（e）术后X线片显示完全修复。整个手术过程在没有局部麻醉的情况下进行，采用“硬组织和软组织”设置和100%冷却喷雾。总激光操作时间12min（图片来源：由Dr. Josh Weintraub进行操作）。

射咬合面的窝沟，以进一步增强抗龋性。

如果因封闭剂失效而需要去除封闭剂，则可使用相同的激光进行操作[137]。

需要重点强调的是，使用这个波长的激光进行照射会降低牙体组织对酸蚀处理的敏感性。

8.33　牙髓温度的注意事项

通过机械式地扫描激光束及冷却喷雾，利用二氧化碳激光器可快速去除牙釉质、牙本质和骨组织，而不会造成周围热损伤[128]。

与传统高速手机相比，二氧化碳激光器可以避免造成过度的周围损伤、热损伤或机械损伤[131]——前提是要有足够的水进行冷却，否则可能会导致组织干燥。

热电偶测量表明，在没有水冷的情况下，温度增加了（3.3 ± 1.4）℃；而在有水冷却的情况下，温度只增加了（1.7 ± 1.6）℃[125,127]。

即使在50Hz的激光照射且没有进行水冷却、牙体组织温度升高的幅度<5℃的情况下，仍然需要使用冷却喷雾来达到所需效果。这样可以合理避免形成非磷灰石磷酸钙相——这些磷酸钙相是在过度产热而缺少冷却的情况下产生[125]。

使用这种激光的一个缺点是，当激光脉冲重复地照射同一点时，会形成高的突起和深凹陷。这是"失速现象（stalling phenomenon）"，即是激光穿透2～3mm便停止消融，以及热量积累过多的形成原因。

为了避免上述情况的发生并更有效地进行消融，必须使用光斑直径较小的激光（< 0.3mm），并在治疗范围中进行二维扫描式的移动（移动轨迹不重叠），使激光脉冲能够有效的照射到范围内的每个点且不反复照射[125, 131]。

随着紧凑型高速扫描技术（compact high-speed scanning technology）的发展，如基于"振镜"的微型检流计等，现已实现了激光束的扫描和定位[131,138]。

8.34　复合树脂的去除

激光治疗器也可进行选择性消融复合树脂，可应用于再治疗中去除原修复体，或清除正畸托槽的残留复合树脂[137]。

激光可以轻松地去除复合树脂，而不损伤牙体表面，不会造成任何炭化，且几乎不造成健康牙釉质的破坏（图8.2）。减少激光的通量并使用冷却喷雾清洁术区，可在达到去除复合树脂效果的同时，避免变色和热损伤[137]。

为此，脉冲持续时间应为10～20μs，脉冲重复率应为200Hz。

牙釉质的局部损伤范围在通量为3.2J/cm²时，深度可以达到10μm以内[136]；在通量为5～10J/cm²时，深度可达20μm内[137]。如果能量密度超过4～5J/cm²，将会去除更多的牙釉质；而在颊面的操作中，不可损失过多的健康釉质，能量密度不应超过4～5J/cm²[136]。

由于激光消融的高度选择性和牙体内极少量的热积累，仅损失的非常少量的健康牙釉质，且似乎比使用传统低速或高速手机所损失的牙釉质量要少。

此外，根据所用材料的不同，常规的刷牙和预防过程中所测量的牙釉质损失平均值为6～17μm。

使用Er：YAG和Er，Cr：YSGG激光器进行同样的操作时，通常采用更高的单脉冲能量水平（每脉冲100～500mJ）和更高的能量密度（20～100J/cm²）来去除牙体硬组织、正畸粘接剂和复合树脂。这些脉冲可以去除深达50μm的牙釉质或200μm的牙本质，可能会严重损害其下的牙体结构。

根据Zach和Cohen[139]的研究报道，复合树脂消融过程中牙髓温度升高的平均最大值为（1.9 ± 1.5）℃[136]，低于5.5℃的临界限值[137]。

总结，使用机械扫描式的计算机引导二氧化碳激光器在高脉冲重复频率下可以快速切割牙体硬组织，而不会在牙体组织中产生过多的热量积累或周围组织热损伤，也不会导致组织机械强度的显著降低或修复材料粘接强度的显著下降[127, 130]。

结论

自从激光光子技术开始应用于口腔领域中，便已投入激光辅助牙体组织治疗及激光辅助骨组织治疗。尽管早期采用二氧化碳软组织激光进行骨消融，但在开发适用于临床的治疗时，大多依赖于中红外波长激光的发展，这些中红外波长激光被称为“铒激光家族（erbium family）”。近来，9300nm的二氧化碳激光器的出现为口腔修复和口腔外科增加了更多的治疗方案选择。

本章对激光器的多种能量变化进行探讨，这些不同的激光为口腔硬组织的消融提供足够的能量，并同时确保最小化激光对邻近的非目标组织（尤其是牙髓）造成的损伤。本章将激光疼痛治疗的相关概念与技术进行了评估，使初接触激光治疗的临床医生能得到并采用宝贵的经验。

随着对激光与组织间相互作用的概念、所涉及的生物物理学以及对现有激光器的熟悉和掌握，牙体修复医生可以轻松地预见，激光光子技术在未来将作为口腔治疗的主要辅助治疗手段。

扫一扫即可浏览
参考文献

第九章　激光辅助牙髓治疗

Laser-Assisted Endodontics

Roy George, Laurence J. Walsh

D.J. Coluzzi, S. Parker (eds.), *Lasers in Dentistry—Current Concepts*, Textbooks in Contemporary Dentistry,
DOI 10.1007/978-3-319-51944-9_9

核心信息

传统的根管治疗方法是先使用手用或机用器械机械预备和成形根管，然后用冲洗剂和药物对三维复杂的根管系统进行消毒。由于无法评估根管内部的消毒效果，治疗过程变得更加耗时及复杂。激光的使用有助于加强对根管内细菌及微生物生物膜的检测，指导根管清理的方法，并协助确定器械预备的止点。同时，荧光反馈可以指示微生物沉积的位置和需要进一步处理的位置。此外，激光可以通过多种方式增强根管系统的生物机械预备，特别是通过液体震荡引起空穴效应来去除碎屑和玷污层。使用改进的激光光纤工作尖可以优化各种侧向发射激光能量的模式。激光可以通过光热和光动力过程实现根管消毒，消毒范围可达到传统器械预备和冲洗技术难以触及的区域。激光在牙髓治疗中的其他应用包括：使用激光多普勒血流仪评估牙髓活力、对颜色异常的活髓牙或变色的死髓牙进行光热和光动力漂白、盖髓术和牙髓切断术、光生物调节和激光诱导镇痛、根管外科的应用，包括根尖手术和牙颈部侵袭性吸收的治疗。在这些领域里，有了激光技术的参与，可以简化治疗方案，优化临床治疗效果。

9.1　简介

根管治疗的主要目标是清除根管系统和根部牙本质中的微生物。激光技术可以帮助诊断微生物沉积，以指导清除根管内的感染物质，并可以通过一系列光热、光动力和光机械效应灭活微生物。与手用或机用器械的机械预备不同，激光效应可覆盖整个根管系统，并在一定程度上穿透牙本质小管。目前普遍认为，根管系统的大部分区域在使用传统器械预备时并没有被充分地预备到。在许多情况下，结合适当的冲洗液，激光的使用可以实现根管的三维清理和深度消毒的目标。

在◘ 表9.1中，列出了在诊断和治疗方面辅助牙髓治疗的其他激光应用。◘ 表9.2展示了牙髓治疗中使用的各种激光及其常见的应用。

◘ 表9.1　激光在牙髓治疗中的应用分类

主要应用	举例
诊断	牙髓活力检测 　激光多普勒血流仪 　低强度激光治疗（LLLT） 激光荧光 　细菌检测
牙髓治疗	盖髓术 牙髓切断术
根管预备	生物机械预备 去除玷污层 　根管灭菌 　高强度激光–光热消毒 　低强度激光–光动力消毒
根尖手术	肉芽组织的消融 截骨、截根
激光生物调节	激光诱导镇痛 牙髓切断术或根尖手术后加速组织愈合
其他	去除根管充填材料和取出分离器械 软化牙胶 根管除湿/干燥

9.2　诊断性激光的应用

9.2.1　激光多普勒血流仪

在牙髓活力测试中，冷热刺激或电刺激引起的疼痛反应，仅提供关于牙髓感觉的信息，而不是牙髓血供的信息。这些常用的牙髓活力测试敏感性很高，但错误的诊断结果会导致不必要的牙髓治疗。当牙齿受过创伤或处于正畸治疗时，更容易造成误诊[1]。

使用激光多普勒血流仪（LDF）时，激光可通过放置在牙齿表面可重复位置的光纤探头，穿过牙齿结构到达牙髓组织。如果是活髓，组织内就会有血液流动；随着红细胞的运动，散射光频移，而静态组织反射的光则不发生移位。对反射光的频移分析，就是对牙髓血流进行无创、客观、无痛、半定量的评估。LDF已被用于评估成人和儿童的牙髓活力，特别是用于受到创伤、咬合力过大或处于正畸牵引的牙齿中。

表9.2　激光的选择应用

激光	波长	已报导的应用
短波长	氩离子激光488～514.5nm	根管消毒
	磷酸钛氧钾（KTP）激光 532nm	牙髓治疗中的软组织手术、根管消毒
	氦氖（He-Ne）气体激光633nm 二极管激光635nm	多普勒血流仪、根管的光活化消毒
	二极管激光810～980nm	牙髓治疗中的软组织手术、根管消毒、激光诱导的镇痛、激光生物调节
	Nd：YAG激光1064nm	牙髓治疗中的软组织手术、根管消毒、生物机械预备
长波长	Ho：YAG激光2100nm	牙体预备、牙髓治疗中的软硬组织手术、根管消毒、生物机械预备
	Er，Cr：YSG激光2780nm	牙体预备、牙髓治疗中的软硬组织手术、根管消毒、生物机械预备
	Er：YAG激光2940nm	牙体预备、牙髓治疗中的软硬组织手术、根管消毒、生物机械预备
	二氧化碳激光10600nm	盖髓术、牙髓治疗中的软组织手术

LDF还可以帮助识别死髓牙。在这方面，LDF对于评估脱位牙的血流情况具有特别意义，如：对“有脱位风险”的患牙不同时刻的结果进行判读，可以识别牙髓失去活力的时机并及时介入牙髓治疗[2-3]。

虽然LDF被认为是一种诊断牙髓健康状态的高精度方法，且确实是最接近金标准的方法，但必须认识到，LDF读数容易受到环境和技术相关因素的干扰，包括牙周组织（非牙髓）中的血流、患者的体位和心率产生的叠加信号。如果激光到达牙周组织，那么反射的信号就不完全来自牙髓组织[4-7]。克服这一问题的关键是将探头置于龋洞的牙本质洞壁上，而不是牙釉质表面，这样探头可以更接近牙髓，提高了信噪比（signal-to-noise ratio）[8]。

目前还有一些研究对透射激光（transmitted laser light）进行了探索。透射激光并不像LDF那样反射激光，普遍认为，它对牙髓活力的判断是有用的，因为血流信号不包括非牙髓（如牙周）来源的血流，而且对血流变化的反应更明显。

必须注意的是，对于LDF和透射激光法，激光的透射在一定程度上受到牙色以及龋齿和修复体的影响。不过，光可以在不规则的继发性牙本质中传导，所以磨牙的龋病或牙色修复体的存在并不是都会阻挡激光到达牙髓。然而，光不会通过银汞合金修复体或金合金冠[10-11]。

激光多普勒血流仪（LDF）的使用要点

- 激光波长必须能穿透正常牙齿结构。
- 可见光红光和近红外光波段是最合适的。
- 在重复测量时，必须将激光探头置于一个可重复的位置。为激光探头找到一个可重复的位置是很重要的。
- 使用包裹不透明全覆盖的修复体的牙齿不能使用LDF。

9.2.2　根管系统荧光诊断

在评估根管系统中悬浮态或生物膜中微生物的存在时，传统的方式是以微生物培养为基础，实际操作起来较为困难且容易出错；利用激光荧光对根管系统的微生物状态进行实时评估，可克服传统方法的不足，且可以指导临床操作的预备止点[12]。

现有的激光荧光设备——DIAGNOdent（KaVo，Binerach，Germany），可以满足上述应用。该设备利用红色可见光波段激光（波长655nm）在近红外波段范围内激发荧光。最初，激光搭配坚硬的蓝宝石工作尖用于分析拔牙后感染和非感染根管的牙髓腔和冠方1/3的根管系统，并评估了培养的细菌、根管的单物种生物膜、牙髓软组织、健全牙本质以及已知有病理性牙髓改变的离体牙的荧光特性。健康牙本质和健康牙髓软组织的基准荧光读数平均为5（满分为100），而根管内形成的粪肠球菌和变异链球菌的生物膜则表现为荧光读数随着时间的推移，逐渐增强[13]。进行根管治疗并完全去除实验中形成的细菌生物膜时，荧光读数降至“健康”阈值5。在离体牙的根管和髓腔中（影像学可见根尖周病变且扫描电镜显示有细菌感染），显示高荧光读数。这证实了激光荧光诊断方法可用于评估髓腔和根管系统的状态[13]。

纤细柔软光纤头的研发，可以获得穿透到根管中部和根方1/3更大的深度，因此，有必要评估光纤的性能（◘ 图9.1a，b）。连接到荧光诊断系统的光纤（平面或圆锥形工作尖），也可用于评估原患有根尖周病变的离体牙。对不同曲度光纤的直径和

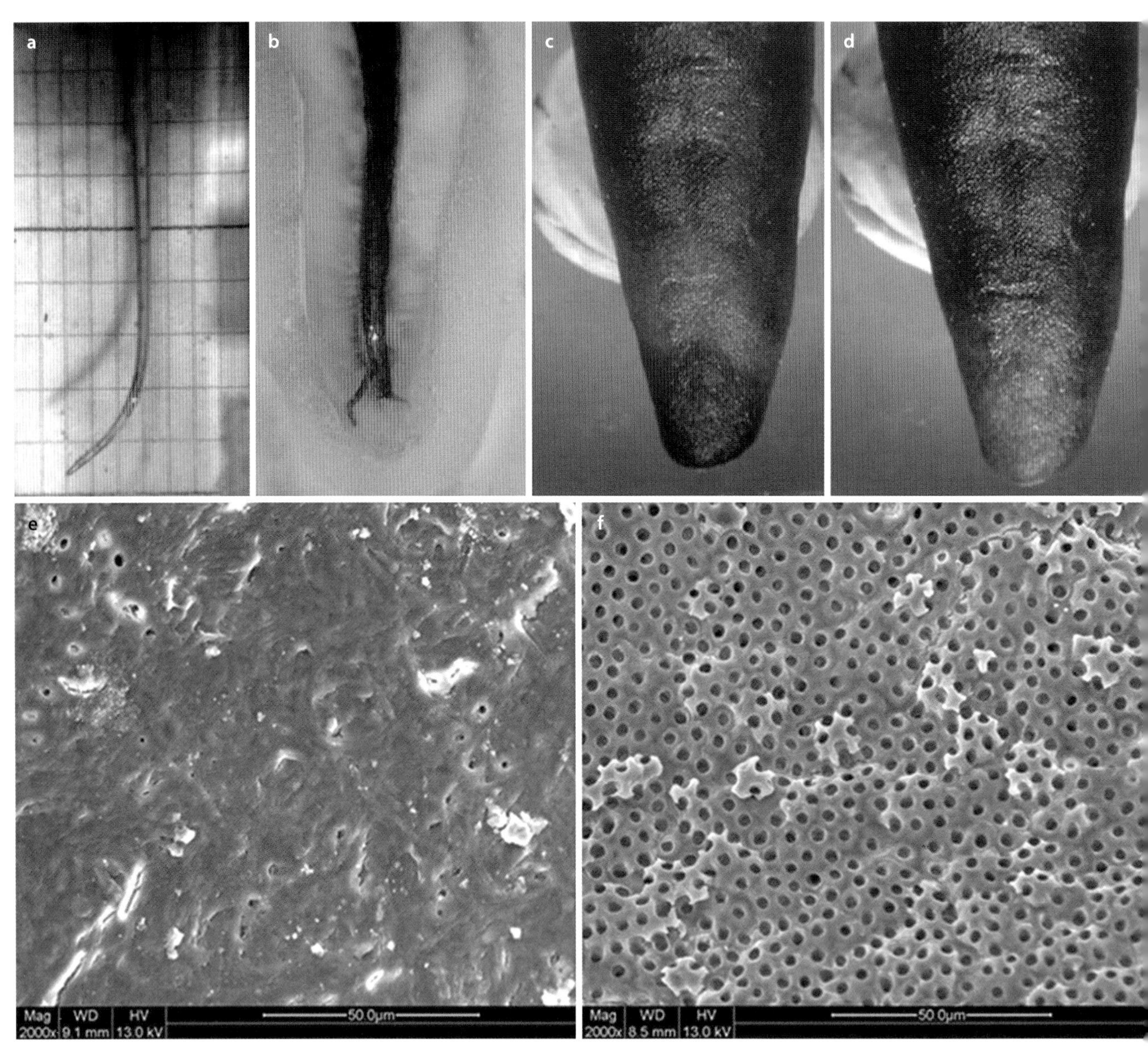

◘ 图9.1　光纤及其在激光牙髓治疗中的应用。（a）常规末端为平面的光纤放置于环氧树脂仿制的根管中，直向前方发射红色可见光能量。使用常规末端为平面的光纤，需要不断移动光纤以实现对管壁的照射。（b）蜂窝状光纤放置于根管中可表现为红色可见光能量的侧向发射。为了提高可见度，在插入光纤之前，可在根管里充满墨汁。（c）涂在牙根表面的热变色（热敏）染料可在激光发射过程中蜂窝状光纤激活水基液体（4Hz，每脉冲500mJ）时，显示出少于0.5℃的细微温度变化。热引起的颜色变化是蓝色，随后是绿色和红色。（d）光照射停止5s后，同一牙齿显示出牙根表面的温度变化消失。详情请参考文献[14]。（e）机用器械和水一同用作润滑剂时，根管壁产生玷污层（SEM放大倍数2000倍）。（f）在根管的同一位置使用圆锥形工作尖光纤传输940nm的二极管激光以激活EDTA冲洗剂。以50Hz，80毫焦/脉冲，持续10s照射的激光进行10个循环。图片来源：详情请参考Lagemann等的研究[15]。

对根管的穿透性也进行了测试。结果发现，除了远中曲度>15°的根管，光纤可到达根管的根尖1/3。圆锥形/放射状形工作尖设计的光纤比平面/光滑形工作尖设计的光纤具有更强的穿透力。圆锥形工作尖的自身引导作用防止了与根管壁的摩擦粘连，使其拥有更强的穿透力。感染根管的荧光读数（范围19~99）明显高于非感染根管和健全根部牙本质的荧光读数（范围2~8）[16]。

为了进一步提高从根管壁上获取荧光读数的能力，学者研发了一种具有最佳侧向发射和收集光线性能的锥形工作尖[17-19]。对商用光纤应用氢氟酸刻蚀、改性刻蚀（去除聚酰亚胺保护层）、氧化铝研磨粒子束以及刻蚀和粒子束联合使用等技术，方法进行了改良。用氦氖气体激光器（632.8nm）或InGaAsP二极管激光器（635nm和670nm）测量了正向和侧向发射的激光，并进行了可视化追踪。研究发现，特定的蚀刻/研磨/蚀刻组合处理使光纤蜂窝状表面具有独特的栅栏状结构。这种独特的表面微观模式，不在单独蚀刻或研磨的纤维上出现。蜂窝状的工作尖显示出理想的径向发射和光收集能力，可用于根管的荧光评估，被用于不同材料和尺寸的光纤上[17-19]。

现阶段已具有将荧光诊断与牙髓治疗体系结合起来的可能性。基于卟啉化合物（包含在细菌中）的荧光特性，荧光评估已用于去除龋病感染的牙本质和龈下菌斑[20-25]（◘ 图9.2）。如使用DIAGNOdent系统，655nm的红色可见光激发卟啉发射波长超过780nm的荧光（荧光可以被定量为相对荧光分数，范围：0~100）。使用这种方法，健康的髓周牙本质、未感染根管壁和健康的牙髓组织都能给出范围在5~6的荧光读数[13,16]（◘ 图9.3）；也可以使用长波紫外光（380~400nm）或紫光（405nm）在细菌沉积物中激发荧光——在这种情况下，激发的荧光位于可见光的红光区域[26-28]。

要成功利用荧光来指导基于激光的治疗方法，必须了解各种可能削弱荧光的因素，如荧光猝灭（如过氧化氢或臭氧）。在这过程后，荧光读数被抑制，在没有外源性抗氧化物质的情况下，正确的读数需要长达24h才能完全恢复，此为假阴性（细菌实际上仍然存在）；若在溶液中使用合适的消除剂，如抗坏血酸钠，则可以避免假阴性的出现。了解各种引起假阳性（即细菌不存在时）的因素也很重要，如药物糊剂中使用了四环素，并被根管壁的牙本质迅速吸收。与乙二胺四乙酸（EDTA）等其他流体不同，使用氧化性液体（如过氧化氢或臭氧水）可以猝灭荧光信号。

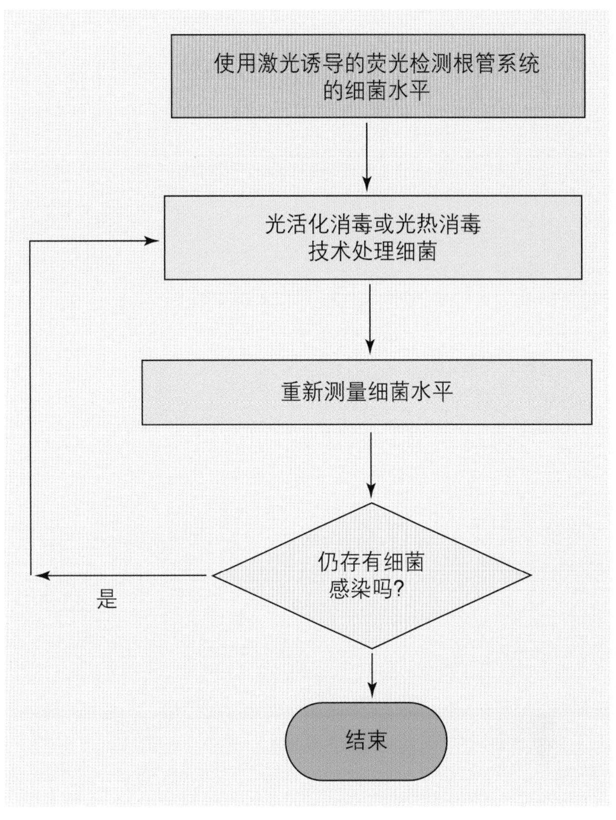

◘ 图9.2　使用荧光分析激光引导根管清理和消毒的算法（图片来源：改编自参考文献[17]和美国专利8，977，085）。

激光荧光评估的使用要点

- 某些根管治疗药物（如四环素）可能引起假阳性。
- 氧化剂可以猝灭荧光信号。
- 需要具有侧向集光性能的光纤。
- 为了不产生有害的热效应，使用低激光功率。
- 合适的波长包括紫外线、可见光和近红外激光。

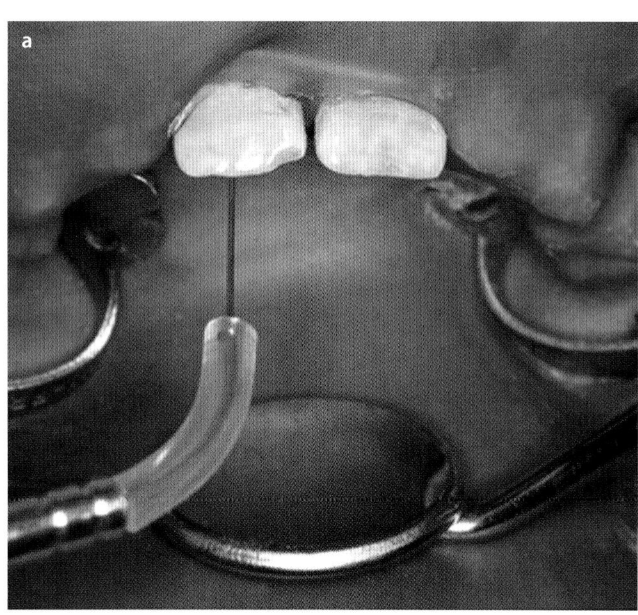

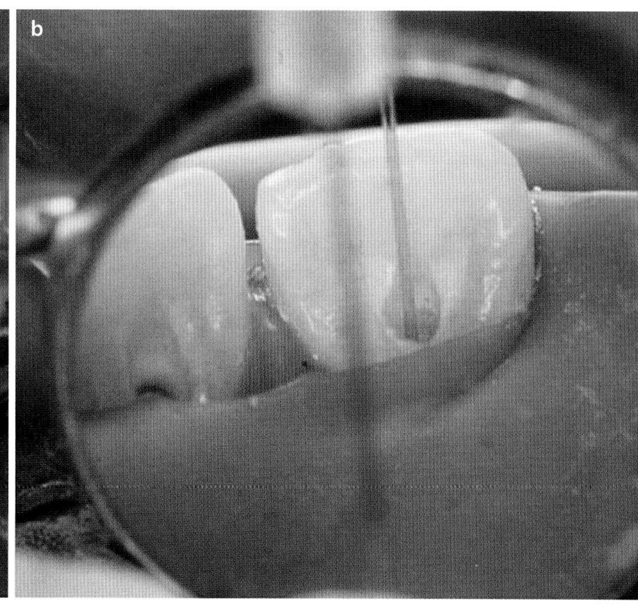

图9.3 （a，b）利用光纤实时检测细菌。将表面经过特殊处理的柔软纤维插入根管。典型的纤维直径为150～200μm，与荧光诊断系统连接。

9.2.3 激光辅助扩大根管

早期对激光扩大根管的研究之一来自Levy[29]；该研究表明，根据K锉的适应性，使用带有水喷雾的Nd：YAG激光，在根尖区将根管从ISO#20扩大到ISO#35。所采用的技术是环绕式磨削和清除，在提拉光纤的过程中会在管壁上施加侧向压力。采用300mJ、1Hz的激光照射60s。与此一致，Matsuoka等[30]花费2min将根管从0.285mm扩大到0.470mm。Ali[31]和Jahan[32]使用根向技术（crown-down technique），仅用60s的激光使用时间就完成根管的预备——这还不包括更换光纤工作尖所需的时间。可以预测，锥度较大的根管比锥度小的更容易预备。

对于Ho:YAG激光器，Cohen等[33]使用直径245μm的光纤扩大根管。将纤维插入根尖，通电，然后以4mm/s的速度缓慢提拉。使用这种技术，内径为ISO#25的根管被扩宽至ISO#40。Cohen等[34]使用相同的激光采用4种不同光纤工作尖（直径分别为140、245、355、410μm）进行逐步后退法（step-back technique）扩大根管，而Deutsch等[35]采用6种不同大小的光纤头和Ho：YAG激光进行根管扩大。

关于Er，Cr：YSGG激光器，Ali等[31]报道了使用不同直径的光纤，在采用根向技术下预备根管。虽然研究中注意到这种激光波长对清除玷污层和碎屑很有用，但也注意到了台阶形成、根尖孔超备、穿孔或过度预备的风险。Matsuoka等[36]报道了利用平均能量为2W，脉冲频率为20Hz的Er，Cr：YSGG激光配合使用气/水喷雾，采用逐步后退法成功地预备弯曲度高达10°的根管。相比之下，Jahan等[32]报道称，预备弯曲度>5°的根管可能会导致超出根尖孔、形成台阶或穿孔。在使用Er：YAG激光扩大根管方面有一定限制；Matsuoka等[30]报道了使用Er：YAG激光扩大根管，与逐步后退法一致，按顺序使用3个不同尺寸的常规光纤工作尖。

虽然一些研究表明激光具有扩大根管的可能性，但当激光能量通过传统光纤传输时，很难达到根管预备的力学目标。这与传统光纤无法将激光能量直接输送到根管壁上有关，也与术者难以保持恒定的提拉速率有关。2006年，Altundasar等[37]发现使用常规平头光纤将激光能量输送到根管壁上去除玷污层会产生不一致的消融效果。从光学的角度来看，平头光纤发射的光束（很大程度上平行于要处理的根管壁）的效率很低，这一点已经在实验中通过比较平行和垂直光束对根管牙本质切片的效果得到了证明。

为了克服其中的问题，研发出了抛光精细处理以及更强的侧向发射纤维工作尖[35, 38–42]。Shoji等[38]应用了圆锥形的尖端，可以将激光能量环形分散。告使用这种铝增强硅酸盐工作尖用于传递Er：YAG激光能量，当在30mJ和10Hz的频率下使用激光时，此工作尖产生最大的根管扩大效果。

激光辅助扩大根管的使用要点

- 激光波长可高效地消融硬组织。
- 需要控制热副作用。
- 特殊的尖端设计提高了使用的安全性和有效性。
- 中红外波段为合适的波长。
- 必须对激光能量进行脉冲处理，以确保降低热负荷。
- 同步冷水冲洗有助于降温。

9.2.4 去除根管壁玷污层

许多激光类型已被研究可用于去除根管壁上的玷污层，包括氟化氩（ArF）和其他准分子激光器[43]、氩离子激光器[44]、KTP激光器（532nm）[45]、二极管激光器、Nd：YAG激光器[46,47]、Ho：YAG激光器[48]、Er：YAG激光器[49–50]、Er，Cr：YSGG激光器[32,51]和二氧化碳激光器[52]。

二极管激光器具有性价比高、体积小、携带方便的优点；二极管激光器的另一个优势是能够去除玷污层：其发射的近红外激光（810～980nm）具有穿透性消毒作用。Wang[53]使用波长为980nm、功率为5W的二极管激光器作用7s来去除玷污层；然而，在高辐射的使用和产生热量及传导到支持设备方面，仍存在不少问题[54]。

与铒激光相比，Nd：YAG激光在消毒根管方面更有效，而在去除玷污层方面效果则相对较差[55]。Goya[56]研究了Nd：YAG激光对玷污层的影响，发现黑墨水通过增强激光能量的吸收来加强玷污层的去除。然而，Wilder-Smith等[57]已确定在使用Nd：YAG激光器去除玷污层时，仍需注意到热损伤带来的影响。

Er：YAG和Er，Cr：YSGG激光器的水吸收特性使其既可用于根管消毒，又可用于去除玷污层[47,51,58]。Takeda等[47]对氩离子激光器（1W、50mJ、5Hz），Nd：YAG激光器（2W、200mJ、20Hz）和Er：YAG激光（1W、100mJ、10Hz）在去除根管壁玷污层方面与EDTA做对比进行了研究。结果显示，3种激光去除玷污层的效果均优于EDTA，其中以Er：YAG激光效果最好。在后来的一项研究中，Takeda等[52]报道了Er：YAG激光在去除玷污层方面优于二氧化碳激光和3种不同的酸。Ali等[31]发现，与传统根管技术相比，使用Er，Cr：YSGG激光时，残留的玷污层和碎屑较少；然而，根管预备的机械质量（光滑度、锥度等）较差。Biedma[59]在研究中使用了Er：YAG激光器，也发表与Ali等[31]类似的结果。

正如前文所述，目前已有几项研究显示，使用常规光纤传输铒激光去除玷污层的效果不佳且不均匀。Altundasar等[60]则报道使用常规光纤输送Er，Cr：YSGG激光（工作频率为3W和20Hz）时，去除根管壁玷污层效果不一致，而Anic等[37]报道了与平行光束相比，垂直光束的消融效率更高。Kimura等[61]表明使用常规纤维工作尖很难均匀照射根管壁，并主张改良纤维尖端设计或照射方法，以避免导致不光滑的根管表面。

为了克服这些问题，部分学者使用了具有更大侧向传输激光能量的雕刻光纤工作尖（sculptured fiber tips）[38–40]。Alves等[41]使用具有前向发射蓝宝石工作尖和中空纤维的Er：YAG，并将其与横向发射的改良工作尖进行比较。Shoji等[38]将Er：YAG激光以锥形光斑传输，用来扩大一块牛牙本质的人造根管。与常规器械相比，锥形工作尖更高效地完成了龋齿窝洞的预备和玷污层的去除。同样，Takeda等[52]使用传输二氧化碳激光的圆锥形工作尖去除根管中的玷污层。

Stabholz等[14]设计了一种牙髓侧向发射的螺旋工作尖（RCLase；Lumenis，OpusDent，以色列）（■ 图9.3），包括一个全长有螺旋缝中空波导的管子。为防止激光能量的正向传输，工作尖的末端是封闭的。能量为500mJ、频率为12Hz的Er：YAG激光通过该工作尖，成功地去除了玷污层。然而，这种工作尖对于狭窄弯曲的根管显得过大过硬。此外，如果工作尖弯曲，更多的能量将通过与光束平行的缝隙发射。

去除根管壁玷污层的使用要点

- 激光可被水介质强烈吸收以产生空穴作用。
- 需要使用脉冲模式。
- 须限制激光脉冲能量，以防止对根尖产生过大的冲洗力度和液体从根尖溢出。
- 最合适的激光波长是中红外波段。
- 使用水基介质冲洗液；操作过程绝对不能干燥。
- 激光活化增强了EDTA去除玷污层的作用。
- 激光可以通过液体搅拌和加热作用来增强冲洗剂的作用，如次氯酸钠。
- 需要控制过热反应。
- 特殊的工作尖设计提高安全性和有效性。
- 工作尖在使用过程中会逐渐降解，这会改变其传输性能。
- 必须对激光能量进行脉冲处理，确保降低热应力。
- 同步冷水冲洗有助于降温。

9.3 消毒

9.3.1 光热消毒

激光可以穿透冲洗剂和消毒剂无法到达的根管区域，如峡部、根分叉区和侧支根管[62]，而激光能量进入根管后就会发生选择性光热分解。对于水吸收性的激光波长，微生物内部的水分会迅速膨胀导致了微生物自身的破裂；而对于可见光和近红外光波长，激光能进入卟啉、黑色素和其他色素，发生初级吸收。温度的升高使蛋白质变性，从而使生物体无法存活[63–65]。

该方式的重点是，需要调整为脉冲模式并加入间歇期，以便对牙根进行降温，这样就不会因为热效应而对牙周膜造成额外损伤。在实验室进行该操作的安全性评估，基础阈值为5.5～7℃，这是牙根表面可承受的温度升高的极限[66–67]。

有效消毒的关键在于引导激光照射到根管壁上。为了提高成效，不同的纤维工作尖调改可增加激光能量的侧向发射，包括具有安全尖端的设计，以减少直接根向的照射。如圆锥形工作尖、侧向发射蜂窝状工作尖和表面镀银的蜂窝状工作尖（安全末端）[68]。

激光光热消毒是现有根管消毒方案的有效补充方案，因为激光可以杀灭超过深入牙本质1mm的细菌。同时要注意的是，牙髓来源的病原体不仅可以存在于根管中，而且还会深入到牙本质小管数百微米。激光作用范围的增大印证了诸如激光引导液体震荡等技术用于提升当前冲洗技术的效果的实用性[69]。

目前，可用于光热消毒最常用的激光器有Nd：YAG、KTP和近红外二极管激光器。这些激光器都被证明具有很好的抗菌效果，比中红外波段具有更强的穿透性消毒能力[70]。

光热消毒使用要点

- 激光能量必须被主要发色团（水、卟啉、黑色素和其他色素）吸收，才能使细菌失活。
- 几乎任何激光都可利用，但首选的激光器是Nd：YAG、KTP和近红外二极管激光器。
- 中红外激光的穿透率最低（约0.5mm）。
- 侧向发射激光为首选，以确保获得均匀照射。
- 可对根管内大多数药物无法到达的牙本质深层微生物进行消毒。
- 穿透深度根据所用激光波长的不同而不同。近红外激光能量的穿透能力最强。
- 必须使用脉冲模式来降低对牙根和牙周组织的热应力。
- 必须监测总照射量，保持在安全范围内。
- 光纤的移动增加了根管壁照射的覆盖率。
- 光纤从根尖向冠方移动、倾斜和旋转，使根管壁得到更充分的暴露。

- 光纤须保持匀速运动。
- 为了确保根管所有位置都能获得足够的激光能量以灭活微生物，需要多次反复照射。

9.3.2　光动力消毒

光活化消毒（photodynamic disinfection, PAD），又称光活化化学治疗（photoactivated chemotherapy, PACT），是基于激光与光敏剂的相互作用。光敏剂可以是内源性的（如在革兰阴性菌中发现的卟啉），也可以是外源性的，以甲苯胺蓝或亚甲蓝等染料的形式注入根管中，然后与微生物外膜结合（图9.4）。当光敏剂暴露在适当波长的激光下，会产生活性氧，随即破坏微生物细胞膜，导致菌体内容物通过细胞膜渗出，并使蛋白质和DNA变性[65,71]。

致死性激光光敏化（lethal laser photosensitization, LLP）依赖于发色团的激活，因此需要使用匹配发色团的激光波长。其作用方式与口腔病变的激光光动力疗法完全相同，即激光能量激活无毒性的染料，产生导致肿瘤细胞损伤和死亡的活性氧物质[72-73]。

光活化消毒是一种特殊的相互作用：单独使用激光（即在没有增敏剂的情况下）或单独使用染料处理时，微生物杀灭效果要比激光与染料共用时差

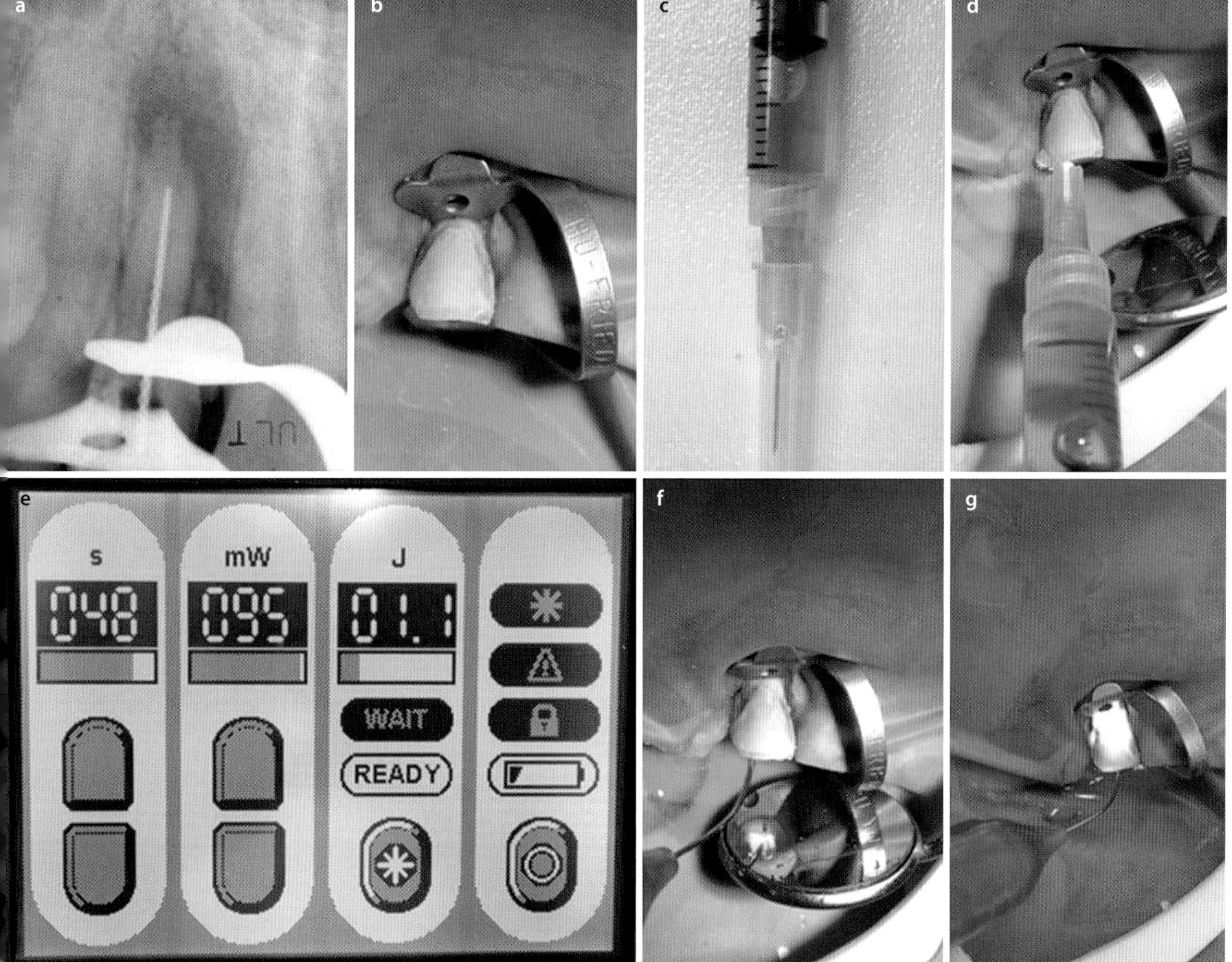

图9.4　根管的光动力消毒过程。该病例表现为侧切牙上有一个大的根尖周病变和根尖吸收。（a）诊断X线片。（b）隔离患牙。（c）甲苯胺蓝染料。（d）将染料注射入根管系统。（e）治疗中使用635nm二极管激光器。激光控制面板显示输出功率为95mW连续波模式。规定照射时间是60～90s。（f，g）红色激光穿过冠方和根方牙体结构，激活染料并产生生物刺激效应。

得多。如利用可见的红色激光，可以搭配苯基甲烷家族中的一系列蓝色、紫色和绿色染料来实现杀菌效果，因为这些染料都对红光有强烈吸收[74-75]；其他受到较多关注的光敏剂包括吲哚菁绿和姜黄素，它们分别可被808nm和470nm波长的激光激活[76-77]。只要能顺利激活光敏剂，光活化消毒可以使用LEDs或是激光进行激活[78]。

光活化消毒的体外和临床研究都表明了其具有对光敏性口腔细菌（如粪肠球菌）的杀灭能力。到目前为止，已有12项研究报道光活化消毒能有效清除感染根管中的粪肠球菌[79]。

光活化消毒可以作为常规根管消毒操作的一部分，也可用于常规根除消毒无效的持续性牙髓感染[80-82]。它不会对牙根或邻近的牙周组织造成明显的热应力[83]。

有许多染料可应用于光活化消毒。最简单的形式为：染料经光动力激活并产生活性氧（ROS），通过活性氧使微生物灭活。甲苯胺蓝和亚甲基蓝等染料是产生活性氧的良好反应物。使用短波长的光激活有色染料可以提高效率：短波长的光比长波长的光具有更高的光子能量（如在光谱的近红外区）。

吲哚菁绿等绿色染料被800～830nm附近的近红外激光激发，其机制一直存在争议。近红外激光在这种染料中有很强的吸收性。被吸收的激光能量升高染料温度，从而间接加热染料所附着的物质。这是一种光热消毒过程，而不是光动力过程，因为该作用是通过热而不是通过产生ROS来介导的。这支持了吲哚菁绿染料在激光介导的肿瘤治疗中的应用。ICG染料可以吸收600nm的波长并一直吸收到900nm，并且它可以发射出750～950nm的荧光。ICG暴露于810nm激光时发出荧光，这是ICG在医学诊断应用的一种主要方法。然而，它是一种简单的荧光染料，而不是光敏剂。

在围绕光动力消毒的术语中也存在一定程度的混淆，如光活化化学疗法（PACT）、光消毒（photodisfection）和致死性激光光敏化（LLP）等术语，均被用于描述蓝色染料的效应。但是，在部分使用吲哚菁绿的研究中也使用这些术语便是不正确的。

光动力消毒的使用要点

- 激光能量必须被吸收到光敏剂中才能灭活细菌。
- 只要激光波长与染料的吸收相匹配，几乎任何可见光或近红外激光都可以完成光动力消毒。
- 当使用蓝色染料（甲苯胺蓝和亚甲基蓝）时，首选的激光是可见的红色激光（633，635，660，670nm）。
- 用于光活化消毒的染料可以被激光或LED激活。
- 在激光照射前必须在根管注入染料，以确保染料充分穿透牙本质小管并与细菌结合。
- 有效的染料含有少量的表面活性成分，以促进渗透并减少蒸汽锁的形成。
- 使用的染料不应导致牙齿染色。
- 部分染料在被激光激活之前，也可有效杀灭细菌。
- 光活化消毒的热效应很小。
- 对人体正常细胞无不良化学影响。
- 首选侧向发射的工作尖，以确保获得均匀照射。
- 可以对大多数药物无法渗透的牙本质深层微生物进行消毒。
- 渗透深度根据所用染料和激光波长的不同而有所变化。
- 延长照射时间或多次照射有助于确保根管的所有部位都能获得足够的激光能量来激活染料。

9.4 清理根管系统

使用激光对根管系统进行清创具有显著的优点。临床中，很少有根管是正圆形的，因此常规仪器通常仅能接触根管的部分管壁；相反地，激光能量和根管内液体可以到达所有管壁。

另外，锉的使用会导致根管弯曲的加宽和改变；而使用激光，上述的问题不会发生，其能量可以被传递到根管内而不会显著消融根管壁[84]。此外，锉的使用会产生玷污层，需要额外清除，如次氯酸钠的交替冲洗和乙二胺四乙酸（EDTA）的长时间作用。激光可以去除机用或手用锉产生的玷污层；用于切割牙本质时也不会产生玷污层。

9.4.1　液体震荡

次氯酸钠是牙髓治疗中用于溶解有机物和杀灭微生物的主要冲洗剂。高浓度次氯酸钠（4%）效果优于低浓度者（1%和2%）。EDTA作为最后的冲洗剂可以有效去除玷污层[85]。液体震荡通过声波激活（sonic activation）或超声波仪器来完成，可以增强次氯酸钠和EDTA等冲洗剂的作用。当牙髓冲洗剂被激活时，根管可以达到更高的清洁度[86]。

Er：YAG和Er，Cr：YSGG激光器具有很强的吸水性，因此非常适合于激活液体，既可以通过加热来增强冲洗液的化学作用，也可以通过物理震荡引发空穴作用（◘ 图9.5）。将激光与根管中的水基液体一起使用时，可以有效提高清除碎屑和玷污层的能力（◘ 图9.1f）。

Er：YAG激光器和Er，Cr：YSGG激光器都使用管道刻蚀工艺（tube-etching process）制作圆锥形工作尖，研究已证明它们都能够去除人为制造的超厚层玷污层。扫描电子显微镜图像显示激光增强了EDTA去除玷污层的作用。圆锥形工作尖的性能优于平面型工作尖[68,87]。

自2008年发表激光液体活化以来，已有研究显示，使用EDTA、过氧化物和次氯酸钠作为冲洗液，通过激光液体震荡［也称为激光活化冲洗（laser-activated irrigation, LAI）］对增强根管系统的清洁具有优势。上述这些研究都表明激光能增强次氯酸钠的抗菌作用和生物膜去除能力。

其中一个特殊的技术，被称为光子诱导的光声流作用（photon-induced photoacoustic streaming, PIPS），通常与次氯酸钠一起使用。利用PIPS进行

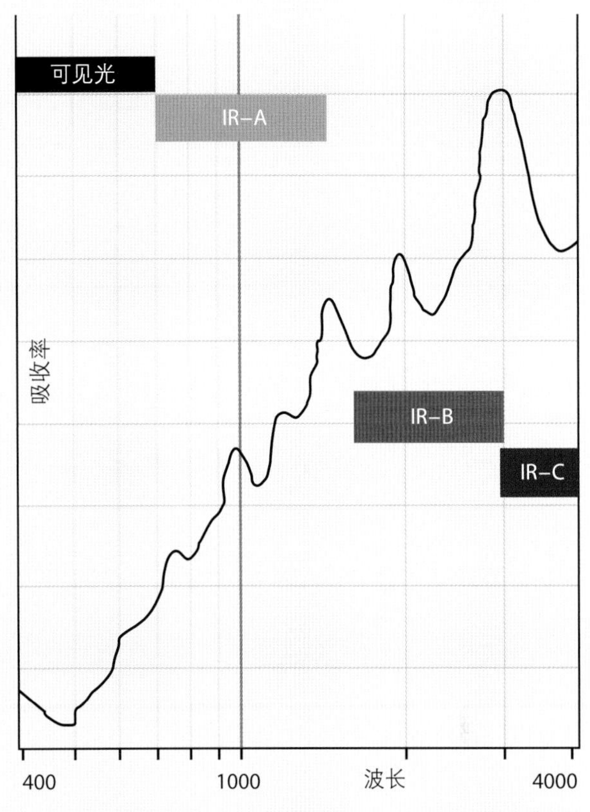

◘ 图9.5　在可见光区域（400～700nm）和近红外区域吸收纯水。横轴是以纳米为单位的波长，纵轴是吸收率。IR–A=700～1400nm；IR–B=1400～3000nm；IR–C=3000～1000000nm。

激光激活冲洗可以增强对根管系统的消毒[88-92]。

使用Er：YAG激光或Er，Cr：YSGG激光与水基液体对牙根产生的热应力最小。直向和侧向发射的锥形或蜂窝状光纤工作尖均可安全地用于根管内照射，而不会对牙周膜产生有害的热反应。在两次激光照射间歇补充冲洗剂，可削弱激光周期的热效应[93]。

激光活化冲洗的使用要点

- 首选水基液体，如EDTA。
- 最佳激光器是吸水能力强的中红外激光器。
- 激光的吸收会产生空穴作用，进而引发液体震荡、流体运动和冲击波。
- 液体可以从根管内喷射出来，随后必须在根管中充满液体。
- 激光照射间歇时的冲洗可减少热应力。
- 脉冲能量过高会导致液体挤出根尖孔。

9.4.2　空穴效应

使用传统冲洗液时，液体的运动仅限于在根管系统内相对被动的流入/流出。根管具有局限的几何结构，其表面张力效应使得大部分的根管内的液体不会产生湍流，造成冲洗液难以分散开[94]。因此，在根管中使用常规冲洗方法时，常会出现气泡滞留/蒸汽锁的状况[95]。

当激光产生空穴作用形成湍流会搅动根管内的液体——这在激光光纤静止的照射或轻微抽离的情况下都能完成。使用激光时，工作尖无须进入根尖1/3；而在常规冲洗中，将冲洗针头开孔放置在工作长度1mm以内尤其重要，以保证充分的液体回流[95-96]。激光产生的搅拌引起流体运动，可以克服气泡滞留。由激光诱导的气泡破裂引起的液体流动是激光活化冲洗液清洁根管壁的一个主要机制[97-98]。

激光在充满液体的根管中产生的空穴作用，液体震荡沿根管壁产生流体运动和剪切力，促进玷污层和生物膜的去除。快速的流体运动是由激光诱导的气泡膨胀和紧随的爆破引起的[99-100]。

当与次氯酸钠和EDTA一起使用时，激光活化含水液体可以提高清理和消毒根管的效率[101-103]。此外，有直接证据表明，空穴作用伴随的压力变化和冲击波会增强生物膜中细菌对抗菌剂的敏感性。根管中的生物膜与医用导管的管道有直接的相似之处，这种产生冲击波的方法逐渐引起人们的兴趣[104-105]。

然而，仍然存在一个明显的问题：根管内的液体运动是否会导致液体容易溢出根尖？研究指出，传统冲洗用的针头会对根尖产生压力，并致液体的溢出[106]。为了研究根尖狭窄区的液体溢出，使用Er：YAG激光器和Er，Cr：YSGG激光器，将裸露形或圆锥形光纤工作尖放置在距根尖5mm或10mm的距离处，微滴（microdroplet）溢出根尖的程度并不比使用传统的25号无侧向冲洗针头时大[107]。

当使用侧向发射蜂窝状纤维时，会产生直接向管壁的液体震荡；而传统的平面型纤维和锥形末端的工作尖主要产生只向前的液体流动。激光侧向发射可以降低液体溢出根尖外的风险[103,108]。

在940～980nm波长范围内的二极管激光可以被水吸收，产生空穴作用。脉冲模式下使用激光，既可以优化空穴作用，也可以减少对根管的间接热损伤（◘ 图9.1c，d）。这种激光可以与水基液体一起使用以去除根管壁上的碎屑和玷污层。对于二极管激光器，可以往水里添加过氧化氢（使其最终浓度达到3%）以增强空穴作用。冲洗剂的注入可以降低牙骨质上的热应力，促进牙根的降温[109-110]。

最近的一项研究评估了使用940nm二极管激光器，脉冲模式下通过普通光纤工作尖激活15%EDTAC或3%过氧化氢去除玷污层的效率，发现激光活化EDTAC比过氧化氢更能显著去除玷污层。值得关注的是，二极管激光器去除玷污层的方法比使用EDTAC和次氯酸钠的临床金标准方案更有效。此外，二极管激光器还能受益于其具有的光热消毒和生物刺激作用[15]。

必须记得，使用二极管激光器产生的液体震荡效应比铒激光要小。然而，两者都比单纯使用根管冲洗剂有效果[111]。

激光诱导空穴作用的使用要点

- 激光能量必须吸收到水中才能在水基液体中产生空穴作用。
- 在相同的激光脉冲能量下，少量的水比大量的水表现出更强的空穴作用；这与在小直径根管和大直径根管中表现的效果有相关性。
- 中红外激光（Er：YAG和Er，Cr：YSGG）的产生空穴作用的速度（微秒）比940～980nm的二极管激光器快（秒），引起根管内流体运动的速度最快。
- 侧向发射工作尖为优选，可以改变气泡形成和爆破的方向。
- 必须使用5种脉冲模式；对于相同的脉冲能量，短脉冲时间可产生更强的空穴作用，但会增加液体溢出根尖风险。
- 根尖孔越大，液体溢出越多。

9.5　激光强化漂白

牙齿创伤后的硬化症、牙髓坏死或牙髓治疗后导致的严重内源性染色非常难以治疗。其中一些情况可以耐受常规（使用过氧化脲或过氧化氢）进行漂白处理。内源性染色的常见因素包括含地氯环素的四环素类药物和氧化铋。氧化铋是一种阻射剂，用于某些环氧树脂密封剂和无机三氧化物聚合物（MTA）中[112-115]。这些不同类型材料造成变色的基本化学原理非常复杂。MTA形成的是硫化铋，其颜色为黑色，会导致牙齿呈灰色；创伤后从血红蛋白中释放的铁也会形成硫化铁。这种硫化物非常稳定，不易被氧化[116]。

从根管中去除四环素药物并不能防止日后的变色。研究已经表明，目前使用的普通针头、开放式灌洗针头或侧方开口针头均不能完全清除此类药物[117]。然而，激光活化冲洗法比任何种类的针头都更有效地去除根管内的药物[118]。

当牙体硬组织内存在水分时，四环素类药物很容易与牙齿结合，并形成红紫色的四环素降解物（AODTC）。AODTC具有抗氧化性，但是当暴露于可见绿光（530～535 nm）时会发生光解，从而为使用KTP激光进行激光治疗开辟了可能性（◘ 图9.6）[119-121]。

激光有多种方式可以用来增强漂白效果，包括光热效应（加热凝胶使过氧化氢具有更强的化学活性）、光化学作用（如Fenton反应）、光催化作用和光动力作用（由激光能量激活相应的光敏剂），还有光氧化作用（photo-oxidation），这对四环素和AODTC的分解至关重要[122]。

若受创伤后硬化变色的牙齿尚有保留价值，可以使用罗丹明作为光敏剂，使用具有光动力漂白功能的KTP激光进行治疗。同样的技术也可以成功地用于牙髓治疗后变色的牙齿和四环素牙的诊间外漂白[123]。

本书作者进行了光动力学漂白的临床研究，使用KTP（倍频Nd：YAG）激光（波长532nm）结合罗丹明B光敏剂凝胶（Smartbleach）活化30s治疗四环素变色牙的确诊病例。每颗牙齿经历4个周期，每个周期使用激光照射30s。数字图像分析采用盲法，表明在78%接受治疗牙齿中显著地减轻了牙齿的着色。诊间KTP激光光动力漂白治疗为改善四环素牙的着色提供了一个良好的选择[124]。

在之后的研究工作中，作者证明了用KTP激光光动力漂白四环素着色牙比使用相同光敏剂的可见绿光（535nm）LED阵列，或使用可见蓝光（460nm）

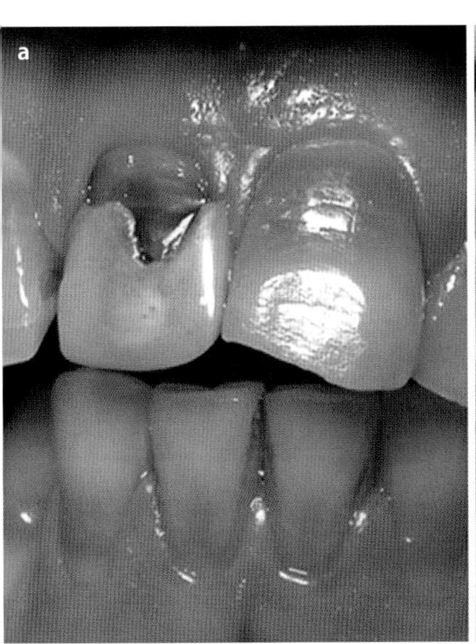

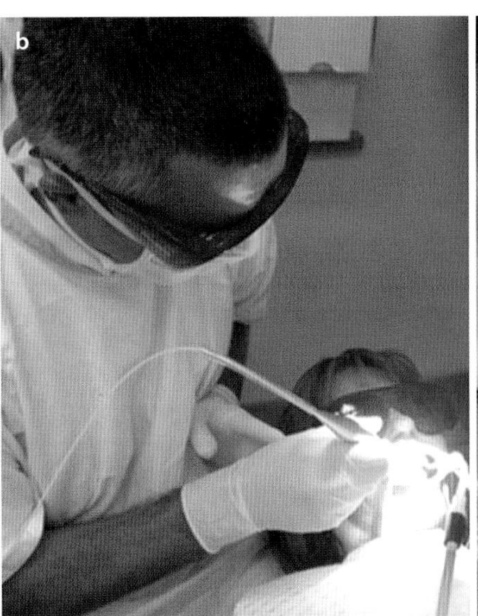

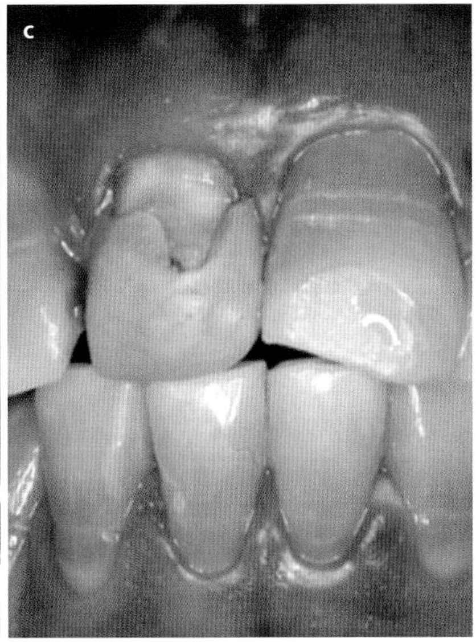

◘ 图9.6　（a）从外部入路对变色的非活髓上颌中切牙（#8）进行KTP激光光动力漂白。变色牙齿的术前照。所有牙齿均具有发育性的四环素染色。#8已接受牙髓治疗。（b）将KTP激光反复照射于罗丹明光敏剂，治疗所有前牙。（c）治疗结束时的术后照。根充后的#8以及相邻牙齿的着色经激光治疗已得到有效的改善。着色牙#8在2周后进行修复。

LED阵列的photon–Fenton漂白更有效[125–126]。

激光辅助漂白的要点

- 光热激光漂白需要仔细控制辐照方案，限制对牙髓的热应力。
- 光动力激光漂白可以有效治疗更具挑战性的内源性染色，包括牙齿形成过程中沉积的四环素和硬化的活髓牙。
- 内漂白（无髓牙漂白）可能会引起侵入性颈部吸收问题，过氧化物可能会与牙周组织接触，外漂白法则不会。

9.6 激光诱导的镇痛作用和光生物调节

在20世纪90年代初期使用自由运行脉冲Nd：YAG激光所进行的口腔修复研究中表明，此类激光可对颈部牙本质产生脱敏作用的其中一个原因是脉冲激光辐射具有可穿透牙本质的特点。后来，Orchardson和Zeredo使用动物实验进行了自由运行脉冲Nd：YAG和Er：YAG激光的激光镇痛研究，最终表明神经元活性显著受阻，激光照射后的牙齿疼痛阈值相应增加。镇痛作用起效时与剂量明显相关，在15～20min作用减弱，并且还与晚期神经源性炎症的阻断（由神经肽的作用驱动）有关。这些效果与临床中使用激光（Er：YAG和Er，Cr：YSGG）备洞时所观察到的相同。然而，动物实验的结果消除了所有安慰剂作用和精神病影响的可能性，并证明了在激光治疗引起的伤害性反应中发生了根本的可逆变化，从而在给定的刺激水平下抑制神经的激发[127–131]。

上述的镇痛效果可用于口腔治疗过程中，包括修复治疗、口腔外科手术（包括骨切除）和牙髓治疗（包括盖髓和拔髓）。在临床上，与C纤维相比，暴露时间较短的阻滞对Aδ类纤维（快速、尖锐、定位良好的疼痛）的去极化更具选择性，这就解释了为什么一些患者可感觉到振动，但不会感到不适[132]。

脉冲或连续波模式的二极管激光、脉冲模式的Nd：YAG和中红外激光可以产生镇痛作用。对于前者，波长和辐照度是确定效应强度的关键变量；而对于后者，其关键变量则是脉冲能量和脉冲频率[71,133–136]。

低能量激光疗法（low-level laser therapy，LLLT），也称为软激光，由生物刺激或光生物调节，是牙髓治疗中另一个值得关注的类别。这种光化学作用是由可见红光（633～635nm）或近红外光（810～1100nm）对线粒体电子传输链酶的作用所引起的，从而导致正常细胞功能的广泛活化。当用于直接覆盖牙髓组织的直接盖髓术和活髓切断术时，LLLT效应是激光产生有效作用的基础。这解释了活髓切断术后可以加速牙髓愈合、神经长出和继发性牙本质形成的原因[137]。

当使用激光进行根管内操作，如根管消毒时，LLLT效应会发生在牙周膜和根尖周牙槽骨中，从而促进感染消退和炎症反应组织的愈合[65,138]。

激光诱导镇痛的要点

- 近红外或中红外激光可以产生镇痛作用。
- 使用二极管激光镇痛的照射参数要高于使用相同激光促进伤口愈合和其他光生物调节治疗的参数。
- 当牙颈部牙本质敏感时，激光治疗可以诱导产生镇痛作用，并有助于观察到临床的整体效果。

9.7 牙髓治疗和活髓切断术

传统上甲酚曾用于乳牙活髓切断术，但由于其对活组织的毒性作用和诱变潜力，使用的范围越来越小；而替代产品如MTA等价格昂贵，使得人们对使用激光运用于活髓切断术产生了兴趣。使用的激光包括Nd：YAG激光、Er：YAG激光、二氧化碳激光和632nm或980nm的二极管激光。

一些临床研究的结果支持使用激光进行活髓切断术。与硫酸铁、MTA或电外科手术相比，激光的优势包括更好的临床和影像学结果，以及更短的手

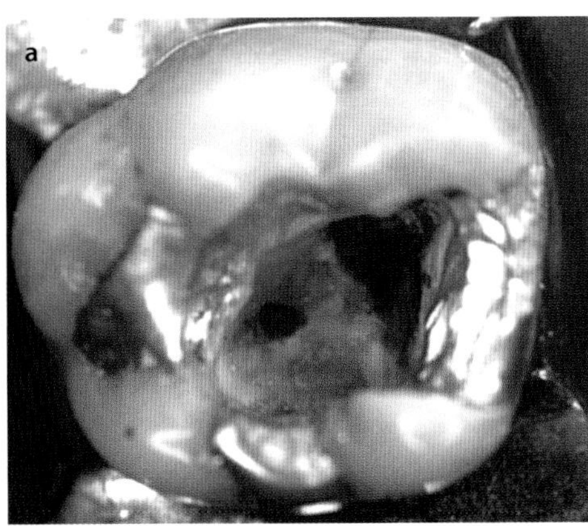
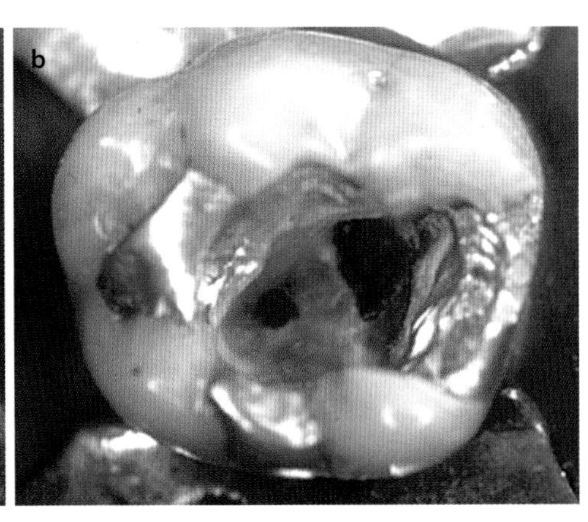

图9.7　盖髓术。（a）医源性暴露活髓组织后，洞底可见出血的牙髓组织。（b）在发射数个二氧化碳激光脉冲后立即密封该区域并控制出血，然后用玻璃离子衬洞，并用银汞合金进行修复。经过一段时间，牙髓活力没有丧失。

术时间、更简单的操作和更少的术后疼痛。有效的光热消毒与LLLT效应相结合，很可能是临床上使用激光活髓切断术可以预见的有利结果[139-142]。同样，有临床试验数据可以证明使用二氧化碳激光、808nm的二极管激光、Er：YAG和Er，Cr：YSGG激光对直接盖髓术具有有效性（图9.7）[143-147]。

激光切断术的要点

- 激光能量必须吸收到主要的发色团（水、卟啉、黑色素和其他色素）中，才能发生凝结和细菌灭活。
- 几乎可以通过任何激光系统完成，但首选的激光是Nd：YAG、KTP和近红外二极管激光。
- 如果使用中红外激光，则需要较长的脉冲持续时间以最大限度地凝结。
- 通常采用非常短的暴露时间。
- 处理暴露的牙髓的技术与直接盖髓术相同。

9.8　牙髓外科和吸收性病变的治疗

可以采用激光消融术治疗侵入性牙颈部吸收的病变，这可以替代使用三氯乙酸的传统方法。在这个方面使用激光的优点包括更高的精度和对组织更少的附带伤害（图9.8）[148]。

对于根尖周手术，可以使用激光切除肉芽组织、对根尖进行灭菌，以及通过去除上方的骨组织来进入病变部位。Er：YAG激光和Er，Cr：YSGG激光辐射很容易对骨组织进行消融，因此在临床实践中，需要同时使用附带的气/水喷雾。适当的喷雾可以防止骨骼干燥、确保手术部位冷却来保持骨组织活力和冲洗，以清除碎屑。这些中红外激光可进行深切割，具有锋利的边缘，而且不会烧焦。当这些激光用于截根时，也有类似的效果[149-150]。

激光已成功用于根尖手术中的截根和倒预备[151]。与传统的手术方法相比，将Er：YAG或Er，Cr：YSGG激光配合手术显微镜用于根尖手术的截根中，在术后愈合方面会有更好的结果。使用此类激光时保证脉冲持续时间短并且喷雾流量足够，可以安全地用于牙根切除[152-153]。

激光牙髓外科手术的要点

- 激光能量必须吸收到主要的发色团（水、卟啉、黑色素和其他色素）中，才能去除软组织。
- 几乎可以用任何激光系统完成，但是首选的激光是Nd：YAG、KTP和近红外二极管激光。对于二氧化碳激光，需要格外小心，避免对牙齿结构和牙髓造成有害的热损伤。
- 硬组织消融（骨切割、根端切除）需要使用中红外激光以提高切割效率。

9.9　激光应用于牙髓病学中的安全问题

激光可以与常规的治疗设备（如手术显微镜）结合使用，前提是必须考虑到眼睛的安全性，如要

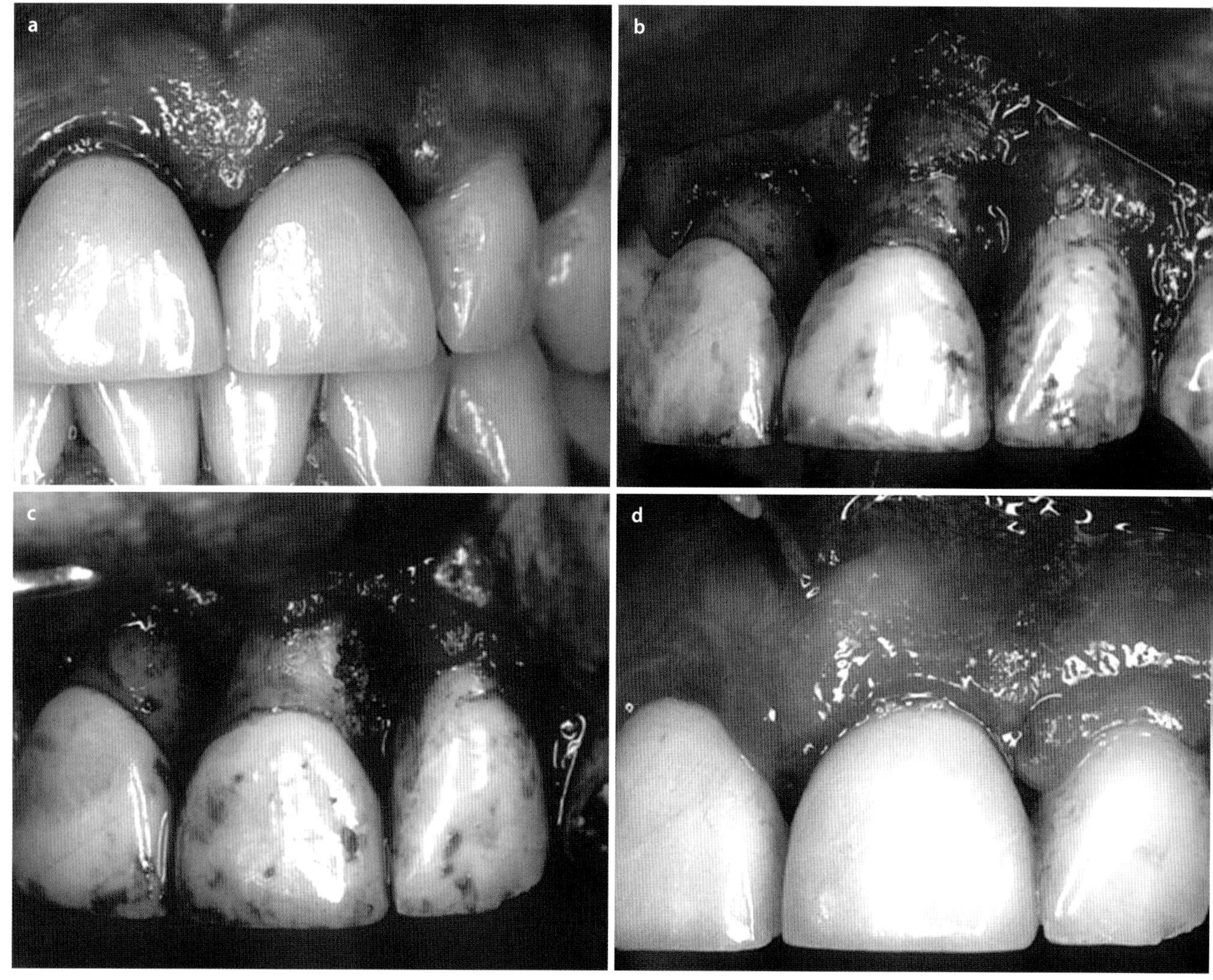

图9.8 侵入性牙颈部吸收的激光治疗。2颗上颌中切牙（#8）在PFM冠修复前，用过氧化氢进行了内部无髓牙漂白，左上颌中切牙（#21）发生了侵入性吸收。（a）术前照。（b）翻瓣后，可见肉芽组织充满根部表面的吸收缺陷。（c）二氧化碳激光的脉冲用于消融吸收性肉芽组织。此后，对根表面进行修整，并放置玻璃离子。（d）12个月随访显示情况稳定。

在显微镜物镜上安装与所用激光波长相匹配的滤光片；若波长>2000nm时则不需安装滤光片，显微镜中的玻璃元件可提供足够的衰减。

9.9.1 防止通过接触传播感染

在一些情况下，根管内使用激光牙髓纤维工作尖会接触到血液或其他液体，如果未对纤维进行适当的消毒，可能会导致患者之间的感染传播。某些激光系统已经可以使用一次性工作尖；但在许多光纤系统中，每次使用后都需要将光纤进行修整[154]。直接与口腔软组织和硬组织接触的各种激光附件和组件都必须进行适当的消毒和灭菌。其他相关建议包括：

（1）在手术过程中，通过激光套管注入的冷却液（减少激光产热）必须是无菌的。

（2）炭化组织残留物的沉积会降低激光发射的数量和质量。因此，使用后有必要擦拭工作尖。在这个过程中可能需要校准工作尖。

（3）与无菌组织接触的蓝宝石工作尖必须是无菌的，并且每次使用后都需要进行清洗和消毒。

Piccione [155]进一步建议，应对激光器的控件进行消毒或以屏障覆盖（方式同其他口腔治疗设备），而较小的激光器配件（如激光手机）应进行蒸汽灭菌。

9.9.2 激光对牙髓组织的温度影响

在牙髓治疗中使用更高功率的激光时，需要注意根部的温度变化以保持组织活力。Andersen [156]已证明，使用多普勒血流仪对人类牙髓进行测量时，冷、热刺激都会引起牙髓血流的减少。因此，依靠牙髓血流达到冷却组织效果的可能性很低。在操作中所使用激光波长的吸收系数和反射率对于牙髓反应的确定相当重要。Nyborg和Brannstrom [157]的研究表明，釉质表面温度150℃持续30s时可能导致牙髓坏死；根据Zach和Cohen [66]的研究，在15%的病例中，髓内温度升高约5.5℃会造成牙髓坏死，而温度升高11℃和17℃会分别导致60%和100%的牙髓坏死[66,158]。

可以通过选择适当的激光参数以及适当的气/水喷雾以避免或将牙髓损伤最小化。Armengo [159]研究了使用Er：YAG或Nd：YAP激光时气/水喷雾对温度的影响。喷雾减少了激光造成的温度上升，还有助于清除激光作用部位的碎片并保持其湿润。Glockner等[160]的研究中表明了气/水喷雾的重要性；该研究在使用Er：YAG激光进行备洞的过程中，气/水喷雾的冷却作用可使温度在数秒内从37℃下降到25℃。

9.9.3 激光对牙周组织的温度影响

维护牙周组织的健康对于激光牙髓治疗的成功与否至关重要。现代的机用镍钛器械几乎不会引起根部表面温度升高[161]。相反，一些研究表明，某些根管预备技术[162-163]和封闭技术[164-167]可以将热量传递到牙周组织。Er：YAG激光在硬组织的晶体内引起水的蒸发和膨胀，而这种蒸发可能具有冷却作用。

一些学者研究了激光对牙周膜和周围骨的热效应[33-34,168-169]。目前已知牙周支持组织对47℃的温度敏感，而达到60℃及以上的温度则会永久性地造成血流停止并引起骨坏死[170]。另外，如果温度升高保持在5℃ 以下，则不会损坏牙周组织[171]。通常认为阈值温度升高最高可达7℃，从生物学上来看可以避免牙周损伤[67，172-174]。

Kimural等[175]使用Er：YAG激光观察到，根尖表面温度升高在根尖1/3处<6℃，在中部1/3处<3℃。同样，Theodoro等[176]使用相同的激光报告温度升高在7℃以下，而在Machida等的研究中[172]使用喷雾时，工作尖的温度升高低于2℃。因此，将空气或水冷却剂与激光结合使用有助于防止对牙周膜和周围骨组织产生不利的热效应[159-160]。

还需要进一步考虑的是热弛豫时间（thermal relaxation time, TR），它是热量流入相邻区域或以其他方式消散所需的时间[177]。通过产生短于组织TR的热事件，使用持续时间短的脉冲激光将使热损伤的区域最小化[178]。

在对根管进行消融的情况下，通过在消融过程中使用连续的水流，可以减少从牙本质到牙周膜和骨组织的热传导。另外，干燥的根管内没有液体，并且传导的能量类似于固体，其在各个方向上均一；然而，在根管内使用水降温将有助于将热量传递给液体。

9.10 未来展望

在过去的10年中，激光在牙髓治疗中的使用进入了一个新的阶段，与手动或机用传统器械牙髓治疗相比，使用激光治疗在根管有效清创方面不仅可以达到同等的效果，甚至更好。激光治疗未来的潜力是将清创和消毒系统与具有止痛作用和生物刺激作用的方法联系起来，在单次激光治疗中同时得到多种治疗的优点。另外，将反馈系统整合到牙髓激光系统中具有很大的应用潜力，可以使根管空间内用于治疗的纤维同时支持检测和诊断应用——这将提高临床效率并减少临床医生使用设备的复杂性。同时，激光镇痛技术的进一步发展将促进牙髓根治性和修复性治疗的发展。

结论

目前在牙髓治疗中的许多领域，激光技术都可以为患者提供更好的治疗效果并简化临床医生的操作技术。脉冲近红外或中红外激光与冲洗液相结合，在根管清创以及根管消毒方面具有许多优势。越来越多的证据支持此类应用，在未来几年中，基于激光的各种技术应用到日常临床实践中的可能性会增加。各种各样的激光已成功地用于牙髓治疗，这为通过单独的传输系统或一个传输系统传输数个波长的激光系统打开了道路。

扫一扫即可浏览
参考文献

第十章 激光辅助种植术

Lasers in Implant Dentistry

Suchetan Pradhan

D.J. Coluzzi, S. Parker (eds.), *Lasers in Dentistry—Current Concepts*, Textbooks in Contemporary Dentistry,
DOI 10.1007/978-3-319-51944-9_10

核心信息

口腔激光可以在种植牙的所有手术中使用。软组织的切口和轮廓，以及修复的印模程序等，都可以用任何波长的激光完成。当正确使用激光时，有利于止血、精确地切除组织和增加患者的舒适度。某些激光也可以协助必要的骨修复手术，利于种植位点的保存。在种植体周围疾病的区域，激光可以去除肉芽肿组织以及去除种植体表面的感染组织，从而建立一个更有利的愈合环境。

10.1　简介

种植牙已成为一种可行的、可预测的口腔修复替代治疗。随着口腔医生治疗设备的完善，种植牙现在被认为是无牙区域治疗方案中的一个必要的组成部分。口腔激光正在慢慢地被整合到临床口腔实践中，它们使口腔医生加强并简化了以患者为中心的治疗概念。在种植手术中，激光可以以各种方式被有效地使用——它们包括从术前计划到术后持续维护的所有程序。不同波长的光对牙齿组织有独特的吸收特性和影响。因此，了解这些波长的特性以及它们与种植体周围组织的相互作用是很重要的。本章将描述各种激光波长在牙科种植中的应用。

10.2　不同的激光波长用于口腔种植学

目前可用的口腔激光波长的相互作用效果和最佳参数已经在本书的其他章节讨论过了，您可自行查阅以获得更多信息。以下我们将集中讨论激光在种植牙中的使用。

10.2.1　二极管激光器

目前口腔科手术可使用的二极管波长为810nm、940nm、980nm和1064nm，并以接触方式传输。它们仅占有很小的空间量，拥有良好的人体工程学和便携性。

波长	目标组织	
810nm、940nm、980nm、1064nm	血红蛋白、黑色素	吸收率高
	水	吸收率较低
	碳酸化羟基磷灰石	不吸收

对血红蛋白和黑色素的吸收使二极管激光非常适合软组织手术[1]，一般适应证是：

- 切割。
- 切除。
- 凝固。
- 止血。
- 牙周袋内炎性组织的清创和解毒。

具体来说，二极管激光器用于种植牙的以下程序：

- 种植体放置前种植位点的准备。
- 增加附着龈的宽度。
- 翻瓣前切开。
- 在即刻种植之前清理牙槽窝。
- 在二期手术中取下愈合帽。
- 设计义齿形态。
- 种植体周围炎的辅助治疗。

种植体周围组织的感染与牙周炎的感染相似[2-6]，二极管激光器也被用来清除种植体周围的病变组织。在Bach等的一项研究中，激光组能显著减少深色厌氧革兰阴性菌，相关性最高的是梭杆菌、普氏菌和卟啉单胞菌种。这些病原体被认为在牙周支持组织[7]的破坏中起主要作用。因此，二极管激光能有效地减少细菌、清除周围病变软组织，以及在种植手术中止血。

10.2.2　Nd：YAG激光器

波长	目标组织	
1064nm	血红蛋白、黑色素	吸收率高
	水	不吸收
	碳酸化羟基磷灰石	不吸收

Nd：YAG激光器的波长为1064nm，它能被组织色素，如血红蛋白和黑色素，很好地吸收。Nd：YAG是一种自由运行脉冲激光器，脉冲持续时间很短，发射周期<1%，相应的每脉冲峰值功率很高（十至千瓦）。因此Nd：YAG在靶组织[8]处可产生高热能。Nd：YAG激光在体外研究中得到了不理想的结果，如熔化种植体和增加其表面粗糙度。虽然Nd：YAG激光可以显著减少细菌，但随着温度的显著升高，同时会改变种植体的结构[9]。

Romanos[10]和Schwarz[11]等表示自由运行脉冲Nd：YAG激光器禁止用于钛种植体表面的治疗，因为该激光器峰值功率高，且对钛金属恰当的反射率，容易导致金属表面熔化。然而，Goncalves等[12]在一项体外研究中使用了较长脉冲持续时间的Nd：YAG激光，证明其对钛表面没有损伤。

Nd：YAG激光并不是非常适合种植牙外科软组织手术，因为临床医生必须十分谨慎使用以免激光与种植体直接接触。

10.2.3　二氧化碳激光器

波长	目标组织	
9300 ~ 10600nm	碳酸化羟基磷灰石	吸收率非常高
	水	吸收率高
	胶原蛋白	吸收率较高

二氧化碳利用远红外光谱（波长9300 ~ 10600nm）中的光子能量，通常以非接触方式传输。有些型号的脉冲持续时间非常短，一台波长9.3μm的仪器可以产生5μs的脉冲。与其他牙齿波长相比，它们对牙齿矿物质的吸收率最高，如羟基磷灰石和磷酸钙，在牙周软组织手术中必须谨慎使用，以避免直接接触硬组织。穿透软组织的深度相对较浅（0.2 ~ 0.5nm）。二氧化碳激光除对牙龈卟啉单胞菌[13]等细菌有效外，还能在不明显改变种植体表面的情况下进行消毒和杀菌。

因此，二氧化碳激光器对于以下程序是一个很好的选择：

- 软组织手术切口。
- 种植体周围炎内病变组织的消毒清创。
- 形成健康血凝块。
- 二期种植体暴露。
- 骨外科手术（仅9300nm波长的微脉冲仪器）。

10.2.4　铒激光器：Er：YAG和Er，Cr：YSGG

波长	目标组织	
Er：YAG 2940nm、Er，Cr：YSGG 2780nm	水	吸收率非常高
	碳酸化羟基磷灰石	吸收率高
	胶原蛋白	吸收率较高

铒激光器（Er：YAG和Er，Cr：YSGG激光器）以水为主要靶向吸收物质，矿物为次要靶向吸收物质。它们发射的中红外光范围包括2940nm波长的Er：YAG和2780nm的Er，Cr：YSGG，并以接触或非接触模式传递。与Nd：YAG类似，它们具有自由运行脉冲发射，脉冲持续时间很短，相应的峰值功率很高。由于吸水率很高，其穿透深度可浅至5μm[14]。铒激光器在消融过程具有最小的热相关副作用。

如上所述，铒光子能被牙釉质、牙本质、牙槽骨和软组织内的水很好地吸收。吸收的能量引起水快速在这些组织中爆炸膨胀，导致组织的消融。它能有效地进行软组织止血，但达不到其他波长的效果。在骨外科手术中，由于骨表面没有污染层并具有良好的出血倾向，很少发生热损伤或凝固。同时，冷却水对防止术后热损伤和术后延迟愈合至关重要。

铒激光器在种植口腔医学中有以下用途：

- 外科翻瓣。
- 在即刻种植前清创。由于激光手术是杀菌的，感染的种植部位可通过激光减少病原菌和根尖肉芽肿。
- 激光辅助截骨术。
- 骨采集和供骨区准备。
- 外侧窦提升术中开窗的建立。
- 二期手术中暴露种植体。
- 牙龈组织重建及修复体成形。
- 切除病变的结合上皮。
- 去除牙结石和牙菌斑，而不损害种植体或其组件。
- 种植体周围软组织、硬组织的清创治疗。

Kreisler及其同事的临床研究得出，即使在低能量密度下，Er：YAG激光对普通植入物表面也有很高的杀菌潜力；同样，在这些能量密度下，并没有检测到过度的温度升高或种植体表面形态改变[15]。

其他学者发现Er，Cr：YSGG激光照射可成功去除钛种植体表面的污染[16-17]。

10.2.5 光生物调节作用的激光器

光生物调节（photobiomodulation therapy，PBM），也被称为低能量激光疗法（LLLT），已被证明可以减少疼痛和加速组织[18]的愈合。在植入种植体和二期暴露后，PBM是一种有效的治疗方法。必须注意的是，某些激光可产生直接的PBM效应，而一些外科手术激光可以提供类似的正面效果，然而这些不是真正的光生物调节。在▶第七章中，详细描述了这一现象。

10.3 激光在口腔种植学中的应用

口腔种植手术可以分为3个主要部分：术前、术中和术后。

此外，激光可用于种植体周围疾病的治疗。

激光在口腔种植学中的应用：

（1）使用激光的术前治疗包括：
- 维持附着龈健康或在种植体放置前增加附着龈的宽度，如系带切除术、前庭成形术、龈移植术或根尖复位瓣。
- 植入物放置前的手术部位准备。

（2）激光手术包括：
- 在即刻种植术中，消毒种植体植入部位。
- 激光切割及清创。
- 激光辅助截骨术。
- 上颌窦提升术。
- 骨移植前供骨区准备。

（3）手术后使用激光：
- 种植体暴露。
- 取印模前的牙龈收缩和处理。
- 最终修复前附着龈的形成。
- 在植入物愈合过程中的PBM治疗，减轻疼痛，加速伤口愈合。

10.4 外科手术

10.4.1 在种植体植入前，使用激光建立附着龈或增加附着龈的宽度

种植体周围角化牙龈的宽度是影响种植体成功的因素之一。种植牙-黏膜界面不同于黏膜与天然牙之间的界面，这些差异可能导致植入物易受感染。天然的牙齿周围有天然的牙周韧带，从而能抵御细菌感染。此外，Lindhe和Berlungh[18]认为，因种植牙缺乏牙周韧带，种植周围黏膜的再生能力受到其受损的细胞数量和血管供应不足的限制；并且种植体周围组织和牙周组织对细菌感染的抵抗力可能不同[19-21]。因此，建议在种植体附近保留一个角化组织区。角化组织的不稳定区可能是由于异常的系带附着或广泛的组织牵拉所致。

牙齿种植体周围的系带附着减张可以缓解种植体周围组织的张力，因此植入前必须检查植入部位

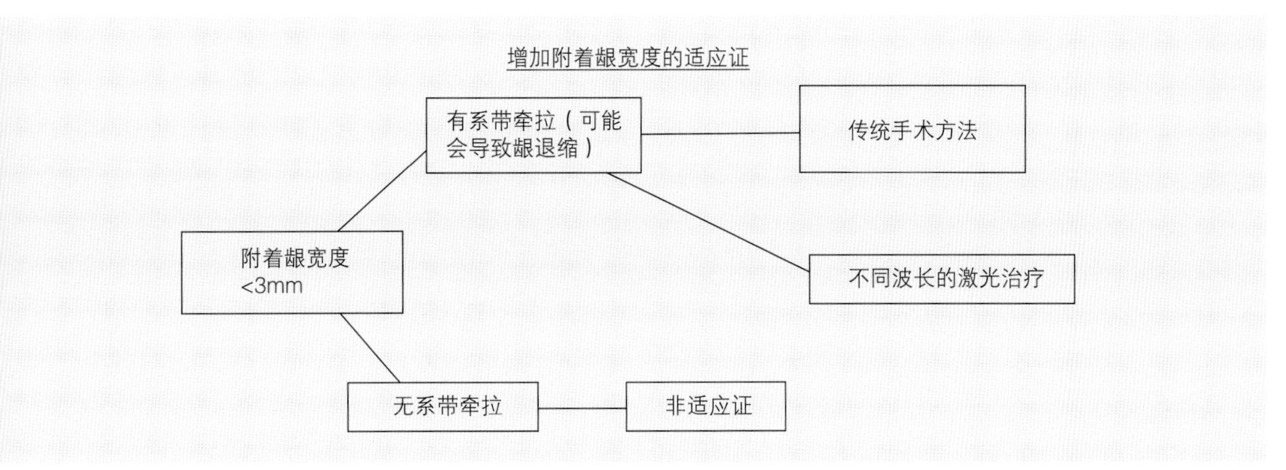

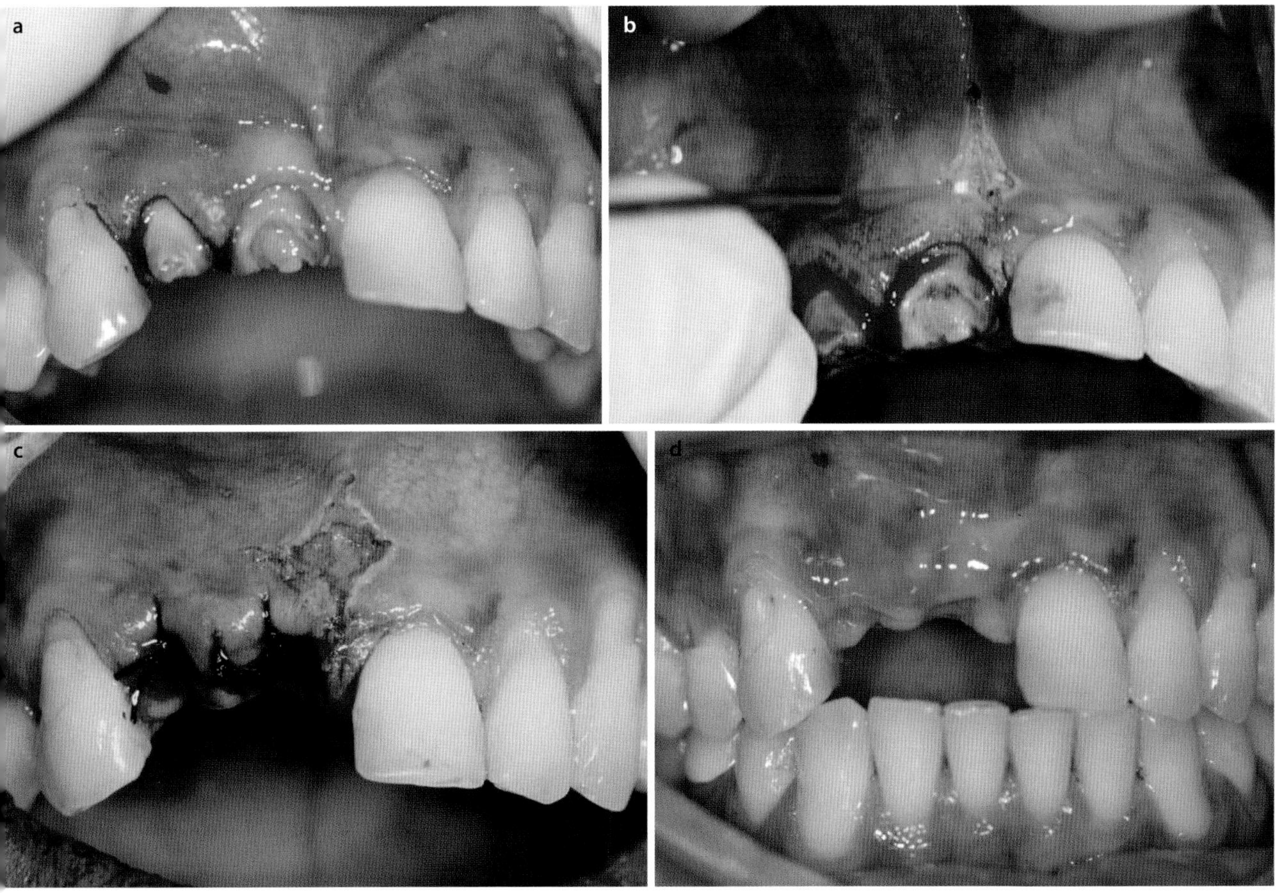

■ 图10.1　（a）术前照，显示上颌系带位于中切牙根尖处黏膜上。（b）使用980nm的二极管激光，平均功率0.7～1W，直径300μm。（c）术后即刻照，显示右侧中切牙、侧切牙间系带的创口和缝合的拔牙部位。（d）术后3个月，显示附着龈宽度增加。

周围的异常系带。系带切除术和前庭成形术是增加角化牙龈宽度和实现种植体周围无应力及无张力闭合的手术方法。

■ 图10.1系带切除术增加了种植前附着龈的长度。

10.4.2　植入前手术部位的准备

种植牙最重要的方面之一是手术部位的术前消毒。这个步骤有效地减少了口腔微生物的数量，并防止了手术部位的污染。一般情况下常使用氯己定等漱口水来达到消毒的目的。目前，由于频繁地使用抗生素而产生的细菌耐药性是一个令人关切的问题。在此背景下，人们对开发一种替代性抗生素治疗方式非常感兴趣；而激光有很好的杀菌性能，是一种有效地抗菌手段：用激光对软组织进行消毒时，其效果较冲洗消毒或涂布消毒剂更好。文献报道，只需要让光子能量覆盖目标表面的每平方毫米，铒和二极管波长就可以进行手术区的消毒、灭菌[23-24]。

10.5 手术用途

10.5.1 种植手术时，手术部位的消毒

手术部位的消毒、灭菌对于即刻种植手术骨整合的成功至关重要。在即刻种植手术之前，应确保拔牙术后创口无组织碎屑和肉芽组织。当牙齿和牙周组织存在先前的病变时，会使得即刻种植手术的失败率更高。举两个均是在磨牙根分叉区的根尖周组织发生感染或牙周组织发生疾病的病例：该手术方法是先用刮匙刮除全部软组织，再用激光去除所有肉眼可见的组织标志物；接下来便可用激光对拔牙窝的整个内壁进行灭菌处理。激光的所有波长本质上都是抗菌的，可以在手术部位进行不同程度的灭菌处理[25-26]。

可以根据需要激光消毒、灭菌的组织类型，如软组织或硬组织进行大致的分类。

用于软组织的二极管激光器

在骨组织周围应谨慎使用二极管激光器，因为光子能会在软组织中产生散射。但是，如果审慎地使用较低的平均功率（约1W），它们可以在移植或种植手术前对软组织部位进行辅助消毒、灭菌。Moritz等学者用二极管激光器照射牙周袋进行细菌病原体减少量变化的观察研究，通过对比初始细菌计数与最终细菌计数发现使用二极管激光器照射可清除牙周袋内大量的细菌，尤其是伴放线放线杆菌[27]。因此，在种植体植入前，可用二极管激光器照射术区周围的软组织瓣，从而获得消毒灭菌的效果。

Nd：YAG激光器（适用于软组织）

在牙周治疗中，Nd：YAG激光器通常用于切割、切除软组织，及牙周刮治术和进行牙周袋内消毒[28-30]。这种自由运行脉冲模式激光可产生的高峰值功率并穿透深层组织，而其在治疗中对受照射的组织造成热损伤的影响也是一个值得关注的问题[31]。因此，使用Nd：YAG激光器对手术部位进行消毒灭菌时需保持谨慎。

二氧化碳激光器（适用于软组织）

二氧化碳激光器可用于清除软组织标志物和肉芽组织。Kato等学者发现使用10.6μm二氧化碳激光器可使血链球菌和牙龈卟啉单胞菌的细菌量大量减少[32]。

铒激光器（适用于软组织和硬组织）

铒激光器具有抗菌作用，可清除牙齿和种植体表面的牙结石和菌斑生物膜[33-34]。

Er：YAG激光器适合用于切除口腔软组织和硬组织，可实现以最小的创伤程度及较快的愈合速度中完成骨修整及切除[35]。此外，用Er：YAG激光器进行照射不仅具有杀菌作用，同时还可降低脂多糖的含量[36]——这些正是革兰阴性细菌外膜的主要组成部分，其在分解牙周组织的发病机制中起重要作用。 Er，Cr：YSGG激光器的光子能量特性也证明了其对硬组织和软组织的清洁是有效的[34]。

▣ 图10.2描述的是使用二极管激光器对拔牙部位进行消毒的即刻种植手术步骤。

▣ 图10.3是在植骨前，用Er，Cr：YSGG激光器消毒牙槽窝及对种植体术区周围进行的脱颗粒处理。

10.5.2 激光切割术

传统的种植手术使用手术刀进行切开翻瓣，而现在几乎被商业途径购买的口腔激光设备所替代了。

与使用的手术刀相比，激光器具有较多地优势。激光切开不会造成感染，也没有随之而来的炎

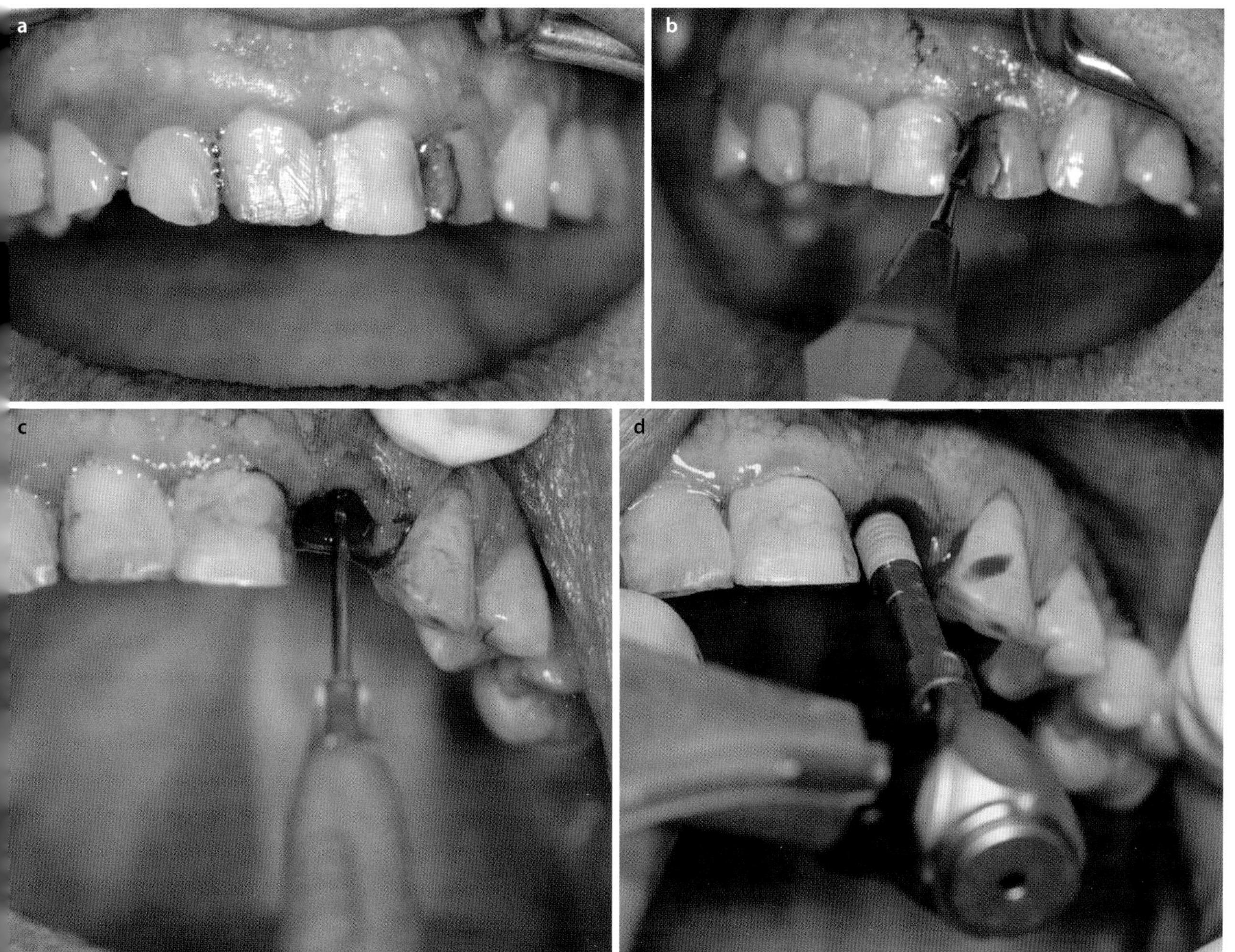

图10.2 （a）上颌前牙的术前照。左上侧切牙将用种植牙冠取代。（b）轻轻放入骨膜剥离器进行无创拔牙。（c）用激光头直径为300μm的940nm二极管激光器（平均功率为1W）对拔牙创进行消毒灭菌。（d）将种植体植入经过消毒灭菌处理的牙槽窝内。

症反应，还可封闭淋巴管和血管，在临床中可有效地缓解疼痛肿胀和其他术后并发症。当组织肿胀程度减轻时，缝合时无须穿透整层组织，从而减小了缝线松脱的可能，还可减少术后对止痛药和抗生素的需求。与手术刀切口相比，激光切口损伤的只是少数的肌成纤维细胞。由此可知，激光切口具有良好的组织愈合能力，并且可以更精准地控制组织损伤的深度[37–38]。

选择的激光类型取决于软组织的厚度：软组织越厚，用二极管的波长切割时越困难，且需要更高效的切割，而这种高效切割可通过二氧化碳激光和铒激光中实现。

激光最重要的优点之一是可以减少出血。对于正在接受抗凝治疗的患者，如服用阿司匹林、氯吡格雷和华法林等，激光切口可获得理想的效果。二极管、Nd：YAG和二氧化碳激光器具有显著的止血效果；但铒激光器不像其他波长的激光一样能有效地控制出血。相较于其他类型的激光器而言，二氧化碳激光器用于形成手术切口时可更易获得良好的手术视野、显著的止血效果以及对所有生物型的组织进行有效切割[39]。

总而言之，精准而无菌的激光切口可为术者提供清晰的手术视野。由于其显著的止血效果，使得炎症反应减轻，从而更有利于伤口愈合。

激光切口设计图表

激光波长的选择主要取决于软组织的特性。

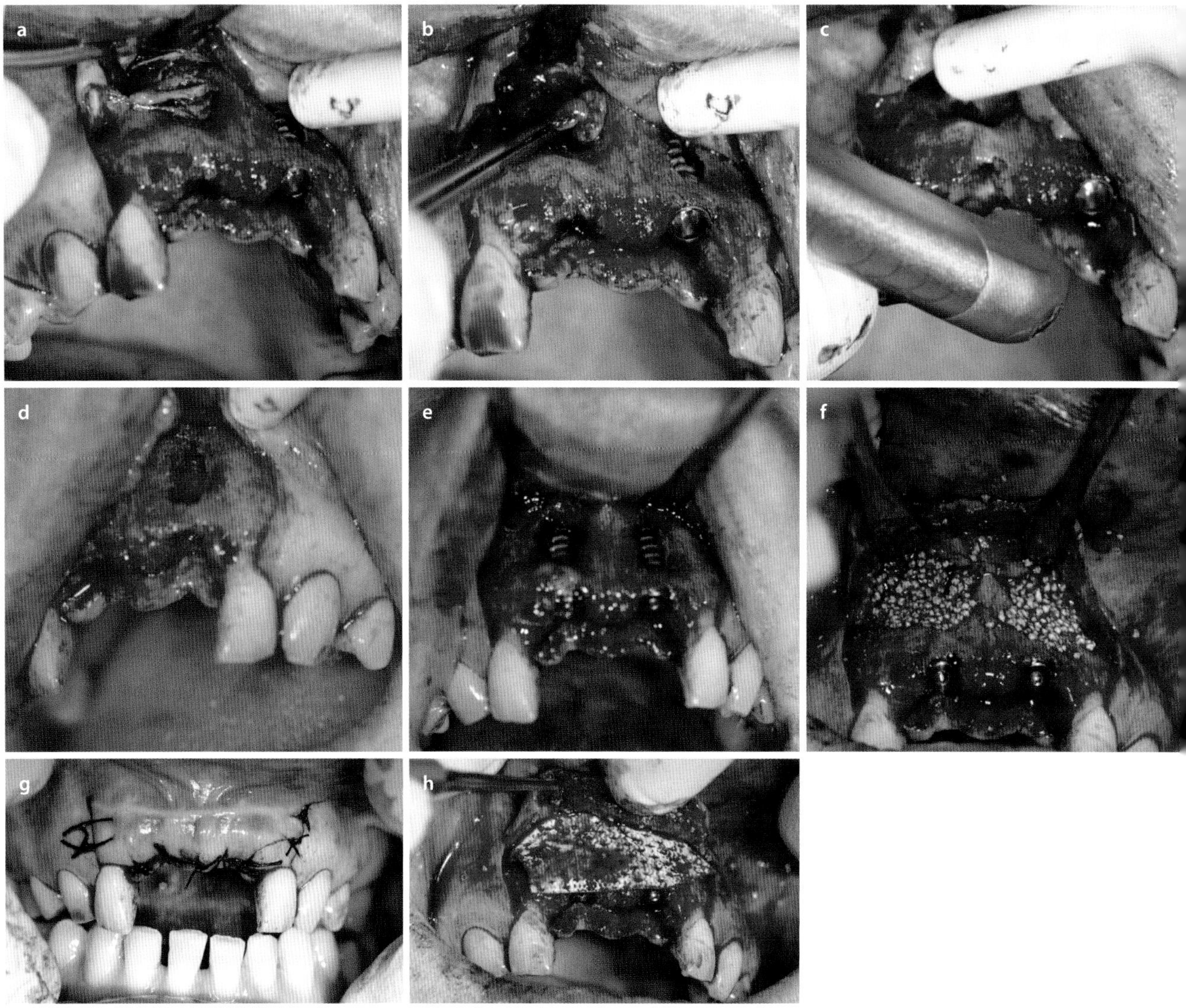

▣ 图10.3　（a）在上颌前牙区使用刮匙探查感染的肉芽组织时的围术期照。（b）用刮匙刮除病变组织。（c）用MT4的激光头输送Er，Cr：YSGG激光，其平均功率为2.5W，50Hz H模式，20%气和20%水。（d）细胞脱颗粒和消毒灭菌后的术区。注意观察血管和骨质表面。（e）植入种植体。（f）放入骨移植材料及薄膜。（g，h）皮瓣复位及缝合后的即刻术后照。

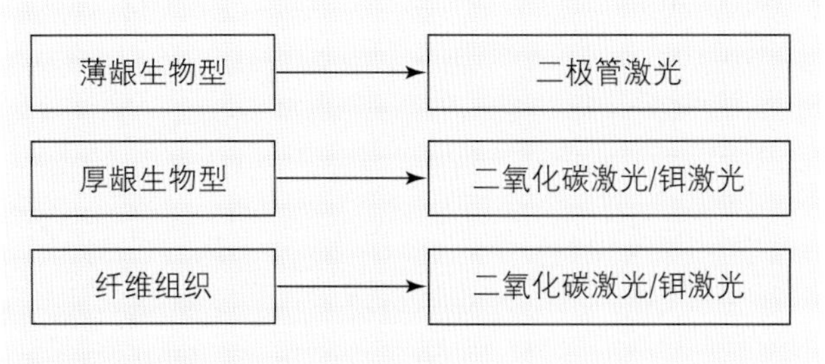

▣ 图10.4显示的是种植手术中使用Er，Cr：YSGG激光器切开皮瓣。

▪▪ 注意（Note）

正在服用抗凝药物的患者在形成手术切口时选用二极管激光器和Nd：YAG激光器较为理想。

10.5.3　激光在骨切开术中放入种植体时的应用

目前对于骨切开部位的标准化方案包括使用可通过内部或外部进行冲洗的牙钻，并以调整好的速度进行操作，以尽量减少硬组织的温度升高[40]。术者可以使用扭矩扳手或20∶1减速手机轻敲或将种植体拧紧到位。由于上颌骨和下颌骨的某些骨段薄而脆弱，巨大的接触压力和器械振动易使其断裂，因此，切开骨组织有时候是具有挑战性的。那么，

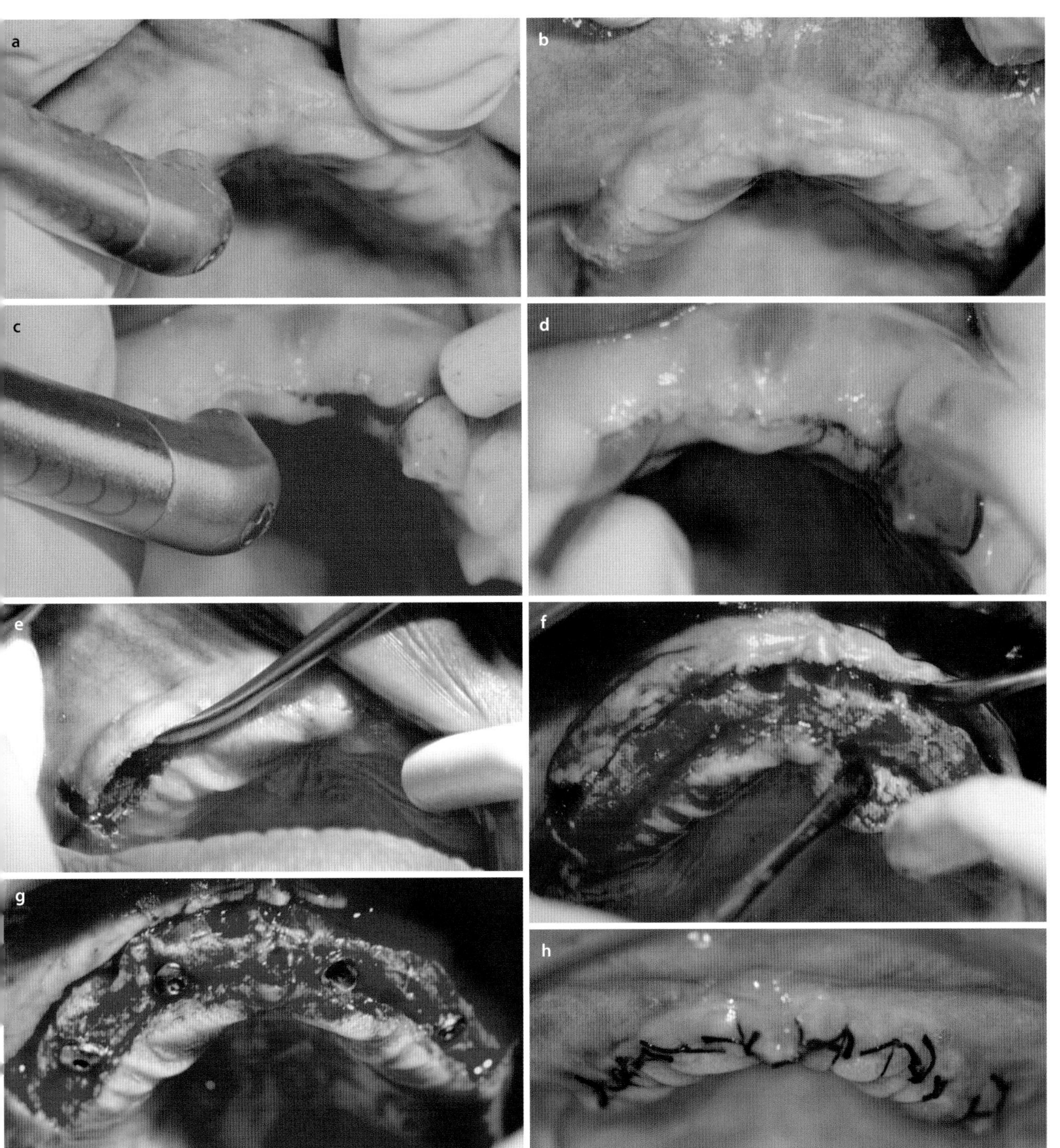

■ 图10.4　(a) 用MT4激光头输送Er，Cr：YSGG激光，平均功率为2.75W，参数为75Hz，H模式、20%气和20%水。(b) 用激光切口显示了良好的组织相互作用和显著的止血效果。(c～e) 骨膜分离器用于显示皮瓣。(f) 无牙牙槽嵴暴露。(g) 放入种植体。(h) 皮瓣复位后即刻术后照片。激光切口边缘可轻易拉拢缝合。

激光骨切开术就成了可行且较好的选择。

综上所述，两种铒激光器的波长（Er：YAG激光2940nm；Er，Cr：YSGG激光2780nm）均可有效切除牙齿硬组织。对激光切除后骨的愈合研究表明，与传统使用外科手术刀进行骨切开相比，激光切除手术可减少术后诸如物理创伤、组织产热和细菌污染等可能带来的影响[41-43]。

对激光切开后的骨表面进行微观分析发现骨表面几乎没有热损伤的迹象，只有20～30μm的最小碳层深度[44-45]。此外，一些动物研究表明，激光治疗有利于骨愈合[46-47]。

拓展阅读：

可能有一些对BIC研究的评论：

参考文献丢失！

光生物调节在骨方面的作用：

Sasaki等[76]。

Bouvet- Gerbettaz等[77]。

Dörtbudak等[78]。

骨切开术中应用激光的缺点和展望

一般来说，与大众普遍接受的传统方法相比，激光系统的应用为治疗提供了一种新的可能性，且具有一定的优势[48-50]。但是，目前的治疗优势却被3个主要缺点所掩盖：

（1）花费时间较使用传统器械更长。

（2）未对固定装置尺寸进行校准。

（3）不能控制截骨深度。

除此以外，在无手术导板的情况下无法形成可预测的圆柱形激光腔，特别是在种植体预备的根尖部位——这是由于激光束角度的偏差所造成的。

由于无法控制深度，激光切骨术仍被认为不如使用高速手机或压电装置的其他骨切割技术。虽然无接触模式可任意地切割出几何形状，但缺乏触觉反馈也使其具有明显的局限性。因此，要获得精准的去骨深度是很困难的。只有通过目视检查和测量仪的间歇性使用才能使外科医生进行评估并保证切割定量的组织体积和深度。

目前的研究主要集中于如何使激光切骨术更精准的方面。最近有一种方法通过3D数据的引导进行激光切割来形成清晰的几何形状[51-53]。Rupprecht等学者[54-55]描述了一种不同的方法，通过特殊的反馈系统在喷雾冷却下用铒激光控制皮质骨的激光钻孔。

当然，用传统的车针预备骨切开术部位联合激光照射骨组织的治疗方法可能是有效的。

随着特殊微型激光系统、深度控制反馈系统和自动化引导技术等进一步发展，也将毫无疑问地出现新的临床适应证和应用。按照目前的研究速度和强度，激光骨切开辅助种植体植入将很快成为常规手术步骤之一。

10.5.4 激光窦底提升在开窗式直接窦底提升术中的应用

上颌后牙区种植手术的两个严重限制因素是上颌窦的解剖形状和位置以及骨量。为了确保后牙区种植的成功率，必须具有至少6～8mm的健康骨质结构。

此外，上颌后牙区的骨密度通常较低，在种植体植入后可能会引起并发症。为了改善种植手术的效果，上颌窦提升手术是一种在种植手术时可增加骨量的方法。现在，这已成为解决上颌后牙区骨量不足的常规手术。

上颌窦提升手术的不同方法包括：

- 侧窗技术。
- 牙槽嵴顶提升术。
- 骨切开技术（Summers技术）。
- 球囊窦提升术。

侧窗式窦底提升术是一种直接的窦底提升术，可实现直接可视化和精准植骨。而且，可以容易地处理膜的撕裂，使愈合期间移植物的污染最小化。

外侧入路包括使用改良的Caldwell-Luc技术以进入窦腔。在上颌骨外侧壁上形成骨窗，提升上颌窦黏膜施奈德膜（Schneiderian membrane），将自体骨和同种异体骨移植结合形成的骨移植材料置于膜和上颌骨之间。为了防止骨移植材料的移位，有时可将可吸收的胶原蛋白膜放在骨移植物与膜之间以及骨窗上方。

传统上用于上颌窦移植的外科器械是旋转式手机[56-57]。在过去的10年中，由于压电超声设备可降低上颌窦黏膜破裂的风险，目前已基本取代了这种旋转式手机[58]。

Er：YAG激光和Er，Cr：YSGG激光波长的发展使在进行骨切除时已经能够实现最小化相邻组织损伤。与慢速外科手机的强烈振动相比，在牙槽骨手术中使用铒激光对患者的创伤较小。但是，为了防止骨组织过热，保持足够的冷却是非常重要的。

在上颌骨区域，由于骨组织结构较疏松，激光刃割的速度与手术钻的速度相当。但是，为了最大限度地减少血液飞溅，并减少可能由工作尖或激光孔附近聚集的骨碎屑引起的失速效应，设置适当的功率是非常重要的。

手术步骤

首先应翻开全厚瓣，预先设计好骨窗的轮廓。在确定骨窗的位置后，激光束以非接触模式（距离辐射组织0.5～1mm的距离）成30°～45°的角度照射到皮质骨表面。使用激光时应缓慢移动，直到其下方出现颜色较黑的施奈德窦腔（Schneiderian sinus cavity）。在修整完设计好的骨窗轮廓后，应停止切除；且上颌窦黏膜的上方应只留下一层薄薄的骨嵴。

剩余的手术步骤与传统的手术方式步骤相同。

完整的施奈德膜可以帮助稳定移植材料，并防止移植材料的颗粒迁移至上颌窦内。当上颌窦黏膜破损后，移植材料可能会受感染并导致窦底提升术的失败。

行侧方入路的骨切开术时无法无限制地使用激光，存在技术上的局限性。其中一个主要缺点是不能控制深度，这可能会严重损伤上颌窦黏膜。因此，切骨术中使用激光应进行病例选择，这点尤为重要。

图10.5展示在直接窦底提升术中用Er，Cr：YSGG激光进行骨开窗术。

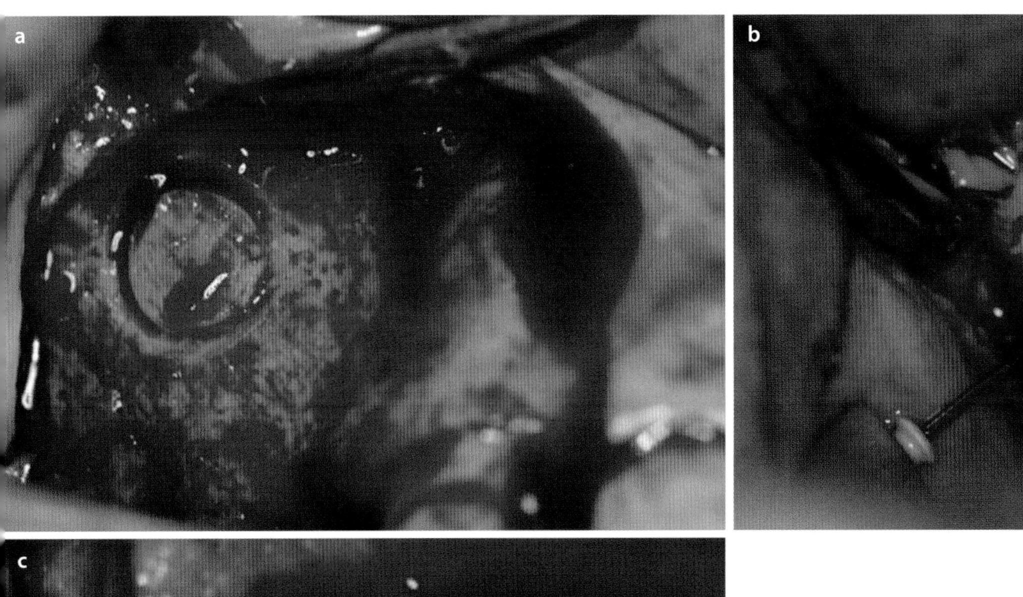

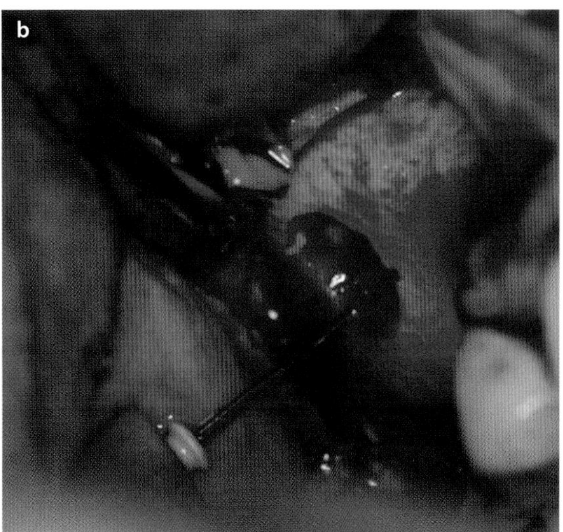

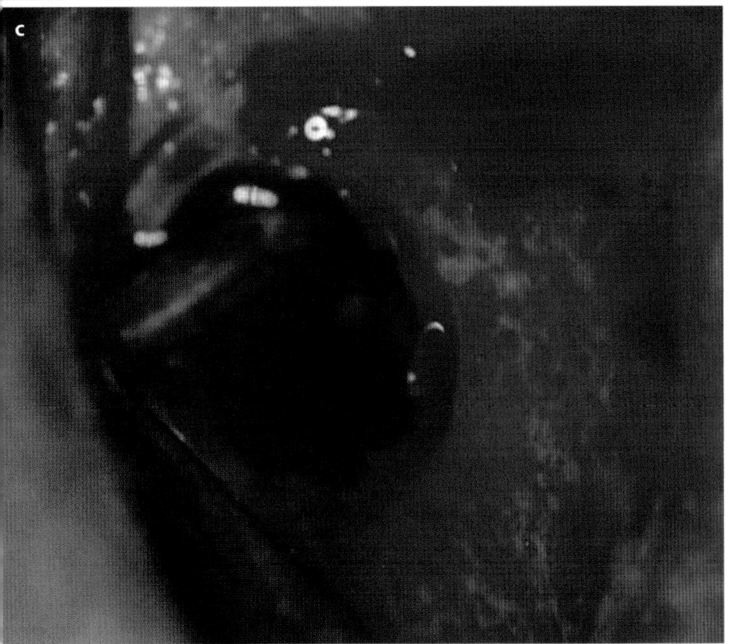

图10.5 （a）即将进行直接窦低提升术的术区照片。（b） 使用MZ6激光头输送Er，Cr：YSGG激光，其平均功率为6W，25Hz H模式，80%气和80%水。通过激光头缓慢移动切开皮质骨。（c）上颌窦黏膜缓慢抬起。

10.5.5 激光在自体骨移植术中的应用

对于一些骨增量手术，可从患者体内获得自体骨材料，这称为自体骨移植术（autogenous bone graft）；自体骨材料可取自如隆突（torus）等解剖部位。铒激光适用于这类手术，且过程与骨切开术相似，详见▶第10.5.3节。◘ 图10.6展示了如何使用激光。

◘ 图10.6展示了使用Er，Cr：YSGG激光获取自体骨以进行自体骨骨增量手术。

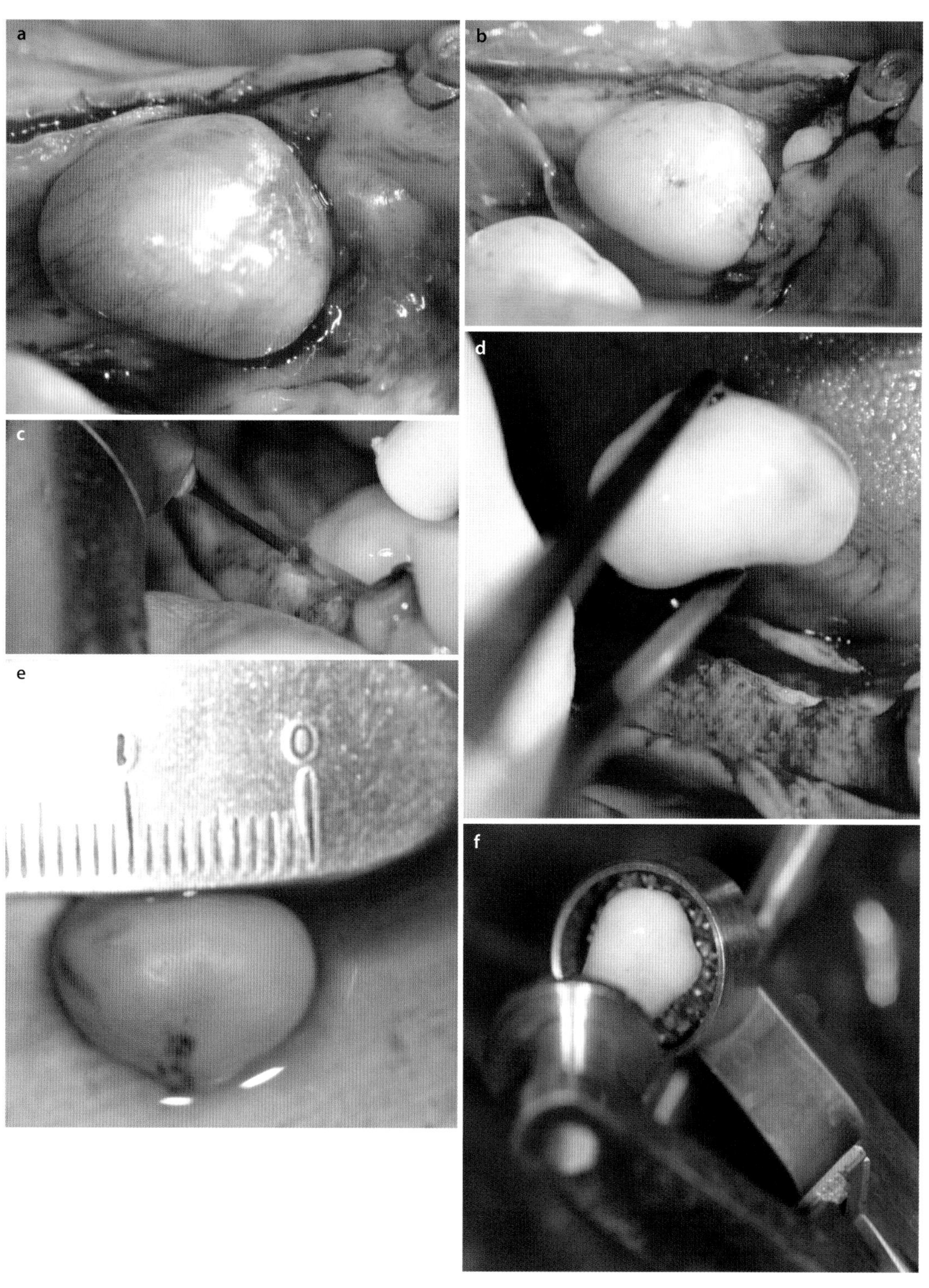

◘ 图10.6 （a）隆突切除术的术前照。（b）翻开皮瓣后暴露的骨结构。（c）使用MZ6激光头输送Er，Cr：YSGG激光，其平均功率为6W，25Hz H模式，80%气和50%水。以对骨组织产生最小热损伤的方式进行激光切除，同时保留其血管。（d）切除骨段后，封闭该术区。（e，f）测量和处理获取的自体骨。

10.6 术后激光使用

10.6.1 种植二期手术

种植二期手术包含暴露种植体覆盖螺丝以便于评估基台放置部位。常规的种植二期修复方式包括手术、组织穿孔和电烙术（electrocautery），尽管后者被视为禁忌证。激光在种植二期修复中的效率及可见优势是无与伦比的，现在已成为常规手段；其优点包括高精度、止血作用（可能随波长而变化）以及通过形成血凝块使表面取得术后即刻保护[59-60]。此外，也减少了对麻醉的需求。

手术步骤

准确评估种植体相对于无牙颌牙槽嵴的位置是非常重要的，这可以通过X线片、模型制图和使用天然标志点来实现。暴露覆盖螺丝并取得印模以进行修复体的制作。

局部麻醉是否使用取决于患者的意愿和操作人员的偏好。术前需要对组织的形态、厚度和血管密度进行分析，以选择激光波长和操作参数——光热组织相互作用将取决于这两个因素[61]。

必须移除一个小锥体形状的组织，直到接近种植体；并且从这一步开始，组织开口必须扩展到覆盖螺丝的直径。典型的激光平均功率值应在1 ~ 1.5W的范围内。研究提供了Nd：YAG的禁忌证，对于所有波长都有效[62-63]。虽然二极管激光在这一手术中使用的非常普遍，但如果组织厚度超过1 ~ 2mm或种植体被深埋，它就不会是理想的选择。如前所述，二氧化碳激光在去除较厚组织方面会更加有效。

在某些情况下，种植体周围的牙龈组织量不足。与上述术前情况相似，激光可以通过前庭成形术或系带切除术来增加附着龈。

如果骨在种植体上形成，激光波长的选择就会更受到限制。二氧化碳激光可影响薄层的骨组织，便于手用器械去骨[39]。一般来说，铒激光器能非常有效地消融骨组织，并能安全地完成去骨过程。

◻ 图10.7展示了用Er，Cr：YSGG激光暴露种植

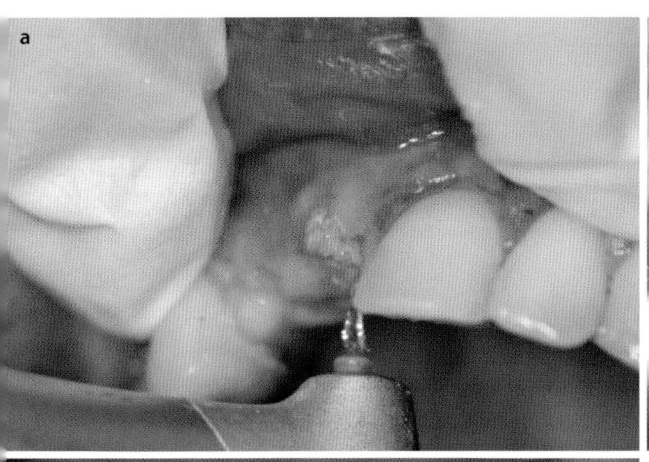

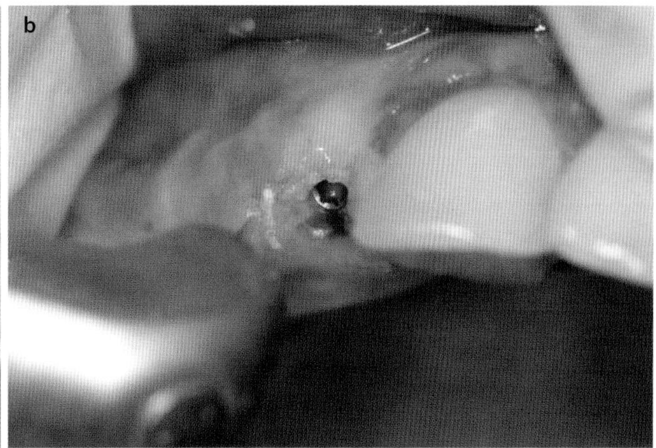

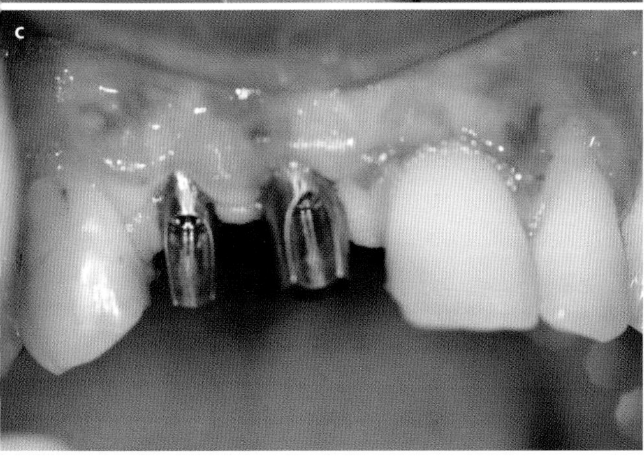

◻ 图10.7 （a）使用MZ5激光头输送Er，Cr：YSGG激光，其平均功率为2.75W，75Hz S模式，20%气和40%水。切口穿通组织，位于右上中切牙种植体植入处。（b）激光对牙龈进行塑形，建立外形。（c）已放置种植基台。注意健康的组织色调和形态，这有助于最终修复的成功。

体及牙龈轮廓，建立外形。

■ 图10.8显示了骨整合的种植体周围附着龈不足区域。Er，Cr：YSGG激光切除前庭组织，增加附着龈。

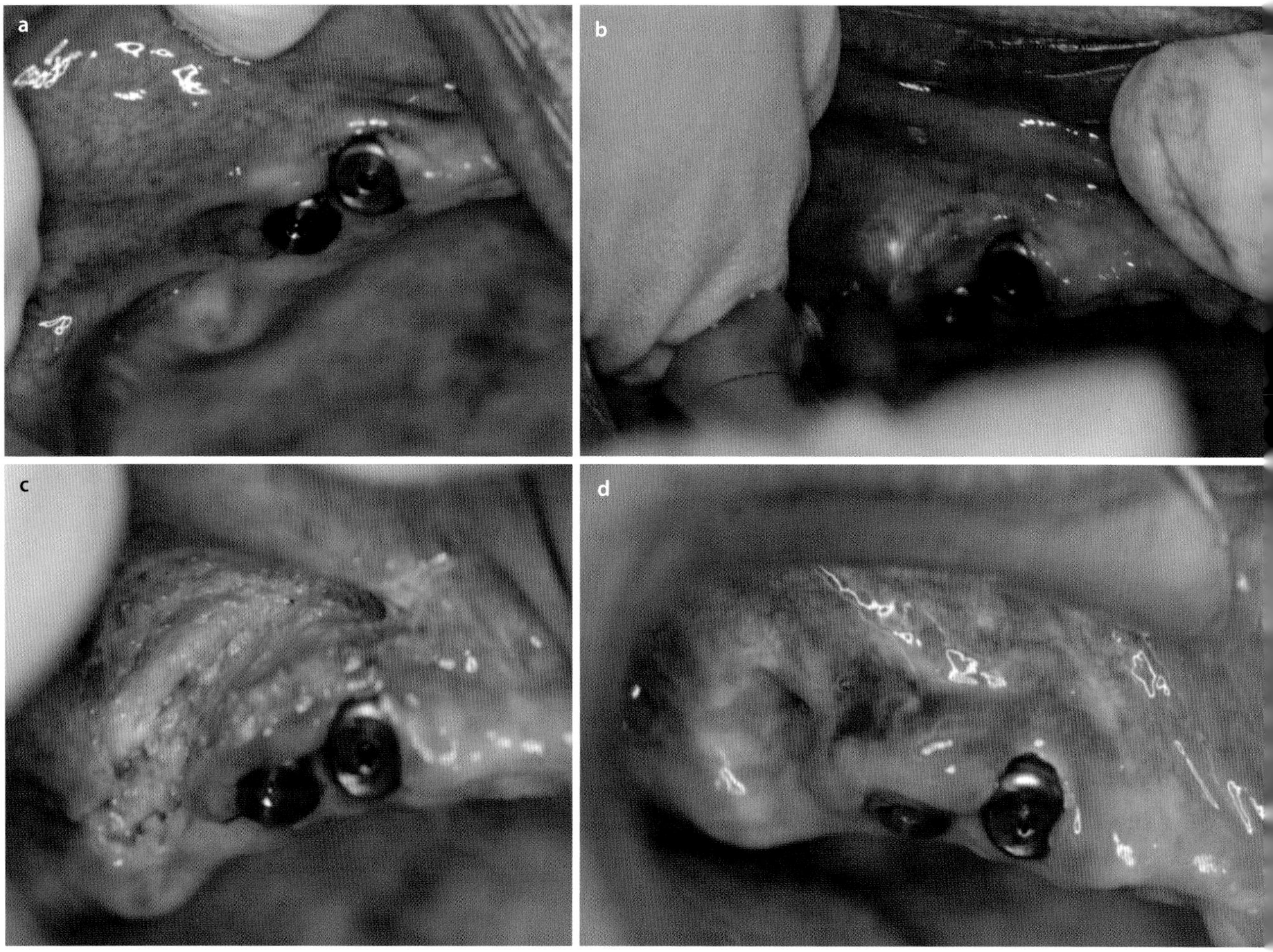

■ 图10.8　（a）采用愈合基台的术前照，周围有少量牙龈组织和系带插入。（b）使用MZ5激光头输送Er，Cr：YSGG激光，其使用平均功率为2.75 W，50Hz S模式，20%气和40%水，用于修正系带和增加前庭深度。（c）术后即刻照。显示手术的根尖延伸。注意要有良好的止血效果。（d）术后15天的照片。显示愈合组织中出现了大面积附着龈。

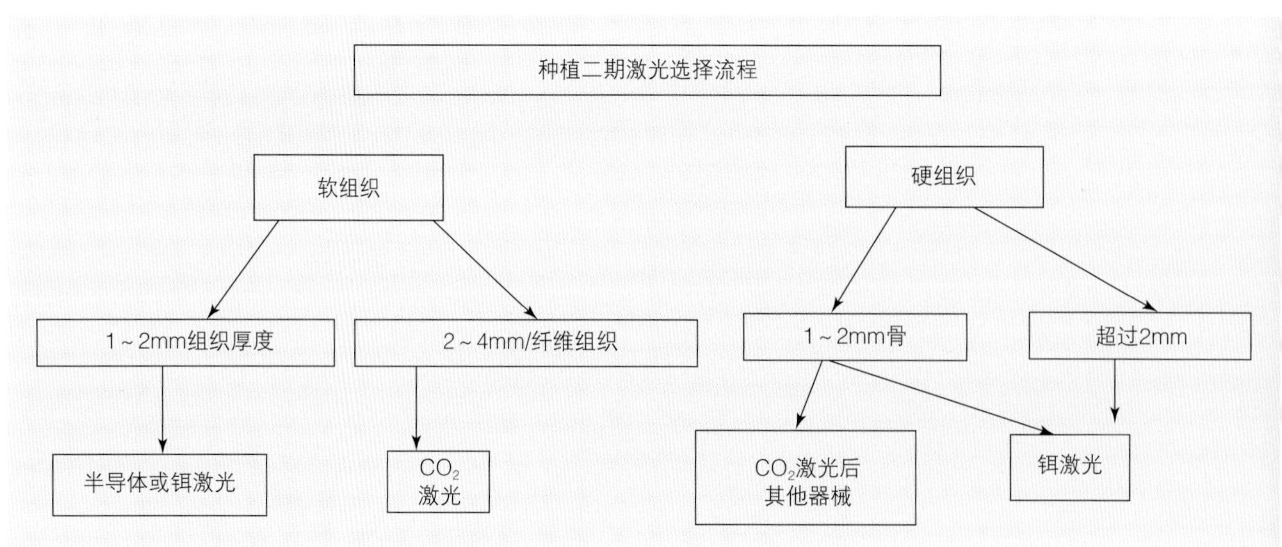

10.6.2　印模前的激光排龈

在种植治疗中，某些情况下基台的边缘可能在龈下。为了取得准确的印模以完成最终的修复体，必须对牙龈组织进行处理，形成一个人为的“沟”或空间；这个过程一般称为“排龈（troughing）”。

对于非种植体修复治疗，是通过排龈线、柳叶刀或电刀完成的。电刀不适用于种植体周围，但排龈线及柳叶刀的使用都可作为一种选择。然而，上述排龈方法通常较为费时，可能损害牙龈，并造成术后不适；使用柳叶刀可能会导致术后附着龈宽度的减少，也会造成一些术后不适。

与传统的技术相比，激光排龈使龈缘更清晰可见。大多数激光能很好的凝血，使出血极少或甚至没有。激光通常需要30～60s的照射使牙龈退缩不反弹——这是由于激光去除了龈沟的内部上皮衬里。此外，激光排龈的另一个优点是，它为当前的印模技术创造了良好的环境。所有现有的波长都可以完成这个过程；但使用Nd：YAG时应小心邻近的种植体。

◘ 图10.9展示了如何使用Er，Cr：YSGG激光在即刻负荷的种植体周围进行排龈，以及在邻牙上进行牙冠预备。

◘ 图10.10显示了如何使用二极管激光在种植体基台周排龈。

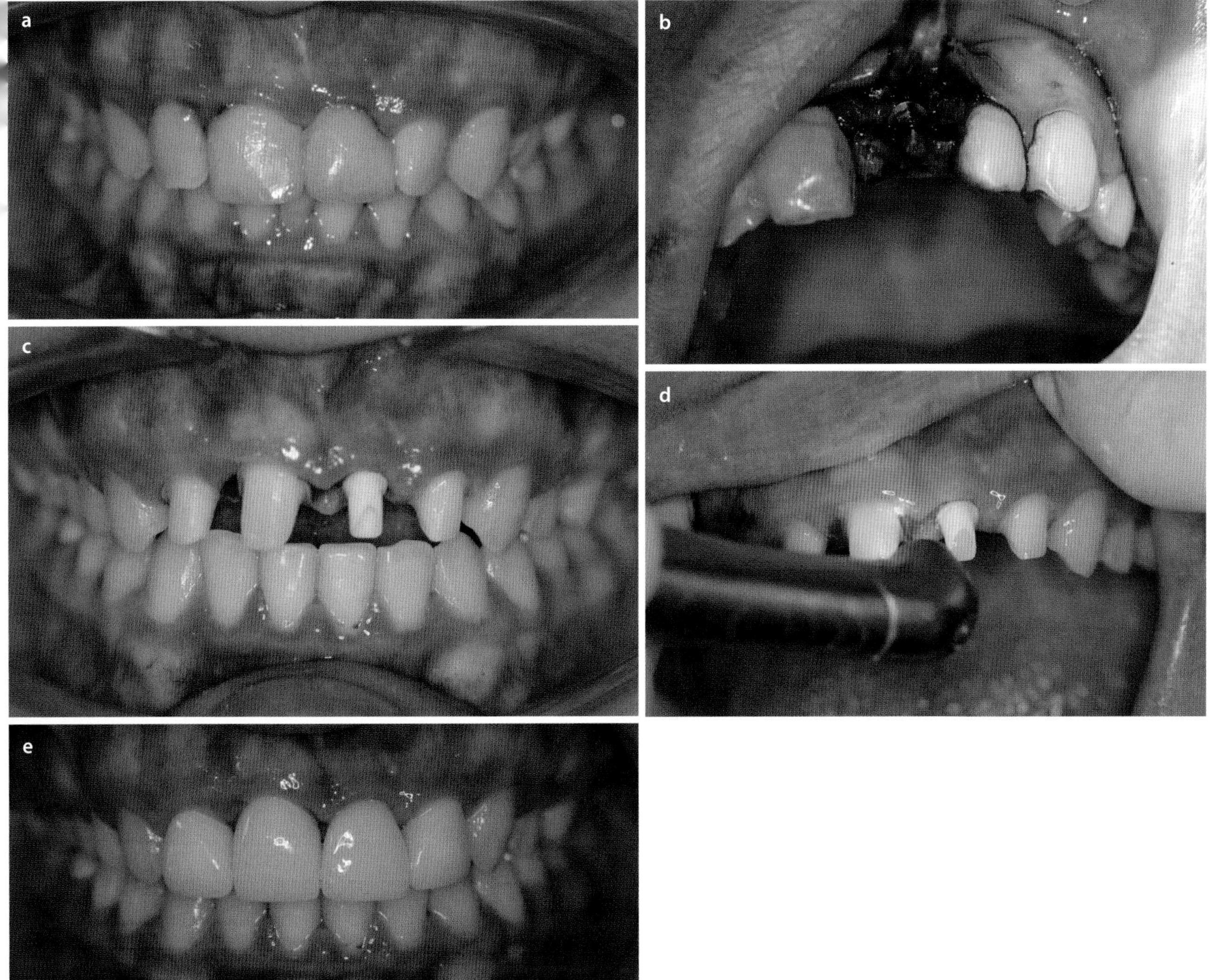

◘ 图10.9　（a）上颌前牙区的术前照。将左上中切牙拔除，即刻植入种植体。（b）放置种植体。（c）在种植体上安装锆基台。（d）使用MZ5激光头输送Er，Cr：YSGG激光，其平均功率为2W，100Hz H模式，10%气和10%水，用于基台周围的牙龈和预备体。（e）术后即刻照，组织轮廓良好。

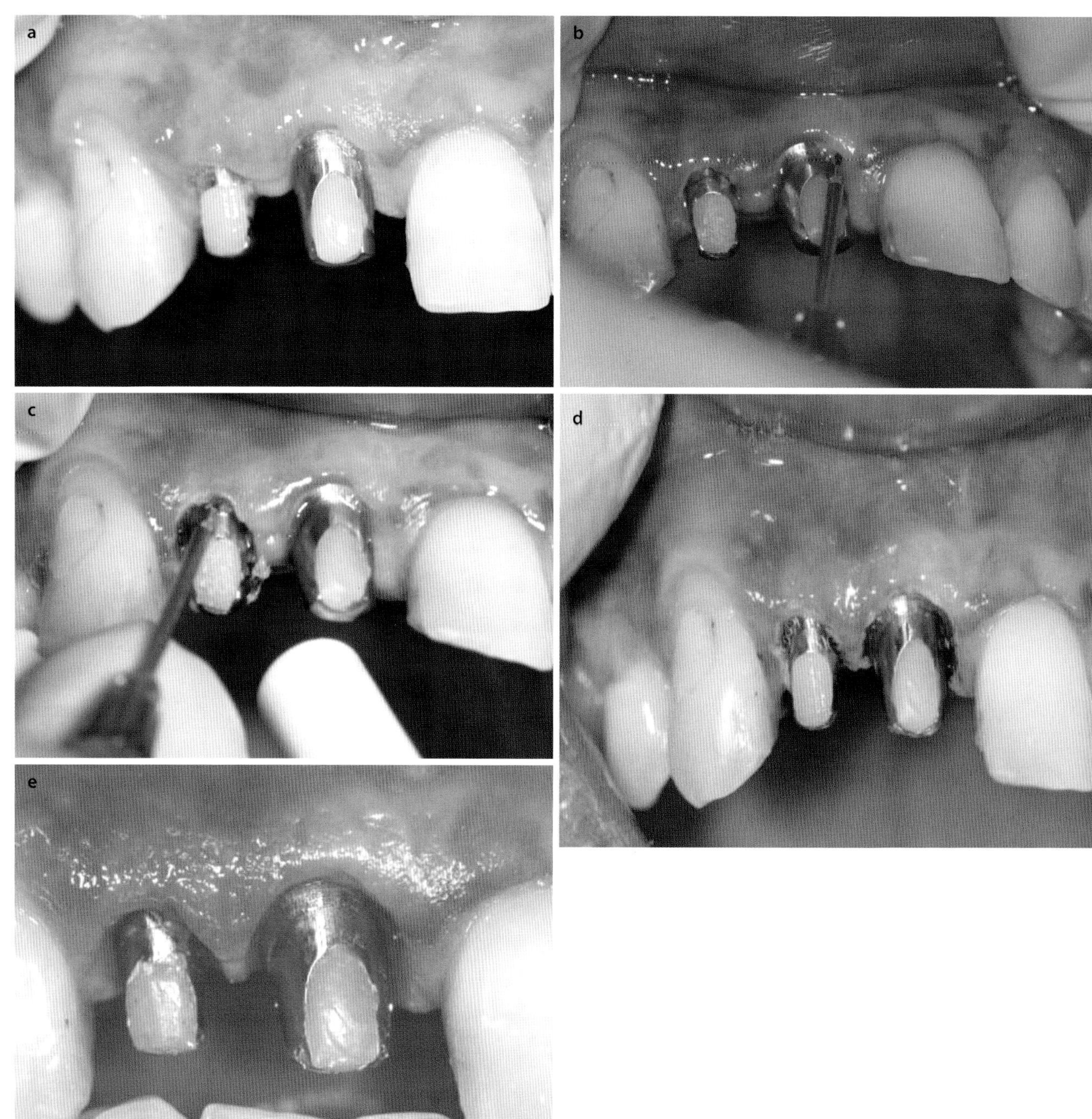

图10.10　（a）右上颌切牙基台术前照。（b，c）940nm的二极管激光的平均功率为0.7～1W，直径为200μm的工作尖。光子能量在暴露的基台边缘产生一个“沟”。（d）术后即刻照片。显示一个干净的、干燥的印模区。注意激光对出血的良好控制。（e）术后1周愈合。

10.6.3　光生物调节

如上所述，光生物调节（PBM）在减轻疼痛和炎症的同时在促进伤口愈合方面具有临床疗效[18]。因此，PBM将是非常有用的种植术后手术。许多动物模型种植术及激光术的体内研究证明了它们的有效性[10,64-65]。目前，口腔临床应用的实践需要确定操作准则和激光参数[66]。

10.7 种植体周围疾病

种植术是目前取代缺失牙最广泛和常用的治疗方式。然而，即使在成功的骨整合后，种植体也还是有可能会失去支持骨[67-68]。有许多的原因可能会导致种植体早期和晚期的失败。

种植体周围疾病是种植失败最常见的原因之一。这些感染性疾病被定义为种植体周围组织的炎性病变，包括两种不同的疾病：种植体周围黏膜炎（peri-implant mucositis）和种植体周围炎（peri-implantitis）。种植体周围黏膜炎是一种存在于黏膜的炎性病变，而种植体周围炎除黏膜病变外也影响其支持骨。

10.7.1 种植体周围疾病的诊断

临床可通过软组织的红肿来确诊种植体周围黏膜炎，但探诊出血指数是目前公认的重要指标。在种植体周围炎中，黏膜病变常伴有化脓和牙周袋加深，且经常伴有支持骨边缘的丢失[69]。一些研究表明，10%～50%的种植体在植入10年后有发展为种植体周围疾病的趋势[70]。根据第六届欧洲牙周病研讨会的共识，Lindhe和Meyle提出种植体周围黏膜炎的发病率高达80%，种植体周围炎的发病率为28%～56%[71]。Zitzmann等[72]提出有牙周炎病史的患者种植体周围炎的发病率几乎是无牙周炎病史患者的6倍。

种植体周围炎的可视指标包括:
- 牙周袋深度增加。
- 牙周袋溢脓。
- 出现排脓窦道。
- 种植体周围黏膜水肿/增生。
- 影像学显示骨丧失，如火山口样骨形成。

导致种植体周围炎的微生物群与导致牙周感染的类似[73-74]。
- 伴放线放线杆菌。
- 牙龈卟啉单胞菌。
- 福赛拟杆菌。
- 中间普氏菌。
- 微小消化链球菌。
- 具核梭杆菌。

10.7.2 种植体周围炎可进一步分为早期和晚期种植体周围炎：早期种植体周围炎的后果通常是骨整合不完全，而晚期种植体周围炎的后果可能是现有种植体及修复失败

早期种植体周围炎可由下列任何一种或全部原因引起：
- 植入位点预备不当导致过度硬组织损伤，如骨坏死。
- 细菌污染和可能引起软硬组织延迟愈合的广泛伤口肿胀。
- 不当的种植体机械固位及置入。
- 种植体过早负重。
- 基台及修复体间的粘接剂残留。

晚期种植体周围炎可以由下列任何一种或全部原因引起：
- 由不良设计或咬合引起的过度负荷力。
- 组织的慢性感染。
- 口腔卫生不良。
- 牙龈角化不良。
- 患者有系统性疾病，如糖尿病。

10.7.3 种植体周围疾病的治疗

首先，临床医生必须评估种植体周围炎是否可以治疗。再生治疗适用于骨丧失的病变种植体；当种植体周围有进展性骨缺损，伴有松动及放射状低密度影时，必须拔除种植体。传统的种植体周围疾病的治疗方法可以分为非手术方法和手术方法。第十四章讨论了所有可用的激光波长辅助和单独治疗的作用。非手术治疗对种植体周围黏膜炎的治疗效果较

好，而种植体周围黏膜炎的治疗仍需要手术治疗。

非手术方法包括刮治、洁治和局部应用抗菌光动力治疗。

手术方法包括翻瓣和手术清创，也可以应用抗菌药物、局部和全身抗生素、抛光、引导组织再生，或联合使用四环素、枸橼酸和引导组织再生。

◘ 图10.11显示了Er，Cr：YSGG激光辅助治疗种植体周围炎的情况。

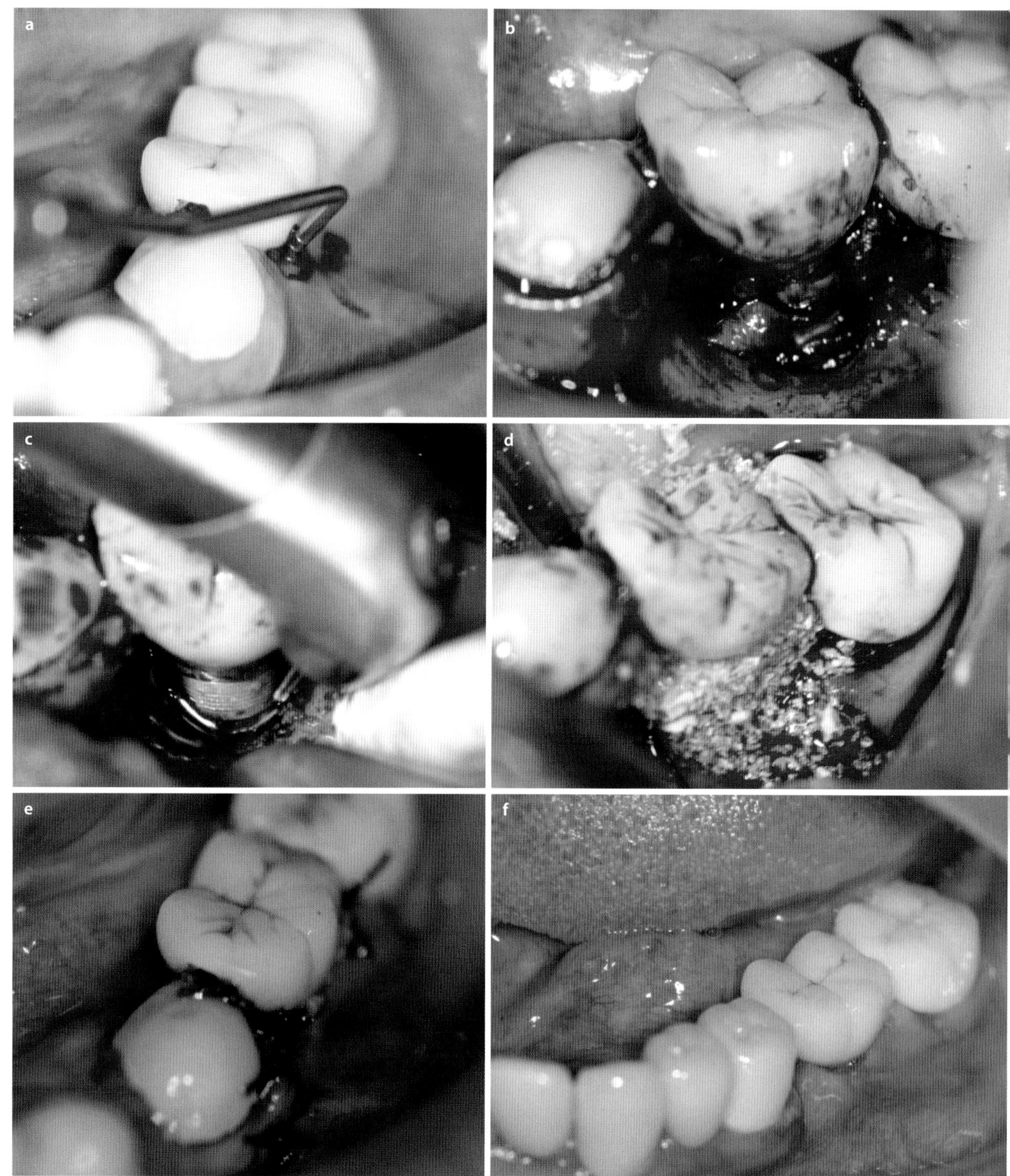

◘ 图10.11　（a）左下磨牙冠周深牙周袋出血及炎症。确诊为种植体周围炎。（b）龈瓣被翻开，种植体周围有大量肉芽组织。（c）使用MZ5激光头输送Er，Cr：YSGG激光，其平均功率为2.75W，75Hz H模式，20%气和40%水，去除种植体螺丝上的肉芽组织，并对植入部位进行消毒。（d）放置植骨材料。（e）龈瓣缝合到位。（f）若术后15天的照片显示良好的组织愈合即达到种植体周围炎治疗的预期。

结论

如前所述，激光在种植术前及术后的各个方面有效。随着进一步长期纵向研究的进行，其结果证实各个波长的有效性。

激光在口腔科中显著增强了以患者为中心的护理概念，特别是其在种植术中的使用。与常规治疗相比，激光辅助治疗减少了疼痛、肿胀和炎症。这为患者提供更佳的舒适感，增加了患者的接受度。想要在种植术后得到良好维护效果的临床医生应在治疗的设备中加入激光器。

扫一扫即可浏览
参考文献

第十一章　激光辅助儿童口腔医学

Laser–Assisted Pediatric Dentistry

Konstantinos Arapostathis

D.J. Coluzzi, S. Parker (eds.), *Lasers in Dentistry—Current Concepts*, Textbooks in Contemporary Dentistry,
DOI 10.1007/978-3-319-51944-9_11

核心信息

随着激光在口腔科应用中的不断发展，研究人员、临床医生和科学家之间产生了许多争论，他们尝试进行研究并且将之运用于临床实践。美国儿童口腔科学会承认激光的使用是为婴儿、儿童、青少年和有特殊保健需要的人提供软硬组织口腔科手术的一种替代和补充方法，这一点是有科学依据的。本章的目的是描述在儿童口腔科各种的治疗程序中使用激光的适应证，并分析其与传统技术相比的优缺点。加上适当的儿童心理管理，正确的展示和使用激光是至关重要的。口腔激光技术的发展为完成一些诊疗程序提供了可能性，如去除恒牙和乳牙的龋坏组织，在使用较少或不使用麻醉的情况下，进行激光辅助的活髓切断术、牙髓摘除术、软组织干预和牙外伤等。根据治疗程序和靶向发色团，所有波段的激光都可以应用（如KTP激光器、二极管激光器、Nd：YAG激光器、铒激光器、二氧化碳激光器）。

11.1 激光辅助儿童口腔医学

儿童牙科是口腔医学中必不可少的部分，它涉及从出生到青春期的孩子，以及他们父母的依从性。与此同时，它要求临床医生对口腔系统构造、特殊解剖形态、儿童口腔疾病的预防、治疗和预后有很高的认知水平。但最重要的是，它需要专门知识来治疗儿童本身。儿牙医生不仅负责为患者提供良好的口腔和牙齿治疗健康服务，而且还要通过不断的宣教来告知家长口腔健康是一般健康的组成部分。

一般来说，发生在儿童和青少年的口腔疾病包括龋齿、牙周疾病（主要是牙龈炎症）、发育障碍（发生在乳恒牙的形态和数量的改变）、酸蚀症、错𬌗畸形、颞下颌关节紊乱、口腔黏膜病变（主要是口腔溃疡、单纯疱疹等病毒感染或口腔念珠菌病）以及牙外伤[1]。在过去的几年里，随着微创技术的广泛应用，传统口腔科从“扩展性预防（extension for prevention）”的时代进入了现代口腔科“预防性扩展（prevention for extension）”的新模式。在这一技术的演变中，牙体的微酸蚀、氟化物的应用、封闭剂的使用以及一般的粘接技术，激光技术开始在儿童口腔科中变得更加普及。激光广泛应用于口腔科诊断和治疗，且按照美国儿童牙科学会（American Academy of Pediatric Dentistry, AAPD）的规定：激光的使用是为婴儿、儿童、青少年和有特殊保健需要的人提供软硬组织口腔科手术的一种替代和补充方法[2]。

11.2 行为管理和激光应用

根据循证医学理论，对口腔科专家进行诊断和治疗口腔科疾病的培训，并将行为指导作为口腔科治疗的重点。口腔医生与患者及他们的父母互动，通过这个过程确定恰当的或不恰当的行为，了解每个人的情绪状态，并促进同理心和同情心。其目标是实现沟通，消除对牙科的恐惧和焦虑，从而在患儿、父母、口腔医生和口腔科工作人员之间建立信任。

在儿童牙科中，首先要赢得儿童和父母的信任，然后才能达到和患儿的高度配合。这是一项困难而艰巨的任务，因为许多孩子对看口腔医生感到很大的压力。这是一种意料之中的反应——因为诊疗中包括几种会引起患者压力的因素，比如奇怪的声音和味道、必须躺在牙椅上、遇到不熟悉的成年人和专家、不舒服，甚至感到疼痛。尽管激光治疗听起来前景相当好，且因为孩子们有可能得到更好的治疗效果，也被父母所接受；同时，激光治疗还是无痛性的治疗（有时可能需要麻醉），但是口腔医生使用新技术仍然需要患儿有一定程度的依从性。尽管口腔科门诊可能有一些看起来很现代、很方便的设备，在患儿第一次看口腔医生时，幼儿处于一个未知和特殊的环境，并可能引发负面情绪和压力。因此，临床口腔医生应该为不同的患者选择并提供适当的方法和器械进行口腔科治疗。有些情况下，激光治疗是可采用的，特别是对于拒绝传统牙科治疗的患儿（◘ 图11.1a ~ e）。激光治疗可以用来让患儿了解口腔科，并取得孩子的信任，并为他们提供无须打针、不产生疼痛的诊疗过程。通过这一点，口腔激光应用也可以为行为管理（behavior

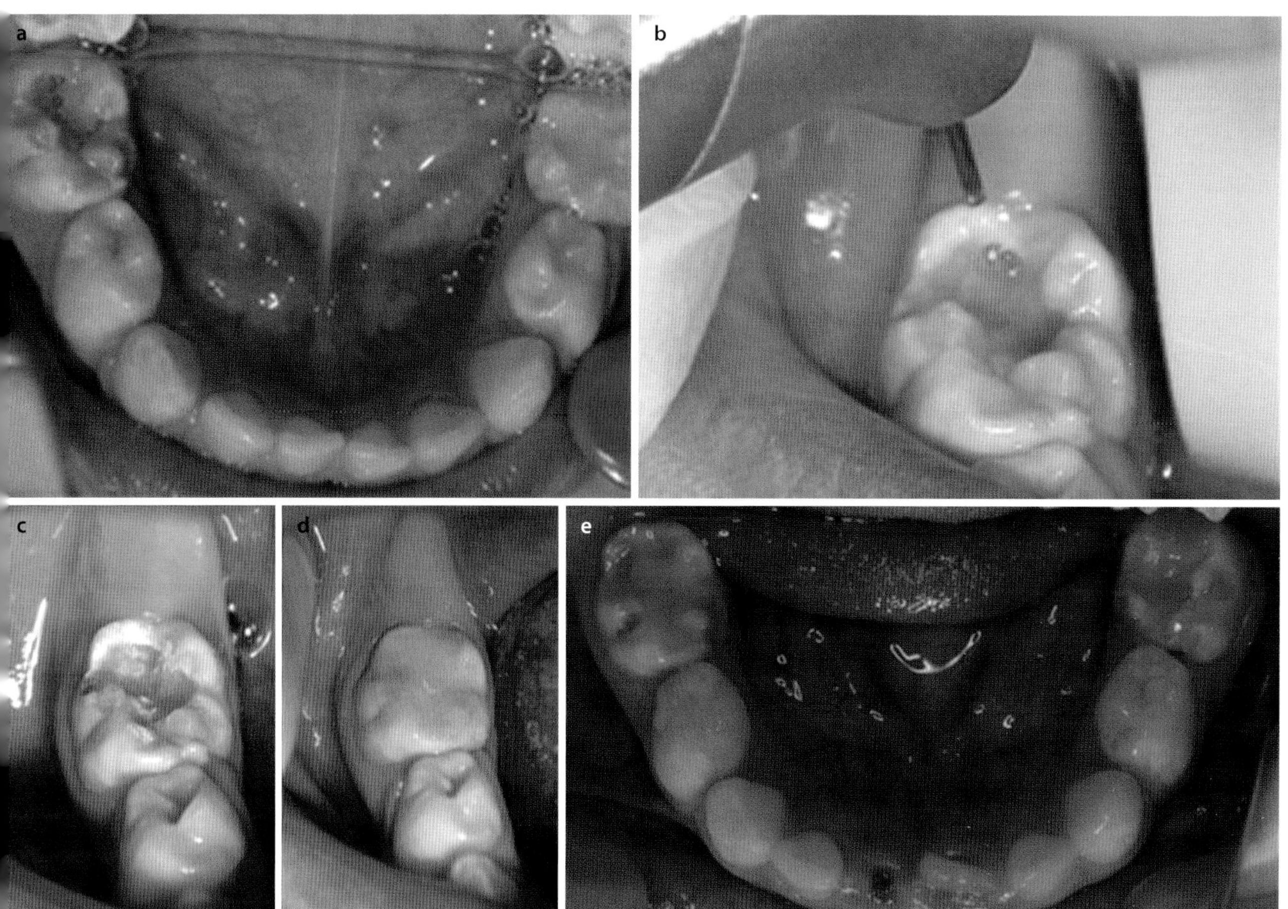

图11.1　（a～e）在不使用局部麻醉下，为3岁不配合女童的第二乳磨牙矿化不全（PMH）行树脂改性玻璃离子（RMGI）修复。（a）术前殆面照。根据传统治疗，#75和#85应在局部麻醉下放置不锈钢冠（SSC）。（b）激光镇痛［激光从50mJ，10Hz，82%水（16mL/min）和70%气，距离牙齿6～10mm，照射40～60s，继续以80～100mJ照射60多秒，再进行牙体预备］，由Er，Cr：YSGG（2780nm，金色手机，0.6mm MZ激光头，H模式）进行窝洞预备（见 表11.2的能源参数）。（c）激光预备后，窝洞向牙本质内延伸良好。儿童没有疼痛和抱怨，配合也比较好。（d）最后树脂改性玻璃离子修复。（e）治疗后24个月后咬合面观。修复体未脱落，无继发龋。患者现在5岁，愿意配合治疗，是否提供永久修复及何时进行修复由医生决定。

management）提供替代策略（ 图11.2a～g）。口腔科治疗期间的良好体验对孩子和口腔医生之间建立信任关系至关重要，这也会为孩子养成良好的口腔卫生习惯。

无论哪种方式，为了治疗的成功和患儿接受度，在使用之前必须进行充分的演示准备、培训和教育。儿童口腔医生可能会使用一些基本的行为技巧向孩子介绍激光。最适合的途径之一是：告知-演示—操作（tell-show-do）；在这个过程中，医生口头讲述治疗程序流程（告知），演示设备和在手/手指上展示不同的工具/器械（演示），并执行治疗（操作）[3]。激光技术可以使用友好的、熟悉的和易于理解的文字来介绍，如特殊手电筒、魔法光、彩色光等，激光的声音听起来像做爆米花、演奏金属音乐等，特殊的眼镜会让您看起来像一个忍者、一名公主等。与告知-演示-操作技术相结合，应该采用正面鼓励（如使用“很棒的工作”这样的称赞或在治疗结束时给予奖励）和分散注意力的方式（如电视、电影、音乐）。不合作或精神状况导致无法配合的儿童不能接受激光治疗。

11.3　局部麻醉和激光应用

局部麻醉是口腔科治疗过程中控制疼痛的基础，但同时也是患者最常见和最主要的恐惧之一。一般来说，大多数口腔科治疗需要在局部麻醉下进

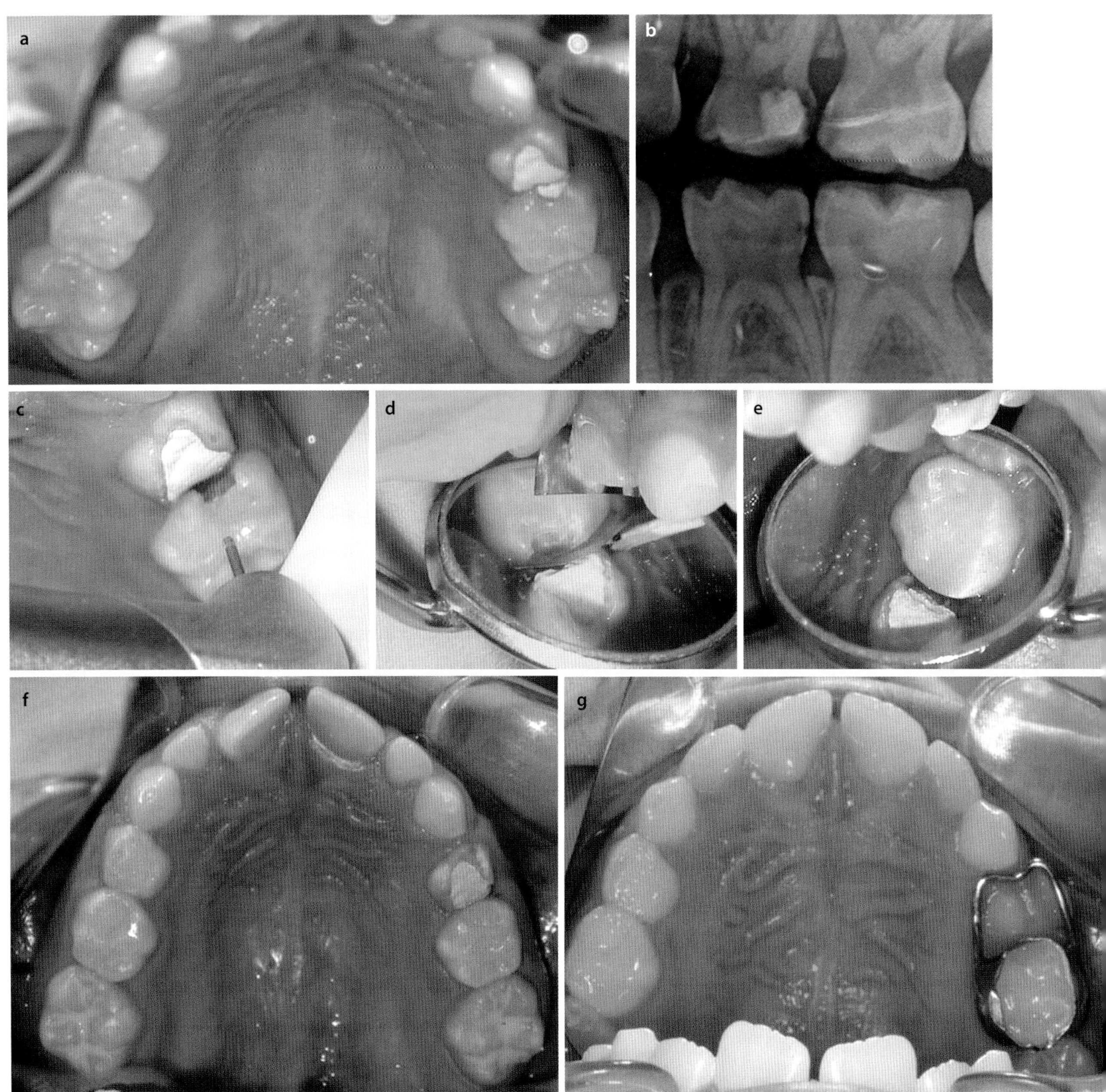

■ 图11.2 （a~g）一名7.5岁女孩使用激光完成对针头恐惧且不配合口腔治疗的行为塑造。介绍口腔激光治疗，获得孩子的信任，不使用注射针的无痛诊疗，并通过逐渐接受口腔科治疗，使患者“脱敏”：先进行窝沟封闭，无注射针充填修复（激光镇痛和备洞），最后拔牙。（a）上颌初次口内照。（b）左侧咬翼片。#64因脓肿和牙根吸收需拔除；可见龋病向#65牙本质扩展。（c）#65备洞（见■ 表11.2的能源参数），不使用局部麻醉，采用激光镇痛（见正文和■ 图11.1b的激光参数），使用Er，Cr：YSGG（2780nm，金色手机，MZ激光头0.6mm，H模式）进行预备。（d）#65激光预备后，儿童表现无疼痛，无抱怨并且配合良好。（e）#65 树脂改性玻璃离子充填。（f）2个月后的上颌口内殆面照。患者在局部麻醉（4%阿替卡因，1：20万肾上腺素）下拔除#64，配合良好。（g）20个月后，继承恒牙在萌出，摘除间隙保持器。#65修复完好无损。

行。在某些情况下，激光镇痛为口腔医生提供另外一种选择，以避免或减少使用局部麻醉。但必须说明的是，镇痛并不是真正无痛，而是一种降低疼痛敏感度的方法，需要更强烈的刺激才能让患者感觉到疼痛。应用红外波长（二极管、Nd：YAG）的研究表明，低强度激光治疗（LLLT）可以抑制非介导C纤维传入牙髓。此外，也有关于铒激光照射镇痛的潜在作用及其机制的相关研究。许多临床医生报告说，他们已经成功地实施了各种口腔科手术，包括在儿童口腔科也已成功应用[4-5]。

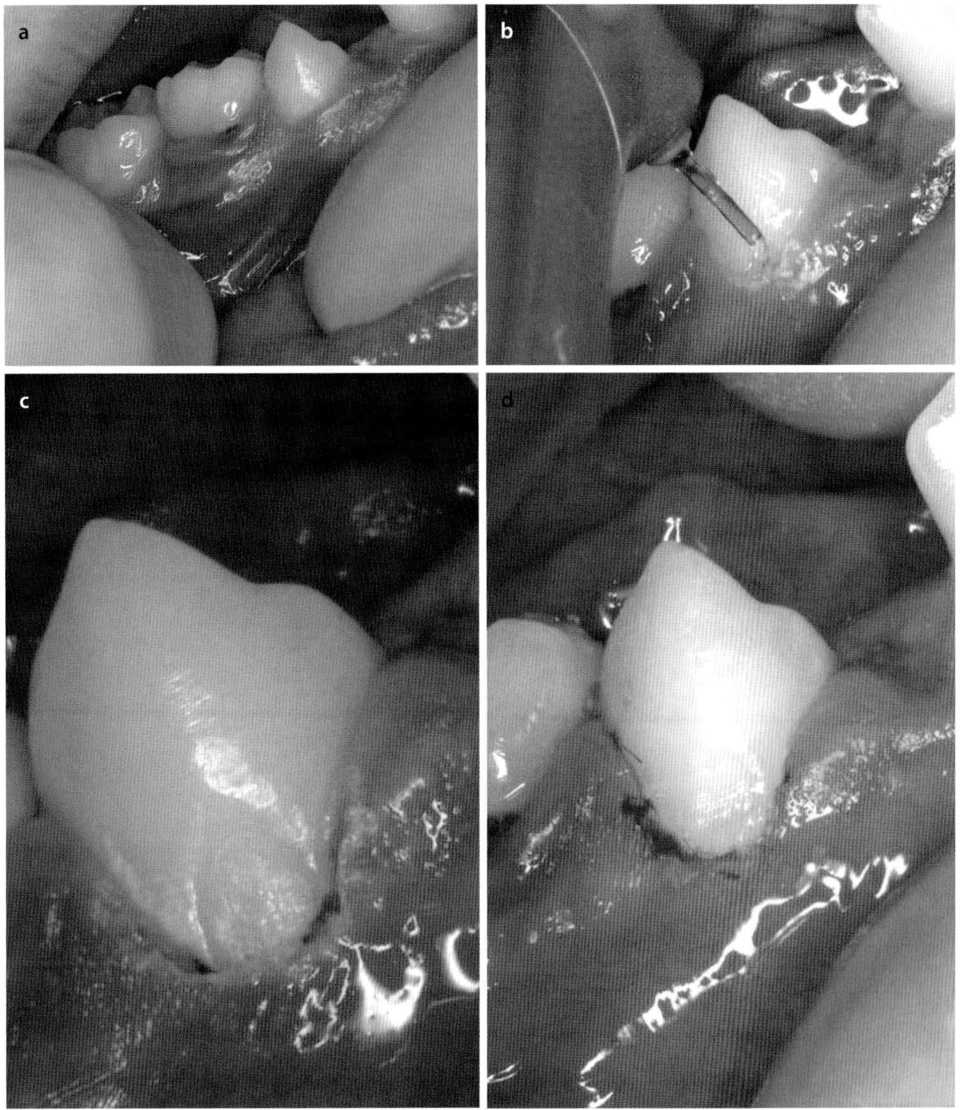

图11.3 （a～d）一名7岁男孩#83在非局部麻醉下进行了一次微创牙龈成形术和龈下复合树脂充填术。（a）初次口内照，仅在干燥的牙龈上放置EMLA霜（2.5%利多卡因和2.5%丙胺卡因）3min。（b）采用Er，Cr：YSGG（2780nm），50mJ，20Hz（1W），30%水（6mL/min）和70%气，工作尖距离1mm（密切接触），工作尖平行于牙长轴（金色手机，0.6mm MZ激光头，H模式）。（c）使用Er Cr：YSGG（2780nm）（能源参数见 表11.2）行牙龈成形术及备洞。（d）最终复合树脂充填修复。

在本章介绍的所有临床病例中，使用Er，Cr：YSGG（2780nm）激光以下参数：激用从50mJ，10Hz（0.5W），82%水（16ml/min）和70%气，距离牙齿6～10mm，照射40～60s完成激光麻醉；而后继续以80～100mJ照射60多秒，进行牙齿预备（金色手机0.6mm MZ激光头，H模式）（ 图11.1～ 图11.3）。目前还没有研究报道二氧化碳激光的镇痛作用。从理论上讲，理想的激光波长选择应该是一个具有镇痛作用的波长，并且可以同时用于所有治疗过程。使用铒激光器进行激光镇痛可以成为克服行为问题的有效工具，特别是对于寻求口腔科治疗同时对针头十分恐惧的儿童（ 图11.2）。此外，仅在干燥的牙龈或黏膜上使用表面麻醉凝胶3～5min，如EMLA霜（2.5%利多卡因和2.5%丙胺卡因，每克EMLA霜含有25mg利多卡因和25mg丙胺卡因），不需要注射局部麻醉，在部分临床病例中使用铒激光进行微创牙龈处理是有效的（ 图11.3和 图11.4）。

应当注意的是，与患儿合作并完成口腔科治疗的先决条件是最大限度地减少干扰和消除疼痛。儿童牙科治疗的完成与无痛直接相关。激光镇痛后口腔科治疗过程中总是有可能出现疼痛，此时应改变激光能量参数或施以局部麻醉。成年患者可以与口腔医生交流自己的感受，并在一定程度上忍受疼痛并保持合作；但儿童很害怕，治疗中产生的疼痛会使孩子对口腔医生失去信任便无法配合。在评估孩子的成熟程度和提供充分的心理准备以达到高度合作后，口腔医生有责任决定在口腔激光治疗前是

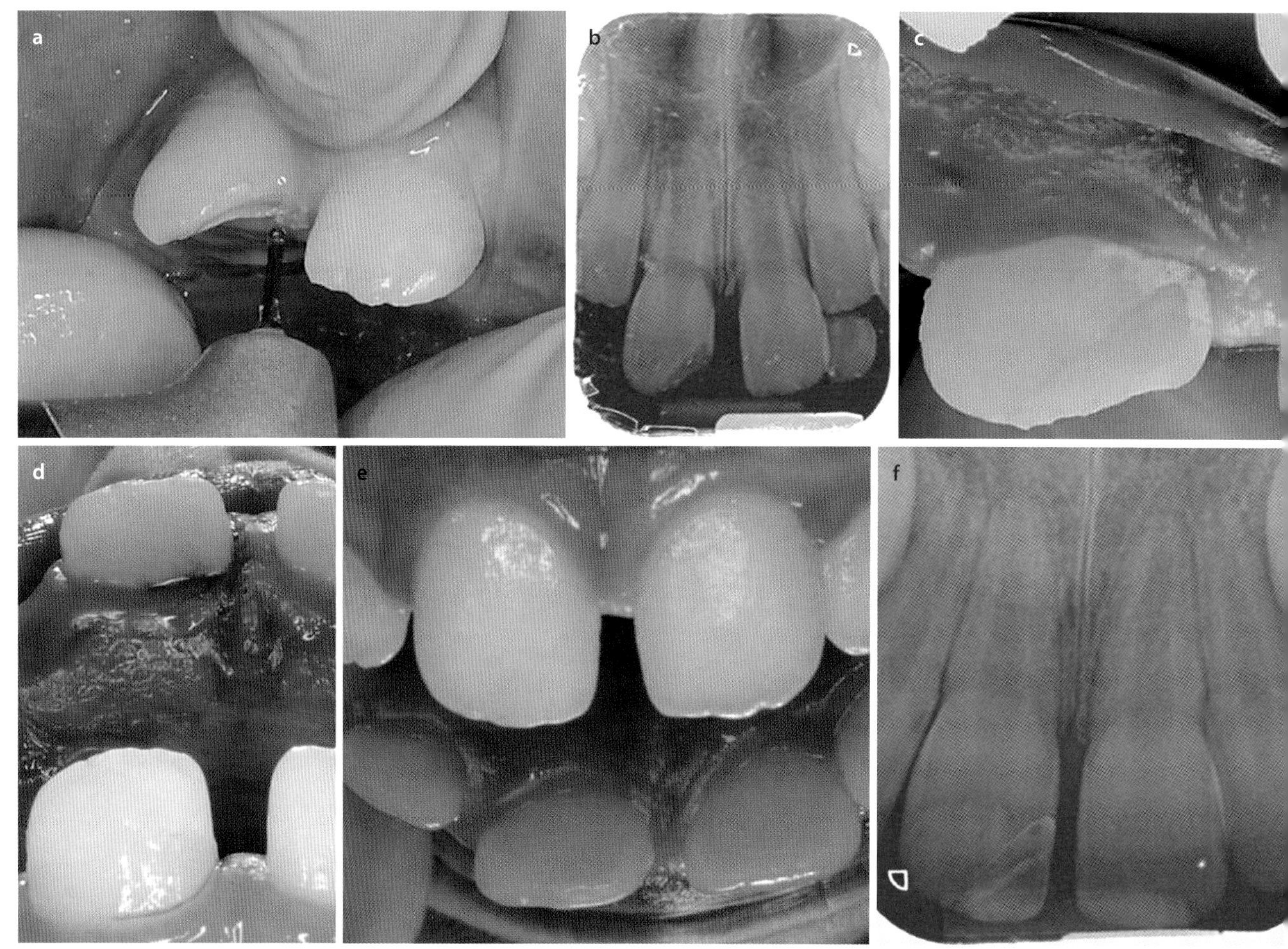

◘ 图11.4　一名7.5岁的男孩恒中切牙发生釉质-牙本质龈上冠折（牙髓无损伤），使用Er，Cr：YSGG行微创牙龈修整成形和牙龈再附着。（a）上橡皮障、EMLA霜（2.5%利多卡因和2.5%丙胺卡因）3min。使用Er，Cr：YSGG（2780nm）（激光能量参数参见◘ 图11.3b）进行微创牙龈成形术。（b）初始小牙片（牙根未完全形成）。（c）微创牙龈成形术后和复合树脂牙龈再附着前，没有牙龈出血及牙体结构外露。（d）最终充填修复。（e，f）30个月后，临床和影像显示牙根发育完全。

否应该实施局部麻醉。一般来说，如果有疼痛的可能，对于配合程度低的儿童，最好在开始前就实施局部麻醉，而不是在口腔治疗期间实施，如◘ 图11.5和◘ 图11.7所示。这些不合作患者（其中一个有极强烈的呕吐反射，这经常与“隐性”口腔科焦虑有关），激光镇痛虽然可行，但阻滞麻醉更适合这类患者。

11.4　在儿童口腔科中应用的激光类型

龋齿的管理包括预防（氟化物的应用、饮食指导、日常口腔卫生）、检查和治疗。治疗包括去除感染的牙体组织、预备洞型，以及根据病变的严重程度选择是否进行间接或直接盖髓术、活髓切断术和牙髓摘除术，然后是牙齿修复。同时，铒激光器既可以用于硬组织、龋齿清除和备洞，也可以用于软组织的治疗。这个波长的目标发色团主要是水，其次是羟基磷灰石；再加上中红外波长（与更短的波长相比穿透性更弱），会对组织产生表面影响，从而最大限度地降低连带的热损伤风险。剩下的激光波长可以成功地应用在其他的治疗上，特别是治疗时对出血的牙髓或牙龈进行止血，由于软组织的目标发色团是血红蛋白和黑色素（KTP、二极管和Nd：YAG），相对于它们更具穿透性的波长（除了二氧化碳，其波长较长，对水的吸收率高，因此渗透性较差）[6]。关于龋齿的预防，已经通过体外研究，单独或与氟化物测试了二氧化碳激光器、铒激光器和Nd：YAG激光（由于其发射的高功率值和光

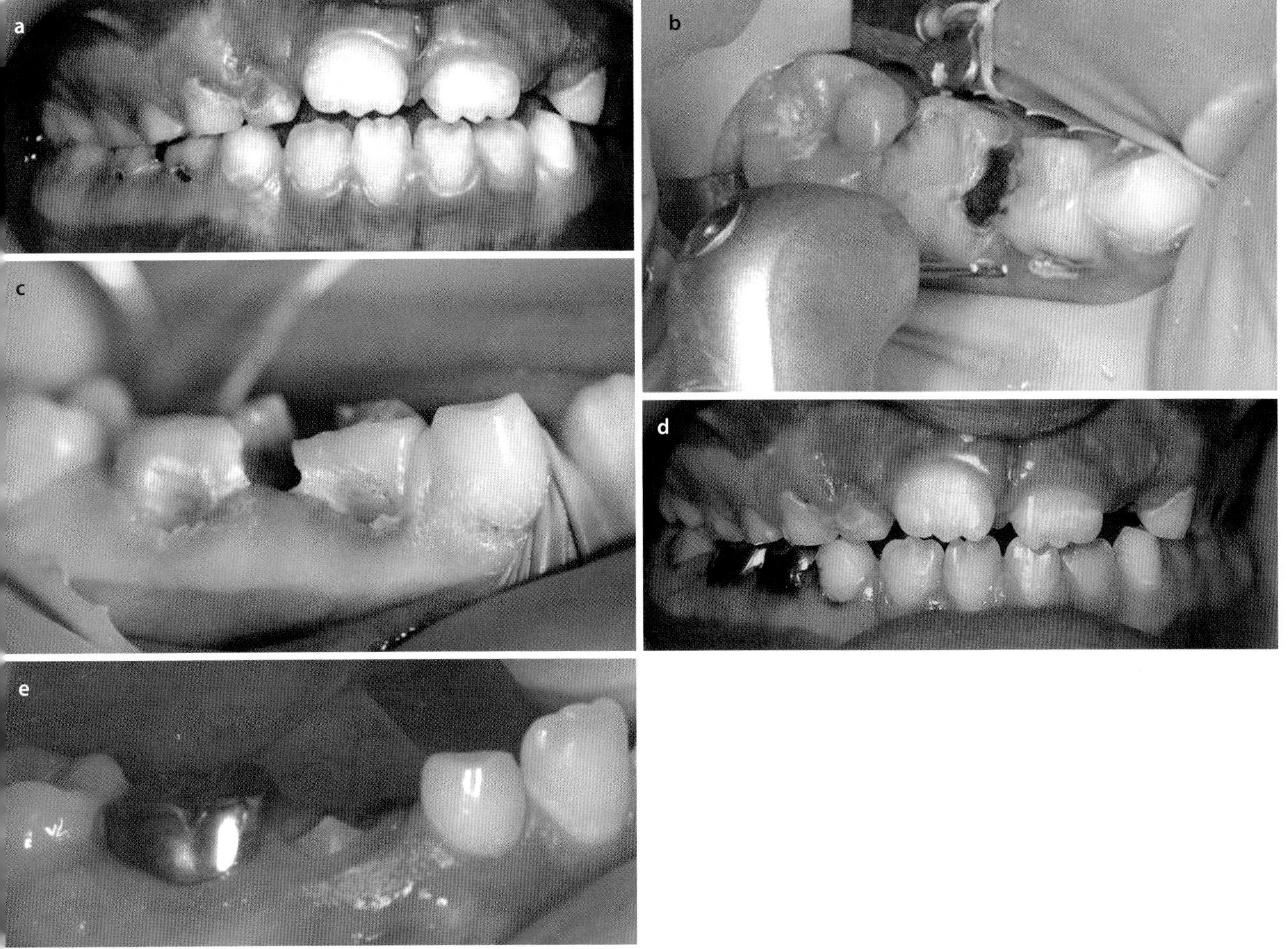

图11.5　（a～e）一名7.5岁女孩进行微创牙龈成形术和龈下龋损的治疗，对经Er、Cr：YSGG（2780nm）预处理后的#83、#84和#85进行治疗。同时治疗#46殆面龋。（a）治疗前口腔内初步临床观察。（b，c）阻滞麻醉（4%阿替卡因，1∶20万肾上腺素），放置橡皮障。使用Er，Cr：YSGG（2780nm），[1]对#46［牙釉质4W, 20Hz，（200mJ）82%（16mL/min）H_2O，70%气］（RC修复和密封胶）[2]去除龋坏组织。对#83、#84和#85进行微创牙龈成形术（参见激光能量参数 图11.3b）和[3]去除#83-#85龋坏组织（见 表11.2的能量参数）。（d）#84和#85放置SSC，#83进行颊部RMGI修复。（e）术后26个月的临床观察，女童近10岁，#84已脱落，#83的修复完好无损。

热熔化搪瓷的能力）。红外照射（二极管激光器）由于其高穿透性（对硬组织的低吸收），被广泛应用于龋齿的检测。

儿童牙周病一般包括轻度牙龈炎感染（通常是由于日常口腔卫生不良）和形成假性牙周袋（还未完全萌出的牙）的增生性牙龈炎。另外，在正畸治疗期间，由于牙齿移动而难以保持良好的口腔卫生，因此在治疗期间或治疗后，牙龈及牙周会出现改变。在这些情况下，所有的激光波长都可以用于激光消毒；如果有必要的话，还可以去除牙龈增生性组织。

除了龋齿，牙外伤是儿童口腔科最常见的疾患。约20%的儿童乳牙，超过15%的儿童恒牙受到创伤[7]。对于孩子、父母和口腔医生来说，牙齿创伤是一种压力巨大且充满挑战的紧急情况。口腔医生必须准确的下诊断并立即进行干预治疗，才能将后续问题或并发症的风险最小化。中红外波长激光可以减少急性疼痛，改善和加快组织愈合（光生物刺激效应），消除和控制炎症，并帮助控制出血。

有了这些优点，激光的使用通常可以使口腔医生更容易在同一次操作中进行多项治疗。

11.5 乳牙修复

龋病是儿童最常见的疾病之一，目前已有多种行之有效的修复方法和修复材料用于修复乳牙的龋坏组织。激光可作为一种替代方法，完全或部分替代传统仪器和技术，致力于帮助传统的口腔科治疗。铒激光器用于乳牙龋的清除和髓腔的预备。乳牙的牙釉质和牙本质与恒牙的牙釉质和牙本质在组成和结构上有差异：乳牙釉质矿化程度较低，孔洞较多，晶体空间组织无序；乳牙牙本质含水量多、数量少，牙本质小管较窄。因此，在乳牙的龋齿清除和窝洞预备时，激光能量参数应低于恒牙（◘ 表11.1和◘ 表11.2）。水流以百分比和毫升/分钟两种形式表示；水流百分比是指特定激光单元所能提供的最大可能水量的百分比。如Fotona LightWalker（Er：YAG, 2940nm）的70%（7 /10）为32mL/min，而Er、Cr：YSGG（Waterlase MD，2.780nm）的82%为16mL/min。

◘ 表11.1 乳牙髓腔预备的Er：YAG激光（2940nm）参数。工作尖直径600μm，70%水（32mL/min Fotona LightWalker），距离组织1mm距离。（1）牙釉质预备；（2）牙本质的预备；（3）牙本质龋的去除和预处理；（4）釉质的预处理；（5）去除污染物质（基于Wayne Selting教授的激光参数计算表）

每脉冲能量	平均功率（W）
（1）160~200mJ，10pps	（1）1.6~2
（2）80~100mJ，10pps	（2）0.8~1
（3）40~60mJ，10pps	（3）0.4~0.6
（4）35~50mJ，20pps	（4）0.70~1
（5）50mJ，20pps，离焦15s	（5）1

◘ 表11.2 乳牙髓腔预备Er、Cr：YSGG激光（Waterlase MD，2.78nm）参数。工作尖直径600μm，82%水（16mL/min），距离组织1mm距离。（1）牙釉质预备；（2）牙本质的预备；（3）牙本质龋的去除；（4）牙本质的预处理；（5）牙釉质的预处理；（6）去除污染物质（基于Wayne Selting教授的激光参数计算表）

平均功率	每脉冲能量（mJ）
（1）2.0W，10pps	（1）200
（2）1.5W，10pps	（2）150
（3）1W，10pps	（3）100
（4）0.5W，10pps	（4）50
（5）0.75W，20pps	（5）37.5
（6）1W，20pps，离焦15s	（6）50

所有口腔科修复材料［复合树脂（composite resin, CR）、复合体（compomers, C）、树脂改良型玻璃离子（resin-modified class ionomer, RMGI）、玻璃离子（glass ionomer, GI）］可在激光窝洞预备后放置在乳牙上（◘ 图11.1、◘ 图11.3、◘ 图11.5）。目前没有关于激光修复乳牙的长期随机临床试验；然而，也有一些研究认为激光治疗是一种安全有效去除乳牙龋和窝洞预备的替代方法[8, 11]。对激光或传统方法制备乳牙后的粘接强度修复材料的研究显示，两者的结果基本一致[12,16]。关于边缘微泄漏的结果是有争议的，但大多数的研究报告了两个波长的铒激光都具有良好的结果（类似或优于金刚砂车针）。研究的修复材料包括几种类型的复合树脂（CR）、复合体（C）、树脂改良型玻璃离子体（RMGI）、玻璃离子体（GI）。在使用复合树脂和复合材料的条件下，研究了几种酸蚀技术（全酸蚀、自酸蚀）和粘接剂体系（一步粘接剂、两步粘接剂、自酸蚀粘接剂）[17, 26]。此外，一项研究显示Er：YAG和Er、Cr：YSGG激光对复合树脂、树脂改良型玻璃离子体和玻璃离子体修复[26]的边缘微渗漏无统计学差异。在儿童口腔科修复治疗中使用激光的主要优点是患者和父母的接受程度、不进行或几乎不进行局部麻醉、无振动、髓腔消毒效果以及对龋齿的选择性。

11.6 乳牙牙髓治疗

乳牙的牙髓治疗通常是由于深层牙本质龋或牙外伤导致。对于有活力的牙齿，可选择间接盖髓（indirect pulp capping）、直接盖髓（direct pulp capping）和活髓切断术（pulpotomy）；对于乳牙坏死或不可逆牙髓炎，建议采用牙髓摘髓术（pulpectomy）。治疗的选择是基于公认的临床和放射学标准：疼痛史和牙髓变性的体征或症状是牙髓坏死或不可逆牙髓炎的指征[27]。使用铒激光进行髓腔预备非常有效，特别是在牙本质深龋的情况下，可防止不必要的机械性牙髓暴露，选择性地、最少量地去除牙体组织和牙本质玷污层的有效去除（见能源参数见◘ 表11.1和◘ 表11.2）。在许多情况下，铒激光器使用时不需要进行局部麻醉。此外，基于上述原因，对于难配合的患者，为防止龋齿的进展，过渡治疗修复（interim therapeutic restoration, ITR）[28]成为治疗选择，激光治疗可以起到较大的作用。

11.6.1　间接盖髓术

该技术的目的是保持活髓的完整性，同时激活修复机制，以形成第三期牙本质（tertiary dentine）。除位于牙髓附近的龋坏组织外，所有龋坏的牙釉质及牙本质均须清除干净。在髓壁上覆盖生物相容性材料［通常是无机三氧化物聚合物（mineral trioxide aggregate, MTA）、Portland水门汀（Portland cement, PC）、biodentine、氢氧化钙或玻璃离子体］，最后使用玻璃离子修复材料、树脂改良型玻璃离子体、复合树脂或预成冠完成修复。它与乳牙[29]的牙髓切断术有相同的适应证，使用传统的预备技术的成功率高达83%[30-31]，但目前还没有使用激光对乳牙进行间接盖髓术的临床研究报告。但据推测，激光辅助技术（铒族或/和近红外激光波长）由于对龋洞、残留龋坏牙本质的消毒作用以及对牙髓组织愈合和恢复的积极作用，可能更具可预测性和成功性[32]。◘ 表11.1和◘ 表11.2展示用于去除感染物质的激光参数（铒激光）。

11.6.2　直接盖髓术

当活髓因机械去龋或外伤而暴露时，可采用直接盖髓。但是对于乳牙[27]，不建议采用直接盖髓。传统方法采用MTA、Portland水门汀、biodentine或氢氧化钙作为盖髓剂，成功率为70%～80%[33]；若治疗失败，通常在7～15天出现急性水肿和疼痛。因此，一般建议在乳牙出现任何大小的牙髓暴露时，应行牙髓切断术，避免进行直接盖髓术[27,33]。激光直接盖髓的成功病例已有报道[32]，但还没有使用任何波长的激光对乳牙进行直接盖髓术的临床研究。在使用金刚砂车针或铒激光器进行窝洞预备后，使用激光辅助技术（铒激光、二极管激光、Nd：YAG激光、二氧化碳激光）在放置盖髓剂之前对牙髓组织进行凝固（铒激光：50mJ，10Hz，0水和40%气，散焦照射5～10s）及消毒。激光辅助直接盖髓后，预期比传统盖髓方法有更好的修复效果；牙髓可保持活力，形成第三期牙本质。◘ 表11.1和 ◘ 表11.2展示用于去除感染物质的激光波长参数。

11.6.3　牙髓切断术

传统的牙髓切断术的临床成功率高达98%～100%［MTA / Portland水门汀/ biodentine或硫酸铁（FS）］，是在有深龋牙本质病变的重要乳牙上进行牙髓暴露后最常用的技术。该技术包括用快机和挖匙切除冠髓，使用无菌棉球进行止血，在牙髓断面[27]上方放置MTA、Portland水门汀、biodentine或FS。当牙髓残端出血无法得到控制时，即使没有临床或影像学症状，也是一个不可逆牙髓炎的症状，建议进行牙髓摘除术。甲醛甲酚已经使用多年（在FS广泛使用之前），并取得了巨大的成功，但由于可能致癌，目前不推荐使用它。MTA、Portland水门汀、biodentine等由玻璃离子体覆盖，而FS则是在进行最终修复之前将快速凝固的氧化锌和丁香酚糊剂（IRM）置于牙髓断面上。硫酸铁形成铁离子和蛋白质复合物与血液接触，在有活力的根管牙髓组织之间起桥梁作用；糊剂内含有丁香酚糊剂（IRM），而具有生物相容性和生物诱导性的MTA/ Portland水门汀/biodentine必须与牙髓组织接触。

另外，在放置IRM前可以使用激光（铒激光、二极管激光、Nd：YAG激光、二氧化碳激光）代替如硫酸铁等药物（◘ 图11.6a～g）。临床研究表明，激光辅助和传统的牙髓切断术在成功率（临床或放射学）上没有显著差异；也有研究结果支持

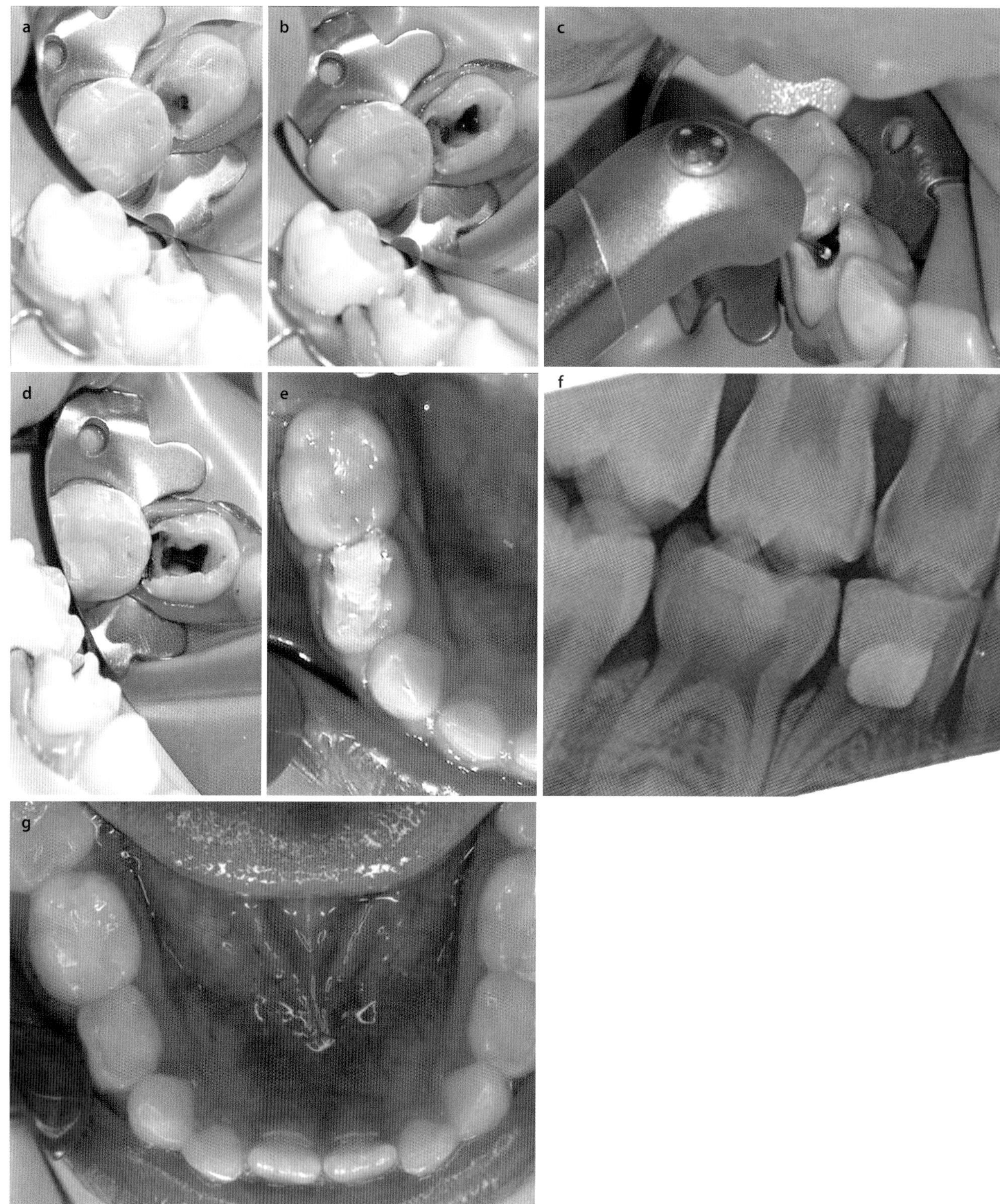

■ 图11.6　（a ~ g）一名5.5岁女孩的第一乳磨牙在激光辅助下牙髓切断术。阻滞麻醉（4%阿替卡因，1∶20万肾上腺素）并用橡皮障隔离患牙。（a）在去除龋坏腐质时牙髓暴露。（b）去除冠方牙髓组织（用金刚砂车针和挖匙），同时控制出血。（c）Er，Cr：YSGG（2780nm）在50mJ，10Hz（0.5W），0水和40%气；在髓腔口散焦照射5 ~ 10s（金色手机，0.6mm MZ工作尖，S组织模式）。（d）激光照射后完全凝固。（e）用快速凝固的氧化锌和丁香酚糊剂填充牙髓腔。临床观察随访15天后放置RMGI。（f，g）治疗后16个月的影像学和临床观察图像。

激光辅助技术的应用[34, 41]。在使用快机或挖匙去除冠髓并控制出血后，选择一种激光［二极管激光（五项研究）、Er：TAG激光（一项研究）、Nd：YAG激光（一项研究）、二氧化碳激光（一项研究）］，使用不同的激光参数（功率、频率、照射时间）和不同的盖髓材料［MTA、氧化锌-丁香酚糊剂（IRM）］，报道了激光辅助牙髓切断术的成功率（随访时间1～66个月），临床成功率及影像学成功率皆为71.4%～100%。不推荐使用铒激光、二极管激光、Nd：YAG激光、二氧化碳激光等激光通过汽化作用来切断冠髓，因为它们会造成组织凝固和坏死而掩盖可能存在的炎症或根管牙髓坏死。◘ 表11.1和◘ 表11.2展示用于去除感染物质的激光参数（铒激光）。

11.6.4　牙髓摘除术

牙髓摘除术是乳牙的根管治疗，适用于由于不可逆牙髓炎或坏死牙髓而导致的没有或有轻微病理性（内部或外部）牙根吸收的牙齿。传统的牙髓摘除术涉及所有冠髓和根髓组织的清除、有限的机械根管预备、使用适当的根管冲洗剂对根管进行消毒，以及用可吸收材料（氧化锌-丁香酚糊剂或碘仿-氢氧化钙糊剂）填充根管。目前已使用铒激光、二极管激光、Nd：YAG激光开发了数种治疗方案，取得了很好的效果，可以更好地去除髓腔根管及侧支根管的感染物质[42,46]。按同样的参数使用治疗恒牙的方案，也建议可用于乳牙治疗，有四项针对乳牙的研究（一项体内实验、一项体外实验、两个病例报告）都使用了光动力疗法，得到令人满意的结果[47, 50]。在根管治疗结束前，除了传统的方法外，还可以采用激光辅助消毒的方法（◘ 图11.7a～i）。激光辅助消毒效果在乳牙较复杂部位效果较好，因根管形态各异，使得预备和消毒工作较为复杂。应避免使用次氯酸钠冲洗，特别是在使用激光激活冲洗方案时，因为如果从开放的根尖孔挤压出来，可能会刺激根尖周组织。

结论

所有口腔激光（KTP激光、二极管激光、Nd：YAG激光、铒家族激光、二氧化碳激光）均可作为儿童口腔科软硬组织治疗的替代/补充方法。激光在儿童口腔病科使用的主要优势是：①患者和家长可接受；②无麻醉和更少局部麻醉的处理；③根管预备期间无振动；④对龋齿的高度选择性；⑤去除感染物质效果好；⑥方便口腔医生在一次诊疗中完成多项治疗。除了这些优势之外，激光的使用通常可以为儿童的行为管理提供另一个策略，同时也可以提供适当的儿童心理管理。口腔科治疗引用激光技术，获得孩子的信任，使用激光进行无须打针、无疼痛的治疗过程，特别是对于拒绝传统口腔科治疗的孩子来说十分有效。然而，最终仍无法合作或是因精神状态无法配合的孩子不能接受激光治疗。

儿童口腔科的激光辅助治疗包括：去除感染的牙齿组织、窝洞预备，以及根据情况的严重程度进行间接或直接盖髓术、牙髓切断术和牙髓摘除术，最后完成牙齿修复。几项研究表明，激光磨除是一种安全、有效且被患者广泛接受的乳牙龋齿清除和龋洞预备的替代方法。所有口腔科修复材料（复合树脂、复合体、树脂改良型玻璃离子体、玻璃离子体）在激光完成窝洞预备后均可放置在乳牙上，具有很高的成功率。激光辅助的乳牙间接和直接盖髓技术（铒激光和/或近红外激光波长）比传统技术更具可预测性和成功性，这是因为去除窝洞及牙本质的污染物质，对牙髓组织的愈合和恢复有正向作用，以形成修复性牙本质。在乳牙牙髓切断术中，在放置快凝氧化锌-丁香酚糊剂（IRM）之前，可以使用激光（铒激光、二极管激光、Nd：YAG激光、二氧化碳激光）代替硫酸铁等药物，这在临床和放射学上取得了巨大的成功。激光辅助消毒，在最终根管封闭前，对于形态复杂、根管形态多变、器械难以预备消毒的复杂部位，可取得较好的效果。

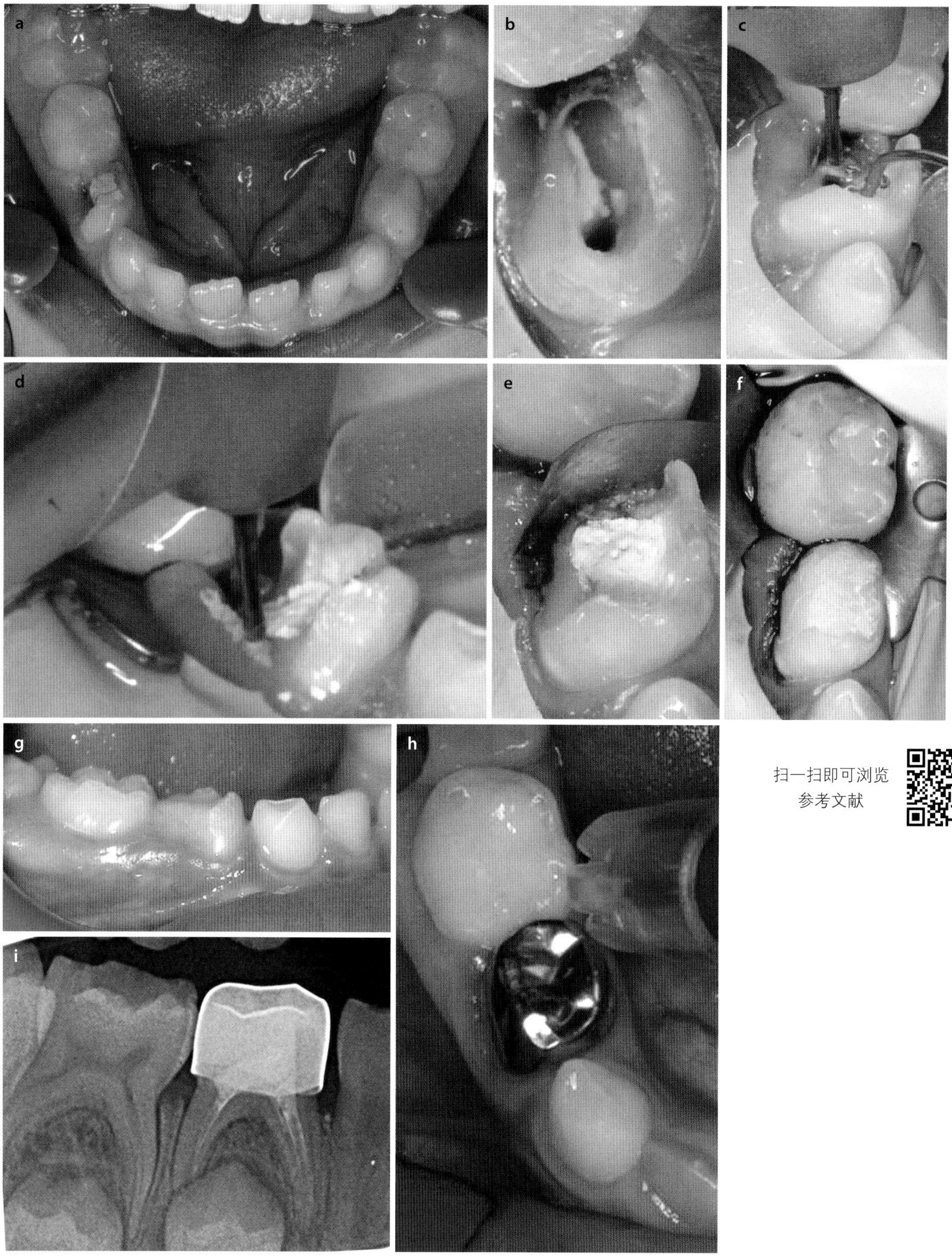

扫一扫即可浏览
参考文献

◘ 图11.7　（a~i）在激光辅助下，一名6.5岁男孩第一乳磨牙的牙髓摘除术和牙龈成形术。#84因脓肿行牙髓治疗。患儿在开始治疗10天后因牙冠折断至牙龈下前来复诊。（a）口腔下颌殆面照。（b）阻滞麻醉（4%阿替卡因，1∶20万肾上腺素），放置橡皮障隔离患牙，#84 殆面照。（c）激光激活冲洗（Er，Cr：YSGG 2780nm）：33mJ，30Hz（1.0W），无水无气，工作尖置于根管内，每根管盐水冲洗5s（金色手机，0.6mm MZ工作尖，H模式）。（d）用纯氧化锌丁香酚糊剂封闭根管，用快速凝固的氧化锌丁香酚糊剂充填牙髓腔。随后进行牙龈成形术（见◘ 图11.3b的激光能量参数）和窝洞预备（见◘ 表11.2的能源参数）。（e）牙龈成形术、窝洞预备灭菌后。（f）最后用RMGI进行修复。（g）3个月后行牙髓摘除术及修复。SSC放置于#84。（h，i）治疗后16个月的根尖周X线片及临床表现。

第Ⅲ部分　口腔软组织的激光辅助治疗

Laser–Assisted Oral Soft Tissue Management

目 录

第十二章 激光在正畸中的应用

Lasers in Orthodontics

Ali Borzabadi-Farahani, Mark Cronshaw

D.J. Coluzzi, S. Parker (eds.), *Lasers in Dentistry—Current Concepts,* Textbooks in Contemporary Dentistry,
DOI 10.1007/978-3-319-51944-9_12

核心信息

激光在正畸治疗中的应用和科学文献数量以及激光种类呈指数增长，本章综述了现有的激光波长，并将讨论二极管激光在软组织手术中的一些辅助应用。包括光生物调节、激光牙龈切除术、改善口腔卫生环境、托槽定位、激光美学牙龈修整术和激光暴露浅表阻生牙。本章将介绍一些精选的治疗病例。

12.1　激光应用于正畸软组织手术和光生物调节作用

12.1.1　软组织手术简介

健康的牙龈边缘位于牙骨质–牙釉质交界处的冠方1～2mm[1]。然而，这种牙龈结构在正畸治疗期间或之后并不能总是呈现微笑美感。另外，膜龈手术是一种常见牙周治疗方法，用于修整牙龈和种植体周围的软组织以及骨支持组织的形态、位置和数量方面的缺陷。激光切除术在现代膜龈手术中占有一席之地[2]。与手术刀相比，激光束的光纤尖端可以更轻松地切割、消融和重塑口腔中的软组织，减少出血甚至不出血，舒适性好，而且也不需要缝合[2]。这代表了一系列的组织相互作用，如组织加热、连接、凝结、蛋白质变性、干燥以及最后汽化（消融）和炭化，其中包含软组织被蒸发或切开[2-7]。手术过程中还能止血、抑制和破坏微生物以及光生物调节（PBM）[2-7]。越来越多的证据表明，与常规使用手术刀或电刀相比，适当使用激光可减少术中和术后疼痛，并加快伤口愈合或组织再生[2-4]。电刀可用于切开软组织，止血效果良好[2-4]，但由于热损伤[2,6]以及潜在的骨膜和牙槽骨坏死，有延迟伤口愈合的风险。

12.1.2　激光切除与手术刀手术相比的优势

口腔激光已广泛用于软组织手术，如牙龈切除术、牙龈成形术和系带切除术，尤其是用于美学的牙龈手术，如牙龈重塑或整形，冠延长和牙龈祛斑[2]。与传统的手术刀手术相比，由于激光能够封闭血管和淋巴管，从而形成清晰的干燥视野，因此二极管激光切割更精确，术区视野更清晰。激光切割有助于减少病原体，残留的细菌会因激光照射而蒸发、破坏或变性[2]。高能量激光疗法（HLLT）的激光可切除（消融）患病组织，在用HLLT治疗期间，同时提供低能量激光疗法（LLLT），LLLT会穿透或散射到周围组织中并刺激组织和细胞，而不产生不可逆的变化（▣图12.1）。

LLLT能促进邻近组织的牙周伤口愈合，达到预期效果[2,8-9]，该过程称为激光照射后组织和细胞的光生物调节（PBM）作用[2]。LLLT产生了一系列非常短暂的光化学产物，导致联动生物反应，有利于组织愈合[10-12]。这一过程通过改变细胞氧化还原状态[10]和线粒体中活性氧物质（ROS）的产生而起作用，包括过氧化物（$O_2^{\bullet-}$）和过氧化氢（H_2O_2），这些活性氧物质主要影响和刺激处于低氧化还原状态的细胞[12]。处于低氧化还原状态的细胞是酸性的，但在激光照射后，细胞变成碱性，能够最佳地发挥作用，诱导激活许多细胞内信号通路[12]。线粒体生色团的光吸收，特别是细胞色素c氧化酶，导致一氧化氮（NO）和细胞色素c氧化酶之间的结合分离，使线粒体增加ATP的产生和一氧化氮（NO）的释放[10-12]。产生的ATP调节广泛的生物反应，包括激活及合成DNA、RNA、酶和其他细胞成分，以实现组织的最佳性能修复和再生[11]。LLLT介导的NO释放导致血管扩张，包括cGMP介导的钙敏感K（Kc）通道的激活[11]，以及促进角化细胞与肌腱细胞增殖、内皮迁移与管腔化、巨噬细胞功能、缺血性损伤中的血管生成和干细胞分化[11]。总的来说，光生物调节作用（PBM）对创伤愈合的4个阶段都有积极的影响[11,13]（▣表12.1）。

在伤口稳定和愈合的渐进阶段，许多细胞和生物化学途径都是潜在的亚消融（低能量）激光光子能量的潜在接受者，600～1400nm的波长范围之内。在此范围以外，类似的光诱导效应可能归因于低热量上升和随之而来的组织刺激。

PBM可以通过促进细胞水平的变化和细胞因子

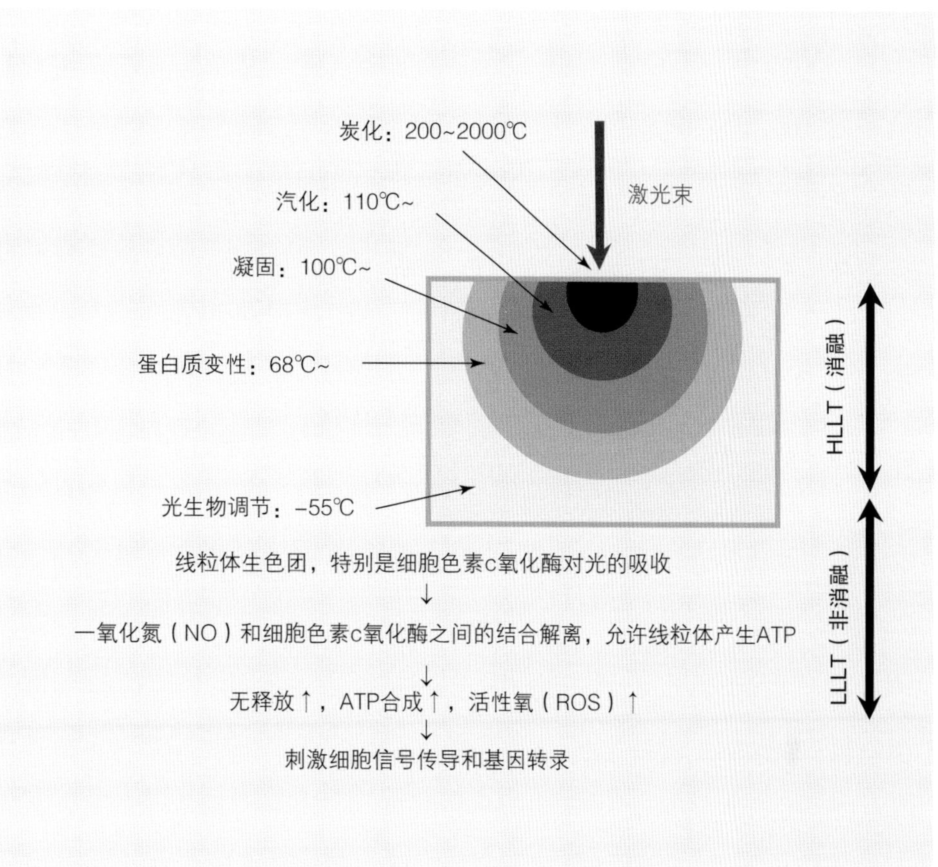

图12.1 HLLT和LLLT同时工作示意图。HLLT会对组织产生各种热效应，如炭化、汽化、凝固和软组织消融，有时还会去除硬组织（铒激光）。同时，在高能量激光治疗期间，LLLT穿透或散射到周围组织中，刺激组织和细胞，但不会在组织中产生不可逆的热变化，从而激活或刺激［光生物调节（PBM）］对周围组织创面愈合（图片来源：部分取自Aoki 等[2]）。

表12.1 光生物调节对伤口愈合作用的4个阶段

伤口愈合的4个阶段	PTM对伤口愈合的影响
止血期	促进血小板聚集和活化
炎症期	促进肥大细胞增殖和脱粒
增殖期	促进成纤维细胞、角质形成细胞、成骨细胞和软骨细胞的增殖，并诱导基质合成
成熟期	改善伤口的重组和重塑，帮助提高抗张强度并恢复修复组织的功能结构

的表达、增加胶原蛋白的生成、减少炎症、减轻疼痛等促进伤口愈合[2,10–53]。LLLT在减轻疼痛[15,18]、伤口愈合[19–24]、骨骼修复与重塑[25–33]、神经修复[34–39]和血管生成[40–41]等方面均有效，并可促进细胞增殖和生物调节，如成纤维细胞[20,42]、角质形成细胞[43–44]和成骨细胞[45]。LLLT可主要刺激巨噬细胞和成纤维细胞[46–48]，并调节巨噬细胞、嗜中性粒细胞、内皮细胞、成纤维细胞分泌血管内皮生长因子（VEGF）、血小板衍生生长因子（PDGF）、成纤维细胞生长因子（FGF）、肿瘤坏死因子α（TNF-α）刺激细胞增殖、细胞分化、新血管生成，以及合成细胞外基质成分，如Ⅰ型和Ⅲ型胶原纤维[46–53]。黏膜愈合过程中伤口收缩和水肿的发生较少；由于邻近组织的损伤较少，往往不会形成疤痕，因此很少需要牙周治疗[7,54]。这种现象可以归因于高功率手术部位周围的低功率（PBM）照射[11]。

与常规使用手术刀进行手术相比，这些特质可以更快且更有利于伤口愈合，减少止痛药的使用及术后不适[2]。这些激光治疗的特点可以缩短正畸治疗时间，不需要转诊其他专科医生进行软组织处理，如牙周病医生或口腔外科医生[55]。这对于希望快速获得最佳效果的患者特别有利。

12.1.3 用于软组织手术的激光概述

各种激光系统已被用于软组织手术，其工作原理是消融、切割和切除软组织，以及凝血。常用的软组织激光包括二氧化碳激光（10600nm）、铒激光［掺铒钇铝石榴石（Er：YAG）激光（2940nm）和掺铒铬钇钪镓石榴石（Er，Cr：YSGG）激光（2780nm）］、掺钕钇铝石榴石（Nd：YAG）激光（1064nm）、二极管激光（800~980nm）及钾、钛和磷酸盐（KTiOPO4，KTP）激光（532nm）[2-3]。

12.1.4 激光穿透浅层或深层组织以及临床止血效果

软组织激光可分为两大类：第一类是深层穿透型激光（可见光和近红外光谱，532~1100nm），本质上是通过水传输的，对水的吸收系数较低[56]，如KTP绿激光。这解释了如Nd：YAG和二极管等激光是如何深入穿透到健康软组织的。然而，它们在炎症区域会被血液成分和组织色素选择性吸收[56]。Nd：YAG和二极管激光与健康（未被牙石覆盖）牙齿硬组织的相互作用很小甚至没有，这使得它们适合软组织手术[56]。Nd：YAG激光通常以自由运行脉冲模式使用，脉冲持续时间极短，发射周期（开启时间与总治疗时间之比）<1%，每个脉冲峰值功率非常高（100~1000W）[56]。Nd：YAG激光是一种深穿透型激光，在激光软组织表面产生较厚的凝固层，具有较好的止血效果。因此，Nd：YAG激光是治疗潜在出血性软组织的有效方法。与Nd：YAG激光相比，二极管激光的穿透深度较浅，使用后不易造成牙髓损伤[55]。二极管激光可用于脉冲或连续波（CW）模式[7]，由于其激光设备的尺寸（“占地面积”）较小，且成本相对较低，因此是正畸治疗的理想选择[57]。

第二类是表面吸收激光（二氧化碳激光、Er：YAG激光和Er，Cr：YSGG激光），激光束在表层被吸收，不会深入穿透或散射[2,58-59]。这些激光对水具有较高的吸收系数，由于口腔黏膜含水量高（>90%），因此是非常有效的软组织激光[55]。然而，正是由于相对较高的成本以及便携性和移动性问题，使其在正畸中不具有吸引力[55]。二氧化碳激光的软组织穿透深度约为0.2mm[56,60]，铒激光（Er：YAG和Er，Cr：YSGG激光）的穿透深度可浅至5μm[56,58]。二氧化碳激光在羟基磷灰石和磷酸钙中吸收率最高，在软组织手术过程中必须小心使用，以避免直接接触硬组织[56]。二氧化碳激光束在组织表面被吸收，几乎没有散射或穿透[2]，消融部位周围呈现相对较薄的凝固层。二氧化碳激光的消融基本上是由发热（炭化）引起的[2]。铒激光对水的吸收率最高，以分子水或氢氧根离子为主要目标，矿物为次要目标，因此可用于硬组织和软组织的消融[56]。铒激光提供最快速、最有利和最顺利的伤口愈合，因为它们具有精确的消融、最小的热损伤，以及低炎症反应[60]。然而使用铒激光止血效果较差，因为组织变性很小，这就导致了消融后缺损处有出血或血块形成，从而诱导了良好的伤口愈合[6]。总的来说，铒激光对水的吸收率最高，使照射过程中对周围组织的热损伤最小，但制造成本、激光便携性、移动性以及与二氧化碳和二极管激光相比不太清晰的切口形态[60]是正畸操作中的潜在缺点。

12.1.5 组织消融：非接触式或接触切割模式

正如其他章节所述（▶第三章），激光与组织的相互作用是电磁（光子）能量被吸收并转换为其他（主要是热）能量的结果。可以观察到3种形式的能量传递：

辐射

光子流通过较短的空气空间传输，而传输尖端与目标组织之间没有接触。这通常可以称为“非接触模式”。

传导

能量转换的增强可以通过传递尖端和组织之间的直接接触来实现。这通常被称为“接触模式”。

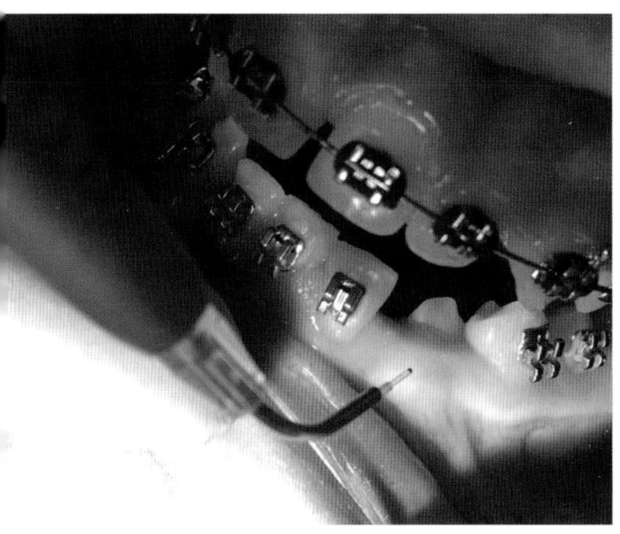

图12.2　使用典型的光纤激光工作尖进行激光切除。

对流

通过流体运动或循环，在组织内部传递能量。无论是接触式还是非接触式，都可能发生这种情况。

大多数手术激光对软组织产生光热效应，通过快速升温气化软组织。非接触式激光，如二氧化碳或铒激光（Er：YAG和Er，Cr：YSGG）通过光热效应使间质水蒸发，直接蒸发软组织。然而，与接触模式激光相比，非接触模式切割精度较低，缺乏操作人员感觉反馈。

当激光以接触方式进行消融或切除软组织时，它们通常需要“激活”激光尖端。在这个过程中，Nd：YAG和二极管激光中的一部分发射光在尖端通过折射、扩散或反射转化为热，或者简单地说，激光尖端被激活，形成一种称为“热尖端”的状态。这种“激活”在加热的尖端产生二次热效应，可以消融或切割软组织，并通过接触过热的尖端而不是通过激光能量本身来凝固组织[2-3]。图12.2显示了激光照射异位左下颌尖牙前激活的光纤尖端。与表面吸收激光相比，Nd：YAG和二极管激光在处理过的表面上产生一个相对较厚的凝固层[4]。由于足够的止血和精确的切缘，二极管激光被认为是正畸软组织手术日常操作的理想选择[61-62]。对于这篇文献的目的，由于二极管激光在正畸中具有易用性和较低的操作成本，二极管激光在软组织手术的使用将进行更详细地讨论。

12.1.6　软组织手术二极管激光

自1962年引入[63-64]以来，二极管激光家族逐步发展，波长为445～2200nm范围内的二极管激光已被用于治疗各种疾病[55,57,65-67]。然而，有关810～830nm、940nm、980nm和1064nm波长的使用报告在文献中更为频繁[55,57,69]。它们在水和血红蛋白，特别是氧血红蛋白中具有高的吸收系数，因此产生不同的软组织切割效果。然而二极管激光对羟基磷灰石和牙釉质的吸收较差[54-55]，因此，它是用于消融、切除、凝固牙龈和黏膜的一种优良的软组织外科激光。二极管激光的活性介质有很多种，包括铝（Al）、砷化镓（GaAs）和偶尔的铟（In）[55,68-69]。如镓铝砷（Ga-Al-As）、砷镓（As-Ga）和铟镓铝磷（In-Ga-Al-P）激光器。二极管激光是便携式的（<5kg），体积小，相对便宜，使用简单[68]。它还具有稳定的功率输出、较长的使用寿命和较低的制造与维护成本[68]。

12.1.7　二极管激光的光纤尺寸、功率输出和连续/门控-连续波模式

二极管激光通常以“接触模式”工作，激光束由细玻璃光纤传输，光纤尖端可以适当弯曲，以便口腔医生将其固定在笔状的支架中，对难以处理的区域进行精确操作[68]。对于外科手术，建议使用直径为400μm的光纤，因为直径更小的光纤容易破碎和断裂[69]。在进行手术切除前，光纤尖端需要激活，通常是在一张厚的蓝色咬合纸上发射激光、使用黑色墨水、杂志页上的黑色字体或软木塞完成，每种方法的成功率不同[55,70]。输出功率<500mW的二极管激光用于低强度激光照射（LLLT），以提供光生物调节（PBM）、相关的伤口修复和疼痛缓解[55]。

然而，对于软组织切除，依据组织的纤维化性质，通常需要1.0～1.5W的连续输出功率[70]。为了减少炭化和热损伤，并允许组织的热扩散，建议在二极管激光装置中采用门控-CW模式（根据激光的品牌，具有不同长度和频率的重复“开-关”循环）[69,71]。

12.1.8 麻醉规定和基本软组织指南

与连续波二极管激光相比，在软组织手术中使用超脉冲模式[72]或1ms脉冲时间的门控-连续波模式（开/关周期为50/50）[73]的二极管激光用于软组织手术时，疼痛感较低，需要的麻药更少。二极管激光软组织手术通常在术前约5min使用局部麻醉（如2%利多卡因），但文献也报道使用局部利多卡因麻醉凝胶，持续3min，特别是在门控-连续波模式下[69,74]，或复合表面麻醉剂，如TAC交替3min（20%利多卡因、4%丁卡因和2%苯肾上腺素）[69-70,75]。如果有足够的时间，表面麻醉剂通常能为激光照射颊侧浅阻生牙提供足够的镇痛效果；如果没有达到足够的镇痛效果，则可以额外使用局部麻醉[69]。然而，腭黏膜较厚，局部麻醉是必要的[69]。为了在激光软组织手术前确认充分麻醉，轻轻探测软组织确认患者只感觉到压力，如感觉到任何尖锐的东西，表明需要增加局部麻醉剂量。

在激光消融过程中，蒸发的组织、水、细菌和有机化学残留物被释放出来；这被称为“激光羽流”，建议使用高速抽吸来去除这些羽流和令人讨厌的烧焦气味，并提供一定程度的安全防范措施，以防患者和主治医师吸入[69-70]。手术切除后，软组织边缘可能会出现深色和烧焦（炭化），手术边缘的炭化组织残余物可以使用盐水浸泡的无菌纱布[74]或浸泡在3%过氧化氢溶液中的毛刷[70]去除。

不同的制造商对二极管激光的输出功率、光纤直径和波长提出了不同的设置。尽管这些参数可能会影响附带的组织损伤，但目前正畸软组织手术设置二极管激光的最佳操作参数方面尚缺乏标准化，需要在未来的研究中实现标准化[76]。

在牙龈过度生长或牙齿部分萌出的情况下，二极管激光可用于修整牙龈暴露临床牙冠，以免妨碍托槽的正确定位。当计划激光手术时，一般的指导原则是留下至少1.0mm的袋深，并保留至少2.0mm的角化组织，以避免进一步的软组织并发症，如牙龈退缩[55]。上述指南基于“生物学宽度”概念，从游离龈边缘到牙槽骨，约为3mm，包括平均1mm的结合上皮、1mm的结缔组织附着物以及约1mm的牙龈沟深度[55,69]。为确定选择常规皮瓣入路还是激光牙龈切除术，应根据生物学宽度的限制，探讨牙龈附着量、牙槽嵴位置及牙冠延长量。一般来说，平均3mm的软组织会在3个月内冠状面反弹（再生）至牙槽嵴[77]。

12.1.9 激光牙龈切除术改善口腔卫生和托槽定位

牙齿邻面清洁困难，牙龈上下菌群的需氧菌/厌氧菌比率降低[78-79]可能是导致牙龈增生和假性凹陷的原因。固定正畸治疗后这种情况很普遍，约10%的正畸患者会遇到这种情况[76,80]。牙龈增生常常妨碍维持口腔卫生，影响美观，造成功能障碍问题，并有报道称会影响正畸牙齿的移位[76,81-82]。牙龈增生的常规治疗通常包括口腔卫生指导、洁治、根面平整和预防，但是广泛发生的纤维性牙龈增生，会损害自我保健，可能需要切除牙龈来维持口腔健康[76,83]。辅助使用激光牙龈切除术可使牙龈增生患者的牙龈健康得到大大的改善[76]。

此外，激光牙龈切除术可以去除多余的软组织，露出部分萌出牙齿的牙冠，使托槽能够正确放置，理想情况下应位于牙齿中心，以便在治疗过程中保持更好的口腔卫生水平[55,84]。

12.1.10 美容激光牙龈修整术

正畸治疗之后，经常会出现“脱胶”-移除-附着的正畸托槽，并遇到不符合微笑美学原则的不美观的牙龈边缘，呈现短或不均匀的牙冠高度、不成比例的牙齿、不美观的扩大及纤维化的牙龈乳头和

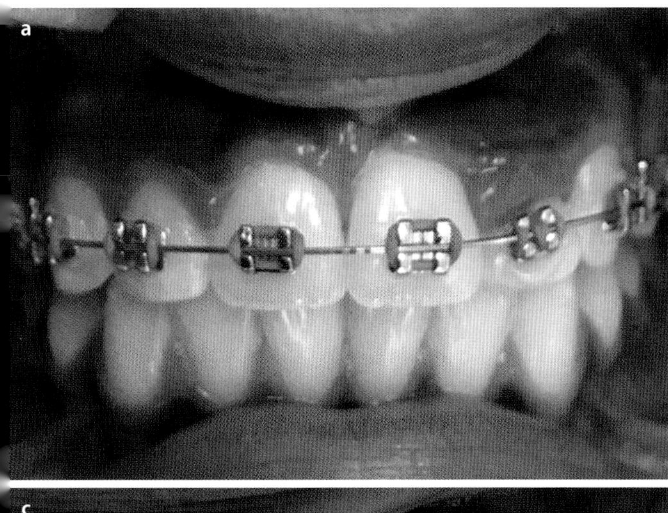

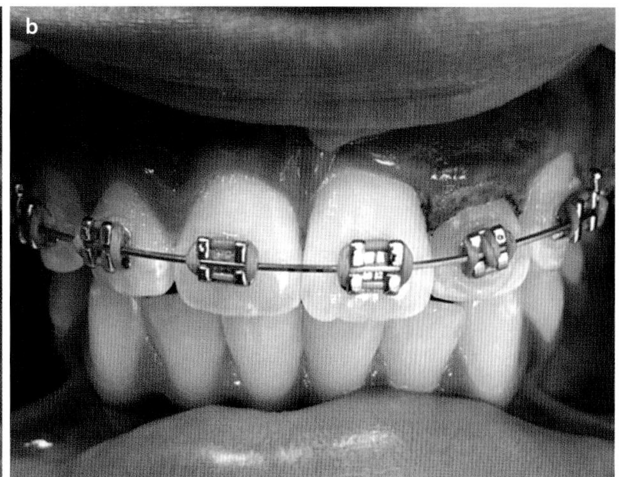

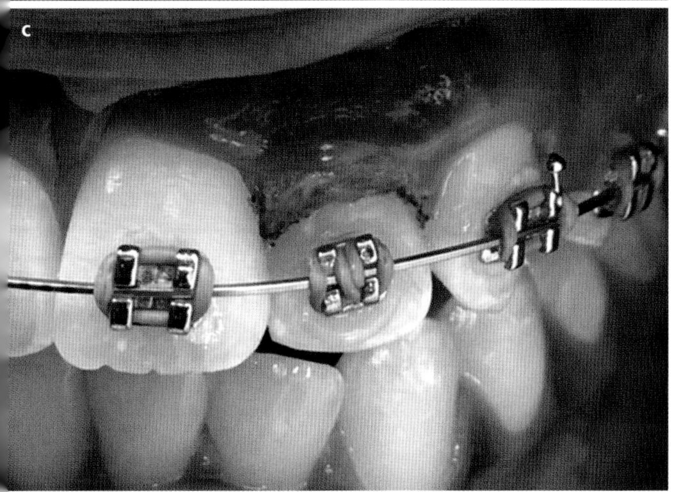

◻ 图12.3　（a）上颌左侧切牙（UL2）区牙龈增生患者术前照。（b）局部浸润术后即刻照（2%利多卡因）。使用的激光操作参数是连续波940nm的二极管（InGaAsP）激光（Epic 10, Biolase, Irvine, CA），直径400μm的光纤尖端，启动后以接触模式工作（功率输出为1W）。（c）牙龈切除术术后即刻近距离照。

牙龈边缘[7]。美学操作，如美学冠延长或乳头扁平化，是技术要求很高的操作，因为牙龈边缘有时需要非常小的修整，不管操作人员的技能水平如何，需要比手术刀更高的精确度[85]。二极管激光提供精确的切口控制，手术中出血少且区域干燥清晰。◻ 图12.3展示了一名患者，他接受了上颌左侧切牙的牙龈修整术。

12.1.11　激光照射浅表阻生牙

二极管激光最有趣的应用之一是暴露浅表阻生牙，尤其是上颌恒尖牙，这是继第三磨牙后最常发生的阻生牙（0.92%～4.3%）[86–87]。传统的方法是等待牙齿萌出，但这可能会延误治疗数月，并对治疗效果产生不利影响，或者参考放置根向复位瓣或黏骨膜瓣[70]，皮瓣手术本质上是有创的。在激光照射前准确定位阻生牙位置是至关重要的，这是为了确定阻生牙是否位于表面、有没有完全被骨覆盖，或者是否需要转诊给口腔外科医生或牙周病医生进行手术暴露。由于牙冠可能被牙槽骨完全覆盖，因此唇突的存在并不能保证软组织暴露后可以接触到牙冠。定位应基于临床（用手指按压使组织变白），如果有疑问，则通过放射线检查[88]。约85%的尖牙阻生发生在腭部，15%发生在颊部[88–90]。

二极管激光照射不适用于皮质骨覆盖的完全阻生的牙齿。在这种情况下，建议使用传统的全厚黏骨膜瓣（腭侧阻生）或根向复位瓣（颊侧阻生）并切除皮质骨，直到牙冠部分暴露出来。当阻生牙位

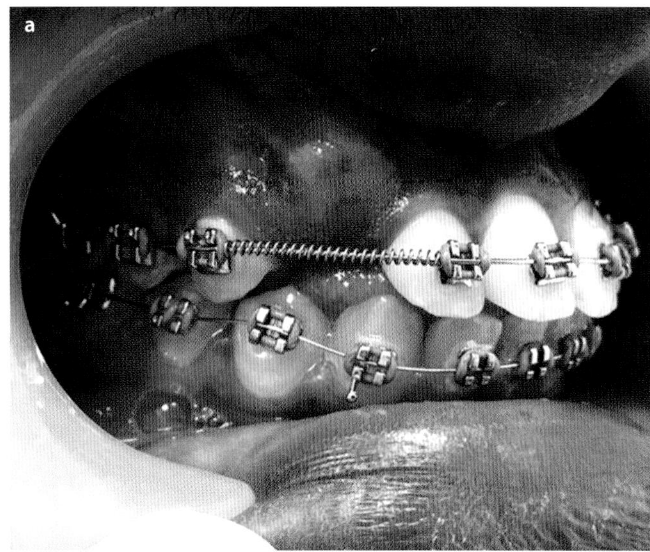

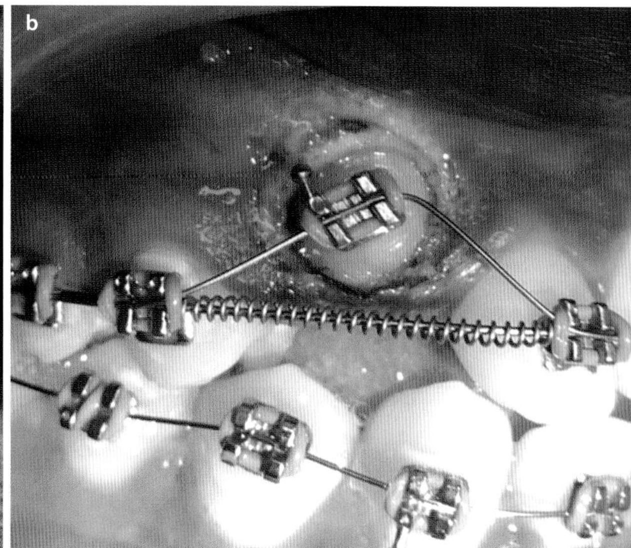

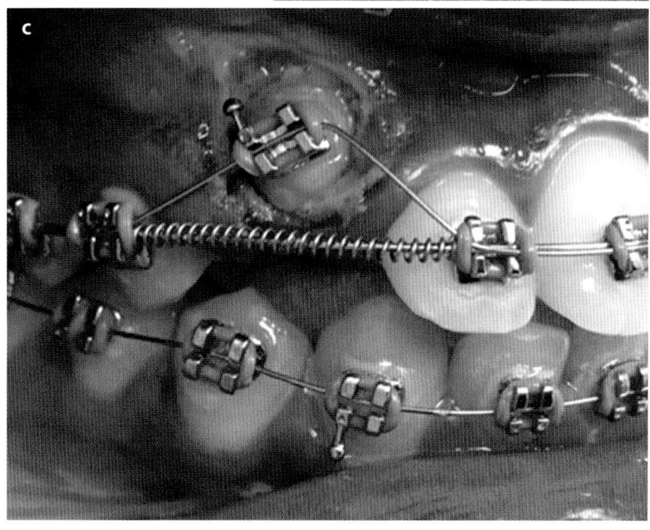

■ 图12.4　（a）一名男性患者上颌右侧尖牙颊侧阻生。（b）通过软组织消融进行激光辅助暴露的术后即刻照。不出血视野有利于正畸托槽的粘接和放置。激光工作参数为940nm的二极管激光（Epic 10, Biolase, Irvine, CA），初始直径为400μm的光纤尖端，在接触模式下使用（门控-连续波模式，平均功率输出为1W，脉冲持续时间为1ms，开/关时间为50%）。激光照射时间约为10min。（c）随访24h后的外观。注意到炎症最少。患者报告在最初24h内有极轻微的疼痛和不适。

置表浅，建议在手术激光照射前留出足够的空间，以便粘接托槽，并在激光照射后立即施加正畸力。

■ 图12.4显示了一名男性患者，其上颌右侧尖牙颊侧阻生，接受了激光照射及在24h后随访，值得注意的是术后炎症最少。

■ 图12.5a显示了颊侧阻生的上颌左尖牙在激光照射后（■ 图12.5b）、粘接后（■ 图12.5c）和施加正畸力后（■ 图12.5d），以及在2周（■ 图12.5e）和11个月随访照（■ 图12.5f）。

■ 图12.6显示了患者上颌右尖牙腭侧部分阻生，激光照射后的显著愈合过程。

■ 图12.7显示一名男性患者，其上颌右侧尖牙颊侧阻生，上颌左侧尖牙部分萌出。采用门控-连续波模式，脉冲持续时间为1ms，降低了术后的不适感，后续随访时愈合良好。在这个病例中，二极管激光照射后患处无出血，立即粘接托槽，并减少治疗时间。

与激光助萌牙齿相比，具有类似腭侧表浅阻生齿的患者通常需要进行全厚黏骨膜瓣修复，这种皮瓣侵入性，通常需要在手术部位覆盖一层保护性敷

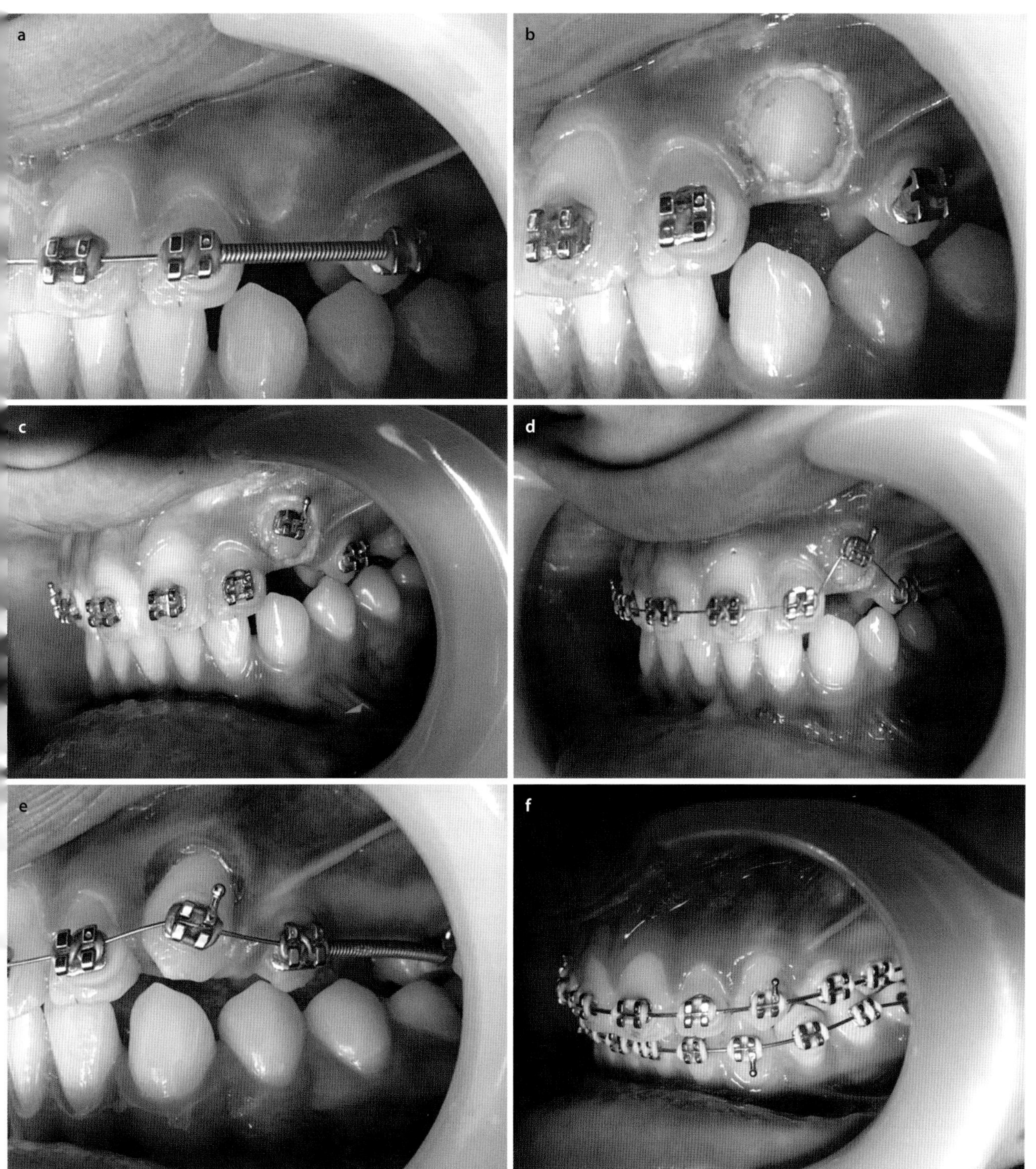

图12.5 （a）一名女性患者上颌左侧尖牙颊侧阻生。（b）激光辅助暴露后即刻照。940nm的二极管激光（Epic 10, Biolase, Irvine, CA），直径400μm的光纤尖端，在接触模式下使用（门控-连续波模式，平均功率输出为1W，脉冲持续时间为1ms，开/关时间为50%）。激光照射时间约为10min。（c）托槽粘接后，注意无血暴露部位有利于立即放置托槽。（d）暴露后立即施加正畸力，缩短治疗时间。（e）随访2周后的照片。（f）在11个月随访时，注意上颌左侧尖牙颊面有足够数量的角化组织。

料（包）来愈合[91]。在手术过程中需要缝合，术后1~2周拆线[92]。所有演示病例均使用940nm二极管（InGaAsP）激光（最大功率输出=10W，Epic 10，Biolase，Irvine，CA）进行，使用直径400μm的光纤，激活后在接触模式下进行。

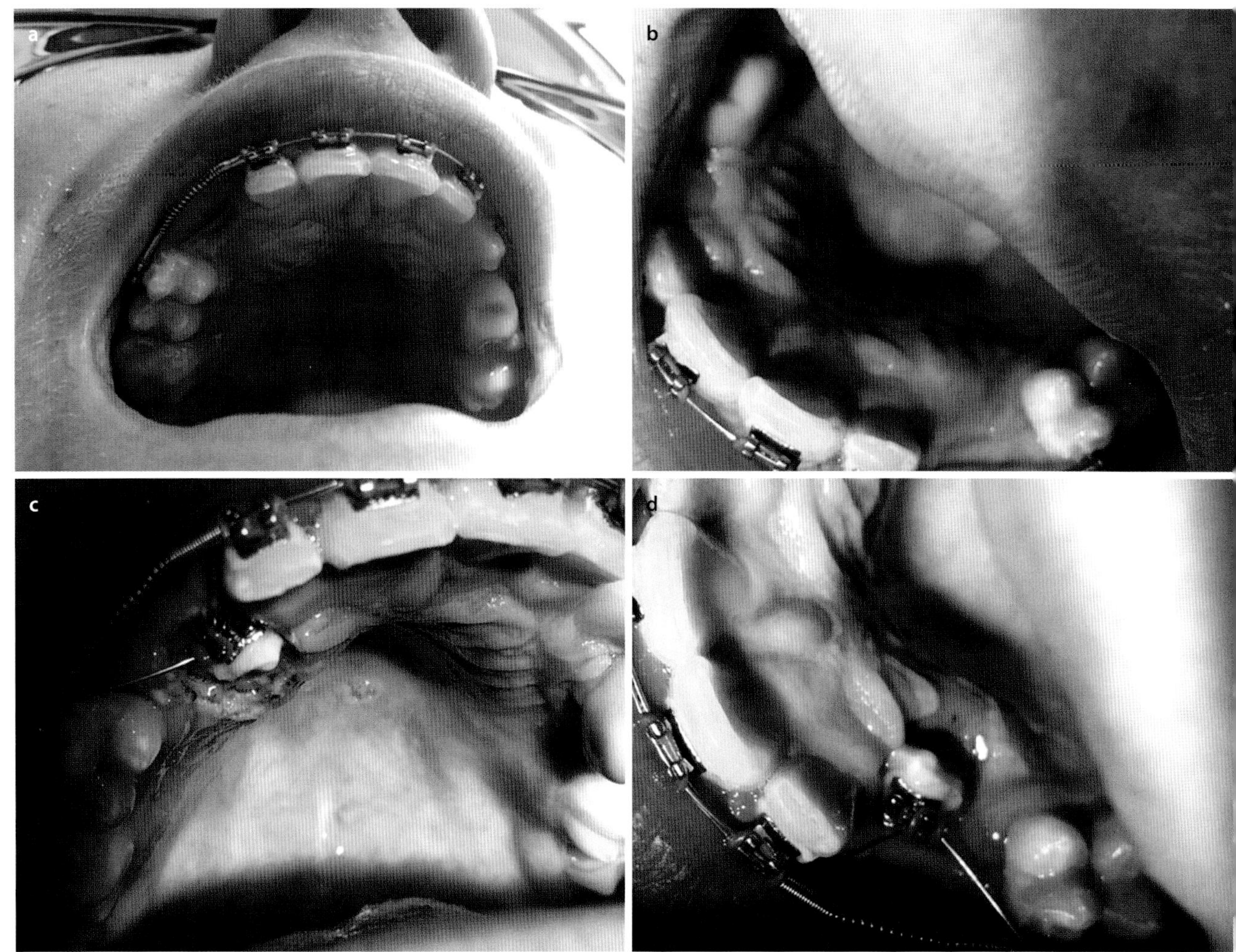

图12.6 （a）患者戴安全防护眼镜的术前照。腭侧尖牙膨出在临床上很明显。（b）腭侧照。（c）腭侧激光照射后即刻照。激光工作参数为940nm的二极管激光（Epic 10, Biolase, Irvine, CA），直径为400μm的光纤尖端，在接触模式下使用（门控–连续波模式，平均功率输出为1W，脉冲持续时间为1ms，开/关时间为50%）。激光照射的时间约为15min。侵袭性的传统全厚层黏骨膜瓣在愈合时通常需要在手术部位放置保护性的敷料（包），暴露部位会出现严重出血，从而影响粘接过程。（d）随访2周。请注意，愈合良好，无炎症迹象。

12.1.12 激光软组织手术在正畸中的其他应用

二极管激光已被用于揭开临时支抗装置（TAD），可用于系带切除术。高度附着的系带阻碍了牙间隙病例的牙齿移动，可移除下颌第二磨牙上的盖层，有利于结扎，或者在放置固定正畸托槽后促进了轻微口腔溃疡的愈合[7,55,70]。

12.1.13 术后指导

文献表明，建议保持区域清洁，使用软毛牙刷（或棉签），连续几天每天用盐水漱口3～4次，并用湿棉签去除残留组织[7,55]，在治疗部位擦拭维生素E凝胶（以帮助治愈并保持治疗部位湿润）并服用止痛药，如对乙酰氨基酚（500mg片剂，每天4次，必要时每周用3次）控制疼痛[55,76]。

12.1.14 激光光生物调节在正畸中的应用

如前所述，输出功率<500mW的激光用于低能量激光疗法（LLLT），可用于提供光生物调节、伤口修复和疼痛缓解[55]。这种应用包括两个主要用途：减少正畸疼痛和激光加速正畸牙齿移位。

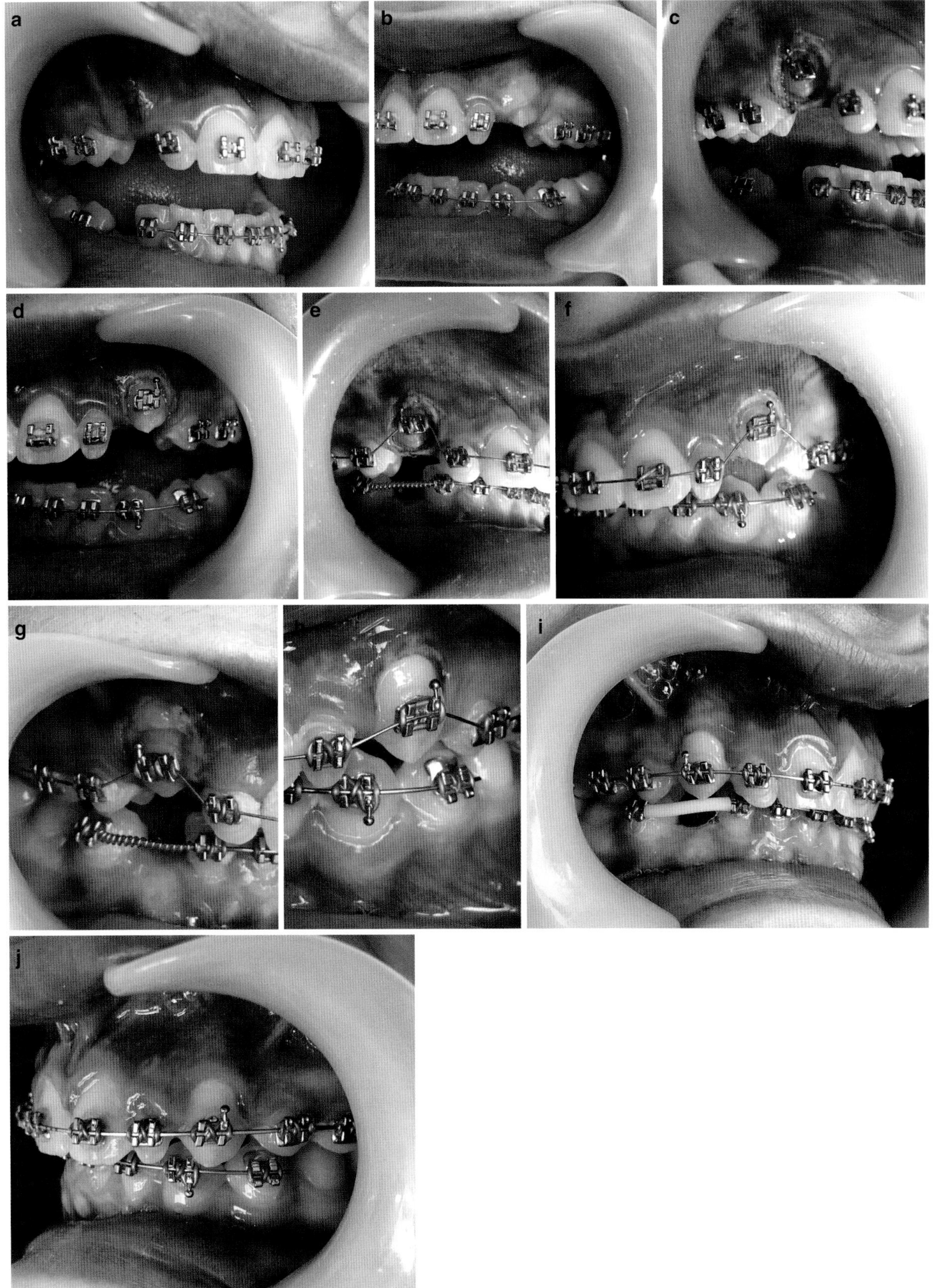

■ 图12.7　（a，b）一名男性患者上颌右侧尖牙颊侧阻生，上颌侧尖牙部分萌出。（c~f）激光辅助暴露、粘接和放置正畸钢丝后的术后即刻照。激光工作参数为940nm的二极管激光（Epic 10, Biolase, Irvine, CA），直径为400μm的光纤尖端，接触模式（门控-连续波模式，平均功率输出为1W，脉冲持续时间为1ms，开/关时间为50%）。激光照射时间约为15min。随访1周（g，h）和随访4个月（i，j）的照片。

12.1.15 激光减少正畸疼痛

有大量证据证实，放置正畸分牙器和初始对准弓丝会导致疼痛，在约24h内达到峰值强度[91,93-97]。这种由正畸治疗引起的疼痛会影响患者的依从性，甚至迫使他们过早终止治疗[98]。

最近的两个系统性综述包括对先前随机对照试验（RCT）的结果分析，总结了使用二极管激光LLLT照射对正畸疼痛的影响[99-100]。一项研究显示，激光与安慰剂的比较表明，与安慰剂组相比，使用LLLT照射显著降低了疼痛评分（P<0.00001）[99]。此外，与对照组和安慰剂组相比，激光组的疼痛终止时间提前，但无统计学意义（P>0.05）[99]。另一项研究显示，与安慰剂组相比，二极管激光LLLT照射显著减少39%的正畸疼痛（P=0.02）[91]。平行设计研究显示，二极管激光LLLT照射显著降低疼痛强度（与安慰剂组相比，P=0.003；与对照组相比，P=0）[100]。两个系统性综述的作者总结说，二极管激光LLLT照射用于治疗正畸疼痛很有前景。然而，由于方法上的缺陷，对于LLLT的有效性缺乏足够的证据去支持或反驳[99-100]。因此需要设计更好、功率更合适的临床对照研究（RCT），为二极管激光LLLT照射的临床应用提供有力的依据，并确定合适的激光参数，如照射剂量、功率输出、连续/脉冲模式。

12.1.16 激光加速正畸牙齿移动

这一领域的研究相对较新。核因子-κB配体的受体激活剂（RANKL）及受体RANKL是肿瘤坏死因子（TNF）和TNF受体家族的成员，并在骨稳态中发挥调节作用[101]。现有的有限证据表明，LLLT增加了RANK和RANKL的表达[102]，并且可能在加速正畸牙齿移动中起作用[103-109]；然而LLLT的理想参数需要更多的研究，如最有效的激光波长、功率输出、能量密度、照射剂量和理想时间间隔，以及传输方法。

致谢：本章作者（AliBorzabadi-Farahani）感谢AEGIS通信公司批准重印以前出版的材料的摘录。

小结

使用二极管激光进行软组织手术和光生物调节，为牙龈切除术、改善口腔卫、托槽定位、牙龈修整、牙龈美学以及暴露浅表阻生牙等方面引入了可替代性手段，缩短治疗时间，降低正畸疼痛。二极管激光切割通常以接触方式进行，建议使用直径400μm的光纤。与手术刀相比，二极管激光提供了一个干净、无血的手术部位，同时还具有光生物调节的优点，可以促进伤口愈合并减少患者的不适感。可以通过适当的培训来解决激光安全问题。然而关于进行激光牙龈切除术或牙齿助萌的最有效波长（810nm、940nm或980nm）以及其他激光参数如连续或脉冲/门控模式、最佳功率输出等数据非常缺乏，需要进一步研究。

12.2 正畸中的光生物调节概念

Mark Cronshaw

激光和LED光治疗设备已经成为许多体外、体内动物进行各种非手术治疗临床研究的主题。在过去的45年中，应用光子能量作为生物调节细胞、体液、血管和神经元组织行为的治疗手段，受到了许多研究的关注。激光和LED光疗在正畸方面的潜在应用包括缓解疼痛，以及通过加快正畸牙齿移位的速度来缩短治疗时间的可能性。标准正畸治疗相关的疼痛是一个常见问题，并且随着治疗时间的延长，患者依从性和治疗接受度降低，这些问题是一个显著问题。初步的调查研究发现激光设备可以缓解患者疼痛和不适感，因为疼痛和不适感与施加在牙齿上的力量有关。正畸疼痛的机制在此进行讨论并分析当前文献。

12.2.1 背景

目前的共识认为需要进一步的研究，以加强证据基础和确定最佳方法；然而迄今为止发表的研究工作具有一定的鼓励意义，同时表明了一些积极的临床益处。关于正畸牙齿移动方面，大量发表的研究试图在手术中使用激光设备，以及最近更多患者使用家用LED光疗设备来缩短治疗时间，这反应了人们对此有相当大的兴趣。对各种动物的临床研究描述和讨论在这里被提出。尽管这是一个值得继续研究的领域，但由于各种研究的高度异质性，目前还没有就适当地治疗策略达成共识。目前的证据基础不足，然而有一些动物的临床研究支持这一课题，值得进一步深入评估。最新的临床试验使用了一种家庭主导的治疗设备，这可能代表了一种全新的方法来缩短治疗时间，并克服了接受正畸治疗的主要障碍。

已经研究了多种光源为一系列非手术应用的正畸治疗获得可能的增益。研究中大多数是二极管激光或波长为650～980nm LED灯。目前已提出多种临床应用，如作为降低与标准正畸相关的疼痛发生率、持续时间和强度可能性的辅助手段。此外，研究人员还评估了光疗加速正畸牙齿移位（正畸牙齿移动）或相反地增强牙齿支抗的潜力。许多发表的研究已应用于外科激光设备，尽管最近已开发出透过皮肤或口腔内使用的LED设备，用于患者家用光疗的自我管理[110–112]。

利用光已知的生理特性，治疗正畸患者的临床问题是一个值得研究的领域。目前的科学文献中有许多体外、体内动物实验和一些临床试验报告。作为40多年研究的产物，人们对光如何与生物组织相互作用，从而产生各种可能的有益影响，有了相当多的了解。增强骨骼修复、减少炎症、血管扩张和镇痛是也在激光的作用中[113–114]。

编写本章过去的3年里，已经有超过10个关于正畸光疗方面系统的叙述性综述，总结了在过去20年中发表的动物实验和临床研究。最近这种高频率的活动表明人们对文献的主张有相当大的兴趣。这还是没研究彻底的领域，尽管有大量的出版物，目前仍然是一个正在不断发展的领域。本章的目的是对该课题的概述，以及对一些治疗策略的建议进行批判性分析和描述[110–111,115–122]。

这里需要了解当前引起临床关注和进行科学尝试的原因。每年全世界有数以百万计的儿童和成人接受正畸治疗，并且成年人越来越倾向于采用这种治疗方法。典型的正畸治疗过程可能需要12～24个月才能完成，并在治疗后使用矫正器或保持器进行固定。正畸治疗经常会伴有多种副作用，包括各种程度的疼痛和不适、牙槽骨吸收、牙根吸收、龋齿和各种牙周问题。由于正畸治疗周期长以及各种可能的相关并发症，患者可能会失去动力。另外，由于离开学校、工作、课外活动和娱乐活动，延长治疗时间会导致费用增加。特别是对于成年人，对时间的承诺是阻止患者选择这种疗法的主要因素。所有这些问题都会导致接受治疗的患者减少以及治疗依从性差。任何可以改善患者舒适度并缩短治疗时间的辅助措施都可以帮助减轻这些风险和挑战[123–130]。

12.2.2 疼痛研究

人们普遍认为，正畸牙齿移动涉及一个复杂的级联过程，其结果是在牙周组织中产生拉伸和压缩区域。在正畸牙齿移动过程中，炎症反应在牙槽骨和牙周膜的重塑中是非常常见的。作为对急性炎症的反应，与组织重塑有关的破骨细胞增加，基质金属蛋白酶上调[131]。

在正畸力的作用下，细胞和组织受到了机械刺激和一定程度的损伤，血流也随之变化。这是一个复杂的促炎性细胞因子级联反应的触发因素，包括组胺、物质、神经激肽A和降钙素基因相关肽，介导的外周炎症的生理作用。这些有效的介质诱导血管扩张，增加血管通透性和核因子的活化。整体产生的生物学反应是所谓的无菌炎症，刺激C神经和A–delta神经纤维产生疼痛症状。这些症状的强度和持续时间可能有所不同，最常见于施加力后的最初几个小时。疼痛通常在施力18～36h达到顶峰，随后1周逐渐下降。这种疼痛或不适感通常与弓丝产生恒定的力量使牙齿伸长、压低、倾斜及扭转，橡皮圈产生间歇力与牙齿移动等有关。因此，舒适度的下降会影响大多数患者，这被认为是完成正畸治疗的主要障碍[128–131]。

已经提出了治疗正畸疼痛的策略，包括应用经皮电神经刺激、振动器械和其他方法，如口香糖或塑料薄片。最常见的选择是开非甾体抗炎药（NSAIDs）。这些方法可以有效缓解疼痛；然而这些方法是通过抑制COX2来抑制前列腺素的产生，从而阻碍破骨细胞活性。此外，非甾体抗炎药也可能导致严重的不良反应，如胃出血、溃疡和过敏。在动物实验中进行的研究表明，在炎症得到抑制的条件下，正畸牙齿移动的速率会明显降低，诱发急性炎症是与正畸牙齿移动骨重塑相关的必要成分[115,117–118,132–137]。

激光光疗已应用于治疗各种疾病的急慢性疼痛，包括各种关节病和神经病变，以及改善癌症化疗和放疗导致的口腔黏膜炎引起的疼痛和不适。但激光诱导镇痛的精确操作模式仍有待进一步研究。它被认为可以在多种局部和全身性途径上发挥作用，包括抑制轴突去极化；选择性减少急性炎症介质，如前列腺素、白细胞介素1–B、白细胞介素6和肿瘤坏死因子α；血管扩张和改善淋巴引流；以及通过肱骨和外周神经通路介导的全身效应[138–144]。

已经发现有多种激光波长可用于镇痛，包括氦氖激光、二极管激光、Nd：YAG激光、Er：YAG激光和Er，Cr：YSGG激光以及二氧化碳激光[114,121,138–140,143,145]（◘ 表12.2）。由于组织发色团（如水）对入射光子能的吸收率较低，因此最适合用于该目的的波长是二极管激光和Nd：YAG激光。激光与较宽光谱光源（如LED）的区别在于窄带与LED相比，作为一个相干光源，所有的光子都处于相同的相位和空间。这种物理现象会产生干扰和放大区域；反过来，这会导致激光源比非相干光源更深入地穿透组织，从而有助于提供足够的能量。此外，自由运行的脉冲激光，如Nd：YAG激光，可以具有非常高的峰值功率（尽管脉冲持续时间很短），原则上可以累积足够的能量到达更深的组织层，以促进与镇痛相关的光化学和光物理变化。然而，所用激光的波长种类的选择尚未进行分析，在现阶段做出基于证据的决定还为时过早[114,138,159]。

在正畸学文献中，使用频率最高的有两种类型的二极管激光：InGaAlAs激光（波长为630～700nm）和GaAlAs激光（波长为780～890nm）。

Ren等[121]最近的一次综述纳入了总共14项符合条件的研究。值得注意的是，在不同的研究中，输出功率和输送的能量差异很大（每个治疗点为0.18～9J）。由于一些研究使用单点法，而另一些研究使用沿着根部与黏膜进行多点接触的方法，因此在应用方法上存在显著差异。在正畸治疗1周内激光应用频率也不一致，从一次照射到多次额外照射。虽然大多数研究支持激光照射的有益效果，但这是一组高度异质性的研究。此外，令人遗憾的是，由于一些研究中缺少有关光束尺寸和能量密度的重要信息，因此对参数的报告不完整。所以，不可能得出关于二极管激光治疗有助于正畸疼痛控制的结论。然而，通过Meta分析综合两项研究[150–151]的疼痛患病率，与安慰剂相比，疼痛显著减少了39%。两项研究对疼痛的时间进程进行了研究，结果显示激光治疗组的疼痛明显早于安慰剂组。另外，这篇综述指出，在平行类型的研究中，疼痛的严重程度明显减轻，而在左右分区对照研究中，疼痛的严重程度仅略有减轻。这可以解释为交叉效应的可能性和受试部位的光污染，以及激光诱导的镇痛可能是部分地通过系统介导，因此两种类型的研究结果不同。

Sonesson等[110]最近的一项综述报告中包括13项研究，所有研究都报告治疗患者的疼痛显著减轻。这一结果与之前的两次系统性综述一致。Sonesson的研究小组根据瑞典卫生保健技术评估委员会的指导方针，对临床试验采用严格的纳入标准和高水平的评估方法[160]。Sonesson等认为研究方案、报告和不同结果参数（急性疼痛与延迟性疼痛）不一致。由于研究方案的不一致和所用激光方法的一致性，总体质量并不高。与安慰剂/对照组相比，疼痛减轻程度的重要性受到质疑。

所以，进一步发展对激光诱导镇痛机制的科

表12.2　近期急性疼痛临床研究数据总结[146-158]

研究	研究对象	研究设计（激光/安慰剂/对照）	疼痛测量	波长	功率	时间	频率	结果
Lim[146]（1995）	39/39	双盲安慰剂随机对照试验（分口实验）	VAS	830nm GaAsAl	30mW	15至5min	1次/天，5天	无效
Harazaki[147]（1997）	20/20/44	单盲随机对照试验	NRS（1–5）	632.8nm He–Ne	6mW	30s至24min	1次	开始↓
Harazaki[148]（1998）	20/20	单盲非随机对照试验	NRS（1–5）	632.8nm He–Ne	6mW	30s至5min	1次	疼痛↓48.4%
Fujiyama[149]（2008）	60/60/30	单盲非随机对照试验（分口实验）	VAS	10600nm CO_2	2000mW	30s至1min	1次	疼痛↓40%
Tortama–no[150]（2009）	20/20/20	双盲随机对照试验	NRS（1–5）	830nm GaAsAl	30mW	16s至37min	1次	↑分辨率
Doshi–Mehta[151]（2012）	20/20	单盲随机对照试验	VAS	800nm AlGaAs	0.7mW	30s至∞	第0、3、7、14天	第3天↓25% 第30天↓38%
Kim[152]（2012）	28/30/30	单盲随机对照试验	VAS	635nm AlGaInP	6mW	30s至28min	2次/天，1周	↓45% av
Artés–Ribas[153]（2012）	20/20	单盲随机对照试验（分口实验）	VAS	830nm GaAlAs	100mW	20至300s	1次	↓45%
Domínguez[154]（2013）	60/60	单盲随机对照试验（分口实验）	VAS	830nm GaAlAs	100mW	22至44s	1次	↓52%
Eslamían[155]（2013）	37/37	单盲随机对照试验（分口实验）	VAS	810nm AlGaAs	100mW	20至300s	2次	
Nóbrega[156]（2013）	30/30	双盲随机对照试验	VAS	830nm AlGaAs	40.6mW	25至125s	1次	
Abtahi[157]（2013）	29/29	单盲随机对照试验（分口实验）	VAS	904nm GaAs	200mW	7.5至30s	1次/天，5天	
Heravi[158]（2014）	20/20	单盲非随机对照试验（分口实验）	???	810nm GaAlAs	200mW	30至240s	第4、7、11、15、28、32、35、39、43、56天	无效

改编自Sonesson等[110]
大多数研究表明，正畸术后疼痛减少

学认识是有必要的，这种机制已被发现在口腔充填治疗以及各种不相关的疼痛研究中具有临床应用价值。通过激光缓解正畸疼痛显然是一个新兴的领域，显示出良好的前景，也许随着证据的进一步成熟，这可能最终成为解决临床问题的有用方法。

12.2.3　激光加速正畸牙齿移位

目前已有多种加速正畸牙齿移位的方法，包括外科皮质骨切开术、脉冲电磁场、超声波、电刺激以及各种药物注射的使用。据报道，局部注射前列腺素、维生素D、皮质类固醇、骨钙素或甲状旁腺激素等生物调节剂后，正畸牙齿移动发生率增加。然而，这些药物会迅速地从组织中排出，并且需要每天注射一些药物，如皮质类固醇。虽然这些方法在缩短治疗时间方面有优势，但也有一些缺点，因为它们可能需要使用专门的仪器。化学药品的使用可能会对骨骼代谢产生不利影响或导致牙根吸收，而皮质骨切开术可能会给患者带来不愉快的经历。手术方法本质上是有创的，需要一定的手术技巧，或者可能需要通过痛苦的药物频繁注射，这可能会降低患者的接受度。

相比之下，光疗没有任何副作用。除了在应用强光源时需要良好的光学保护外，光疗法没有常见的并发症或安全问题。事实上，如果将来该技术成为一种基于证据的方法，则有可能向患者提供适当的家庭治疗设备，如果证明有效，可以显著减轻患者负担并提高患者的依从性[117,122,132–136]。

正畸治疗包括定向牙齿移位和相关的骨改建及再吸收循环。施加在牙齿上的力会在牙周组织中产生压缩和拉伸压力区域，从而导致成骨细胞和破骨细胞活性的变化。正畸治疗时间的延长会增加牙根吸收、牙周疾病和龋齿的风险[122,161]。

在施加正畸力时，会引发快速的急性组织炎症反应。光疗的后续应用显然可以改善细胞反应，从而增加骨代谢。然而，人们已经认识到更高光疗剂量会对细胞代谢具有抑制作用。 但是如果所施加的能量保持在显著加热组织至蛋白质降解点所需的水平以下，则不会导致组织损伤[114,162]。

正畸牙齿移动需要触发急性炎症的骨重塑，似乎应用已被发现具有选择性抗炎特性的激光会适得其反。与急性炎症反应相关的细胞因子，如TNF-α、IL-1和IL-6，会通过红色到近红外光疗下调。此外，有证据表明PGE2与NFKB选择性下调会导致促炎细胞选择性凋亡。然而，有许多动物研究表明，骨吸收和骨附着增加与应用激光或LED光疗应用相关。众所周知，细胞生理学受到光疗法的显著影响，根据剂量的不同可看到各种效应。如细胞的氧化还原状态发生了变化，使得线粒体产生的ATP增加明显。此外，一氧化氮的产生是一种强有力的血管扩张剂。活性氧（ROS）有少量但显著的增加，ROS在低水平下被认为是有丝分裂的一个强有力的触发因素，而在较高水平，ROS可能与热应激蛋白（HSP）级联的激活有关，后者可以减缓细胞的新陈代谢。在更高的水平上，ROS可以引发细胞毒性和凋亡[162–165]。

光疗的下游效应包括细胞活动增强，如运动、迁移、分化和吞噬功能的增强，以及细胞有丝分裂速率的显著提高。骨代谢研究发现，光照射后碱性磷酸酶会持续增加，其中碱性磷酸酶是参与骨重建的关键酶，同时血小板衍生生长因子（PDGF）也会增加[166–167]。

在大鼠、狗和兔子的动物模型上进行的研究表明激光和LED光疗可以改善正畸牙齿移位。在动物研究中应用的措施包括组织学评估骨密度和体积、破骨细胞和成骨细胞的增殖、毛细血管数量和炎症细胞数量的变化。利用单克隆抗体，免疫组化检测了参与骨重建的重要细胞因子，如骨保护素（OPG）和核因子-κB配体的受体激活剂（RANKL）。动物研究已经使用了大鼠和狗的第一磨牙作为移位指标，有争议的是一些研究使用大鼠切牙的移动作为实验模型。有研究正在关注激光或LED光疗对快速上颌扩张术中中腭缝的影响。动物研究表明，与对照组相比，波长为650～940nm的激光使牙齿移位的速度提高了2～3倍。此外，与对照组相比，细胞活性增加的组织学证据和骨重建增加的显著迹象支持了这一结果[168–176]。

在Suzuki等[177]最近的一项动物研究中，发现激光光疗增加了压力侧的破骨细胞数量，同时张力侧的成骨细胞数量也相应增加。除了组织形态计量学分析外，这项研究还应用了RANKL/OPG和抗酒石酸酸性磷酸酶（TRAP）活性的免疫组化分析。这进一步证实了压力侧试验组破骨细胞活性增加（RANKL和TRAP水平升高）和张力侧成骨细胞活性增加（OPG增加）的组织学结果。此外，与对照组相比，正畸牙齿移动的发生率提高了40%左右。

动物研究代表了大量基于证据的研究[111]；对

于激光或LED的波长、治疗持续时间、治疗频率、应用的能量密度或总能量没有达成一致。面对一组基于从大鼠到狗，再到兔子的各种动物模型的异质实验研究，不可能将结果外推到人类受试者身上。然而，动物研究高度支持光生物调节，这在未来可能是与正畸牙齿移动相关的加速骨代谢的有效工具。

12.2.4　临床试验

在临床试验方面，已经发表了一系列病例报告、病例系列分析等初步研究，目前还很少有设计良好的随机对照试验。

下表（◘ 表12.3）总结了许多有关光疗和正畸牙齿移动的近期综述和系统综述中包括的临床试验。

从临床研究表中可以看出[151,158,178–182]，研究者

◘ **表12.3　近期系统综述中纳入的临床试验总结**

序号	第一作者（发表年份）	试验数量	激光					应用			结果速率
			激光类型	波长	功率，时间	剂量（J/cm[2]）	总能量（J）	照射时间间隔	应用牙齿	力(g)	
70	Cruz[178]（2004）	11	二极管	780nm	20mW，10s，$0.04cm^2$	5/point 50/session	0.2/point 2.0/session	每月4天	应用牙齿	150	增加34%（2个月）
71	Limpanichkul[179]（2006）	12	二极管	860nm	100 mW，23s，$0.09cm^2$	25/point 200/session	2.3/point 18.4/session	每月最初3天	尖牙	150	无效（3个月）
72	Youssef[180]（2008）	15	二极管	809nm	100mW，10、20、10s	无信息	8.0/session	第0、3、7、14天	尖牙	150	增加2倍（6个月）
73	Sousa[181]（2011）	14	二极管	780nm	20mW，10s，$0.04cm^2$	5/point 50/session	0.2/point 2.0/session	每月第0、3、7天	尖牙	150	增加2倍（4个月）
74	Genc[182]（2013）	20	二极管	808nm	20mW，10s，$0.28cm^2$	0.71/point 7.1/session	0.2/point 2.0/session	第0、3、7、14、21、28天	尖牙	80	增加20%～40%（1个月）
44	Doshi-Mehta[151]（2012）	20	二极管	800nm	0.25mW，10s，$0.04cm^2$	8J 10/session	2.5mJ/point 8.0J/session	第0、3、7、14、29、44天	上颌侧切牙	150	增加30%
51	Herravi[158]（2014）	20		810nm	200mW，30s，$0.28cm^2$	21.4J 10/session	6J/point 60J	第0、4、7、11、15、28、32、35、39、43、56天	尖牙	150	无效

改编自Kim等[110]的研究结果
高剂量治疗并不有益，而低剂量2～8J/cm[2]可增加20%～40%的牙齿移动

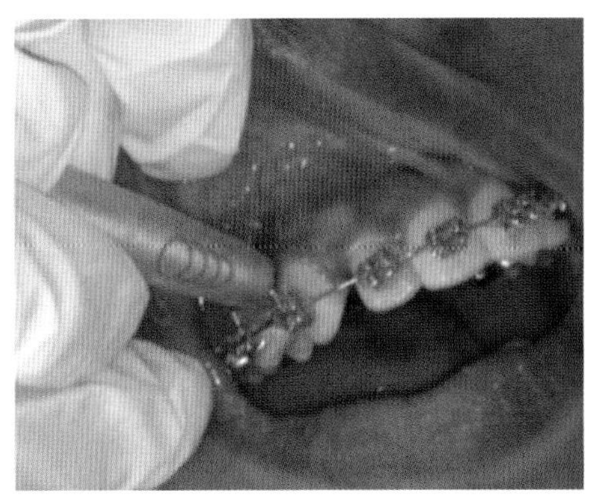
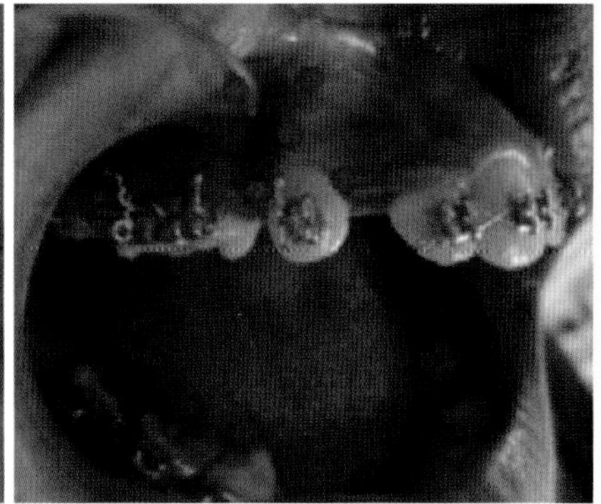
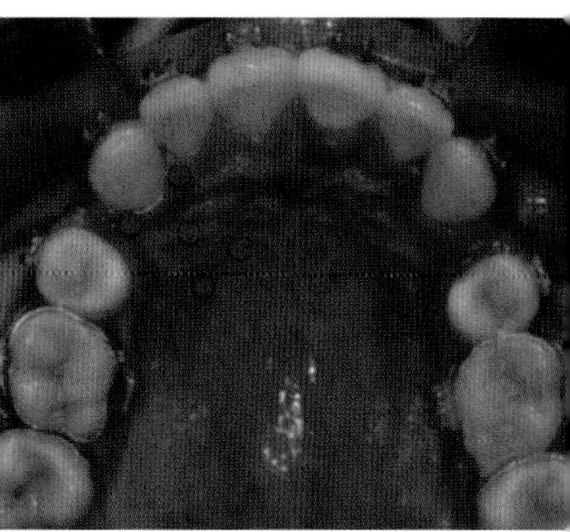

■ 图12.8　940nm的二极管激光在尖牙的颊侧和腭部与黏膜5点接触的应用要点图（图片来源：由Dr, Premila Suganthan提供）。

们在选择波长、参数或应用频率方面没有达成一致。在阳性结果中，剂量多在2～8J/cm^{2}的范围内，并且需要频繁应用光疗。使用高剂量的研究也没有结果（Herravi，Limpanichkul [158,179]）。由于有效的光疗需要在狭窄的波长范围内调整光子能量，因此标准化治疗的实施是一个关键问题。能量过低会导致零反应，剂量过量可能会导致光生物抑制，高剂量与细胞停滞有关，而不是刺激细胞代谢[162]。

传统观点认为，光生物刺激作用的治疗剂量是在组织水平2～8J/cm^{2}下进行的[183]。但有许多可能影响组织穿透的复合因素，其中最重要的是光穿透的深度。入射的可见红光到近红外光波长的光子能被各种组织发色团吸收，包括蛋白质，血红蛋白和黑色素。在距组织表面5～10mm的目标深度处，根据所选波长以及局部组织特征（如是否存在色素或高度角化的上皮致密层），穿透的光量范围可能为2%～10%。能使精确剂量变得困难的其他复杂因素包括光束发散（与表面的距离）、光束轮廓（通常为高斯分布）和组织表面的光斑尺寸（这可能对能量密度产生显著影响）。由于很多激光和LED设备都不相同，除了治疗和管理方法方面的初步尝试外，目前尚无其他建议[113–114]（■ 图12.8）。

激光光疗用于加速正畸牙齿移动的主要缺点之一是设备昂贵且需要培训以获得必要的临床技能。另外，还存在安全隐患，比如由于激光光疗可能造成严重的光损伤，因此需要佩戴合适的护目镜。迄今为止采用的治疗策略要求患者频繁地进行复诊，因此为医务人员提供适当的培训具有重要意义。

12.2.5　当前趋势

最近，临床研究已经测试了使用LED光疗替代激光来调节正畸牙齿移动的速度[184–187]。与激光设备相比，LED设备相对便宜。此外，较低的输出功率和激光器固有的光学相干性降低了潜在的光学危害。最后，与以前的手术设备不同的是，现在已经有具备可以在家自我管理的设备。与基于诊室治疗相比，这具有重要优势，可以预计这将提高患者治疗的机会。这可能会影响到患者依从性，同时减少几个月内多次复诊的需求。熟练的操作人员使用手持式激光非常耗时，并且需要频繁使用。

这种类型的设备中第一个使用的是850nm近红外波长的经皮设备。Kau、Kantarci和Shaughnessy等[184]进行的一项回顾性研究的初步报告，评估患者在家每周1次，治疗时间为每天20min或30min或单次60min的效果（■ 图12.9）。脸颊表面以60mW/cm^{2}的功率密度进行照射，将73名测试对象与对照组进行比较，而对照组在没有干预的情况下通过另一个中心进行治疗。牙齿移位是通过Little's不规则指数（LII）进行，该指数对5个接触点进行定量测量。该技术涉及直接使用平行于咬合面的卡尺（已校准至至少0.1mm）从下颌进行测量。确定下颌切牙的相邻解剖学接触点的线性位移，5个测量值的总和表示病例的不规则指数值。在基线检查时进行评估，然后在6周内每2周进行1次评估，然后每4周进行1次评估，直到达到一致。平均结果显示，对照组和试验组Little's不规则指数的平均变化率分别为每周0.49mm和每周1.12mm，这意味着正畸牙齿移动发生率增加了2~3倍。然而，这项开创性研究的设计存在一些问题，其干预不是随机对照或盲法试验。此外不同的操作人员可能放置不同托槽系统的固定矫治器。作者注意到试验组在一开始就有较高的Little's不规则指数，作者认为需要进行更大规模和更长时间的临床试验来评估结果的长期稳定性。这项研究是由设备制造商赞助的，该研究说明需要进一步独立和设计更好的研究。

随后，Chung等[185]对同一器械在医院抗战了独立对照临床试验。这是一项口腔分区随机对照临床试验，评估单个拔牙部位的闭合情况。单侧应用LED光疗每天21min，对侧作为对照组，LED处于非活动状态。制造商将输出功率设置为150mW/cm²，因此每天的总输出功率为189J/cm²。由两名独立的盲评估员对11名正畸患者的17个牙弓进行测量，这些患者都需要双侧对称地拔除前磨牙。在开始时（T0），在空间闭合（T1）开始后的3~7周，以及在T1之后的3~7周（T3）进行3次测量。家庭使用的依从性由该设备测量，参与者保持记录。结果是，测试部位和对照部位之间的结果无明显差异。值得注意的是，研究期间受试者的依从率据报道约为80%。这项经过精心设计和进行的研究遵循了CONSORT声明准则，并且没有明显的利益冲突。作者认为有可能将光泄漏到对侧。作者在分析中试图检测控制点和测试点中的任何刺激迹象。但两个部位被发现是相同的，并且其结果与常规固定矫治器治疗的患者相当。

经皮LED设备需要高输出功率，以补偿入射光子能量的高吸收和散射。有效的剂量是否能可靠地深入到靶组织中仍然是有争议的，因为给药的光必须穿过三层高度角化的上皮细胞才能到达靶组织。个体之间脸颊厚度的差异，如浅表皮肤色素沉着，会阻止可靠和可重复的方案。

在最近由Shaughnessy、Kantarci和Kau等[112]进行的试点临床试验中，对LED家用设备的进一步设计进行了测试（◘ 图12.10）。这一次，装置被放

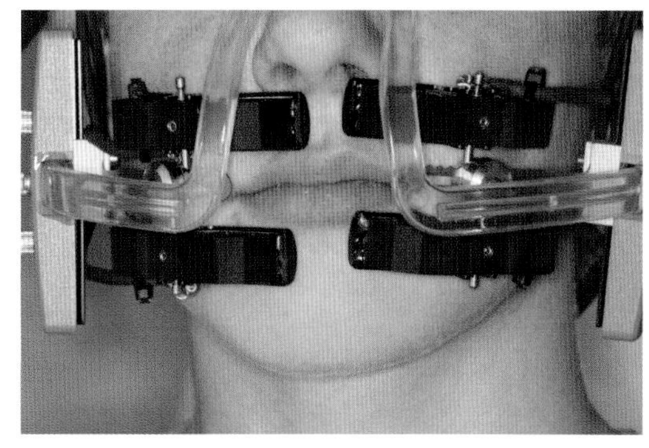
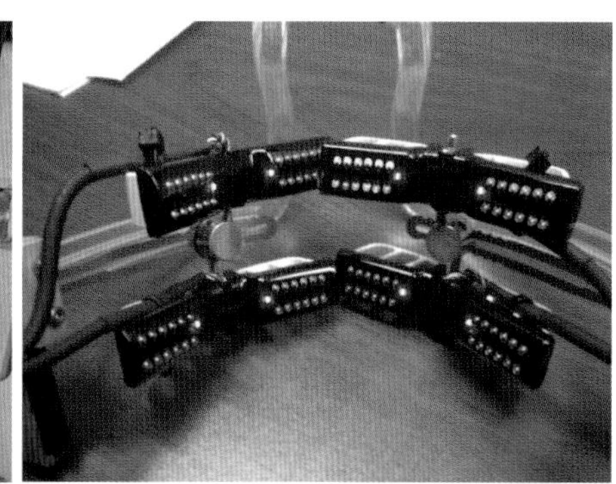

◘ 图12.9　患者家用LED口外经黏膜光疗装置的初始模型（图片来源：由Biolux研究有限公司许可复制）。

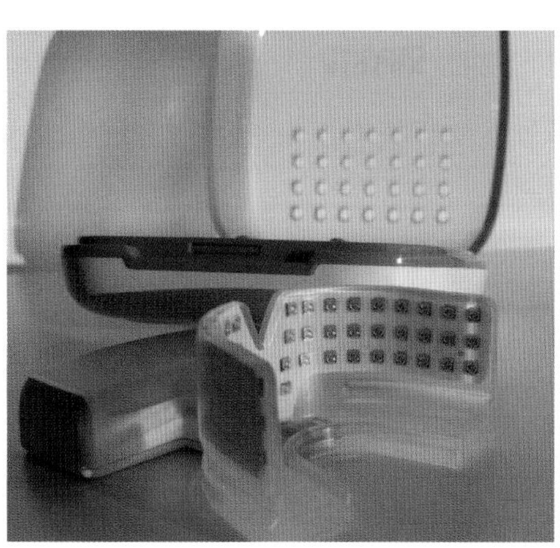
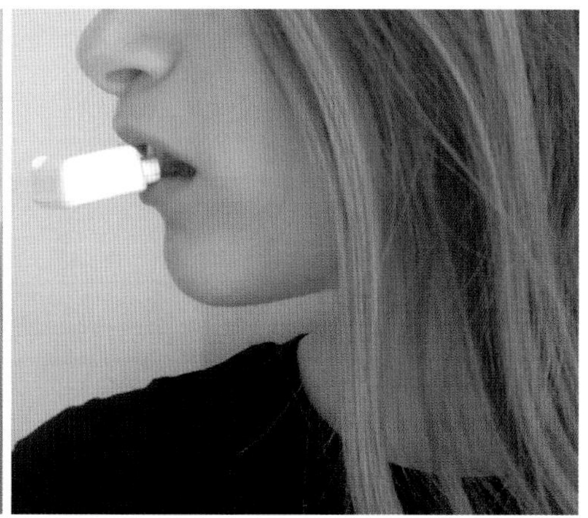

◘ 图12.10　最新版本的家用LED光疗设备，使用了一个口内托盘，托盘上排列着850nm的LED阵列。本设备适用于日常家庭使用，它能测量使用频率和持续时间（图片来源：由Biolux研究有限公司许可复制）。

置在口腔内，850nm的LED阵列被放置在口腔内治疗托盘中，其输出功率密度为42mW/cm^2，每天每次治疗使用3.8min。19名患者被征召加入研究，前8名患者作为对照组，每组10个牙弓（上颌3个，下颌7个）。接下来的11名患者是试验组，他们总共提供了18个试验牙弓（10个上颌牙弓，3个下颌牙弓）。在先前的研究中，测量单位是Little's不规则指数。在开始时（T0）和第二个点（通过照片支持的视觉评估，LII估计达到≤1mm）进行测量。报告的结果是，试验组和对照组整平的平均时间是48天和104天。

因为没有使用阴性对照设备，作者认为这项研究存在一些局限性：样本量小，所用矫治器类型存在不一致之处。同样，这是一项公司赞助的研究，但值得注意的是，与试验组相比，对照组的下牙弓优势更大。此外，正如Chung等所认识到的那样，参与者之间的平行型研究可能存在差异；个体之间的下颌和牙齿位置以及生长模式可能存在差异，这会使测试和对照之间的比较变得不可靠，尤其是在小规模的研究小组中。Shaughnessy等的结论是试验组的总体治疗时间显著缩短，但要进行更大规模的随机模拟对照临床试验，以进一步评估患者每天照射光疗的效果。

最近，Shaughnessy等[186]发表了一些临床报道支持LED口内光疗法的价值。Ojima等有一个病例报告，其中描述了一名患者使用LED口腔内矫治器、Invisalign透明矫治器治疗上下前牙拥挤、前牙开𬌗和带有V形上颌弓的侧切牙反𬌗。通常情况下，患者在观的周期内每2周需要更换一对新的上下矫治器，在本例中为21个月。患者每天对每个牙弓使用该设备5min。Ojima等[187]报道说，每天辅助使用LED后，每3天更换一次矫治器，整个疗程在6个月内完成。

对没有进行"盲法"的研究，临床报告和控制不佳的非随机病例系列处于证据基础的最低水平，只能被视为需要通过受控随机临床试验进行进一步的精心设计的评估。目前还没有足够的科学基础来支持这种高度创新的自我管理治疗技术的整合。

结论

基于体外、体内动物实验和有限的临床证据，临床光疗在正畸病例管理中具有良好的应用前景。然而，光疗的剂量测定和光子能量持续传递到所需要的靶组织深度仍有许多不清楚的问题。我们需要努力使光疗的临床剂量和治疗方案标准化，以确保达到镇痛的最大效果，并控制与骨重塑相关的细胞和分子过程。此外，与临床实践的许多其他领域一样，在这种方法被普遍接受前尚需要更多高质量的研究。

扫一扫即可浏览
参考文献

第十三章　激光辅助口腔软组织手术：良性软组织病变和修复前治疗

Laser-Assisted Soft Tissue Oral Surgery: Benign Soft Tissue Lesions and Pre-prosthodontic Procedures

Claus Neckel

D.J. Coluzzi, S. Parker (eds.), *Lasers in Dentistry—Current Concepts*, Textbooks in Contemporary Dentistry,
DOI 10.1007/978-3-319-51944-9_13

核心信息

关于激光应用的初步实验和早期临床实践已于20世纪60年代中期报道[1]，最早期的临床手术之一于1977年被记录在案[2]。如今激光手术已成为许多口腔外科手术的标准，为外科医生和患者提供了许多益处。本章的目的是解释这些疗法并证明其益处。

13.1 简介

1960年，Maiman首次开展了红宝石激光器的研究工作[3]。这基于爱因斯坦1917年的理论陈述[4]和Schawlow和Townes在1958年的研究[5]。基于这一突破，许多致力于不同激光类型的研究小组在20世纪60年代发表了他们的研究成果。这些文章促成了目前使用的主要激光类型的发展，如二氧化碳激光、Nd：YAG激光和二极管激光[6-11]。对于口腔科来说，长期以来人们追求的目标是用激光代替牙钻的疼痛和振动。直到1989年，Er：YAG激光才得以研发，几年后才得以开发应用。此时激光已广泛应用于医学，主要应用于软组织。从1990年开始，激光治疗开始在口腔科中确立地位。

在激光治疗之前，有3种主要的口腔外科治疗方法：

- 使用常规手术刀。
- 电刀[12]。
- 冷冻疗法（自20世纪70年代中期开始使用）[13]。

对于牙齿硬组织的治疗，只有部分波长可以使用（Er：YAG、Er，Cr：YSGG、二氧化碳）。然而，在软组织手术中，多达十种不同的波长是适用的。外科医生可以选择基于光纤的传输系统（Nd：YAG激光、二极管激光）或非接触式光学系统（二氧化碳、铒激光家族）。

- **二极管激光（445～1064nm）**最好用于色素组织。仪器小型、简洁、便于携带，对于小手术来说是一个优势。通过小直径的柔性光纤进行传输，光纤工作尖可选，可以接触小面积的组织。使用具有数字调制脉冲宽度的门控模式和高输出功率，大大地提高了二极管激光的效率。
- **Nd：YAG激光（1064nm）**与二极管激光有相似的作用，尽管自由运行的脉冲模式可以产生非常高的峰值功率以提高效率。其输送系统与二极管相同。
- **KTP激光**的发射波长为532nm，与二极管激光和Nd：YAG激光类似。
- **Ho：YAG激光（2100nm）**主要用于软组织手术。采用铰接式传送系统和非接触式应用。
- **氩激光（488nm和514 nm）**的适应证为色素性病变或在血管畸形方面。
- **二氧化碳激光（9300nm和10600nm）**传统上用于口腔外科手术，后者的波长在临床上的应用非常成功。使用二氧化碳激光很容易获得比二极管更高的平均功率，组织切割速度非常快，但在连续波中使用时，组织炭化的可能性更大。非接触方式和铰接臂的使用对应用要求更高。
- **Er：YAG（2940nm）和Er，Cr：YSGG（2780nm）**激光很容易被水吸收。其主要适应证是硬组织（骨）手术。软组织手术也能使用但速度更慢，因其色素团吸收不良，止血效果不明显。根据特定的激光，可以选择接触或非接触的方式，使用有尖端或者没有尖端的手机传输。

口腔手术中选择激光的主要指征：

- 止血。
- 保持术区干净。
- 激光与组织相互作用的穿透深度可控。
- 对伤口敷料或缝合的需求最小。
- 不需要局部麻醉。
- 减轻术后疼痛。
- 减少伤口收缩和疤痕。
- 加快伤口愈合。

止血是激光最受欢迎的优势之一。根据目标组织和所用激光的类型，产生几乎完全干燥的手术区域。这也可以在有出血情况的患者身上使用[42]。使用足够的能量切割将产生很少的炭化，而伤口的颜色和结

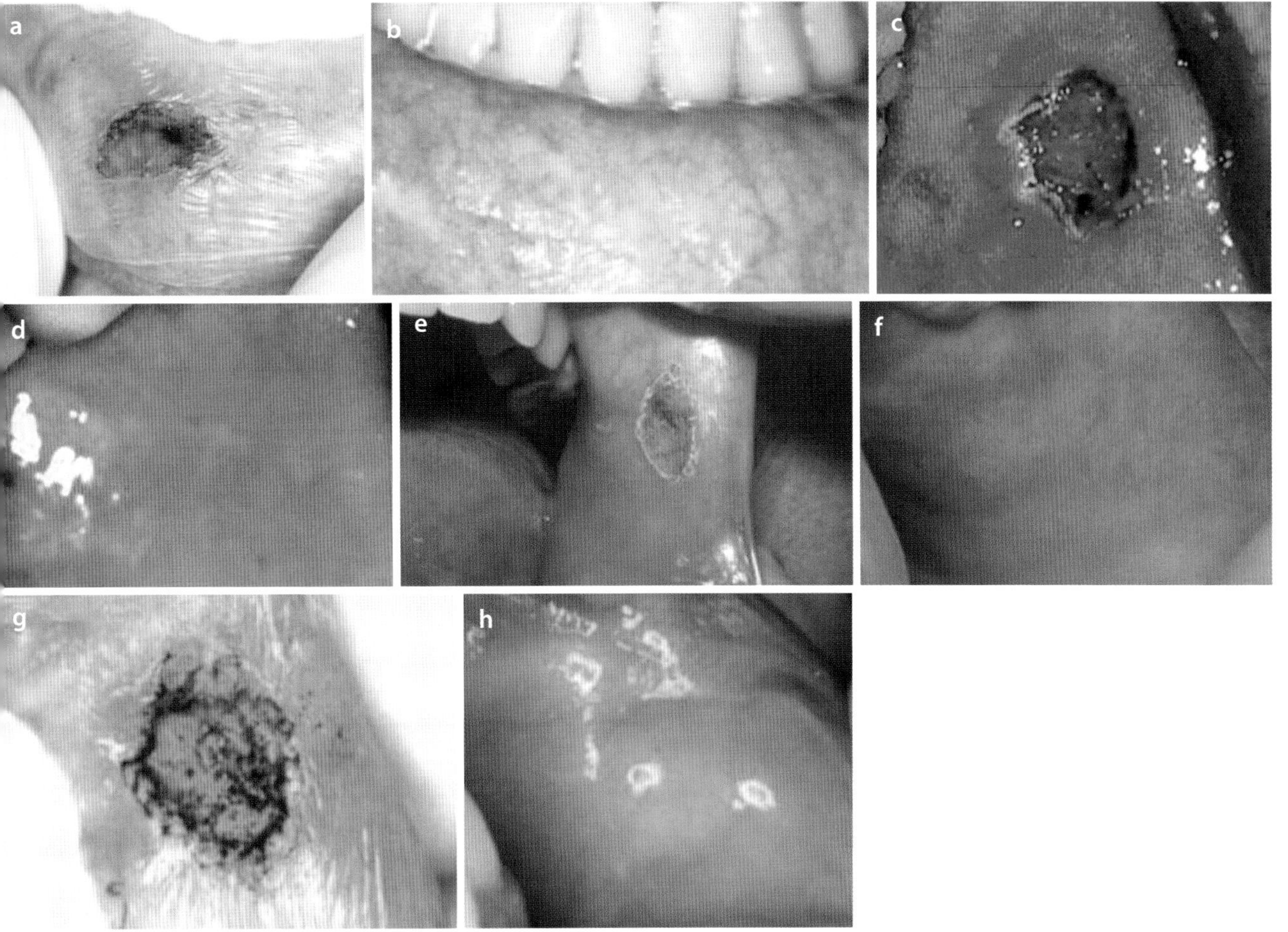

图13.1 （a）下唇刺激性纤维瘤的病损切除术后即刻照。使用810nm的二极管激光，400μm玻璃光纤，接触模式，1.2W，连续波。通量149J/cm^2。（b）术后3周照。（c）颊黏膜刺激性纤维瘤的病损切除术后即刻照。使用Nd：YAG激光，320μm玻璃光纤，接触模式，平均功率3W（100mJ，30Hz）。通量915J/cm^2。（d）术后3周照。（e）内侧唇黏膜刺激性纤维瘤的病损切除术后即刻照。使用Er：YAG激光，600μm玻璃光纤，接触模式，平均功率2.4W（80mJ，30Hz，关闭冷却喷雾）。通量263J/cm^2。（f）术后2周照。（g）颊黏膜刺激性纤维瘤的病损切除术后即刻照。使用10600nm二氧化碳激光，直径0.8mm管状中空工作尖，聚焦于口腔病损，5W，连续波。通量146J/cm^2。（h）术后3周照（图片来源：临床病例由Dr. Donald Coluzzi提供）。

构不会发生变化。这使得手术过程中定位更容易，特别是对于缺乏手术经验的口腔医生。使用激光时，不仅波长很重要，时间发射模式（连续波或脉冲）、脉冲持续时间、发射周期、曝光时间和切口速度等参数也很重要[14–15]。正确操作下会促成一个清晰的创面，减少炭化和蛋白质收缩导致的疤痕[16–19]。

如前所述，目前所有可用的口腔激光都可用于软组织口腔手术。如▶第三章所述，由于光子能量的吸收特性不同，激光与组织的相互作用可能会发生变化。通过精细的技术和谨慎的操作参数选择，激光手术会更安全。图13.1描述了用4种不同波长进行切除手术的例子。

13.2 口腔良性病变和肿瘤

13.2.1 白斑

口腔黏膜从正常的浅红色变到白色是口腔中最常发现的异常之一。早期鳞状细胞癌在早期也可能表现为白色病变，如未能发现并找到致病因素可能会导致严重的后果。

临床上，许多学者对“白斑”这一术语的使用有所不同，本书指的是一个“无法擦掉的白色斑块”[20]。根据世界卫生组织的定义，白斑是“一种白色斑块，在临床或病理上不能与任何其他疾病相区别”[21-22]。因此，白斑仅作为一个临床术语使用，它没有特定的组织病理学含义，也不应作为诊断。最近，世界卫生组织（2005年）将白斑病的定义改为“具有可疑风险的白色斑块”，排除（其他）已知的无癌症风险的疾病。

临床实践中，1983年的Malmö文章[23-24]区分了潜在的癌前病变和良性病变。这些区别纯粹来源于临床，基于表面颜色和形态（厚度）特征，对结果和预后有一些影响。白斑的检查一直是一种排除性诊断，所以必须进行活检以验证诊断。白斑有两种类型：均质型和非均质型。均质型病变的白斑均匀扁平、薄，表面角蛋白有浅裂纹。均质型病变的白斑恶性转化的风险与任何其他正常黏膜组织相似，而对于非均质病变的白斑，据报道其恶变危险因素高达50%，这取决于组织学的异型增生率[25-28]。在白斑的治疗方案中，必须切除所有表面形态可能导致异常增生的病变区域。在传统外科手术中，通常采用皮瓣手术，其结果可能是留下疤痕、愈合时间延长、疼痛难忍。激光技术的引入，如使用二氧化碳激光[29-31]，提供了气化病变并使其愈合的可能，而且形成最小限度的疤痕。但对激光切除的标本进行病理分析曾受到质疑。传统的切除会产生整个标本的连续切片，而活检因切片不足而受到质疑。在传统外科医生看来，病理证据会被气化影响。确诊的标准仍然是对可疑病变进行活检，目前病理学家接受了激光手术标本。

如前所述，激光在这种手术中的最大优势是，即使在二次伤口愈合的情况下，几乎完全没有疤痕形成。这也适用于功能区组织，切除功能区会跨越的解剖结构，如颊面腮腺乳头或口底舌下肉阜。用传统技术，疤痕会导致唾液滞留，并有感染和疼痛的风险。另外当激光手术中使用连续波模式时，产生的较高组织温度会导致小疤痕的形成。同样重要的优势是激光具有止血能力。如舌头上的白斑切除后，没有过多出血。在牙齿附近伤口的愈合阶段，患者即使吞咽也不会出现任何出血问题。

白色病变复发是一个重要问题。研究表明，与传统疗法相比，使用激光疗法至少具有相似甚至更好的结果[32-33]。在嘴唇等敏感区域，激光切除的预后有明显的改善[34-35]。

激光治疗口腔白斑的研究大多是在10600nm的二氧化碳激光波长下进行的。根据病变的可及性，可使用基于光纤传输的Nd：YAG激光或二极管激光，它们在某些情况下更有优势[36]。

◘ 图13.2所示为舌侧缘白斑病例。一名50岁女性患者，除了吸烟外无明显病史。Nd：YAG激光照射病变处。6个月后，一个小区域复发。

◘ 图13.3是一名65岁男性患者，吸烟，大面积

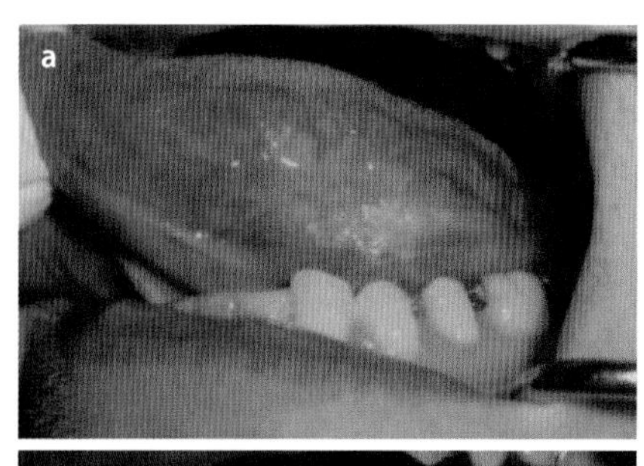
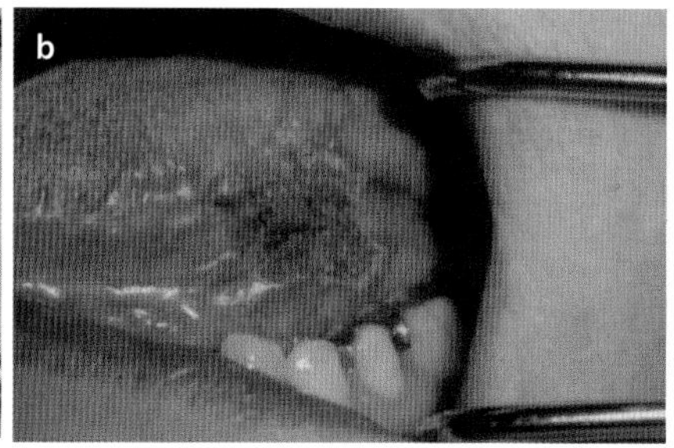
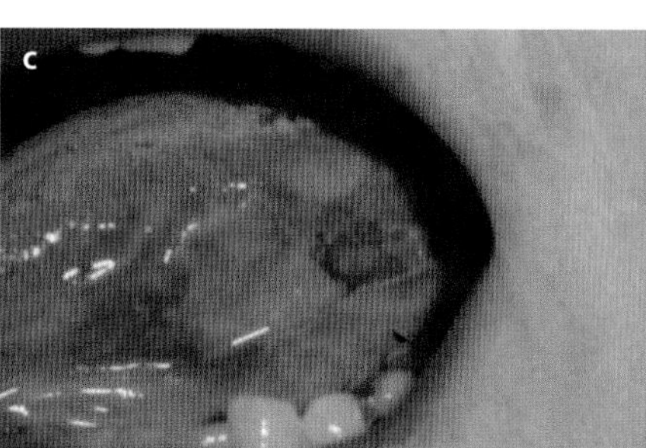
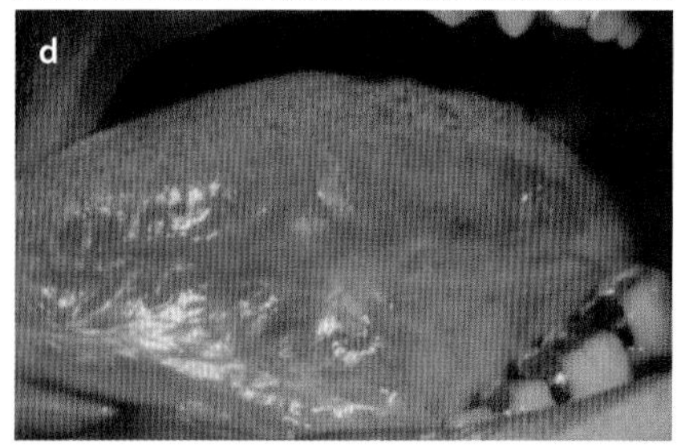

◘ 图13.2 （a）舌侧白斑术前照。（b）使用Nd：YAG激光，600μm玻璃光纤，接触模式，平均功率6W（150mJ，40Hz）。通量812J/cm²。（c）术后1周照显示愈合。（d）术后6月照显示部分复发。

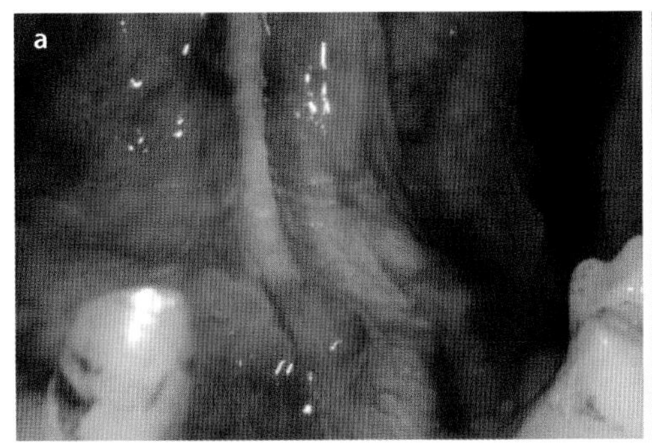
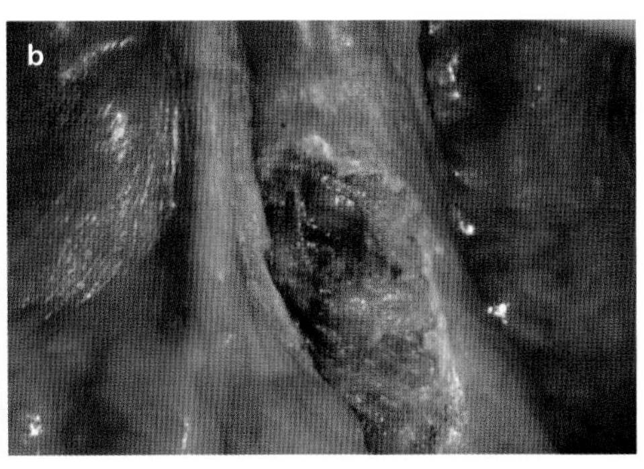

图13.3　(a) 累及颌下腺乳头的口底广泛性白斑术前照。(b) 病损切除术后即刻照。使用810nm的二极管激光，200μm的玻璃光纤，接触模式，30W，12500Hz，脉宽9μs。平均功率3.38W，通量554J/cm^2。注意减少热损伤。

白斑病例。他的病史包括高血压和糖尿病，可通过药物控制。使用二极管激光进行了切取活检。愈合进展良好，有一定复发可能。

13.2.2　扁平苔藓

扁平苔藓是口腔黏膜的一种特殊疾病，在某些情况下与皮肤苔藓有关。然而，2/3的皮肤苔藓患者有黏膜病变，70%的患者是年龄在50岁以上的女性。扁平苔藓通常表现为不规则的，花边状的颊侧黏膜白化，口腔的其他区域也可能受累。临床表现也有大疱或糜烂，这些患者往往会在咀嚼时感到疼痛。临床诊断通常是基于白化形态，称为Wickham纹[37-39]。扁平苔藓的病因尚不清楚。

口腔扁平苔藓是一种影响口腔黏膜的慢性炎症性疾病。它是一种由T细胞介导的自身免疫性疾病，细胞毒性CD8+T细胞引起口腔上皮基底细胞凋亡。一些抗原特异性和非特异性炎症机制提出来解释CD8+T细胞在上皮下的积聚与归位，以及随后的角化细胞凋亡[40]。所有使用的治疗方式都不能完全治愈，只可以缓解严重的疼痛和不适。传统的药物和皮质类固醇软膏仍然用于治疗扁平苔藓。在一项研究中，一种低剂量激光辐射的非侵入性治疗取得了成功的结果[41]。所有扁平苔藓患者都易复发，与治疗方案无关[42]。

13.2.3　纤维瘤

口腔最常见的病变是纤维瘤。它是一个离散的、浅表的、有蒂的肿块，常见于颊黏膜。通常是非肿瘤性质的，因对机械、化学和炎症因子的反应出现纤维瘤。纤维瘤是由胶原纤维结缔组织覆盖角化或部分角化鳞状上皮组成。病变处可见黏液瘤样变性或结缔组织病理性变弱，伴有骨形成和脂肪组织生长。患者通常只在咀嚼该区域后才注意到病变，然后经历创伤后疼痛和肿胀。此时根据区域的不同，纤维瘤至少生长到2~3mm，并且可以在镜子中看到。病变通常会继续增长而成为隐患，应予以切除。如果使用手术刀，尤其是当病变部位因血管化增多而发炎时，术后出血往往使手术变得困难，此外还需缝合。激光手术可以同时进行病变的切除和止血。伤口通常处于开放状态，以便二次肉芽形成[19,43-44]。

◘ 图13.4是一名无症状纤维瘤女性患者，45岁，不吸烟，无明显病史。使用二极管激光进行了切除活检，组织愈合没有任何疤痕或残余病变。

◘ 图13.5展示了一名50岁无病史的女性患者嘴唇黏膜内皮的刺激性纤维瘤。一个10600nm的超脉冲二氧化碳激光进行了切除，同时进行缝合使病变处保持张力（临床病例由Dr. Steven Parker提供）。

◘ 图13.6是一位38岁的女性患者，不吸烟，有多处纤维瘤。她的病史包括高血压和心律失常，可通过药物控制。有磨牙症的习惯，这可能是造成病变的原因之一。

13.2.4　乳头状瘤

乳头状瘤表现为许多鳞状上皮指状突起的树枝状生长。每个分支都包含一个血管良好的纤维结缔组织核心。这在整个口腔都可能发生，尤其在舌头

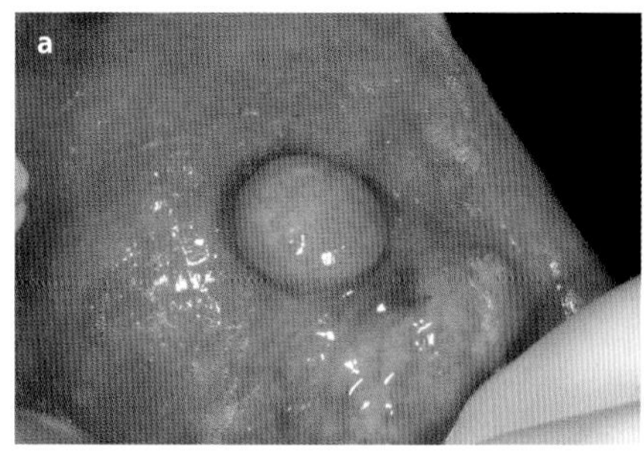
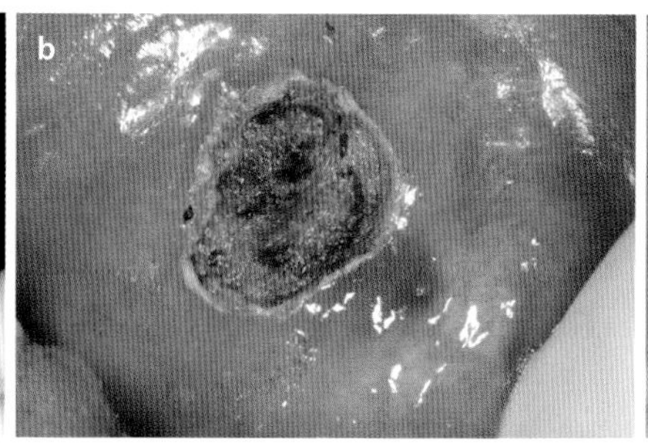
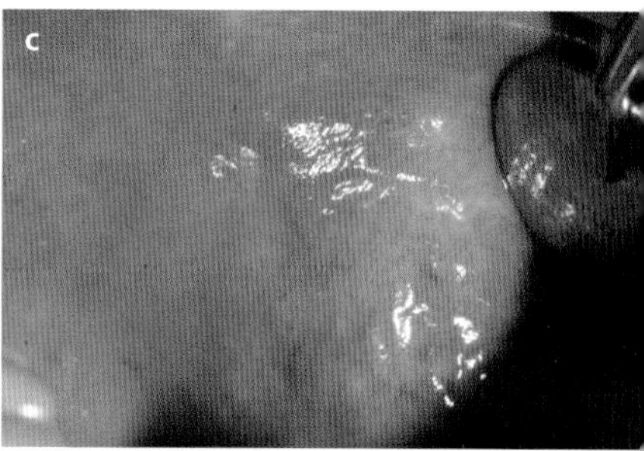

◘ 图13.4　（a）颊黏膜纤维瘤术前照。（b）病损切除术后即刻照。使用810nm的二极管激光，200μm的玻璃光纤，接触模式，30W，12500Hz，脉宽9μs。平均功率3.38W，通量554J/cm^2。（c）术后4周照显示完全愈合。

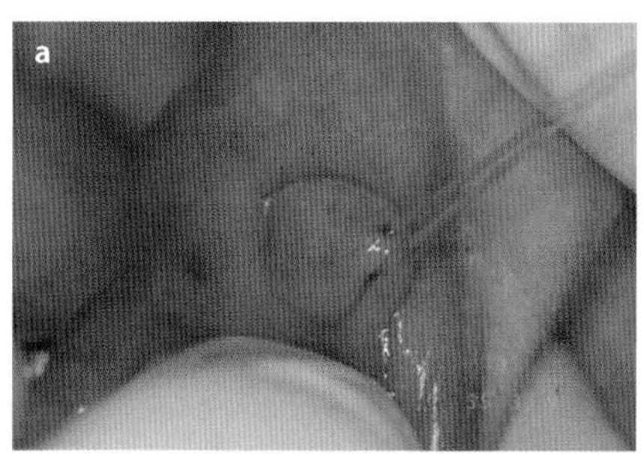
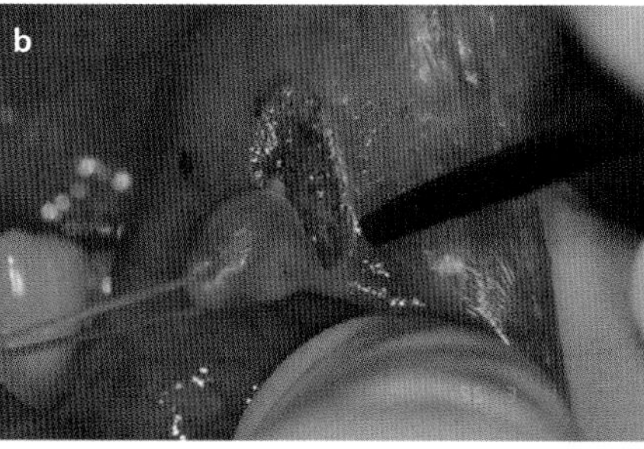
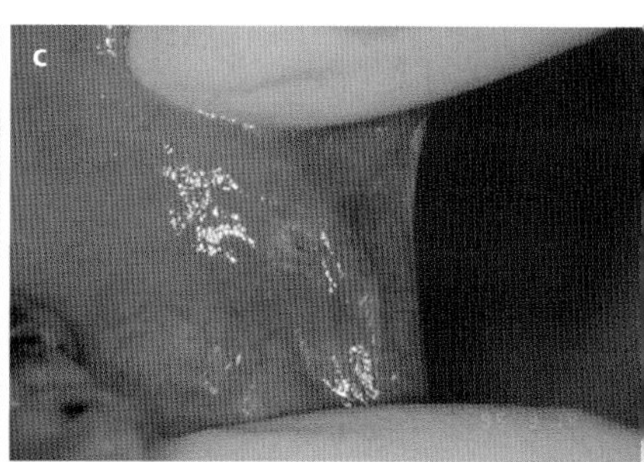

◘ 图13.5　（a）唇内侧黏膜纤维瘤术前照。（b）病损切除术中照。使用10600nm的二氧化碳激光，SP模式，平均功率1.5W，光斑直径600μm，非接触模式。通量135J/cm^2。将病损以缝线轻柔地向外牵拉，远离其基底面。总手术时间约1min。（c）术后10天照显示几乎完全愈合（图片来源：临床病例由Dr. Steven Parker提供）。

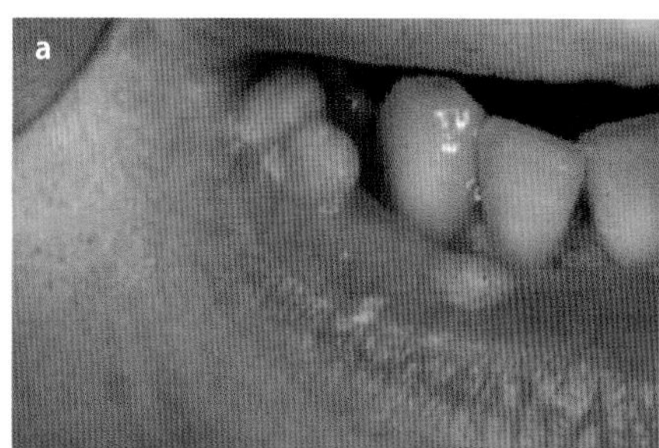
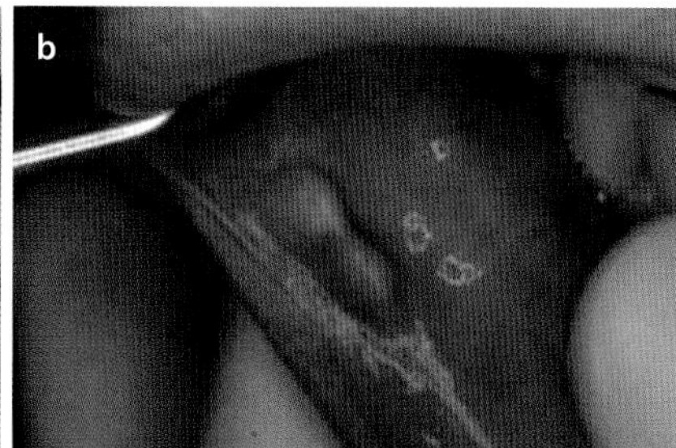
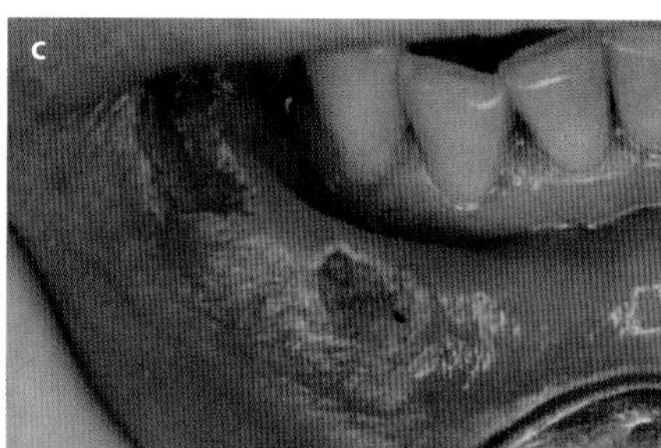
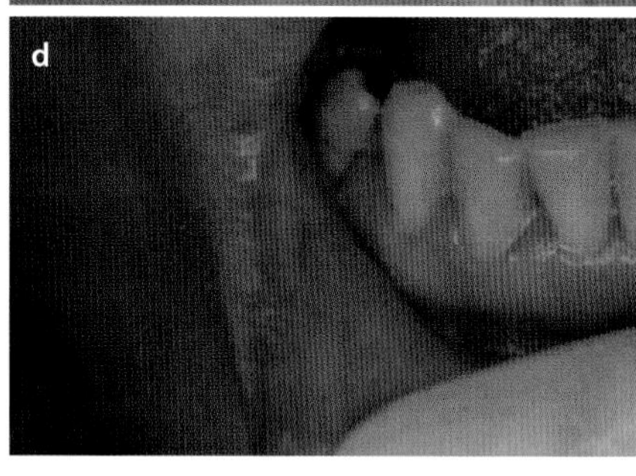

◘ 图13.6　（a）右侧下唇多发纤维瘤术前照。（b）类似的口内照显示病变包含在角化黏膜中。（c）病损切除术后即刻照。使用Nd：YAG激光，320μm的玻璃光纤，接触模式，平均功率4W（100mJ，40Hz）。通量637J/cm^2。（d）术后4周照显示完全愈合且没有残余病损。

和悬雍垂周围区域。病因通常是病毒性的，被认为是由乳头瘤病毒引起的[45–46]。口腔乳头状瘤的治疗包括整个病变的切除[36,47–48]。即使激光治疗的复发率低于常规治疗，也可能发生复发。任何治疗都可能受到限制，因为病毒本身并没有被消灭。

◘ 图13.7是口腔乳头状瘤的临床病例。一名36岁男性患者，吸烟，无明显病史。使用二极管激光进行了切除，愈合预期良好。

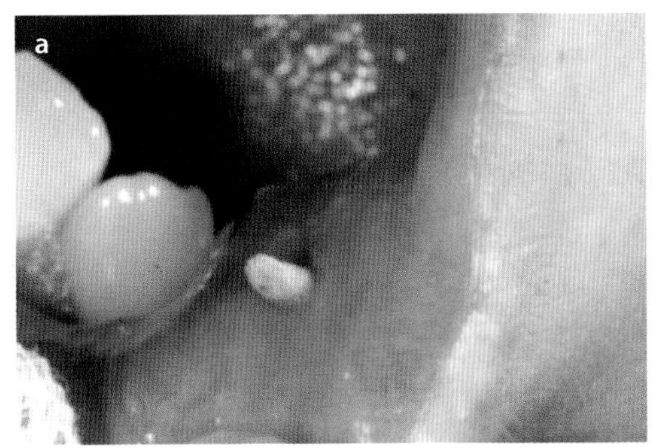
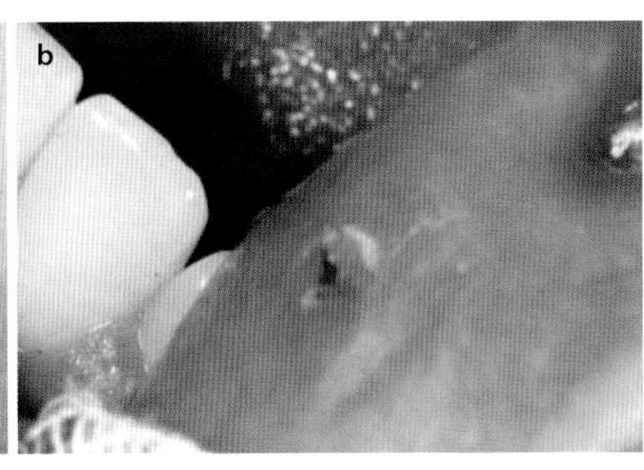

图13.7 （a）颊黏膜乳头状瘤术前照。（b）病损切除术后即刻照。使用810nm二极管激光，200μm的玻璃光纤，接触模式，30W，12500Hz，脉宽9μs。平均功率3.38W，通量554J/cm²。有希望完全愈合。

13.2.5 脂肪瘤

脂肪瘤是人体最常见的良性肿瘤。它可以是单独的，也可以是多簇的。它的尺寸变化很大，可以从很细小生长到重达数公斤。脂肪瘤的发生大多在40～50岁。在口腔中，它的表现为柔软、稍有弹性、无痛的病变，如果体积大，会引起患者的注意。通常见于颊部、颌下和前庭区。尽管有遗传性条件，如家族性脂肪增多症，可以刺激脂肪瘤生长，但脂肪瘤的发展不一定具有遗传性[49–50]。遗传学研究支持先前的人类流行病学数据，表明高迁移率组蛋白（HMG I–C）与间叶组织肿瘤之间存在相关性[51]。当患者的主诉是病变的大小，或是为了确认诊断，治疗方法为切除。激光的即时止血功能提供了一个很好的视野，这在口腔的某些区域很重要，如靠近神经处。尽管任何波长都可以进行手术，但操作性更好的激光在处理伤口深度方面更具有优势。根据病变的大小，进行缝合避免食物阻塞。

图13.8是一名48岁的男性患者，无吸烟史，无明显病史，下颌前庭肿块缓慢增长，使患者感到烦恼。使用二极管激光进行切除活检，并确诊了脂肪瘤。由于切开组织的尺寸大及伤口的深度很深，所以进行缝合，治疗进展顺利。

图13.9为舌侧缘脂肪瘤的临床病例。这位58

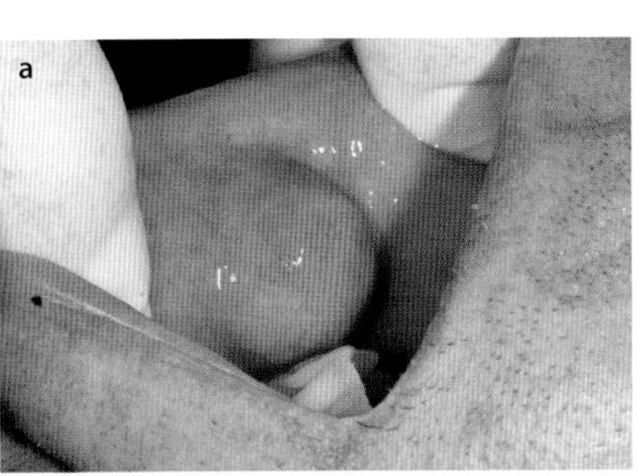
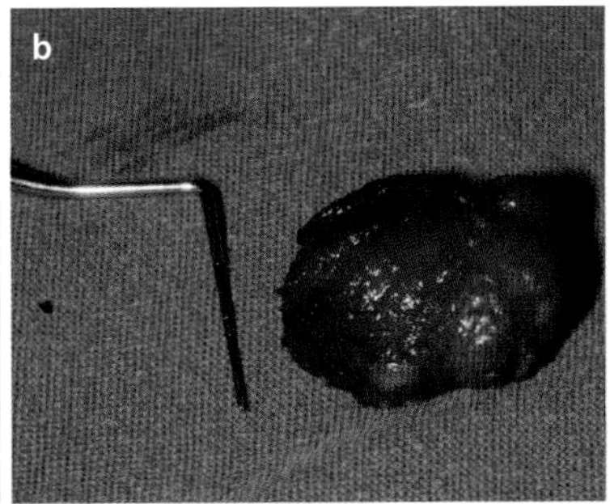
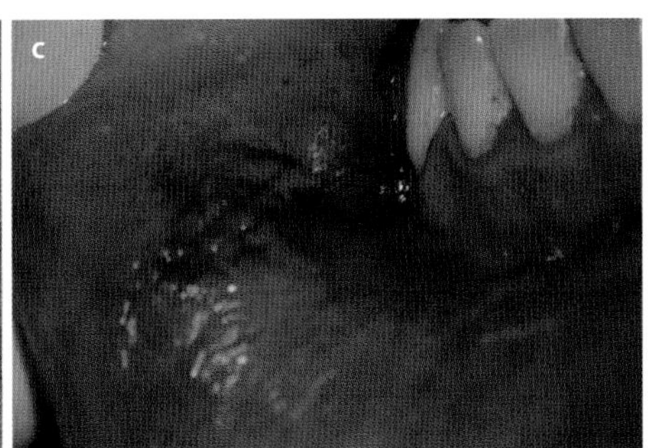
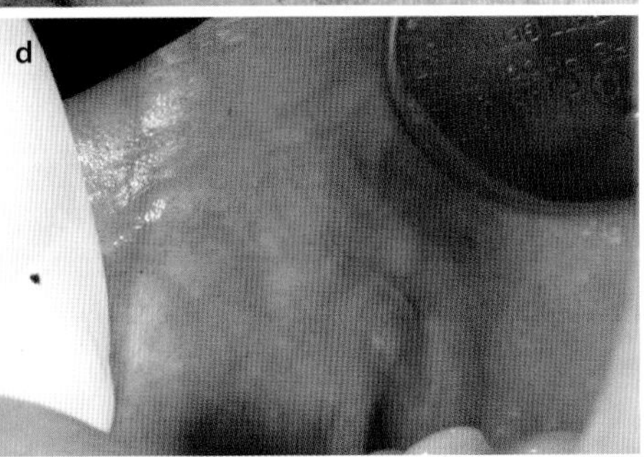

图13.8 （a）下颌前庭脂肪瘤术前照。脂肪瘤质地软且富有弹性，稳固地附着于其下方和覆盖的软组织上；并未发现任何炎症表现。使用810nm的二极管激光，300μm的玻璃光纤，接触模式，30W，13000Hz，脉宽9μs。平均功率2.93W，通量967J/cm²。（b）切除的标本可见表面不规则小叶，组织学诊断为普通脂肪瘤。（c）术后即刻照，缝合关闭较深的创口。（d）术后1周照显示愈合良好。

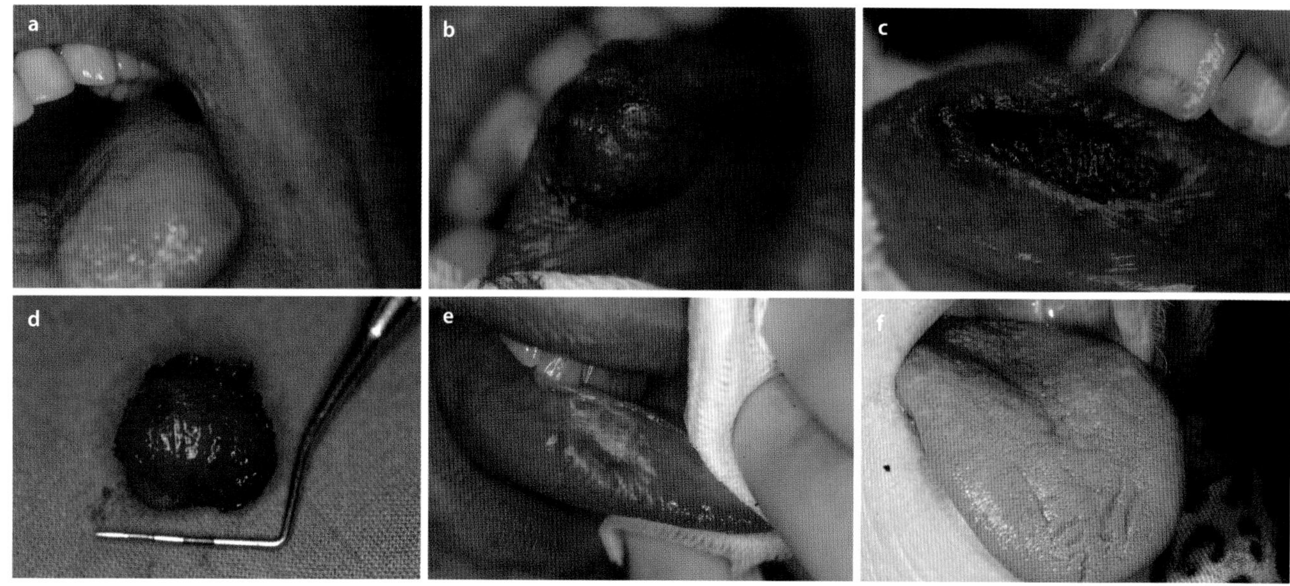

图13.9　(a) 左侧舌部肿物术前照。(b) 切除覆盖组织后可见肿物，其较深地黏附于下方的组织。(c) 病损切除术后即刻照。使用810nm二极管激光，400μm玻璃光纤，接触模式，1.6W，连续波。通量199J/cm²。激光的发射模式使得病损可见部分炭化，但其止血效果十分显著。(d) 切除的肿物。(e) 术后3周照显示愈合，仍有实质组织缺损。(f) 术后5年照显示完全愈合，未见复发或功能障碍。

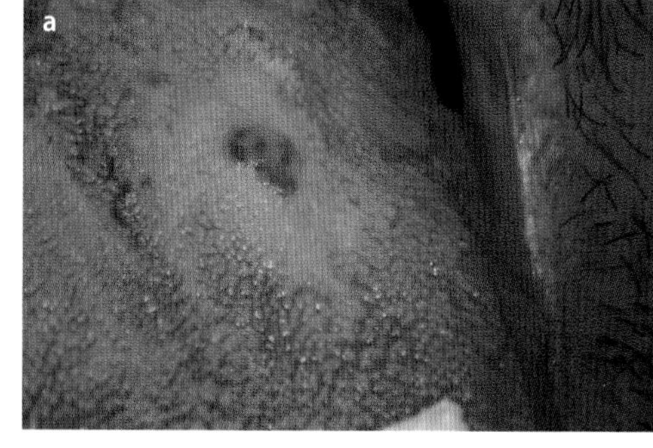

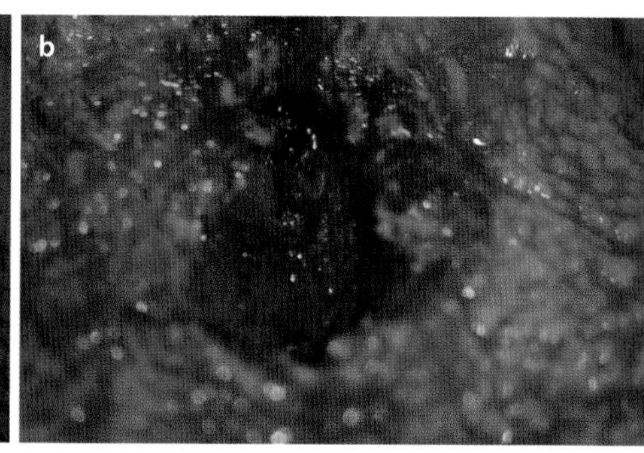

图13.10　(a) 舌背表面病损术前照。触之易出血，无疼痛。(b) 病损切除术后放大照。使用810nm的二极管激光，400μm玻璃光纤，接触模式，30W，12500Hz，脉宽10μs。平均功率3.75W。通量928J/cm²。期待正常愈合。

岁的男性患者是因为担心肿瘤越来越大而就诊，目前还没有造成任何功能损害。他有高血压和糖尿病病史，通过药物控制。使用二极管激光手术切除。术后15年照片显示愈合良好，无复发。

13.2.6　化脓性肉芽肿

化脓性肉芽肿是皮肤和口咽黏膜的血管病变。由于机械、物理、化学或激素创伤而导致的过度泛红[52]。通常位于上颌骨前部，如果不断受到刺激会感到很疼痛。病变可以迅速生长，小创伤甚至无创伤都会大量出血，在组织学检查中显示为有炎症的高血管肉芽组织。

化脓性肉芽肿的特殊变种是肉芽肿性龈瘤和妊娠肉芽肿。除非出血过多或疼痛和溃疡，否则无须治疗。孕期后，病变通常会消退。激光手术的复发率在8%以内，而传统疗法的复发率在15%以内[1,53]。正如预期的那样，任何能够很好地控制出血的外科手术激光都可以使用[54–55]。为了进行病变的组织学诊断，必须进行活组织切片检查。

图13.10是一名28岁女性患者的照片，无明显病史，舌头后面有一块红色区域。临床诊断为化脓性肉芽肿。病变处无疼痛，但轻触易出血，并且报告出血量持续增加。二极管激光切除了病灶，止血效果良好，愈合过程比较平稳。

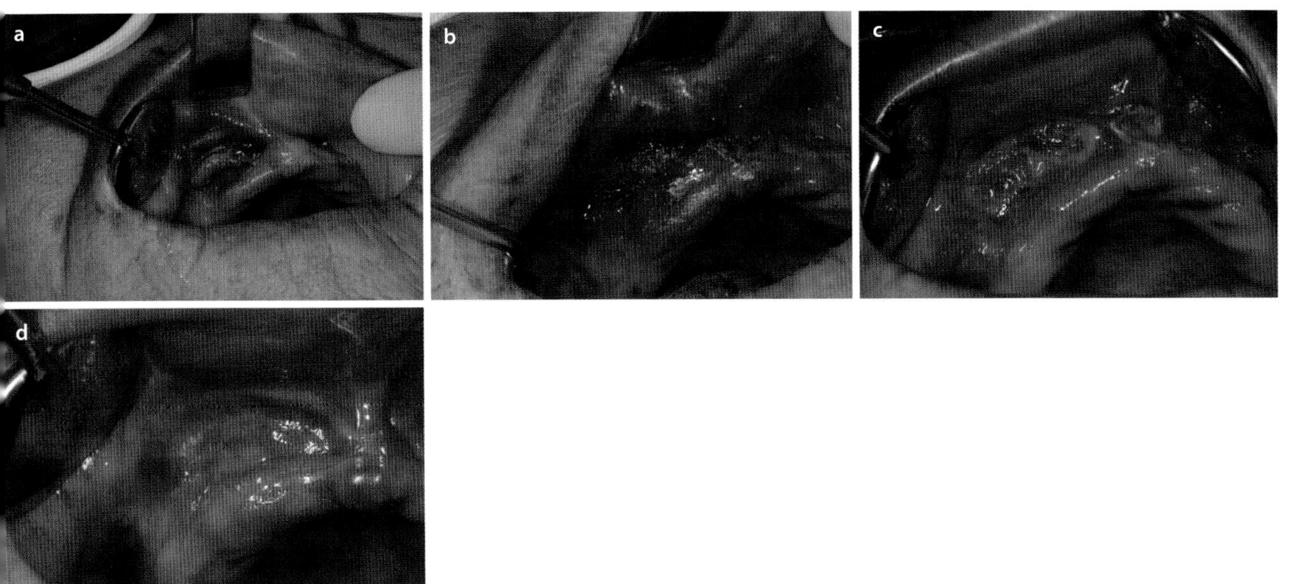

图13.11　（a）上颌前庭不良修复体引起伴疼痛的缝龈瘤术前照。（b）病损切除术后即刻照。使用810nm的二极管激光，400μm玻璃光纤，30W，12500Hz，脉宽10μs。平均功率3.75W。通量928J/cm²。未见明显出血。（c）术后1周照显示二期愈合，纤维蛋白层覆盖创口。患者无明显疼痛。（d）术后4周照显示愈合良好，且组织未见炎症。

13.3　修复前手术

13.3.1　无牙颌患者的缝龈瘤和修复前的口腔前庭沟成形术

在部分或全口义齿患者中，由缝龈瘤或义齿引起的纤维增生是一种创伤或炎症引起的病变。不合适和过度伸展的义齿会刺激黏膜组织，产生增生的组织瓣，从而产生继发性炎症的迹象[56]。持续的刺激导致病变会逐渐增大，影响对义齿的支撑，进而导致更多的刺激。这些常伴有牙槽嵴萎缩和前庭沟深度减少或缺失。在常规手术中，很难实现止血，尤其是对于有出血问题的患者。此外，在大多数情况下，缝合切口会导致前庭沟深度减小。激光会使伤口肌成纤维细胞数量减少，伤口愈合时组织的收缩力减少[57]。与常规外科手术方案相比，伤口二期愈合更平整，痛苦少。因此，即使在有出血性疾病的患者中，也应该用激光切除缝龈瘤以达到充分的止血效果。如果有非常大的组织瓣，使用激光光纤可以很容易地进行切除。

图13.11是一位68岁的女性患者，无吸烟史，其表现为义齿不合适，上颌前庭有一个非常疼痛的缝龈瘤病变。她的病史有高血压、心律失常，并用香豆素抗凝药物治疗。使用二极管激光切除组织并使其前庭沟成形。4周后，这个区域已经愈合。

前庭深度足够对老年患者来说比较困难，可以计划进行前庭沟成形术。在年轻时失去牙齿后，许多患者表现出严重的骨骼萎缩。由于支撑骨的结构，这种萎缩在下颌骨有解剖上的局限性；因此患者很少出现残余骨高度<8mm的情况。在上颌骨，局限性来自有梨状孔的鼻腔和上颌窦底。如果牙槽嵴丧失，上颌窦的骨质结构将取代牙槽嵴的功能。在前牙区，牙槽嵴可能后退并消失。考虑到这些解剖情况，经验表明，对于高约10mm的下颌骨，不可能获得令人满意的修复结果。在上颌骨中，前磨牙和磨牙区的前庭延伸是可能的。但是，前庭只能延伸到一定高度而不会压缩残余软组织。可通过植入游离龈瓣来稳定伤口愈合[58]。

图13.12是一名68岁男性患者，有心脏功能不全、高血压、肾结石病史和前庭深度不足。二极管激光用于前庭切除和游离龈移植。现有义齿的边缘向上延伸，以帮助移植愈合。术后6个月，前庭深度已足够。

牙槽嵴的萎缩导致系带位置异常，继而可能

干扰义齿边缘或牙周组织。激光手术有助于系带矫正，前庭成形术和缝合。常规的Z或VY成形术则不再是必需的治疗方式[59]。

由于下颌系带的高插入点和颏肌错位伴随牙周软组织移位，牙龈退缩通常位于下颌骨前缘。对于这种退缩的治疗伴随着肌肉排列失调，应该提前仔细规划，以便患者能够护理愈合的无牙区。手术的目的是使肌肉运动远离牙周，并在受影响的前庭中建立一个中性区[60]。其中一种方法叫作Kazanjian术。根据患者肌肉活动区的不同，可以在尖牙到对侧尖牙的黏膜上做切口，也可以将切口延伸至前磨牙区。用200μm激光光纤在黏膜龈缘的骨膜上制备薄的黏膜瓣。然后，将肌肉从骨膜中切出推入前庭。当达到足够的前庭深度时，将黏膜瓣复位到骨膜上，并用2个或3个可吸收的缝线将其固位。嘴唇的肌肉和伤口容易发生继发性肉芽。术后一般比较平稳，患者报告有轻微的出血和可忍受的不适，这可以通过温和的口服止痛药缓解。可能会出现一些肿胀。随着时间的流逝，牙龈退缩可能会复发。但是，良好的口腔卫生措施可以使其稳定恢复。如果牙龈退缩持续，则可以放置结缔组织移植物以重建附着龈。

◘ 图13.13显示了一名无明显病史的65岁男性患者上颌系带的修复。上颌前牙系带附着必须进行改良，以改善牙周健康状况，并为可能涉及的上颌义齿修复提供进一步的治疗。显然，改良后的系带

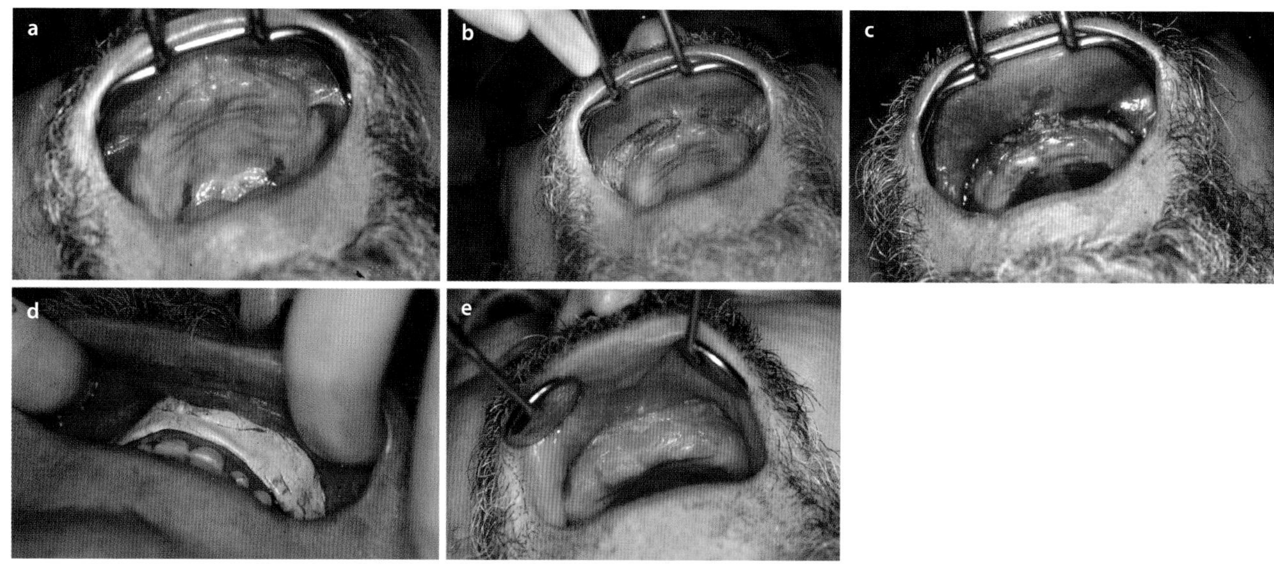

◘ 图13.12　（a）术前照。患者上颌前庭伸展长度极短，无法提供义齿稳定。（b）骨膜切开。使用810nm的二极管激光，400μm的玻璃光纤，接触模式，1.6W，连续波。通量199J/cm²。（c）放置游离龈瓣移植，覆盖骨膜。（d）将一延伸支架置于义齿边缘对应位置，使移植材料能适应、愈合。（e）术后6月照显示组织愈合，前庭形成新的深度。

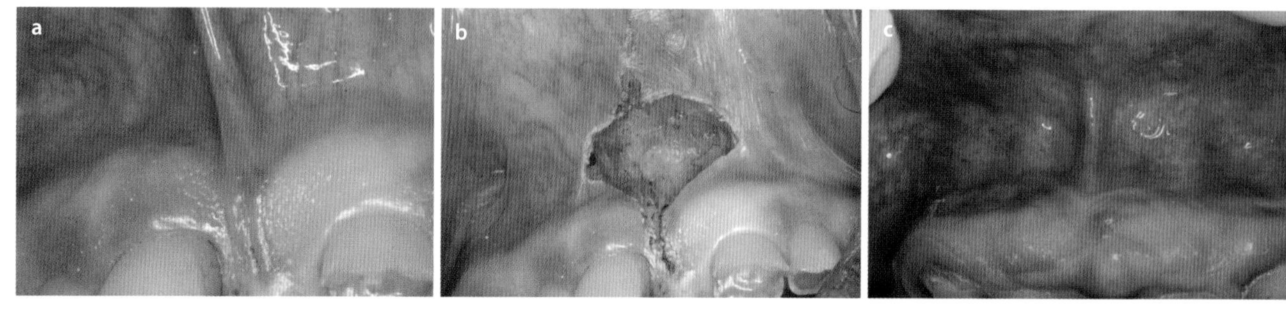

◘ 图13.13　（a）上颌前系带附着于牙龈术前照。（b）系带修整术后即刻照。使用10600nm的二氧化碳激光，SP模式，平均功率1.5W，光斑直径800μm，非接触模式。通量135J/cm²。切口延伸到牙龈组织中，以消除肌肉拉力。无缝合。（c）系带修整后照显示组织完全愈合。

也能使义齿边缘得到充分的延伸。手术采用超脉冲二氧化碳激光。术后2个月的照片显示系带完全愈合且位置稳定（图片来源：临床病例由Dr. Charles Hoopingarner提供）。

13.4　针对儿童和成人的系带修复

系带附着在牙龈内会导致牙龈退缩和伴随的牙周问题。用激光可以很容易地修整。伤口通常不缝合，二次愈合通常进展顺利。同样的治疗方法也适用于儿童，不会对膜龈复合体的发育产生负面影响[61]。

■ 图13.14显示了一名35岁女性患者的下颌前牙系带，无明显病史。系带嵌在牙根的底部，导致前牙的临床附着丧失。术后1个月，系带已重新附着在黏膜上，以消除对牙龈组织的肌肉拉力（图片来源：临床病例由Dr. Donald Coluzzi提供）。

■ 图13.15显示了一名13岁女性患者的病例，正畸医生因为其系带出现牙周问题而转诊。使用二极管激光切除，1周后组织愈合正常，修整系带以释放其对牙龈的拉力。

■ 图13.16显示了一位15岁女性患者接受正畸治疗的临床病例，表现为下颌系带前部拉力导致牙龈退缩。用二极管激光切开黏膜瓣，并重新定位组

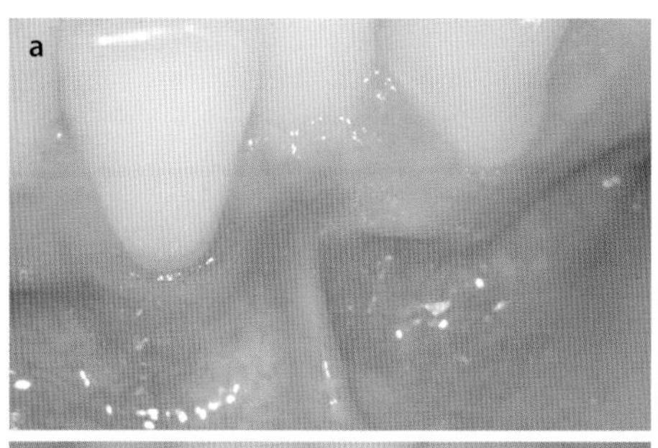

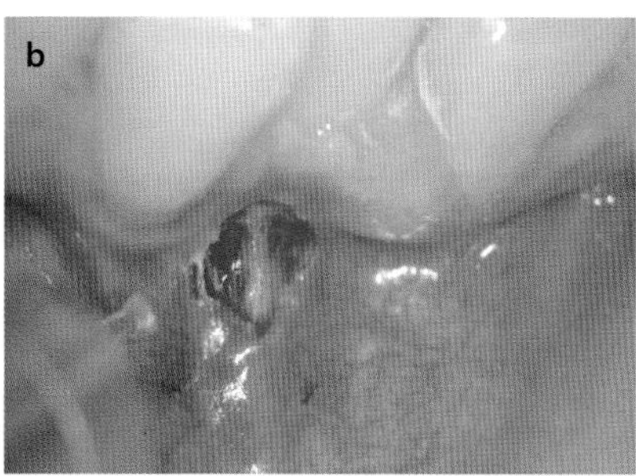

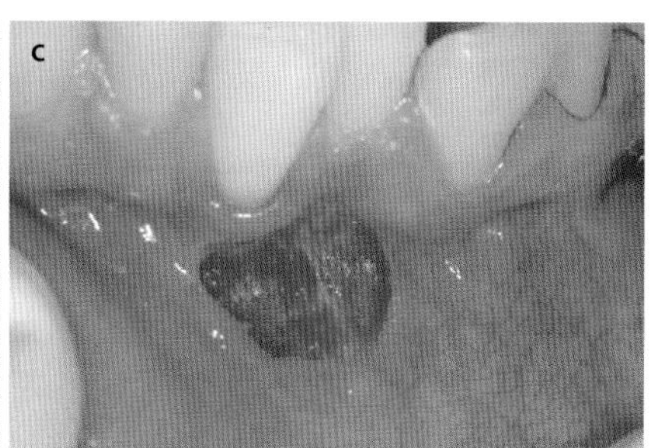

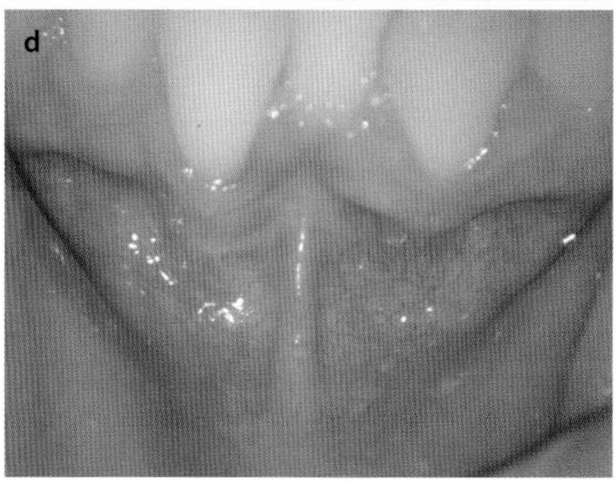

■ 图13.14　（a）下颌前系带导致临床附着丧失术前照。（b）术中照。使用2940nm的Er：YAG激光，400μm的工作尖，接触模式，平均功率2W（40mJ，50Hz），切割时开启冷却喷雾。通量57J/cm^2。（c）术中照显示最终的手术切口大小。在这张照片之后，使用相同的工作尖和参数对下方的骨膜进行切割。无缝合。（d）1月后，组织完全愈合，系带附着于黏膜组织。

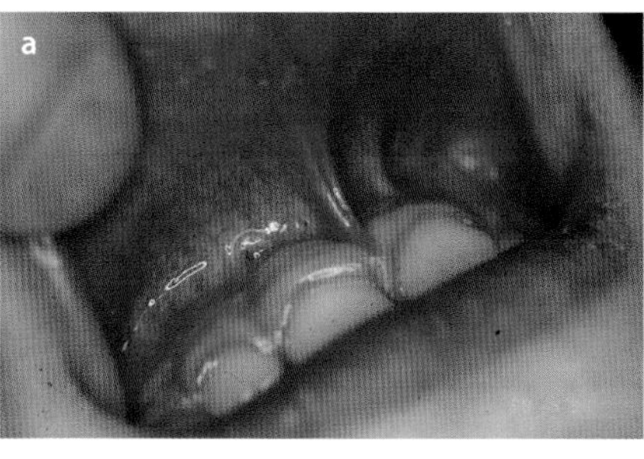

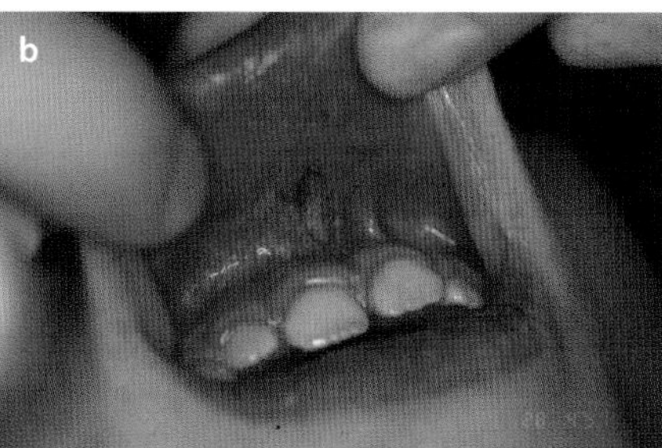

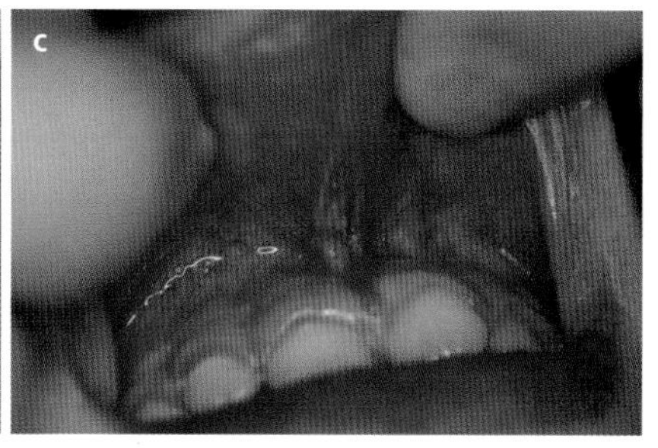

■ 图13.15　（a）系带附着于牙龈照。（b）系带修整术后即刻照，修整系带附着位置。使用810nm的二极管激光，400μm的玻璃光纤，接触模式，1.6W，连续波。通量199J/cm^2。（c）1周后，组织愈合，系带不会影响牙周组织健康。

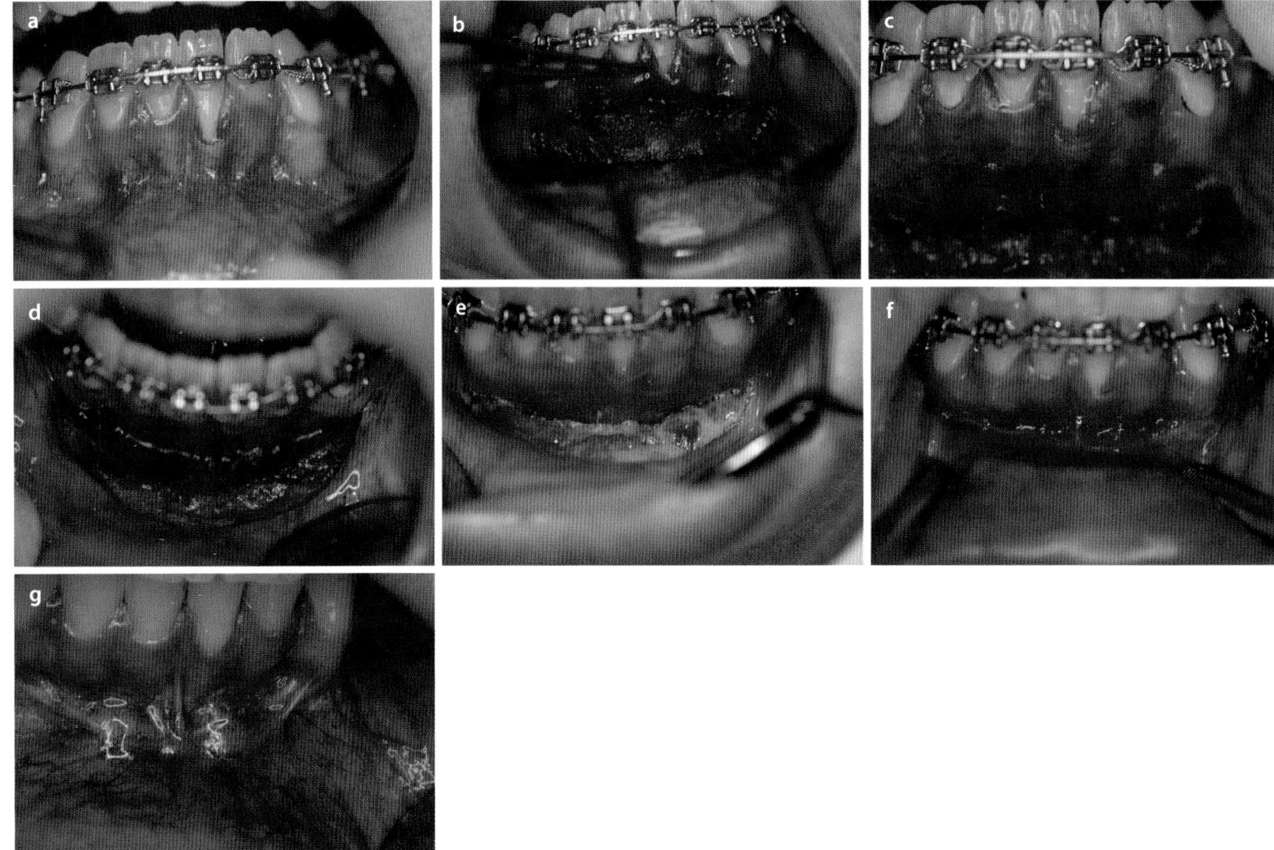

图13.16 （a）下颌前系带导致下中切牙牙龈退缩术前照。（b）使用810nm的二极管激光，400μm的玻璃光纤，接触模式，1.6W，连续波，在黏膜上切开进行皮瓣手术。通量199J/cm^2。（c）完成皮瓣放置，并形成足够的前庭深度。（d，e）术后1周照显示二期愈合，纤维蛋白覆盖创口。（f）术后3周照显示愈合良好。（g）术后1年照显示完全愈合，健康系带附着，解决牙龈退缩问题。

织。术后1年，附着组织再生，牙周健康恢复。

13.5 其他情况

13.5.1 血管畸形

在过去的35年中，得益于Mulliken和Glowacki [63]提出的分类方案，血管瘤这个术语已经演变为描述任何数量的血管形成性肿瘤，该分类方案已被当今普遍接受。但是，值得注意的是，称为血管瘤的不同临床实体除了都涉及血管，几乎没有共同点。该分类区分了血管瘤和其他血管畸形。血管瘤是在婴儿早期内皮细胞快速增殖，然后随着时间的推移而退化的特征性肿瘤。其他一切都是具有正常内皮生长的血管畸形。血管瘤在出生后的头几个月发展，然后迅速增长。它通常随着时间而消退，只有10%在青春期给予治疗。相反，脉管畸形，如静脉湖，几乎没有消退，并且缓慢稳定生长。当它出现功能障碍或出于审美原因时开始治疗。这些病变可以常规切除，很容易获得活检标本。该方法的主要缺点是可能导致缺陷和疤痕，特别是在嘴唇上。另一种替代技术是以非接触模式使用激光，将光子能量瞄准病变，从周围开始向中心移动，直到出现组织变白和硬结[64-66]。激光发射过程中组织温度将升高，以实现凝结，并且通过谨慎的技术，对周围结构的热损伤应降至最低。使用深穿透二极管或Nd：YAG波长的方案包括使用冰块冷却组织，同时发射激光穿过冰[67]。非接触式血管畸形治疗的术后结果显示，成功率极高，且术后不适感极小[68]。

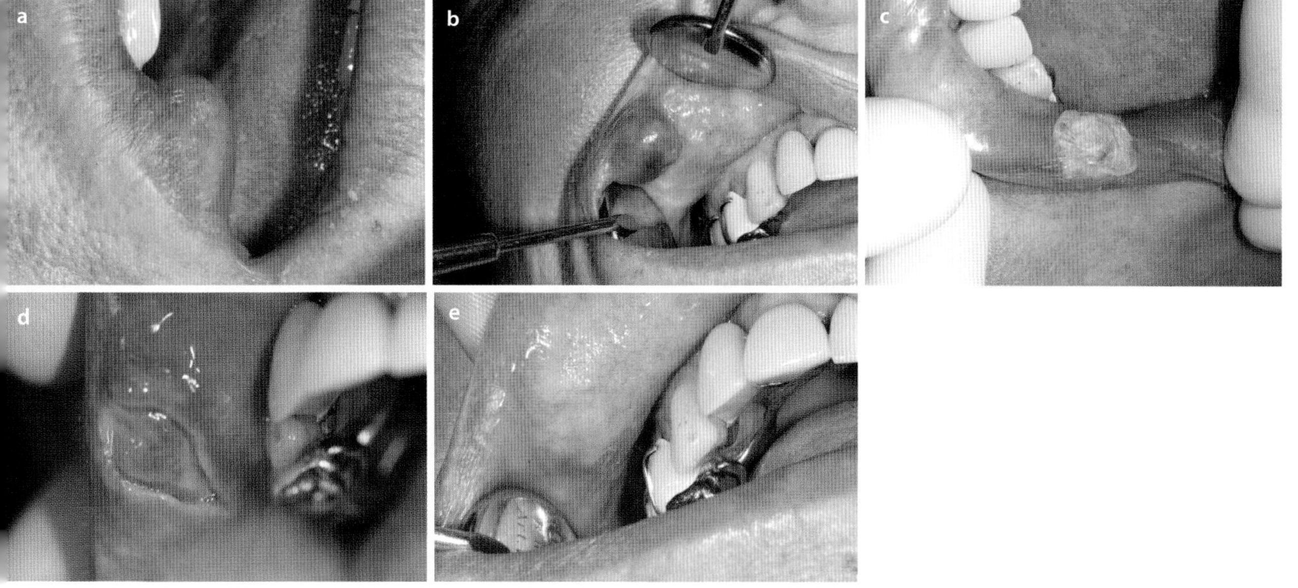

图13.17　（a，b）两张右侧上唇脉管畸形术前照。（c）术后即刻照。使用810nm二极管激光，600μm玻璃光纤，非接触模式，2.5W，连续波。通量128J/cm²。激活激光直到组织发白，然后关闭激光。（d）术后1周照见肉芽组织形成。（e）4周后，组织愈合，病损消失。

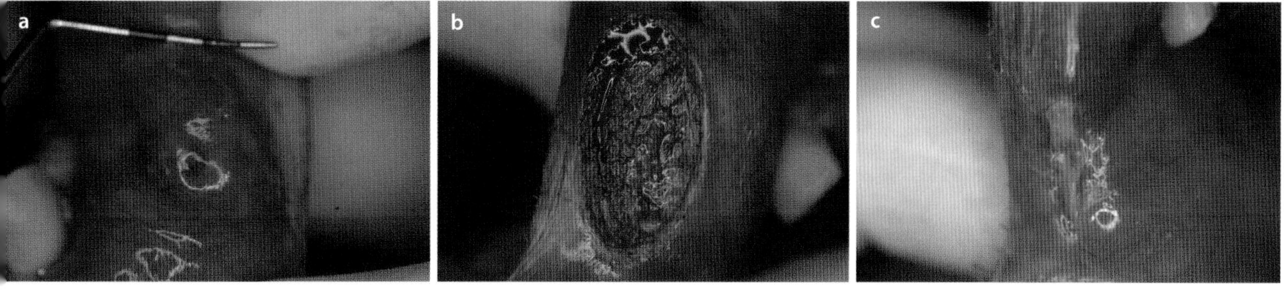

图13.18　（a）下唇较大脉管畸形术前照。（b）使用810nm的二极管激光，400μm的玻璃光纤，接触模式，30W，12500Hz，脉宽10μs。平均功率3.75W。通量128J/cm²。（c）术后5天照显示正常创口愈合。

图13.17显示了一名72岁女性患者嘴唇上大血管瘤的临床病例，无明显病史。患者报告说，病变在10年的时间里一直在缓慢增长，但医生建议她无须治疗。以非接触方式使用二极管激光，术后4周病灶消失。

图13.18是一名78岁患者，有高血压、心功能不全和心律失常病史，并服用香豆素进行抗凝治疗。使用二极管激光进行了切除活检，组织被确定为非恶性血管畸形。术后5天的照片显示伤口愈合令人满意。

图13.19显示一名65岁女性患者，下唇中央有一个中等大小的血管病变。她的病史没有任何影响。患者回忆起几个月前咬嘴唇的情景，很担心影响美观。使用二氧化碳激光切除。1个月后，组织愈合（图片来源：临床病例由Dr. Rick Kava提供）。

图13.20显示了一名72岁女性患者，下唇上影响美观的血管瘤，无任何病史。大的病变从朱红色边缘延伸到黏膜。在非接触模式下使用二极管激光，使激光照射能穿透病灶。术后3个月观察显示完全愈合（图片来源：临床病例由Dr. Giuseppe Iaria提供）。

13.5.2　潴留性囊肿

潴留性囊肿是在较大的儿童或年轻人中经常发

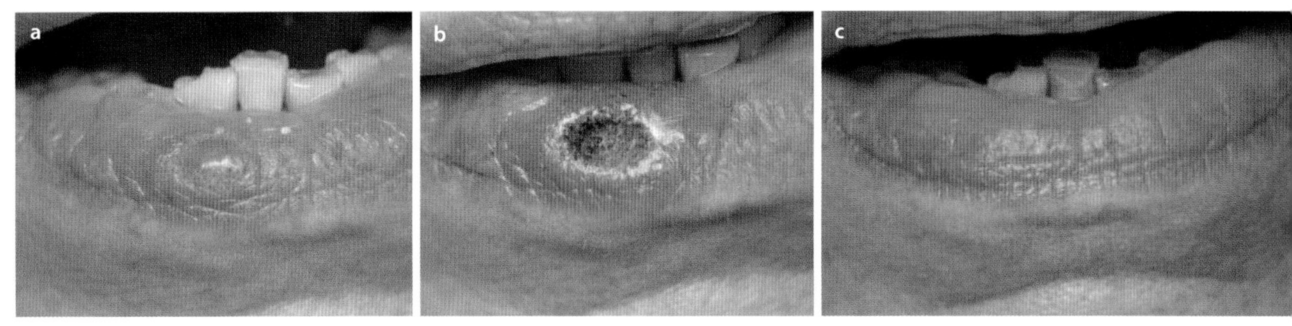

图13.19 （a）下唇中央血管瘤术前照。（b）病损消融术后即刻照。使用10600nm的二氧化碳激光，SP模式，平均功率2W，800μm非接触工作尖。通量289J/cm^2。（c）术后6周照显示脉管性病变完全消失。

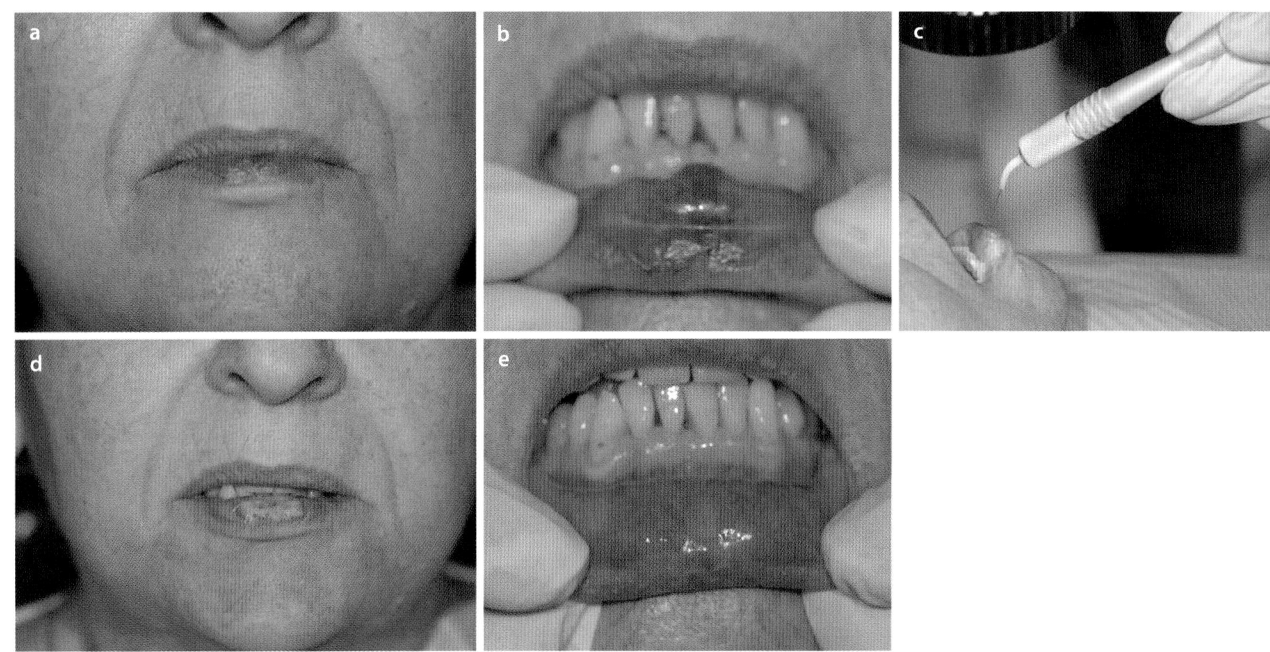

图13.20 （a）下唇血管瘤口外术前照。（b）口内照显示病损在内侧黏膜的延伸范围。（c）使用808nm的二极管激光，400μm未激活光纤，非接触模式，距离组织表面约2mm。平均功率3.0W，连续波。通量154J/cm^2。激光手机保持不断地以圆形轨迹移动，覆盖病损范围。未使用麻醉，患者体验舒适。（d）术后1min，组织呈轻微灰色。冰敷2min以缓解周围组织水肿。（e）术后3月照显示组织完全愈合。

生的病变，通常不是真正的囊肿。与真正的囊肿不同，它们没有上皮衬里，位于唾液腺体中且直径不超过8mm。在大多数情况下会消退而无须治疗。渗出性囊肿更常发生，由于创伤或发炎导致黏膜腺管破裂。该病变的直径可以扩大到4～5cm。它可以是无痛的，但在某些位置或囊肿过大时则会给患者带来不便。在某些情况下，囊肿可以消退并消失而不复发。只有当患者的功能受损时才有必要进行治疗，目的是消除囊肿和涉及的腺体，同时尽量减少复发的机会。由于没有真正的囊性包膜，利用手术刀进行切除具有一定的挑战性。激光同样可以刺破病变，通过光纤传输，可将受伤的部位和重叠的伤口边缘焊接在一起。这样既可以保留囊肿和腺体的部分形态，又不会盲目切除过多的组织。在深部切除术中，为了避免食物阻塞并促进伤口愈合，需要进行2～3针缝合。患者报告少有疼痛或功能丧失，伤口愈合是次要目的。

图13.21是一名31岁女性患者，无吸烟史，无病史。该患者下唇上的一个病变已经生长了3个月，呈蓝色，直径1cm。用二极管激光切除，确定为潴留性囊肿。术后3个月的照片显示愈合良好。

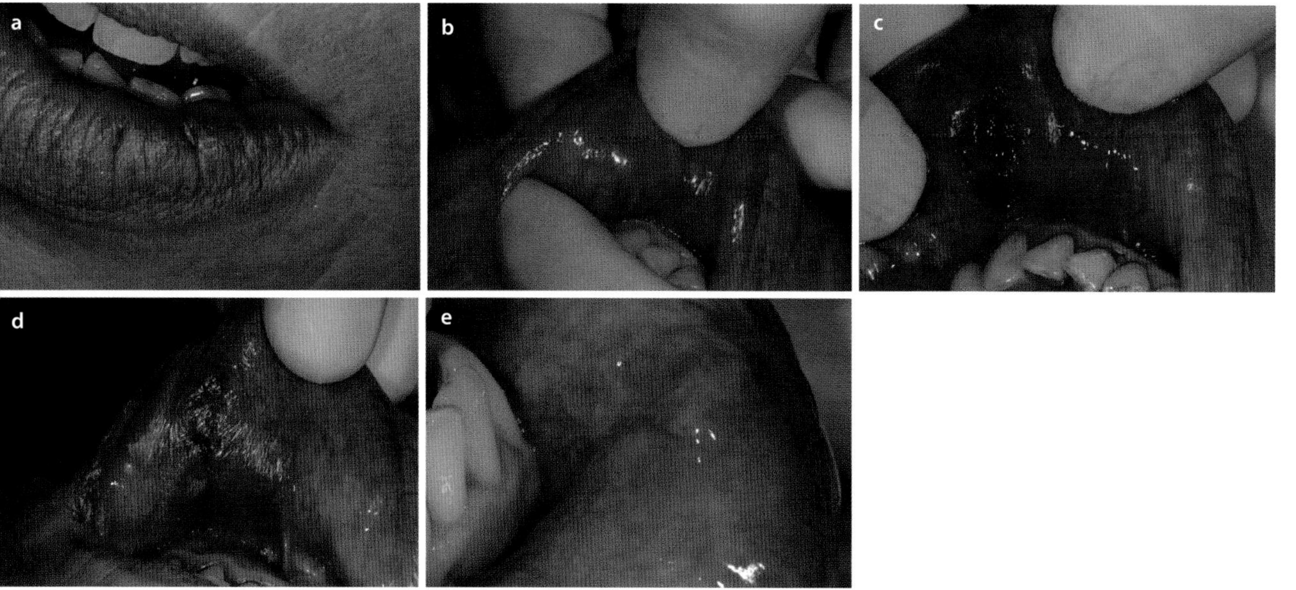

图13.21　（a）左侧下唇散在肿物术前照。（b）病损口内照。（c）术后即刻照。使用810nm的二极管激光，200μm的玻璃光纤，接触模式，30W，12500Hz，脉宽10μs。平均功率3.75W。通量928J/cm^2。创口进行缝合以避免食物嵌入。（d）1周后，创口愈合良好。（e）术后3月照显示病损完全消失。

13.5.3　涎石症

涎石症是唾液结石或者牙结石，是大唾液腺内炎症变化的常见原因。统计显示，超过78%的唾液结石发生在颌下腺，81%的结石发生在腮腺，但在舌下腺中是罕见的[69]。临床实践中，每10000名患者中就有1名发现有结石的迹象。男性患者的发病率是女性的2～3倍。涎石症在50～70岁的人群中发病率最高，据报道儿童中也有唾液结石。一些报告认为涎石症与其他结石疾病（如泌尿系或胆道结石）之间存在相关性，但大型的多中心研究显示两者之间根本没有相关性[70]。

典型的症状包括受影响的唾液腺肿胀疼痛，咀嚼和进餐时会加剧。诊断基于临床症状、超声检查、X线检查和内窥镜评估[69]。其他症状可能是由于阻塞所引起的，如口腔底部Wharton管阻塞导致腺体感染。随着时间的推移，慢性炎症可能导致腺泡细胞被疤痕和脂肪组织替代[71]。急性炎症通常是涎石症的第一个症状，即使是在大片结石形成的情况下也是如此。如今发展出一种不同的治疗理念，它分析结石的位置和大小，而不是摘除腺体。对于小尺寸的腮腺结石，取石网篮术表现出了良好的效果。体外超声控制碎石术在治疗中也起着重要作用。内窥镜技术可以更精确地定位结石。虽然体外和体内碎石术表现出了良好的结果，但由于设备的可及性和成本，这种方法并不常用。

另一种方法是经口入路，基于该方法90%以上的颌下腺结石都可以切除。在探通导管定位结石后，可以很容易地切开组织，找到可以移动和取出的结石。传统的器械不能控制出血，而且随着唾液的流动，手术过程中能见度非常低。激光可以确保良好的止血效果，因此可以很好地观察手术部位。通常术后不进行缝合也不会影响愈合，几乎没有疤痕。

图13.22显示了一名48岁男性吸烟患者的临床病例，该患者表现为下颌疼痛肿胀，在咀嚼和进食过程中病情加剧。患者病史包括高血压和高脂血症。拍片诊断为涎石症。用二极管激光预先切开，结石被取出。没有缝合，愈合正常。

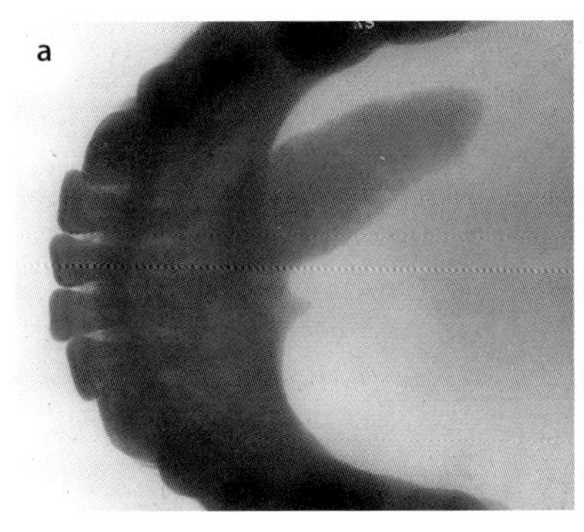
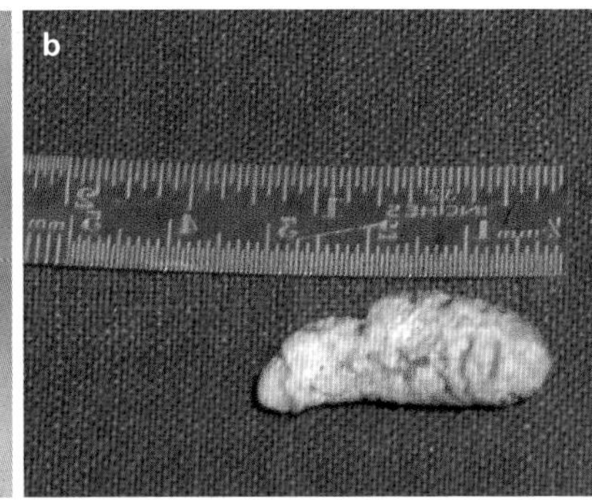
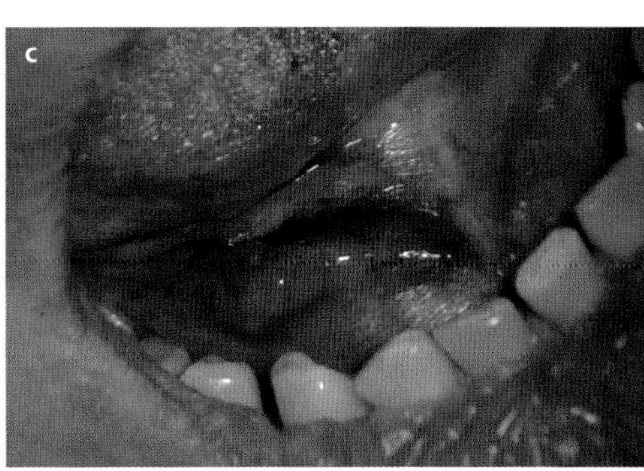

图13.22　（a）X线片示下颌下腺管内大面积唾液腺导管结石影。（b）取出的唾液腺导管结石。使用810nm的二极管激光，200μm的玻璃光纤，接触模式，30W，12500Hz，脉宽9μs。平均功率3.38W。通量554J/cm^2。（c）术后即刻照显示止血效果良好。未进行缝合，愈合效果可预期。

结论

在口腔软组织手术中使用激光对患者和外科医生都是有益的。良好的止血效果提供了一个更好的视野，可以让手术变得更简单，无论是熟练的外科医生还是新手都更容易使用。该技术使有出血倾向患者的治疗成为可能。大多伤口顺利愈合。对于组织诊断必需的常规活检，也可轻松进行。根据参数的选择，可以在所有可用波长下进行软组织手术。在某些仪器上，基于光纤的传输系统有助于在解剖难度较高的区域进行操作。总而言之，在许多情况下，激光治疗都优于传统疗法，并且可以提供安全有效的口腔护理。

扫一扫即可浏览
参考文献

第Ⅳ部分 激光辅助口腔多组织管理

Laser-Assisted Oral Multi-Tissue Management

目 录

第十四章　激光治疗牙周病和种植体周围疾病

Laser Treatment of Periodontal and Peri-implant Disease

Donald J. Coluzzi, Akira Aoki, Nasim Chininforush

D.J. Coluzzi, S. Parker (eds.), *Lasers in Dentistry—Current Concepts*, Textbooks in Contemporary Dentistry,
DOI 10.1007/978-3-319-51944-9_14

核心信息

牙周和种植体周围疾病的治疗随着新方法、新药物以及新仪器的增加而不断发展。在治疗方案中，口腔激光既可以辅助使用，也可以单独使用。临床研究和基础研究表明，激光光子能是一种有益的补充，可以提高治疗的有效性。

14.1　简介

牙周组织对口腔功能和健康至关重要。任何炎症都会影响软组织和硬组织，并可能导致这些结构的丧失。牙周病是一种以菌斑生物膜中存在的口腔致病菌为主要致病因子的感染。最初牙龈会发炎但尚无附着丧失，此时这种疾病被称为牙龈炎。随着病原菌侵入的增加，结缔组织附着丧失，上皮组织向顶端迁移，随后牙槽骨发生感染和吸收。慢性牙周炎是一种发展缓慢的疾病，是中年人最常见的疾病之一[1]。

此外，牙周病也与其他系统性疾病有关。口腔病原体可以通过发炎和溃烂的牙龈上皮迁移到身体的其他部位。牙周细菌与周围动脉疾病、肝硬化、慢性肾脏疾病以及其他系统性疾病（包括心血管、呼吸系统和骨关节疾病）之间存在重要的临床关联。这些关联突出了治疗这种疾病的重要性，因为它影响全身健康。同时，这种反向关联也很重要：患者的年龄、吸烟习惯和糖尿病的存在都会加重慢性牙周炎症。

牙周病原菌，如放线菌和牙龈卟啉单胞菌，一直被认为是该病的主要致病因素。3个种群包括牙龈卟啉单胞菌、福赛坦氏菌和齿垢密螺旋体是生物膜中最具致病性且占主导地位的致病菌。但要确定哪些微生物占主导可能是一项艰巨的任务：在任何一个部位都可能有多种病原体；有些病原体可能是条件致病菌，在最初的炎症后增殖，但并不引起炎症；患者的免疫反应也会有所不同。

种植体周围疾病有着相同的病因——病原微生物，大量文献统计数据表明许多植入部位会发生这种疾病[2]。为了清晰判断，软组织炎症被称为种植体周围黏膜炎，而种植体骨丧失被称为种植体周围炎。

一般认为，成功治疗这些疾病的金标准是临床附着水平的提高。牙根表面应恢复生物相容性，以在不出现炎症的情况下重建附着[3-4]。还有其他值得信赖的临床依据，如探诊时出血少，牙结石完全清除，骨、牙周膜和牙骨质的可再生。患者口腔卫生的改善和其他危险因素的降低也应该被考虑，这对保持牙周组织的健康稳定至关重要。

本章将分为3种治疗方式：非手术治疗、外科手术治疗和抗菌光动力疗法。这些方法是单独的治疗方法，也可以结合起来产生最佳效果。非手术方案是第一种方法，但可能还会通过手术处理未解决的问题。光活化药物是对其他两种方法的有效补充。由于牙周病可以有间断性进展，一种或多种治疗方法可用于治疗当前阶段的疾病。

14.2　非手术牙周病和种植体周围疾病的激光治疗

14.2.1　非手术疗法简介

术语“非手术疗法”定义为：作为基础疗法的一种方案，该方案应去除尽可能多的牙结石，破坏或消除生物膜和伴随的微生物，并减少导致牙周和种植体周围疾病的炎症。经过这一阶段的治疗后，将评估患者的牙周状况。然后存在两种可能性：一是患者接受牙周维护；二是下一步必须进行外科手术。

在最初的非手术治疗中，必须彻底清除牙根/种植体的堆积物；事实上，传统的牙周治疗是从去除牙结石和生物膜开始的，在牙齿表面使用刮治器械，同时在种植表面使用碳纤维或塑料刮匙。对于有牙龈炎或基础种植体周围黏膜炎的患者，这个过程非常简单，易于操作。随着病情的加重，牙根/种植体清创变得更加困难。研究表明，尽管进行了仔细的根面刮除或种植体清创，但仍有一些牙结石残留；而且，对于较深的牙周袋，治疗结果可能并不总是成功的[5-7]。因此，需要外科手术以进入这些区域，并放置再生材料。

另外，用于龈下清创的常规超声波和声波洁牙机无法有效产生杀菌作用[8]。

如果不需要立即转诊给牙周科医生，这种基础治疗通常在普通口腔诊所进行。在该环境下，洁牙员可根据执业范围和其他管理执照的规定提供全部或部分治疗。在任何治疗过程中，必须指导患者进行有效的口腔卫生治疗。完成最初的非手术方案可能需要几次预约，评估期将决定患者依从性和执业医生努力的程度。

14.2.2　可使用的激光波长

口腔激光通常作为上述基础非手术治疗的辅助手段[9]。在本节中，所述激光仪器的最小输出功率为0.5W。这是为了将其与用于抗菌光动力疗法的其他激光区分开来，下一节将对此进行描述。

市面上任何一种口腔激光都可用于非手术牙周或种植体周围疾病的治疗。目前，通用的激光波长包括二极管激光（810、940、980和1064nm）、Nd：YAG激光（1064nm）、Er，Cr：YSGG激光（2780nm）、Er：YAG激光（2940nm）和二氧化碳激光（9300nm和10600nm）。对于牙周病和种植体周围疾病的治疗，上述所有波长都可用于牙周袋软组织侧的清创；目前，两种铒激光波长也可用于去除牙结石。除了Nd：YAG激光，在种植体周围使用这几种波长一般没有禁忌证。研究表明，具有微秒脉冲的Nd：YAG激光器的高峰值功率发射会导致钛种植体表面如喷砂、酸蚀和钛离子等涂层熔化[10]，详情见◘表14.1。

14.2.3　激光辅助治疗

激光辅助治疗用于牙周和种植体周围疾病的一般原理是补充传统器械去除或破坏生物膜和钙化沉积物。传统的牙周袋机械治疗不一定能完全清除细菌沉积物和毒素。使用激光有可能改善治疗效果[11]。

所有的口腔激光都会在靶组织中产生温度升

◘表14.1　辅助非手术治疗中使用的口腔激光波长的详细信息

激光类型	标称波长（nm）	激光光子能量在牙周组织非手术治疗中的应用	注意事项
二极管	810、940、980、1064	由于软组织色素和血液成分（包括色素细菌）在炎症区域选择性吸收而导致的炎症组织清创和解毒。牙龈沟内止血效果很好	1. 对于牙周炎，应避免长时间接触深色牙结石、牙根表面和骨组织 2. 对于种植体周围黏膜炎，种植体表面没有损伤
Nd：YAG	1064	与二极管相同	1. 对于牙周炎，应避免长时间接触深色牙结石、牙根表面和骨组织 2. 对于种植体周围的黏膜炎，光束应平行于种植体表面的长轴放置，以免被相互作用减至最小
Er，Cr：YSGG Er：YAG	2780、2940	龈沟液中、炎症组织部位有机物及微生物的水分吸收光能量可用于炎性软组织的清创 牙结石中水分成分和矿物质成分吸收光能量可以用于去除牙根堆积物。牙龈沟内止血效果很好	1. 对于牙周炎，应注意避免在去除牙结石过程中过度去除牙骨质。必须使用水冷却 2. 对于种植体周围黏膜炎，应使用低平均功率参数
二氧化碳	9300、10600	龈沟液中的水分和有机成分，以及炎症组织以及病原体的细胞水吸收能量可用于炎性软组织进行清创和解毒。牙龈沟内止血效果很好	1. 对于牙周炎，应避免长时间接触牙齿表面 2. 对于种植体周围黏膜炎，应使用低平均功率参数

注：9300nm的二氧化碳激光有可能用于去除结石。目前，二氧化碳激光没有用于去除牙结石的使用指南

高，从而影响病原体和由此引发的炎症。一般来说，大多数非产孢菌，包括牙周病厌氧菌，在50℃的温度下容易失活[12]。牙周袋炎性软组织壁的凝固和止血需达60℃[13]。值得注意的是，手术切除软组织发生在100℃；因此，在这些较低温度下使用激光定义为非手术治疗。当光子能在最低温度100℃下蒸发矿化基质间隙间的水时发生相互作用，此时铒激光可用于去除牙结石。然而，这些快速的脉冲激光与水喷雾一起使用时可以降低周围组织的温度。

考虑到微生物成分，激光治疗作为在牙齿和种植体上使用的传统洁治机的辅助手段将具有巨大的潜力。◘ 表14.1中列出的所有激光均使用具有较强杀菌和解毒作用的光热效应[14]。此外，袋内受感染的软组织可以清创，淋巴管和血管也可以凝固使伤口愈合。

14.2.4　一般方案

在检查和诊断后，临床医生应参考牙周图表并进行初步的非手术治疗。建议的方案是：

（1）在使用任何其他仪器之前，低平均功率的激光照射用于减少沟中的微生物数量[16]。这将降低菌血症的风险，并减少常规仪器中的气溶胶污染物。当使用二极管激光、Nd：YAG激光和二氧化碳激光时，应注意避免激光与牙龈下结石和牙根表面长时间接触。对于种植体表面，应小心放置Nd：YAG激光光束。当使用铒激光器时，可在基础激光照射的同时进行牙结石清除。

（2）使用适当的常规器械去除牙齿或种植体表面的牙结石。铒激光器可以作为主要或辅助使用。

（3）用激光照射去除牙周袋上皮的感染。光子能与炎性软组织的不同成分相互作用，破坏生物膜和微生物成分。使用的参数平均功率应该低于切除手术的平均功率，临床医生应参考激光的操作手册来验证平均功率设置。治疗的目的是使激光束以重叠的方式对准软组织，以确保牙周袋的整个区域都受到照射。这方法所需的时间取决于牙周袋的结构、形状、深度和宽度，有时可见组织碎片会堆积在激光的光纤尖端上，或者会与其他的组织一起从牙周袋里冲出来。当牙周袋有新生出血时，去除感染就完成了。

（4）为了确保毛细血管和淋巴管的凝结和封闭，使用激光照射。通常这是在短时间内发生的，光束放置在牙周袋的入口处。在较浅的牙周袋中，去除污染过程可以在不需要额外照射的情况下产生所需的止血效果。关闭激光后，按压牙龈组织将有助于组织重新适应牙体，特别是在较深的牙周袋处。在较浅的地方，去除污染过程可能有助于初步愈合。

（5）患者术后口腔卫生指导。治疗部位应尽量减少组织刺激，以免纤维蛋白凝块被破坏。应温和地刷牙和使用牙线清洁2天。要避免辛辣和松脆的食物至少1天。每天用温盐水轻轻冲洗3次，应能在短时间内舒缓组织。避免龈下冲洗。

14.2.5　治疗计划

对于所有出现牙周或种植体周围疾病的患者，应遵循上述基础治疗方案。疾病的严重程度将在牙周检查、记录和诊断过程中确定。在计划治疗时，应考虑以下几点：

- 患者的身体限制，如咬合状态或颞下颌关节疾病。
- 患者在手术过程中的疼痛敏感性以及控制疼痛所需的药物，包括局部麻醉剂和镇静药。
- 患者的全身健康状况以及可能影响治疗结果的任何风险因素。
- 要治疗的牙周袋数量和每个牙周袋的深度。
- 要破坏或清除的碎屑和生物膜的数量和程度。
- 任何需要注意的修复或咬合问题，可能会影响治疗的成功。
- 患者持续保持口腔卫生的能力。

疾病的严重程度将决定治疗的预约时间表和患

者对治疗的耐受性。最重要的是，必须为每名患者制订治疗计划。有些牙龈炎病例可能只需要全口清创和消毒，包括抛光在内两次预约完成。其他有过多沉积和生物膜的情况可能在每次就诊时仅对少数牙齿进行治疗。

每次治疗的时间也可能不同。一般来说，中度全身性疾病患者将按区域每次只进行一个区域治疗。一些临床医生将口腔分成4个区域进行治疗；另一些医生选择先治疗所有较深的牙周袋。后一种方法的优势在于，那些有更多问题的牙周袋可以在随后的治疗中通过多次进行复查，特别是在第一次治疗后仍有一些炎症的情况下。为了确保这些牙周袋得到最大限度的清创，可以在其他治疗期间再次使用激光。

可以将局部使用的药剂（如盐酸米诺环素、多西环素和葡萄糖酸氯己定）放在牙周袋中以帮助抑制生物膜。当生物膜被清创术破坏后，以上药物最有效。因此应在激光处理后添加药物治疗。如本章下一节所述，还应考虑使用抗菌光动力疗法。

在此方案中，必须不断评估和加强患者的口腔护理技能。如果没有控制好菌斑生物膜，则将不会达到预期的治疗效果。基础治疗完成后约4周应安排评估预约。

在最初的非手术治疗之后，3个月后的下一次预约将评估患者的口腔护理和牙周状况。预期的结果是炎症减少或消失，组织张力更健康，牙周袋深度减少而不出血。在这段时间内，由于牙龈附着很容易被破坏，所以在探诊期间应使用最小的力。正常的详细探查可以在治疗后6个月进行。重新评估可以每隔3个月进行1次，并仔细评估牙周病解决方式。治疗方案以保持改善临床附着水平和最小化炎症为目的。这可能包括额外的清创和激光消除感染，以及患者的日常口腔卫生方案。

14.2.6　临床病例

▣ 图14.1显示了用于轻度炎症牙周袋中的二极管激光。

▣ 图14.2显示了Nd：YAG激光的辅助使用。

▣ 图14.3显示了Er，Cr：YSGG激光辅助使用于牙周炎的基础治疗（图片来源：临床病例由Dr. Rana Al-Falaki提供）。

▣ 图14.4显示了使用二极管激光用于种植体周围黏膜炎辅助治疗。

14.2.7　非手术基础治疗中使用激光的注意事项

在任何激光-组织相互作用中，光子能量的吸收取决于许多因素，如▶第三章所述。对于牙周和种植体周围疾病的治疗，相同因素在一个非常有限的空间-牙周袋和周围结构发挥作用。因此，以下

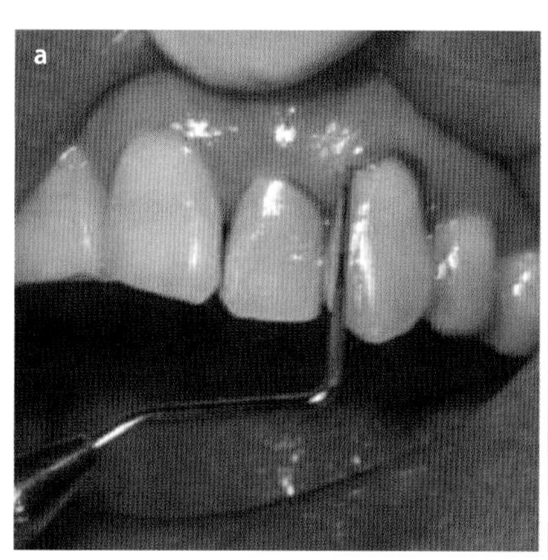

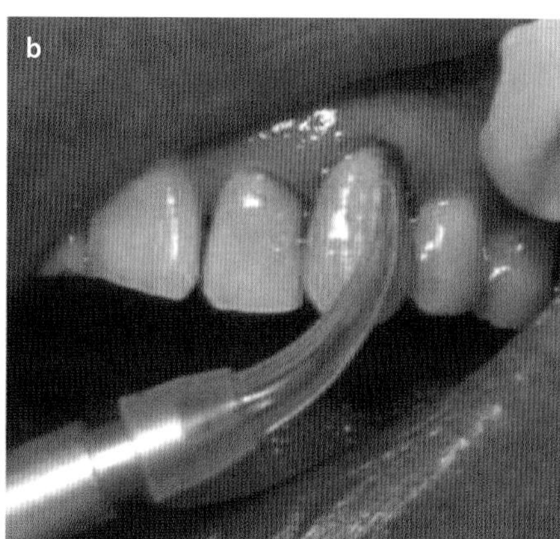

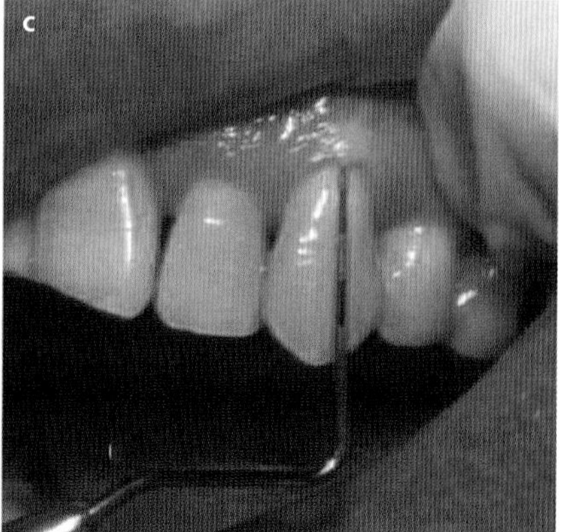

图14.1　（a）轻度炎症性的龈沟术前照。（b）使用810nm的二极管激光，300μm的裸光纤，0.4W，连续波发射，照射龈沟软组织侧。（c）术后6个月复查无炎症。

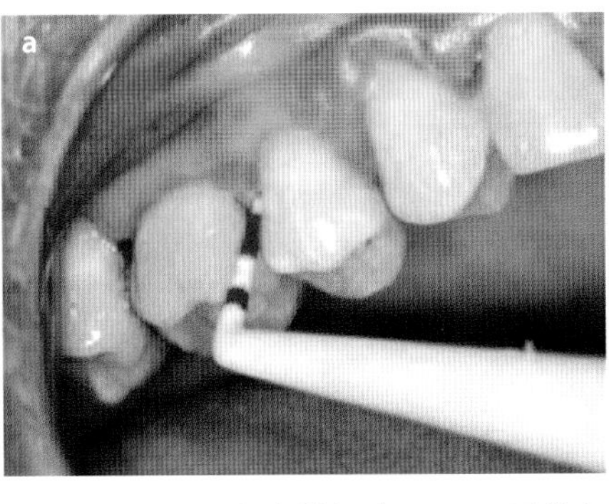
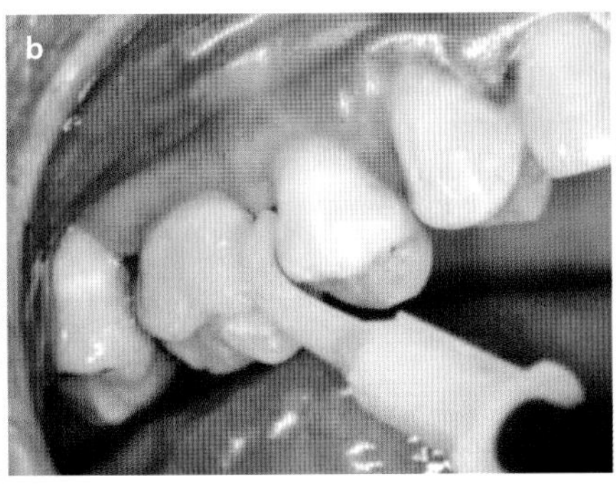
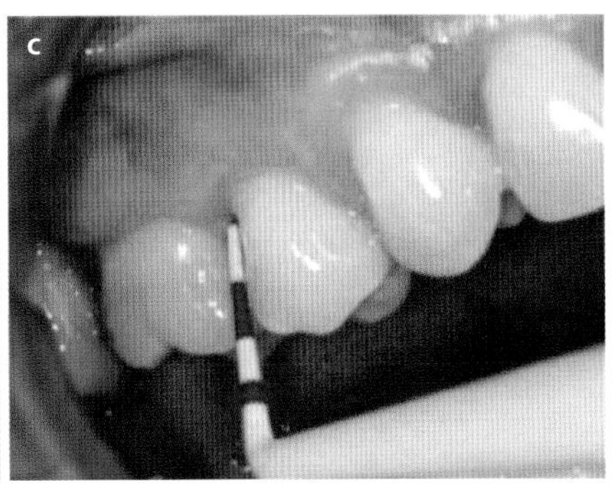

■ 图14.2　（a）术前探诊6mm牙周袋出血照。（b）手动超声刮治后，采用Nd：YAG激光，400μm光纤，平均功率为1.8W（每脉冲30mJ，60Hz），照射牙周袋的软组织侧。（c）术后3个月照片，显示牙周袋深度减少，无炎症。

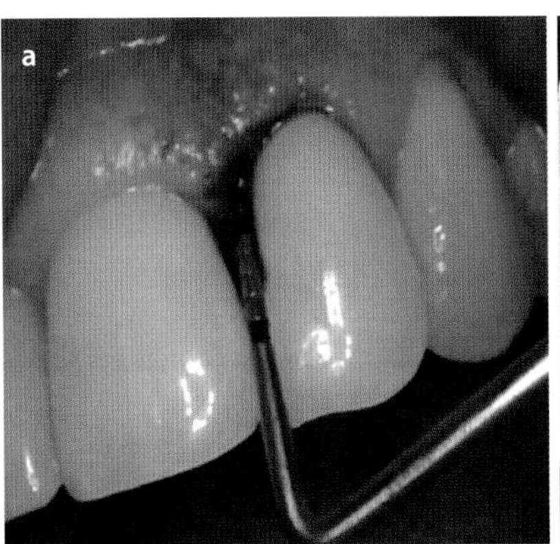
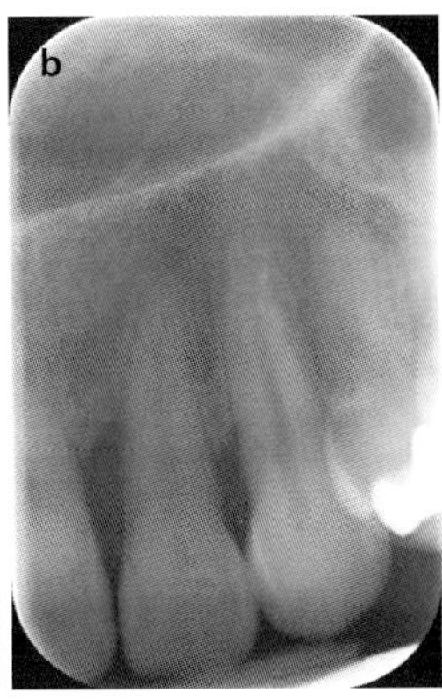
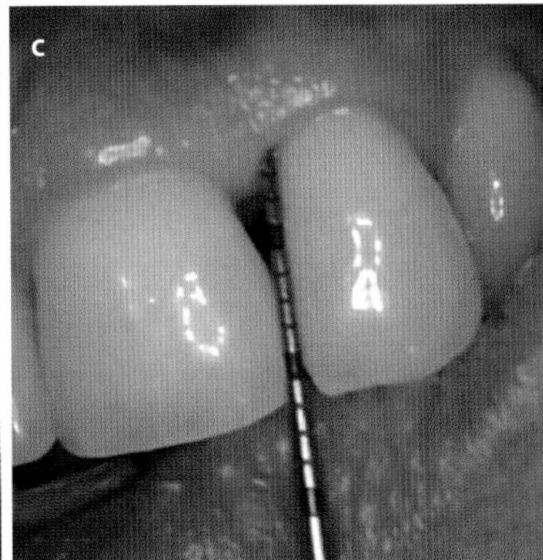
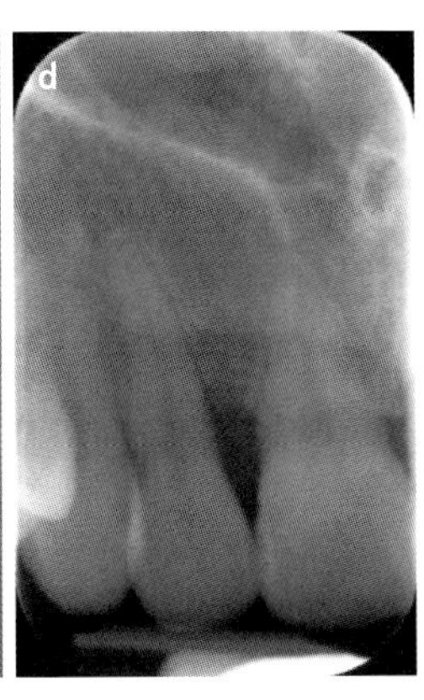

■ 图14.3　（a）术前探诊8mm牙周袋出血照。（b）牙周袋术前X线片。超声清除结石后，使用Er，Cr：YSGG激光，直径500μm，平均功率1.5W（50mJ, 30Hz），脉冲持续时间60μs，进行清创。（c）术后7个月探诊显示牙周袋深度明显减少，探诊无出血。（d）术后7个月X线片显示牙周组织情况稳定（图片来源：临床病例由Dr. Rana Al–Falaki提供）。

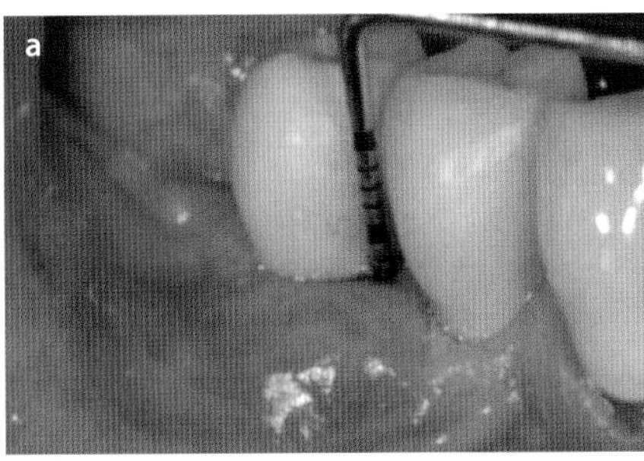
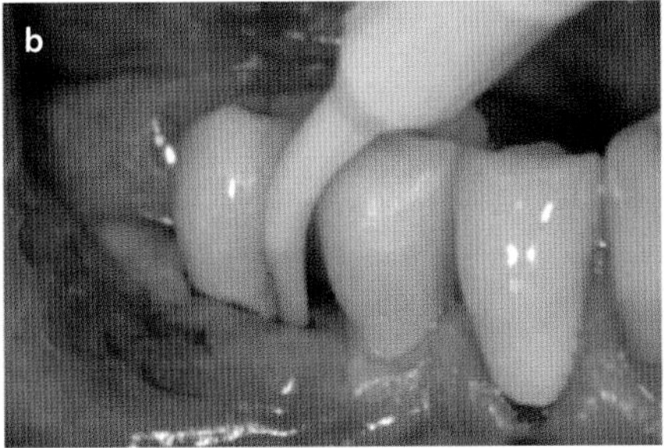
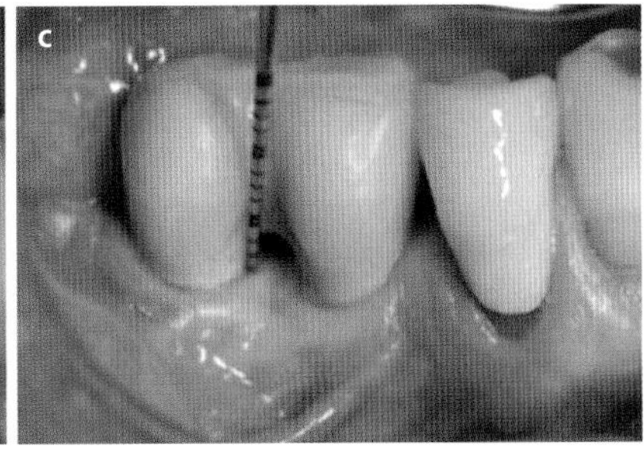

■ 图14.4　（a）术前探诊检查见种植体周围7mm牙周袋伴出血。（b）经过仔细的常规牙结石清创后，使用810nm的二极管激光，工作尖400μm，平均功率0.4W，连续波发射，面向软组织照射，远离种植体。（c）术后6个月照片，显示牙周袋深度减少，无炎症。

几点很重要：

- 每个波长对不同的组织成分有不同的相互作用。如近红外波长很容易穿透，它只能被炎症组织吸收。它们能穿透龈沟液，这意味着能量可以超过预期的靶组织[17]。另外，铒激光选择性不是很高，可以有效地去除龈下牙结石；牙根表面的牙骨质也可以被去除[18]。
- 目前的文献表明，激光通常可以安全地治疗种植体周围黏膜炎，但应采取一些预防措施[19-20]。如前所述，Nd：YAG激光的常规发射模式产生的脉冲持续时间很短，每个脉冲的峰值功率很高，过高功率会损坏钛表面。铒激光具有相同的脉冲持续时间，但在低能量密度下不会导致钛表面变化。了解这些差异对于临床医生选择合适的波长进行有益的治疗是必要的。
- 激光参数必须产生低平均功率，以尽量减少对健康组织的消融。每台激光仪器都有具体的操作说明和建议的设置，这些应该作为开始治疗的指南。

- 每台激光器都有一个特定的机头和发射装置，如一个光纤尖或一个小管。临床医生应确保激光束尽可能精确地对准目标组织。如二极管光子能很容易被暗色牙结石吸收，导致温度显著升高；因此，尖端应朝向软组织。同样，当使用铒激光进行牙结石清创时，尖端应与牙长轴平行，以免去除过多牙骨质。
- 当肉芽组织被去除时，激光能量可能聚集在光纤尖端周围。应该经常检查和清洁，以避免能量集中在碎片中。
- 正确选择病例很重要，必须进行持续的评估。如果病变区域对非手术方法无反应，则必须进行后续的手术治疗。

14.2.8　非手术基础牙周病和种植体周围疾病治疗的缩略语

临床医生可以在不同激光仪器的操作手册或科学文献中找到各种缩略语。这些术语的目的是为了提供第一阶段的治疗。诸如激光辅助去污染/激光辅助细菌减少（laser-assisted decontamination/laser-assisted bacterial reduction, LAD/LABR）、LAPT（laser-assisted periodontal therapy, 激光辅助牙周治疗）和激光辅助综合治疗（laser-assisted comprehensive treatment, LCPT）等术语可以提供关于该方案的具体附加细节。一些公司已经通过法律保护他们的缩略词：

- REPaiR（Er：Cr：YSGG再生牙周治疗方案）使用Er：Cr：YSGG激光进行龈沟清创和牙根表面清洁。
- WPT公司™（wavelength-optimized periodontal therapy, 波长优化牙周治疗）使用该公司的Nd：YAG和Er：YAG分别去除病变的上皮内膜和清除根面牙结石。

无论使用哪种术语或缩写，各种激光波长都可以为牙周病和种植体周围疾病的治疗带来有益的结果。

14.2.9　激光用于非手术治疗的文献综述

以下是描述非手术辅助治疗使用的各个波长的文献：

- Qadri等[21]表明，与单独龈下刮治和根面平整（SRP）相比，辅助使用二极管激光（800～980nm）进行龈下刮治和根面平整（SRP）对治疗中度慢性牙周炎更有效。
- Lerario等[22]采用机械洁牙结合二极管激光（810nm）辅助治疗种植体周围疾病，比常规治疗更能减少探诊深度和探诊出血。
- Martelli等[23]指出，在常规治疗中加入Nd：YAG激光在改善临床和细菌学检测方面具有显著和长期的有效性。
- Al-Falaki等[24]收集了病例报告系列，报道发现使用Er，Cr：YSGG激光在种植体周围疾病的非手术治疗中的牙周袋深度和炎症得到减轻。
- Schwarz等[25]报告说，在牙周炎的非手术治疗中，Er：YAG激光治疗可显著降低BOP评分并提高临床附着水平。
- Zhao等[26]在一项Meta分析中强调，与单独使用SRP相比，同时使用Er：YAG激光器和SRP能明显提高临床附着水平。
- Yan等[27]在一项Meta分析中表明，作为机械洁牙替代方法，Er：YAG激光提供一些短期额外收益。

小结：非手术激光治疗

总之，激光辅助应用于初期非手术牙周治疗必须遵循特定的治疗方案，并且必须持续评估以确定是否需要进一步手术治疗。激光疗法易被患者所接受，并有助于改善口腔卫生护理。此种治疗程序的优势还需精心设计的科学研究来支持。

◘ 表14.2 手术治疗中使用的波长的详细信息

激光类型	额定波长（nm）	激光光子能量在牙周组织外科治疗中的应用	注意事项
二极管	810、940、980、1064	切开切除牙龈组织并止血。色素组织和血红蛋白吸收良好，急性炎症区域相似	1. 对于牙龈手术或肉芽组织清除术，应避免与深色牙结石、牙根表面和骨组织长时间接触 2. 对于种植体周围炎，当使用低平均功率照射时，没有种植体表面损伤
Nd：YAG	1064	与二极管相同	1. 对于牙龈手术或肉芽组织清除术，应避免与深色牙结石、牙根表面和骨组织长时间接触 2. 对于种植体周围炎，应将光束平行于种植体的长轴放置，使相互作用最小化
Er，Cr：YSGG Er：YAG	2780、2940	软组织的水分吸收率很高，良好的切割和切除软组织，切口深度小 止血效果好 出色地切割和修整骨组织	1. 在骨外科手术和牙结石清除操作时，必须使用水冷却 2. 对于种植体周围炎，种植体周围使用低平均功率
二氧化碳	9300、10600	软组织的水分吸收率高，可很好地切割和切除软组织 止血效果好 出色地切割和磨削骨组织	1. 采用9300nm的二氧化碳激光进行骨手术，必须使用水冷却 2. 对于种植体周围炎，在植体周围使用低平均功率。尽量减少金属种植体对周围组织的反射

14.3 牙周病和种植体周围疾病的外科治疗

14.3.1 手术治疗和可使用激光波长的说明

基础治疗完成后，需要定期评估并预约复诊。从解剖复杂性到患者无法保持良好的口腔卫生，牙周或种植体周围的牙周袋进行彻底的清洁和消毒可能始终存在挑战，此外，基础治疗产生的临床附着水平和牙周袋深度可能仍无法达到理想状态。因此，有时需要进行外科手术干预。

◘ 表14.2列出了可用于外科治疗的激光波长的详细信息。小直径传输系统，包括弯曲的尖端，特别有助于进入骨下袋和根分叉区域。

在本节中，外科治疗将分为两个部分。第一部分是不进行翻瓣的技术，第二部分是常规的翻瓣技术。

14.3.2 无瓣牙周手术和种植体周围手术

无瓣手术的描述

目前有两种无瓣技术被认为是没有采用任何开放式皮瓣技术进行清洁的外科手术。由于进入牙根或种植体周围病变牙周组织的入口路径受限，这些手术符合微创手术的概念。其中一种被称为LANAP®，是激光辅助新附着产生流程的缩写，使用专有的Nd：YAG激光器。另一种被称为激光辅助综合治疗（LCPT），任何铒激光都可以使用。

激光辅助新附着产生流程（LANAP®）

LANAP®方案设定一个单次治疗特定步骤，如◘ 图14.5所示。在确认牙周袋深度后，激光有选择地去除牙周袋的上皮衬里。根面用常规洁治器械清洁，然后在牙槽嵴处进行钝性分离，用激光止血并形成纤维蛋白凝块，使松散的牙龈组织贴附牙齿，

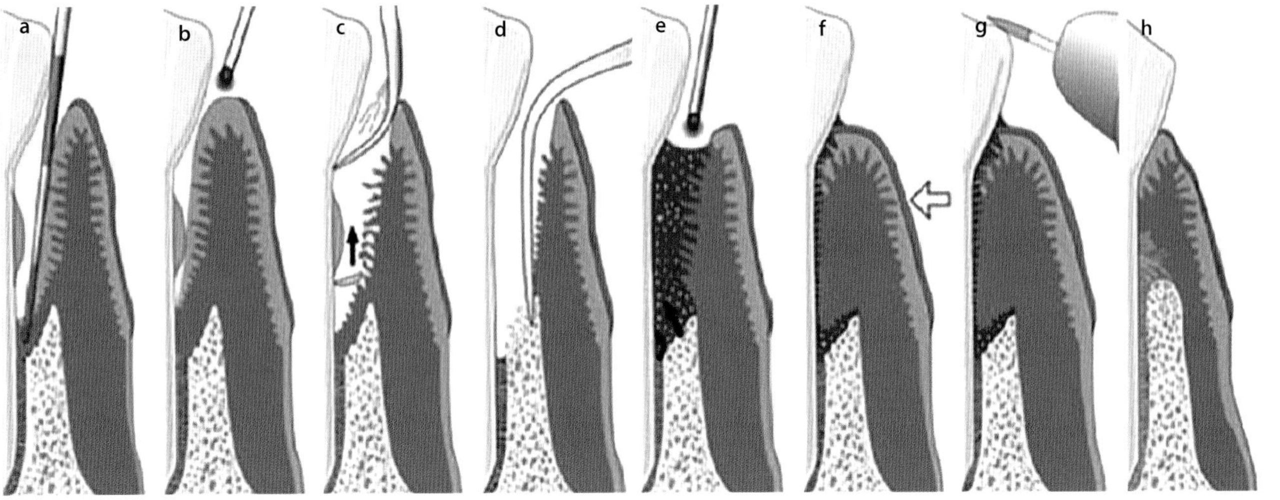

■ 图14.5　使用脉冲Nd：YAG激光进行LANAP®的过程描述。（a）探查确定牙周袋深度。（b）在局部麻醉下，360μm光纤在100～150μs脉冲持续时间内提供3.6～4.0W平均功率，选择性地去除牙周袋的病变上皮衬里、变性病理蛋白，清除细菌。（c）用压电超声和常规仪器去除牙根表面沉淀物。（d）使用传统口腔科器械钝性解剖修整牙槽嵴的骨轮廓，骨内穿透获得干细胞和生长因子。（e）采用同一光纤，脉冲时间为550～650μs的激光能量进行止血；形成厚实的、稳定的纤维蛋白凝块；激活生长因子；并上调基因表达。（f）将牙龈组织压向牙齿，无须缝合即可固定。（g）进行咬合调整，以消除不当的咬合接触，并允许被动萌出。（h）显示新牙骨质、新牙周韧带和新牙槽骨再生，实现愈合（LANAP®是Millennium Dental Technologies, Inc., Cerritos, Calif., 美国的专利和注册商标）（图片来源：Millennium Dental Technologies许可复制）。

然后进行咬合调整和术后指导。病例报告的组织学证据显示该方法产生了新结缔组织附着、新牙骨质和新牙槽骨[28-29]。当使用合适的参数进行牙周袋照射时，Nd：YAG激光波长（1064nm）通常是安全的。然而，光子能具有穿透深层组织的潜力，因此必须小心避免对底层组织的热损伤。

■ 图14.6显示的是急性中度牙周炎患者的前牙颊侧临床照。其中■ 图14.6b展示前牙舌侧临床照；■ 图14.6c展示预处理牙周探诊显示所有前牙的牙周袋和松动度。每条水平线相距2mm，红色标记表示探诊时出血。在图表顶部的切缘用罗马数字图标表示松动度。患者接受■ 图14.4描述的LANAP®治疗。■ 图14.6d展示术后3年颊侧照。■ 图14.6f展示术后3年舌侧照。注意到炎症得到控制。术后3年牙周探诊照显示牙周袋深度和松动度明显下降（图片来源：临床病例由Dr. Raymond Yukna提供）。

同一家公司采用相同的方法治疗种植体周围疾病，称为LAPIP™（激光辅助种植体周围炎方案）。激光发射量比在种植体周围施加的平均功率要低得多。光纤的方向应尽可能平行于种植体的长轴，以避免金属吸收能量而过热，并最大限度地减少表面反射。

激光辅助综合牙周袋疗法（LCPT）

激光辅助综合牙周袋疗法（LCPT）使用波长为2870nm或2940nm的铒激光[30]。如前所述，激光可用于软组织的切除和牙结石去除。此外可用于骨组织修整。因此根据适应证，它们可用于中度至深度牙周袋的肉芽组织和骨缺损清创。程序步骤如■ 图14.7所示。在评估牙周袋后，首先，使用激光和手持器械进行根面洁牙。然后，去除牙周袋内壁的上皮和病变结缔组织以及病变的骨组织。治疗的目的是彻底清除整个牙周袋的感染，并促进骨表面出血，包括骨髓来源性细胞，这是骨髓间充质干细胞的主要来源。所使用的参数不影响骨内的止血；而是加强出血，这将有利于组织再生。低能量激光

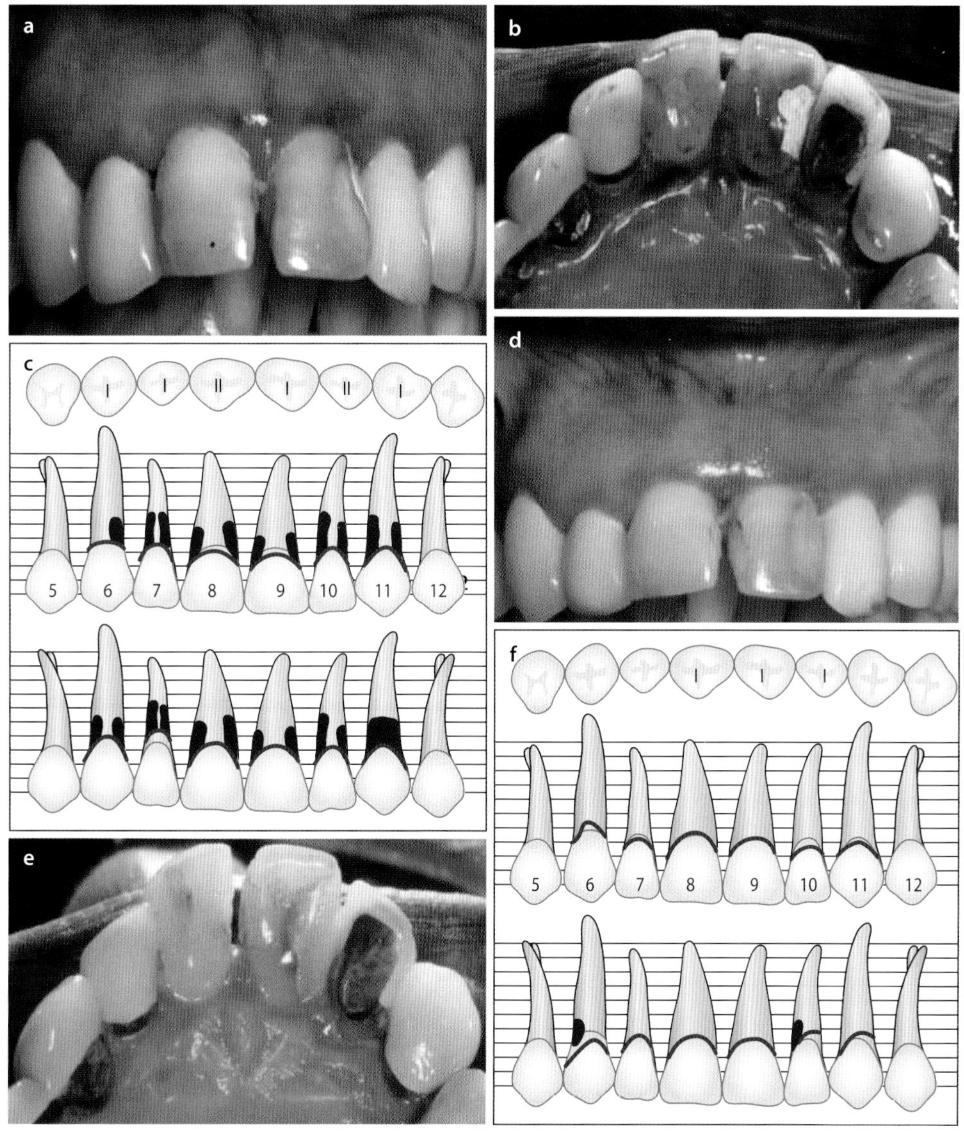

图14.6　（a~f）显示了上颌前6颗牙齿中度牙周炎的临床病例。用LANAP®方案治疗成功（图片来源：临床病例由Dr. Raymond Yukna提供）。

穿透周围组织也可能产生一些生物刺激效应。再然后，是在牙周袋入口用激光消融外部牙龈组织，切除上皮细胞和结缔组织。这种少量牙龈切除术可自动减少牙周袋深度，而结缔组织的暴露会延迟上皮细胞迁移到牙周袋中，重建上皮附着。这种手术会导致部分牙龈退缩，但主要可以实现牙周袋的愈合。最后，是确保足够的凝血以形成稳定的血凝块封闭牙周袋入口。铒激光可在无须喷水的非接触模式下进行。

该方法还可用于治疗种植体周围黏膜炎或初期种植体周围炎。

图14.7是Er：YAG（2940nm）激光辅助LCPT的临床病例。深度牙周袋和骨缺损得到治疗。术后1年拍片显示有骨愈合和新附着（图14.8）。

14.3.3　皮瓣骨周手术

骨外科手术，无论其是去除骨、骨平整或骨重塑，都是主要的牙周外科手术之一。最佳的骨形态结构将有助于建立并维持临床附着、较浅牙周袋和生理性牙龈结构，这些对于牙周组织的长期稳定性至关重要。

在写本部分时，还没有关于9300nm波长激光的研究，但有手稿表明，Er，Cr：YSGG激光（2780nm）和Er：YAG激光（2940nm）[31-32]波长都能有效地消融骨组织，减少热损伤。此外，使用激光进行截骨术的效果至少可以与传统器械相媲美[33]，并且可能有助于产生更快和更好的结果[34-35]。

与机械仪器相比，通过小直径尖端传输正确的

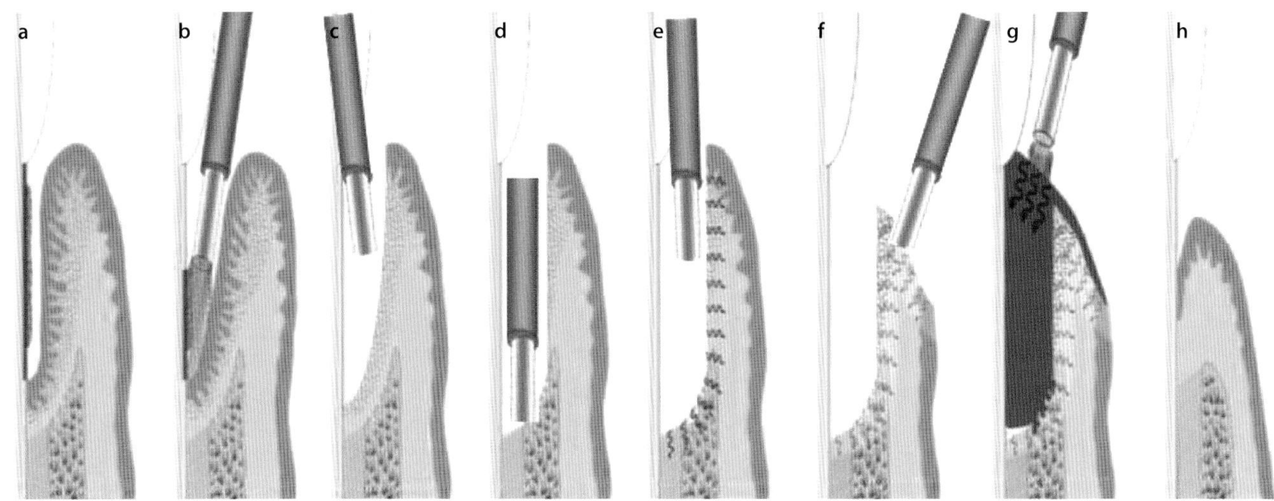

■ 图14.7　Er：YAG激光进行激光辅助综合牙周袋疗法（LCPT）的图示。（a）评估牙周袋深度。（b）用激光（使用水喷雾）和传统器械去除龈下牙结石，使病变牙根表面得到清洁。（c）激光用于去除牙周袋内病变的上皮和结缔组织。（d）使用水喷雾激光对骨组织进行清创，促进骨出血，结果显示出健康的组织。（e）激光照射可以对周围的血管内组织提供生物刺激。（f）切除外层上皮和部分结缔组织，以延缓上皮细胞迁移到愈合牙周袋。这种牙龈切除术确实会产生部分牙龈退缩。（g）使用非接触激光，不需要喷水，以确保止血和产生稳定的血凝块，保护牙周袋入口，并刺激牙周组织的外表面。（h）显示出新的临床附着，牙周袋深度减少（图片来源：改编自Aoki等，并获得©2015 John Wiley and Sons A/S版权所有）。

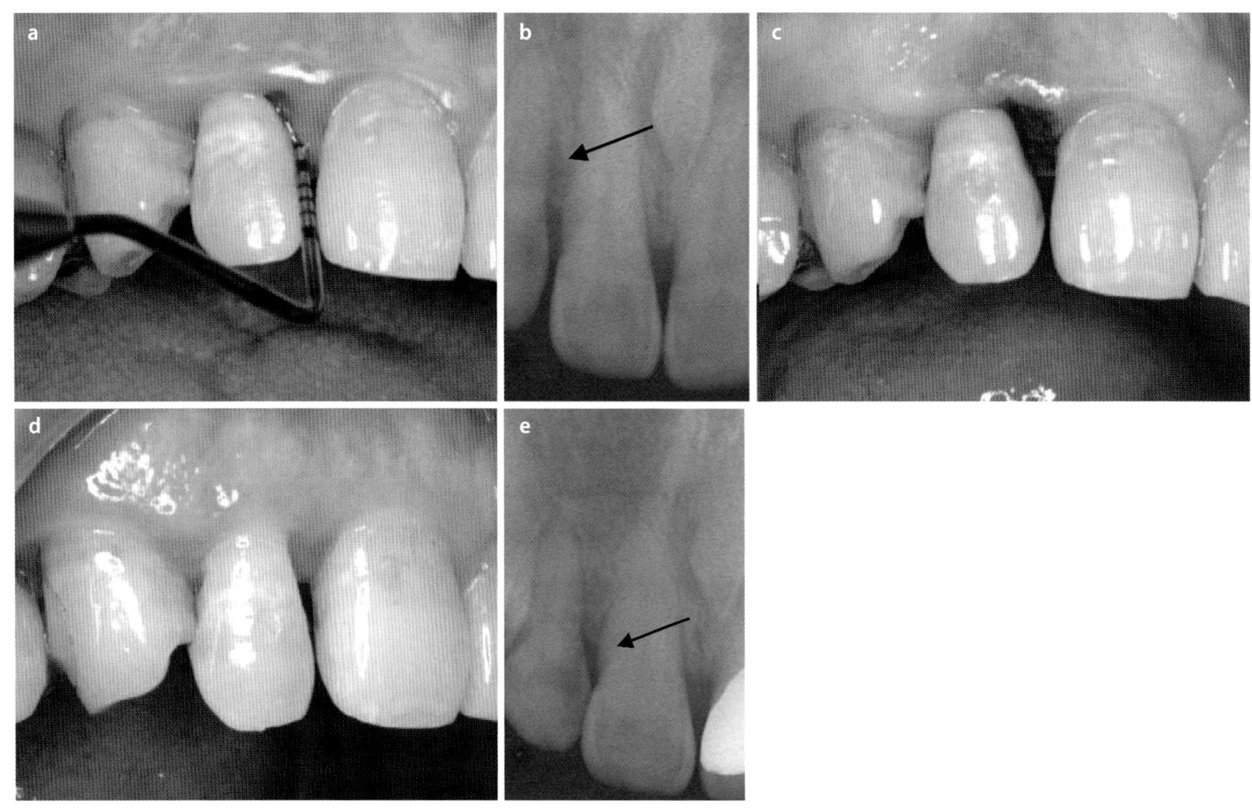

■ 图14.8　（a）侧切牙有深牙周袋。牙周袋深8mm，探诊出血。（b）X线片显示垂直骨缺损（黑色箭头）。（c）术后即刻照可见稳定的血凝块。使用Er：YAG激光，600μm弯曲工作尖，平均功率1.0W（每脉冲50mJ，20Hz），喷水去除牙周袋内炎性软组织，同时使用刮匙进行牙根表面清创。然后对上皮内壁和骨缺损进行清创。重建外层上皮以延缓牙龈向下生长，形成稳定的血凝块。后一步是在没有水喷雾的情况下进行的。（d）术后1年复查显示愈合良好，牙龈乳头轻度萎缩。（e）X线片证实骨缺损已被修复（黑色箭头）（图片来源：临床病例和详细信息由Koji Mizutani医生提供，并经许可从引文[9]修改©版权2016 John Wiley and Sons A/S）。

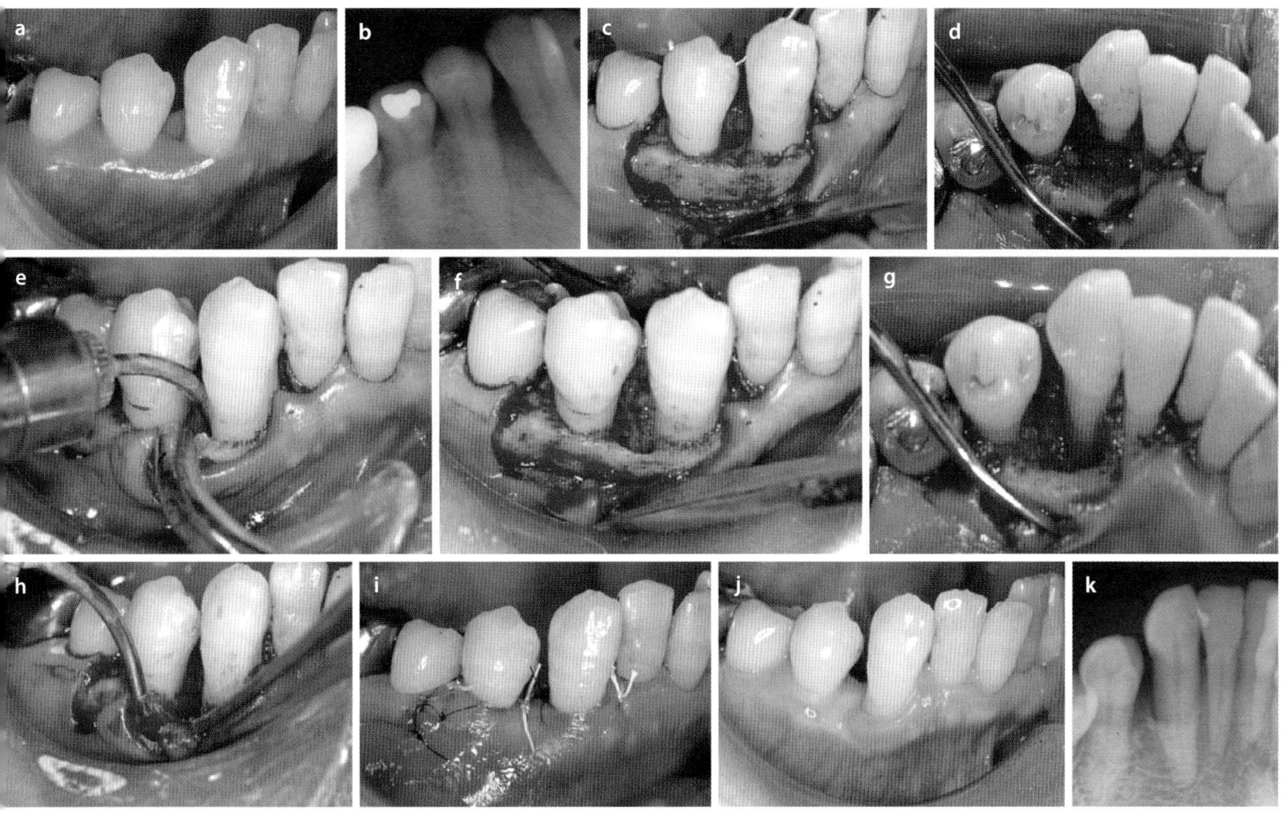

图14.9 （a，b）基础治疗后的临床照和X线片，显示下颌右尖牙远中探诊仍有9mm深牙周袋，且伴探诊出血。（c，d）从颊舌侧看，皮瓣翻开后，可见牙周袋充满肉芽组织。（e）使用Er：YAG激光，80° 400μm的工作尖，1.2W平均功率（每脉冲40mJ，30Hz），配合盐水喷雾进行清创。（f，g）显示激光照射后无热损伤的干净垂直骨缺损。未放置增加骨量的材料。（h）采用相同参数的激光对龈瓣组织进行清创。（i）皮瓣缝合良好。（j）术后8年照显示健康的牙龈组织，部分牙龈退缩。牙周袋深度减少了7mm，临床附着增加了5mm。（k）术后8年X线片（图片来源：病例照片和细节修改自Aoki等[30]并获得许可©版权所有2015 John Wiley and Sons A/S）。

激光波长可以提供高精度的和更佳的入口。传统的手术器械通常需要更大的进入区域，而激光的照射范围仅限于光纤尖端。因此可以更加精准。

带膜的骨周术可用于不能正常成形的骨缺损部位。激光产生最小的热损伤并形成一个血管供应良好，没有玷污层的新的骨表面，这有助于骨再生[32]。

图14.9显示了在下颌右尖牙远中9mm深的牙周袋中使用Er：YAG激光进行开放式皮瓣手术。牙周袋在最初的治疗后仍然存在。翻开皮瓣，激光清除肉芽组织，清创牙根表面和骨缺损，没有放置移植骨材料。对皮瓣的内表面进行照射以进行清创，并进行缝合。术后8年临床附着明显减少。

图14.10显示了一例开放式皮瓣手术，基础治疗后效果不佳，Er，Cr：YSGG激光用于上颌骨右侧第一前磨牙近中面11mm的牙周袋。翻开皮瓣后，用激光清除根表面、牙周袋上皮和骨缺损，未植入增加骨量的材料。8个月后分析显示，袋深减少，附着增加，有轻微牙龈退缩（图片来源：临床病例由Dr. Rana Al-Falaki提供）。

种植体周围炎的外科治疗

种植体表面及种植体周围病变组织的清洁和消毒是种植体周围炎的主要治疗目标。研究发现多种激光波长能够有效地清创种植体表面。二极管激光、二氧化碳激光和铒激光一般不会对种植体表面

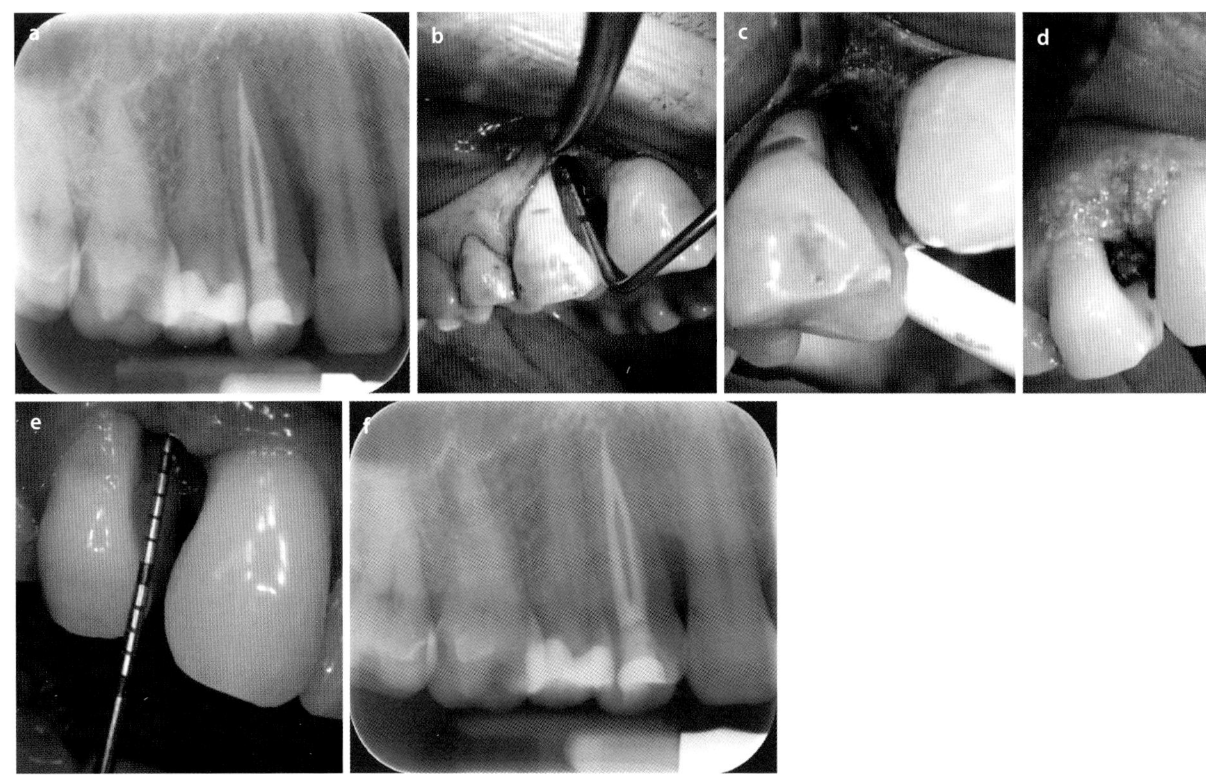

◻ 图14.10 （a）X线片显示基础治疗后上颌第一前磨牙近中仍有11mm牙周袋。（b）超声器械去除龈下牙结石后，翻开皮瓣，用牙周探针探查骨缺损。（c）牙周袋清创术后即刻照。使用直径600μm的Er，Cr：YSGG激光。在50%气、40%水的喷雾，平均功率1.5W（50mJ，30Hz）的短脉冲模式下，去除软硬组织中的肉芽组织。随后，在50%水、40%气的喷雾，0.75W（15mJ，50Hz）的平均功率下去除牙根表面和骨组织中的玷污层。（d）皮瓣缝合照。（e）术后8个月牙周探诊照显示再附着良好，牙龈轻度退缩。（f）术后8个月X线片显示骨再生，伴有稳定的牙周状况（图片来源：临床病例由Dr. Rana Al-Falaki提供）。

造成任何损伤[36-38]。主要注意的是设置高平均功率会在种植体周围组织上产生热量，直接影响种植体表面。因此，在手术过程中必须采用适当的技术参数。

在对周围组织进行清洁并清除种植体本身的污染后，可以在缺损处放置增加骨量的材料和适当的膜，以促进骨再生。良好的骨血运是很重要的，适当的激光参数可以实现这一点。如前所述，激光治疗与生物相容的植骨、盖膜配合使用，有助于骨愈合。

◻ 图14.11显示了Er，Cr：YSGG激光在种植体周围治疗中的作用。翻开皮瓣后，骨缺损部位充满肉芽组织，激光清创软、硬组织。放置骨粉和膜，并将皮瓣缝合到位。6个月后，牙周恢复健康（图片来源：临床病例由Dr. Rana Al-Falaki提供）。

◻ 图14.12显示了用Er：YAG激光治疗严重种植体周围炎。尽管唇侧明显缺乏骨支撑，种植体却不松动。尽管预后非常不确定，但还是决定尝试再生疗法。巨大的缺损包含大量的肉芽组织和潜在的感染骨。Er：YAG激光清除所有组织，然后放置骨植入材料和膜，缝合皮瓣。3个月X线片检查显示有新骨生长，没有炎症。

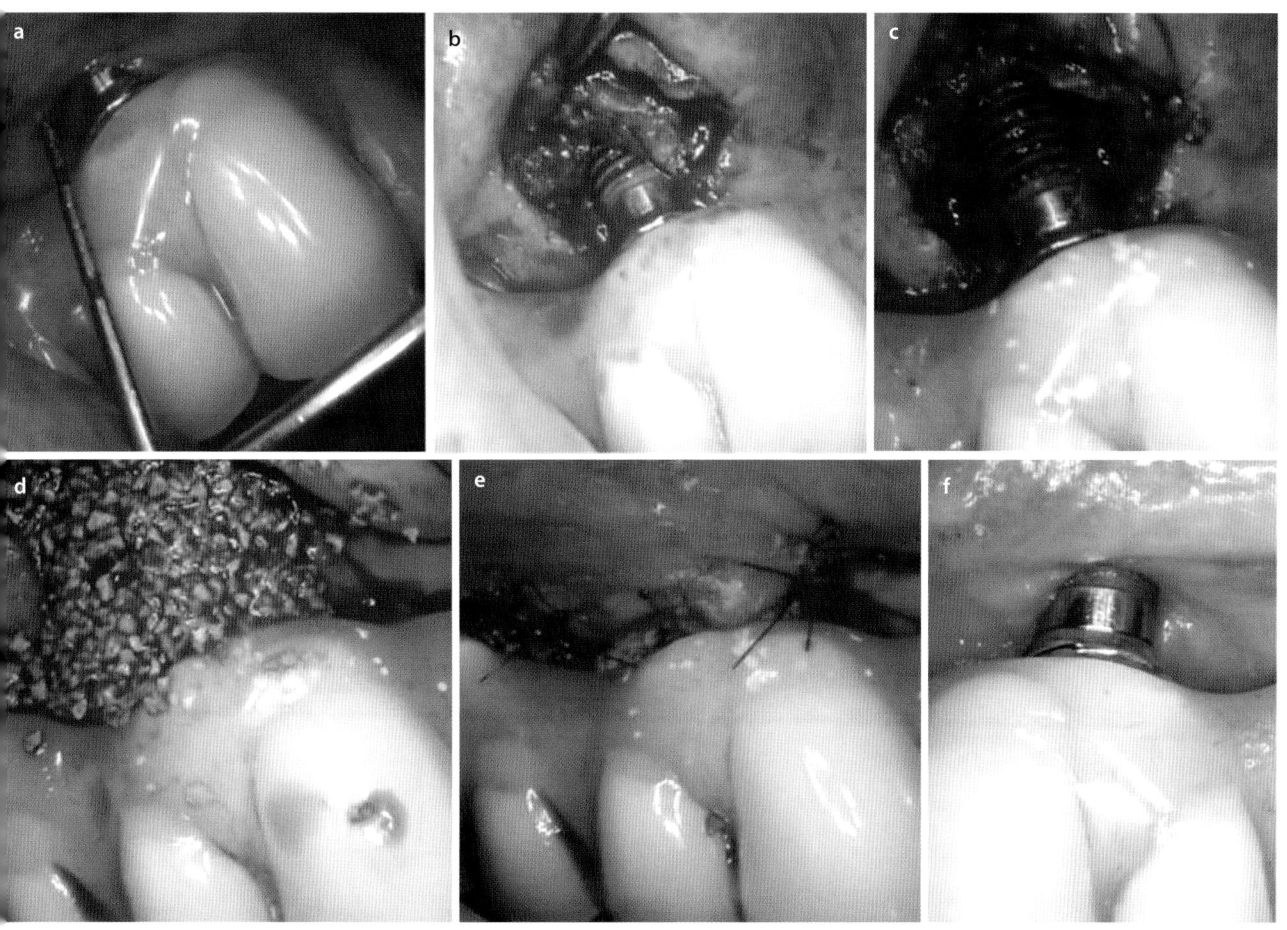

图14.11　（a）上颌后牙种植体周围有8mm牙周袋的种植体周围炎术前照。（b）皮瓣翻开后，骨缺损部位充满肉芽组织。（c）清创治疗术后即刻照。使用直径600μm的Er，Cr：YSGG激光器。平均功率2.0W（66mJ, 30Hz），70%水、50%气的喷雾，从软硬组织中去除肉芽组织，工作尖远离种植体表面。然后用平均功率1.25W（25mJ, 50Hz），70%水、50%气的喷雾，对种植体进行清洁。最后，用平均功率0.75W（15mJ, 50Hz），50%水、40%气的喷雾在皮瓣内表面消除感染。可见骨组织血运通畅。（d）立即放置植骨材料以填充该区域。（e）皮瓣缝合良好。（f）术后6个月显示牙周组织愈合，无炎症（图片来源：临床病例由Dr. Rana Al-Falaki提供）。

小结：无瓣牙周手术及种植体周围手术

总之，口腔激光可用于牙周病和种植体周围疾病的外科治疗，其优点包括在清创过程中更精确和提高可视性。此外，可预测骨组织的消融和骨修整。未来的研究应该强调正确的功率设置并描述方案细节。激光应用于骨消融术是发展牙周病和种植治疗的一种非常有效的方法。在后续激光治疗过程中，防止热损伤是获得理想伤口愈合的关键。

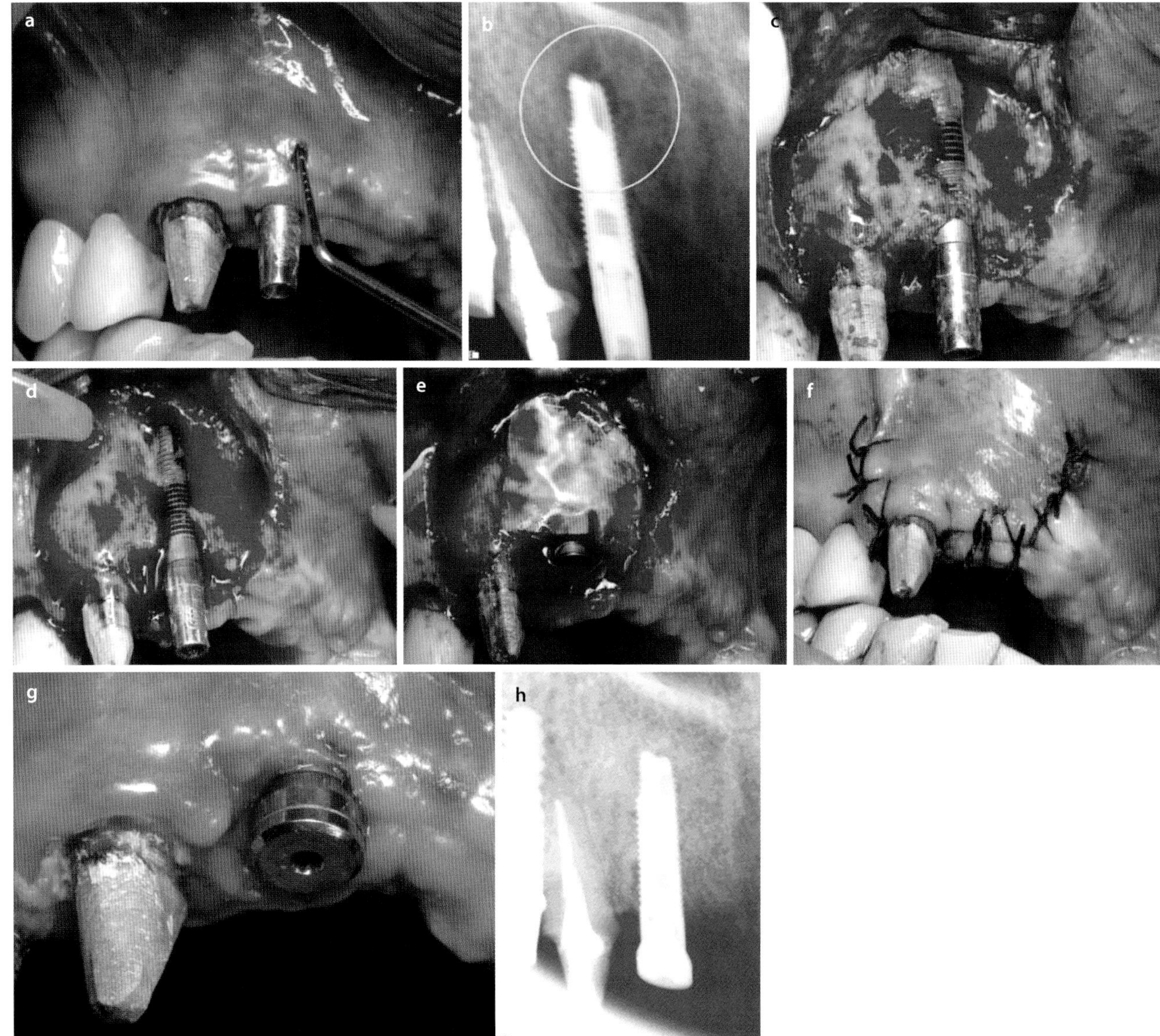

图14.12　（a）种植体周围炎窦道区术前照。（b）X线片显示广泛疾病，包括大面积根尖骨缺失（黄圈）。（c）翻开皮瓣，显示出炎性肉芽肿和感染骨组织的范围。（d）使用Er：YAG激光，1300μm蓝宝石工作尖，平均功率8.4W（每脉冲700mJ，12Hz），水喷雾下对准肉芽组织。然后，使用相同的工作尖和水喷雾，将参数改为平均功率3W（每脉冲150mJ，20Hz）用于种植体表面清洁和去除感染骨。（e）该部位用异体移植骨替代品填充，并覆盖一层可吸收双分子膜。（f）缝合皮瓣。（g）术后2周放置愈合帽。（h）术后3个月X线片显示骨再生良好，骨组织稳定（图片来源：部分病例细节由Dr. Av Reyhanian提供）。

14.4　抗菌光动力疗法治疗牙周病和种植体周围疾病

光动力疗法（PDT）是一种杀灭或消除病原体的新方法，使用特定波长的光在氧气存在下激活无毒光活性染料（光敏剂）以产生细胞毒性产物[39-40]。在不同的研究和文献中，PDT有不同的称法，如光激活化疗（photoactivated chemotherapy, PACT）、光动力消毒（photodynamic disinfection, PDD）、光激活消毒（light-activated disinfection, LAD）、光动力灭活（photodynamic inactivation, PDI）、光活化消毒（photoactivated disinfection, PAD）和抗菌光动力疗法（antimicrobial photodynamic therapy, aPDT）。在这些术语中，aPDT是用于抗菌接受度最广的术语[41,42]。

PDT的成功与否，关键取决于3个元素：光敏

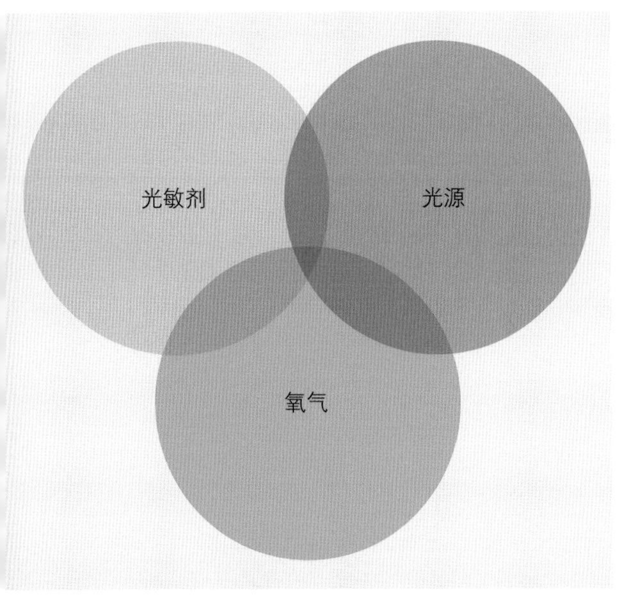

图14.13 光动力检测的基本原理。

剂、光源和氧气（图14.1和图14.13）。

14.5 光敏剂

光敏剂是一种化合物，当被适当的波长激活时，会形成一种高活性氧，从而导致细胞死亡。

光敏剂应具有以下特征：

- 以无毒和光化学化合物形式存在。
- 具有对目标物染色的能力。
- 既经济又方便。
- 给药时间和组织浓度达到峰值之间的时间间隔很短。
- 半衰期短。
- 能迅速从正常组织中清除。
- 在特定波长下有活性。
- 具有生产大量细胞毒性产物的能力。
- 能够对多种微生物产生作用[43-44]。

最适用于口腔科的抗菌程序的光敏剂如下所述。

14.5.1 甲苯胺蓝

甲苯胺蓝（TBO）是用于组织染色的阳离子蓝色着色剂。也可以用于良性和恶性癌前白斑的鉴别诊断。可以被635nm的波长激活。由于它的理化特性和亲水特性，可以对革兰阳性和革兰阴性细菌起作用，并且对具有负电荷的线粒体有吸引力。TBO可以与革兰阴性细菌的外层细胞膜脂多糖结合，也可以与革兰阳性细菌壁中的糖醛酸磷壁酸结合[45-47]。

14.5.2 亚甲基蓝

亚甲基蓝（MB）用于组织的选择性着色。它是带正电荷的亲水性化合物。该光敏剂可用于革兰阳性细菌和革兰阴性细菌。它可以穿透革兰阴性细菌外膜中的孔蛋白通道，并与阴离子大分子脂多糖相互作用，生成在光敏过程中起作用的MB二聚体。它在660nm的波长处具有峰值吸收[48-49]。

14.5.3 吲哚菁绿

吲哚菁绿（ICG），一种绿色着色剂，最近已被引入作为光敏剂。这种光敏剂的机制与其他机制有所不同。ICG的作用主要产生光热作用（PTT），而不是光化学作用。这种阴离子型光敏剂可以在810nm处被激活，但其吸收率主要取决于溶解介质、血浆蛋白的化学键及其浓度[44,50]。

14.5.4 姜黄素

姜黄素是从姜黄中分离出来的一种橙黄色素，主要用作香料。它对肝脏疾病，伤口，关节发炎，以及血液净化和微生物作用有一定的治疗作用。姜黄素在一些细胞培养和动物研究中没有显示出毒性。它在300 ~ 500nm范围（430nm为最高峰）有一个吸收峰，并产生强烈的光毒性效应。因此，姜黄素具有作为光敏剂的能力。易操作、低成本、有效性使这种光敏剂非常受欢迎[51-53]。

14.6 光源

在光动力疗法程序中，光源与所用光敏剂的最大吸收相匹配。aPDT的光源可分为3种类型：

（1）广谱灯。

（2）发光二极管灯（LED）。

（3）激光。

在不同的光源中，激光有一些特性使其比其他光源优越。激光具有单色性，由于激光与光敏剂峰值吸收匹配发生相互作用，而与PDT无反应的带宽被消除，减少了不必要的组织加热[54-55]。

在口腔科领域，大多数光敏剂被630～700nm的波长激活。当前，随着新光敏剂（如ICG）的引入，可使用810nm红外波长，其穿透深度更大。另外，与姜黄素相吻合的蓝光LED（400～500nm）可能是一个合适的选择，因为它在所有口腔诊所均可用于固化口腔科树脂复合材料，并且与红光相比能够更有效地产生自由基。与激光相比，LED具有低成本和简洁的优势[56-57]。

14.7 光动力疗法的机制

当光敏剂被适当的波长激活时，电子会从较低的能量水平转移到较高的能量水平，即所谓的三线态。然后，能量被转移到生物分子或氧气中，从而产生细胞毒性物质。这些产物会破坏细胞质膜或DNA，这两种结果都会导致细胞死亡[58-59]。

活化光敏剂中的电子转移可以通过两种途径完成，包括转移到相邻分子（1型反应）或转移到氧（2型反应），以产生活性氧（ROS）（如单线态氧）和其他自由基（如羟基）。尽管这两种途径都可以杀死细菌，但通过产生高反应性单线态氧的2型被检测为杀死细菌的主要途径（◘ 图14.2和◘ 图14.3）。这种机制与抗生素完全不同；由于作用在细菌内部的多个目标上，细菌菌株不太可能产生耐药性[60-61]（◘ 图14.14和◘ 图14.15）。

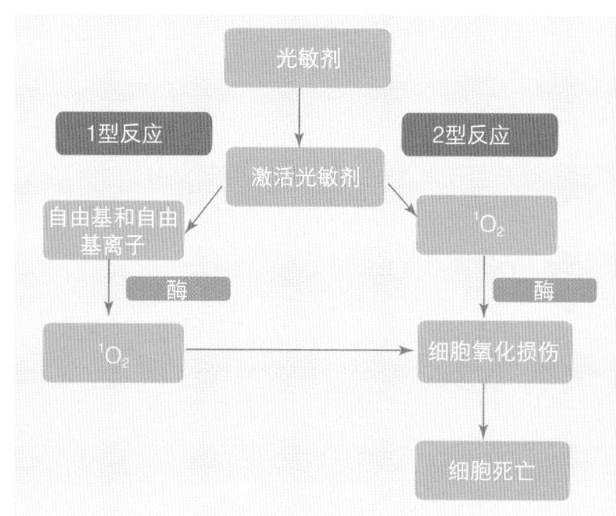

◘ 图14.15 PDT作用机制的两条途径如图所示。

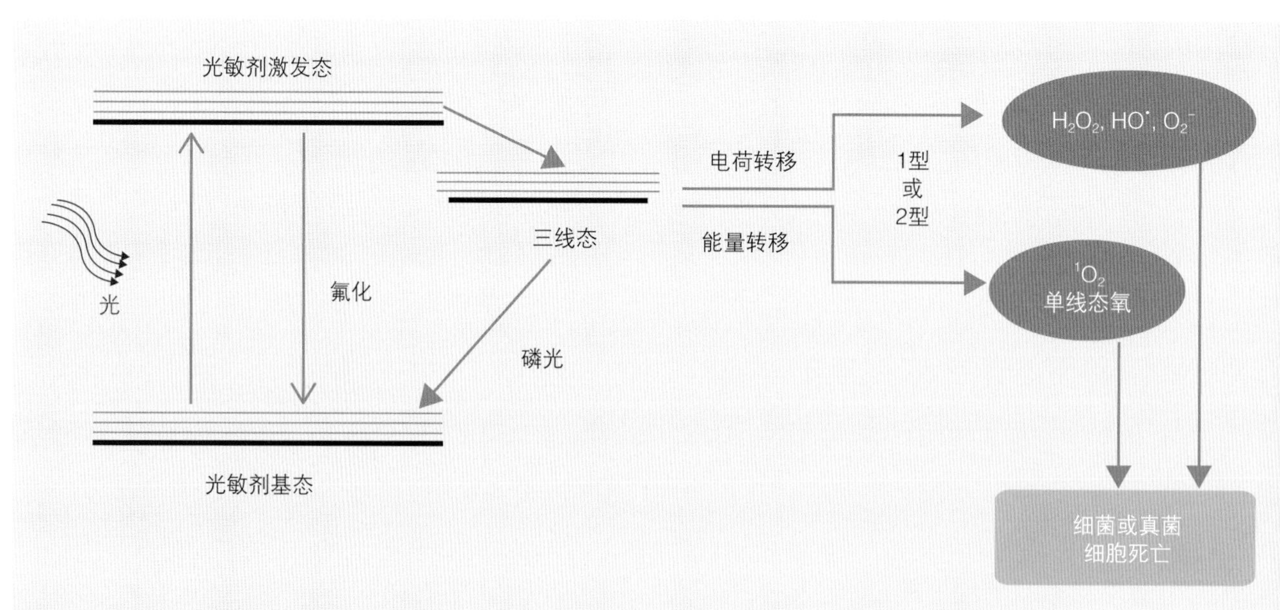

◘ 图14.14 PDT的原理。光敏剂通过吸收光子能量达到激发态形成三线态。能量转移产生羟基自由基或单线态氧，后者被认为是病原体的主要有毒物质。

细菌产生的抗氧化酶可以抵抗某些氧自由基，但不能抵抗单线态氧，这使aPDT的程序更加有效。单线态氧在生物系统中的寿命短（≤0.04μs），作用半径短（0.02μm），使它的作用局部化而不影响远处的细胞[62-63]。

光动力疗法期间主要关注的问题之一是细菌的光敏性，似乎主要与所用光敏剂的电荷有关。中性或阴离子光敏剂与革兰阳性细菌有效结合。它还与革兰阴性菌的外膜有一定程度结合[64]。革兰阳性菌种胞质膜外的肽聚糖和脂磷壁酸的多孔层允许光敏剂穿过细胞。另外，革兰阴性细菌具有一个细胞质膜和一个外膜，它们被含肽聚糖的外周胞质隔开，这是细胞及其环境之间的物理屏障[65]。通过将光敏剂与阳离子分子连接，可以改善带负电荷的光敏剂与革兰阴性细菌的结合。

光动力疗法的成功率取决于光敏剂的类型、剂量、培养时间和位置、氧的可用性、光的波长（nm）、光功率密度和光通量。这种治疗方法的局限性应该考虑为低氧环境及光敏剂和光的扩散能力[67]。

14.8 牙周病和种植体周围疾病的抗菌光动力疗法（aPDT）

已经证实激光可应用于牙周疾病治疗。但使用高功率激光抗菌引起了一些问题，如对周围牙周组织的不可逆热损伤、热凝固、炭化和牙根坏死[68]。aPDT是一种无创的方法，它使用低功率来克服这些限制。通过这项技术中，可靶向杀灭细菌而不损害邻近组织[69]。

14.8.1 程序

- **评估牙周临床参数**
  - 治疗前收集临床参数。参数记录如下：①探诊出血（BOP）；②临床附着水平（CAL）；③菌斑指数（PI）；④牙周袋探诊深度（PPD）；⑤全口菌斑评分（FMPS）；⑥全口出血评分（FMBS）。
- **治疗**
  - 在接受了口腔卫生指导后，患者将进行全口龈下刮治和根部平整（SRP），并使用注射器将光敏剂溶液置于牙周袋底或种植体周围及龈沟底部。此后，由于方案是从牙周袋底部移动到冠部，牙周袋暴露在激光下。为患者、操作人员和助理提供了特殊的安全眼镜，以防止激光辐射对眼睛造成伤害。根据治疗计划，接下来的几周可以以相同的方式重复该过程。

在牙周病期间，细菌可以渗透到上皮细胞和结缔组织中。在这种情况下，牙龈卟啉单胞菌和肠上皮放线杆菌可以渗透到牙周组织的上皮屏障中；aPDT可以作为消除它们的解决方案[70]。由于缺乏角化，龈沟上皮细胞增加了光敏剂的渗透。上皮细胞对光敏剂的吸收依赖于作用时间（应用光敏剂和激光照射之间的时间间隔）。所以，在使用光敏剂之后，应该有几分钟的等待时间再开始激光照射[71-72]。

光动力疗法具有一些优势，如内毒素（如脂多糖）的消除可以抑制促炎细胞因子的产生。而且，在某些情况下，无须皮瓣手术就可以到达较深的或有限的部位；无须麻醉该区域；无须使用抗生素。另外，菌血症风险低，这对高危患者（患有心血管疾病、糖尿病和免疫抑制的患者）很有用[73]。

此外，aPDT增加了微循环系统中的组织血流量并减少了牙龈组织中的静脉充血。

在评估不同的研究时，由于激光的波长不同以及所使用的光敏剂类型不同，因此得出的结果有争议。

Bassir等评估了使用LED和TBO作为辅助治疗中重度慢性牙周炎患者的光动力疗法。研究得出的结论是，与基线相比，PDT在1个月和3个月时所有临床参数方面均显示出明显改善[74]。

另外，Prasanth等在亚甲蓝和655nm的二极管激光治疗慢性牙周炎的评估中得出结论，aPDT在改善SRP获得的临床结果方面具有重要作用，单次应用aPDT可在6个月内有效降低牙龈炎症和牙周袋深度。该小组还建议应经常重复该治疗过程[75]。

Monzavi等试图通过比较单独使用龈下刮治和根面平整（SRP）来测试辅助性aPDT在慢性牙周炎治疗中的疗效（◘ 图14.5）。在1个月和3个月的随访检查后，aPDT组在探诊出血（BOP）和全口出血评分（FMBS）方面的改善优于对照组。3个月后，接受aPDT的患者的BOP评分为0分，而对照组的BOP阳性率为48%。Boehm和Ciancio发现，810nm的二极管激光激活的牙周病原菌可以快速而显著地摄取ICG，从而有效地杀死放线菌和牙龈卟啉单胞菌[77]。

ICG的作用主要是进行光热疗法，而不是光化学疗法（80%光热疗法和20%光化学疗法）。此外，ICG的峰值吸收接近现有的软组织二极管激光（808nm），而MB和TBO的峰值吸收分别为660nm和635nm。810nm二极管激光的穿透力比其他波长更高，更容易插入光纤治疗头进入深部。此外，由于ICG的光热效应和光化学效应，使得这种光敏剂对于清除牙周深袋内的病原体或对不可触及部位（即根分叉或牙内陷）的牙周治疗具有重要意义。因此，具有810nm二极管激光的ICG可被视为牙周辅助治疗的一个有前途的候选方案[78]。

14.8.2 临床病例

◘ 图14.16展示了使用TBO治疗牙周袋。LED的光子能量可激活化学物质。

◘ 图14.17展示了ICG在治疗牙周袋中的用途。810nm激光用于激活光合作用系统。

◘ 图14.18说明了使用MB治疗牙周袋的用途。专有的可见红色激光（632nm）用于激活光合作用系统。临床病例由Dr. Steven Parker提供。

◘ 图14.19显示了抗菌光动力疗法在治疗50岁女性种植体周围炎中的应用。在这种情况下，观察到7mm的袋深和探诊出血。手动清创后，将氯化吩噻嗪作为光敏剂应用在种植体沟中。3min后，将多余

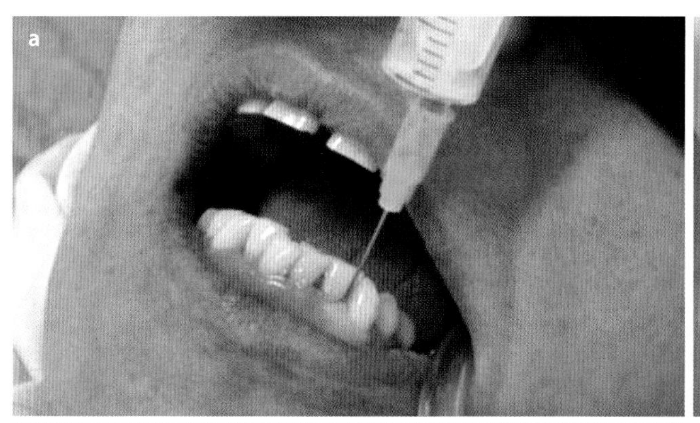

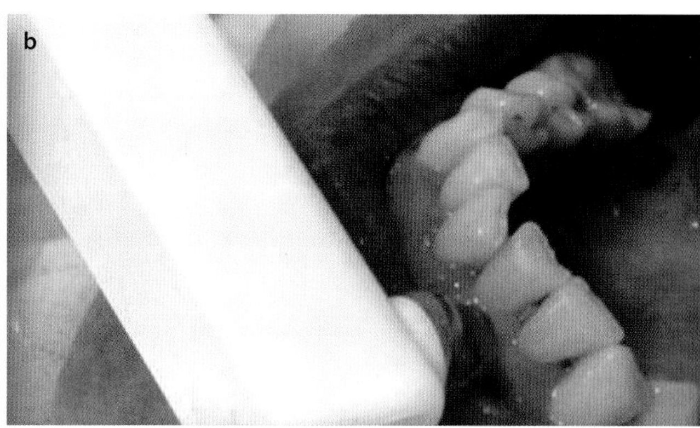

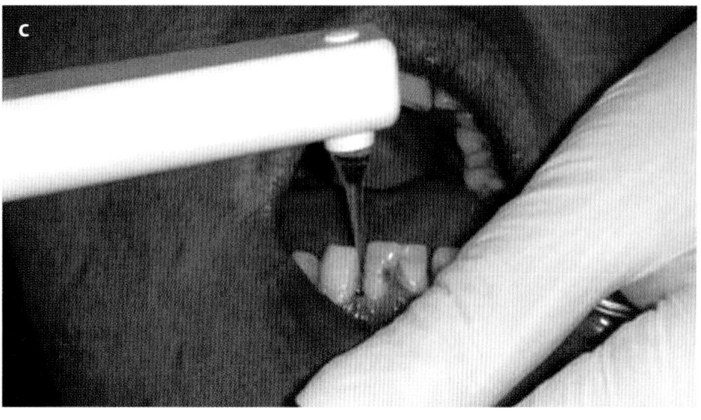

◘ **图14.16** （a）牙周袋内应用TBO。（b）LED的钝工作尖照射龈乳头。（c）LED内部工作尖照射牙周袋。

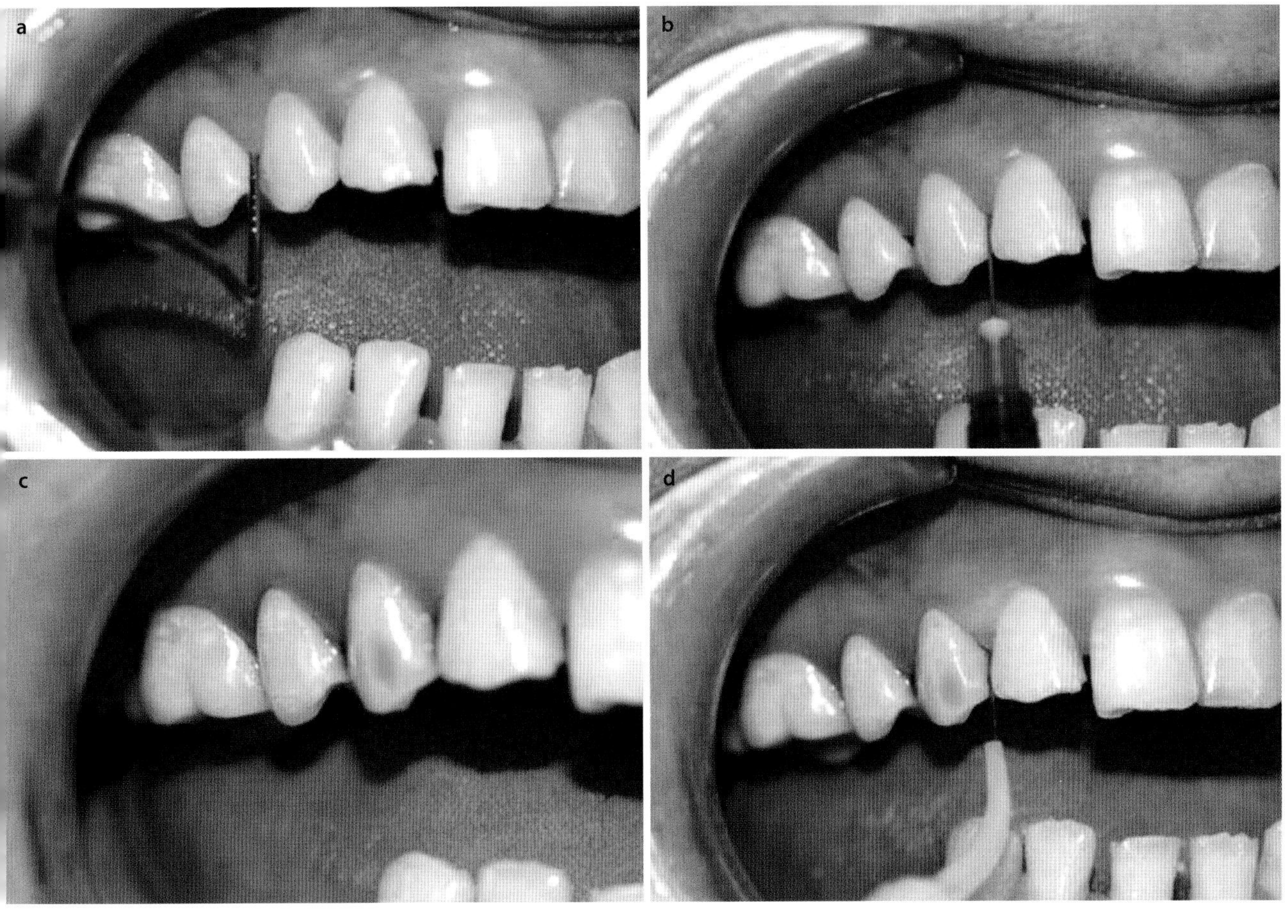

图14.17　（a）治疗部位的临床表现。（b）牙周袋内应用ICG。（c）应用ICG后治疗部位照。（d）808nm的波长二极管激光照射牙周袋。

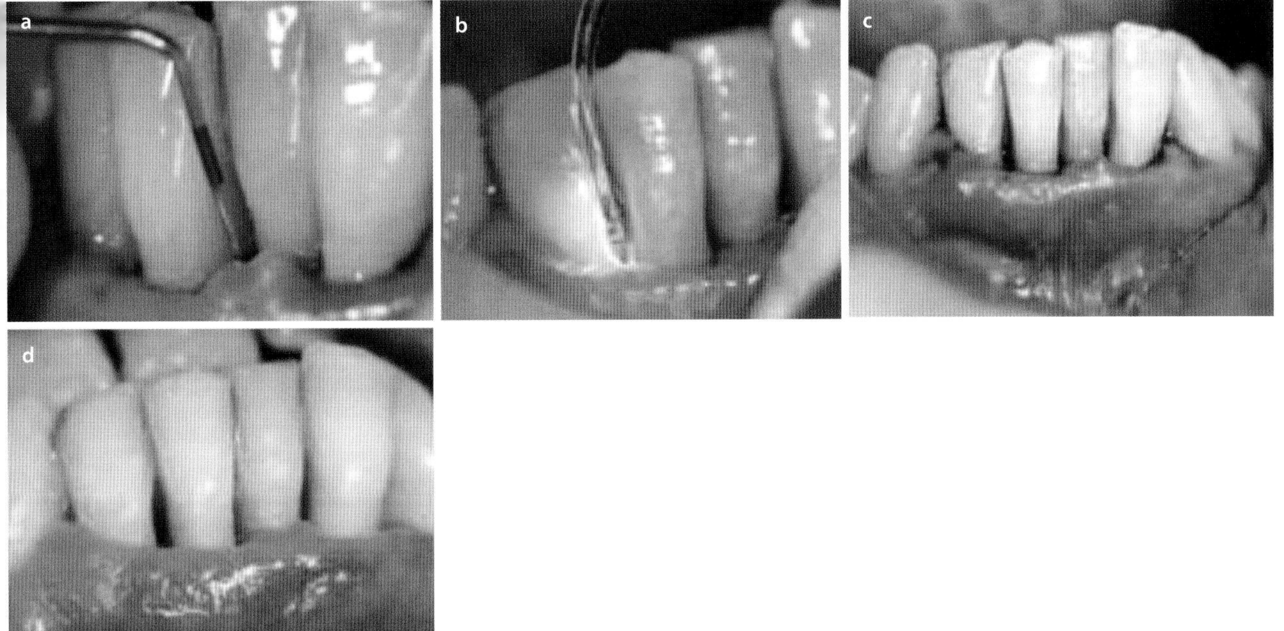

图14.18　（a）下前牙牙周炎颊侧照。（b）牙周袋刮治后，应用亚甲基蓝溶液。可见二极管激光激活光敏剂。（c）治疗后即刻照。（d）治疗后1个月照片显示组织健康，无炎症（图片来源：临床病例由Steven Parker医生提供）。

■ 图14.19　（a）右下尖牙种植体周围炎颊侧照。（b）有渗出物排出的种植体区域舌侧照。（c）术前X线片显示牙周缺损。（d）牙周袋内应用氯化吩噻嗪。（e）31个月后颊侧照显示牙周健康良好。（f）愈合区31个月后舌侧照。（g）治疗31个月后的种植体X线片（图片来源：临床病例由Dr. chen – ying Wang提供，修改自引用[9]并获得许可©版权所有2016 John Wiley and Sons A/S）。

的光敏剂冲洗，并以75mW输出功率的二极管激光（670nm）照射1min。在8个月的随访中，观察到袋深3mm，并且在探诊时没有出血。

14.9　aPDT治疗期间的注意事项

牙周疾病的有效治疗必须包括适当的口腔卫生指导［日常刷牙、牙缝清洁以及必要时使用化学治疗剂（如漱口水）的联合应用］。因此，患者对这些指示的依从性对于牙周病和种植体周围疾病的成功治疗至关重要。

小结：抗菌光动力疗法

综上所述，目前临床研究的数据仍然有限，PDT作为牙周炎和种植体周围炎的辅助治疗结果仍存在争议。在慢性牙周炎患者中，与单纯SRP相比，SRP和PDT在短期内表现出更高的临床改善，如探诊深度和探诊出血。但在严重的牙周炎中，还没有足够的证据证明可以用PDT替代全身性抗生素，而在种植体周围，PDT替代局部抗生素的证据也很有限。

此外，如果未使用适当浓度，光敏剂（如MB）会让牙齿着色。有人提出，低于100μg/mL的亚甲蓝会减少牙齿变色的机会[79]。Pourhajibagher等在评价吲哚菁绿和姜黄素对人牙龈成纤维细胞的抗菌光动力疗法时得出的结论是：为了避免细胞毒性，光敏剂的浓度和激光照射时间对于aPDT是至关重要的。他们发现对于810nm的二极管激光，在30s或60s的照射时间下，作为光敏剂用于aPDT的ICG的最佳浓度应至少为1000μg/mL[80]。

结论

临床医生应继续寻找并了解有助于牙周病和种植体周围疾病治疗的新方法。科学研究报告了使用激光的各种好处，如减少牙周袋深度，增加临床附着以及改善伤口愈合。但是，文献表明在这些治疗中使用激光仍有不同的观点。尽管如此，口腔激光的辅助或替代用途，无论是在直接微创手术或非手术治疗中，还是在光化学活化中，都正在成为医生医疗设备的一部分。

扫一扫即可浏览
参考文献

第十五章 美学或修复过程中激光辅助组织处理

Laser–Assisted Multi–tissue Management During Aesthetic or Restorative Procedures

Donald J. Coluzzi

D.J. Coluzzi, S. Parker (eds.), *Lasers in Dentistry—Current Concepts*, Textbooks in Contemporary Dentistry,
DOI 10.1007/978-3-319-51944-9_15

核心信息

无论是治疗新发龋损或计划进行广泛修复治疗，口腔医生必须考虑如何将修复体与牙周组织相协调，这样才能达到健康而稳定的修复效果。同样地，为改善美观而进行牙龈和支持骨组织的外形重塑时，也需有同样的考量。口腔激光可以用于修整软组织或支持硬组织。特定的组织必须选择合适的波长和操作参数，这样的修复结果才是可预期并具有生物相容性的。

15.1 简介

本章将描述使用多个波长的激光来修整口腔软组织和硬组织，以顺利完成修复并保持美学效果。在本章中，并不会详尽地描述牙周手术的细节，但软组织的基本解剖概念，如生物学类型和生物学宽度等仍将在本章中进行讨论。基本原则是，在对软组织或硬组织进行任何操作后，必须恢复其良好的生理轮廓。可预测的组织修整主要依赖于临床医生如何选择适当的波长来与靶组织相互作用，同时使用适当的参数和技术来最大限度地提高组织切除的效率，建立适当的形态，并将任何附带损害降到最低。上述概念在▶第三章及▶第四章中进行了详细的讨论。

15.2 激光波长与组织相互作用综述

15.2.1 二极管激光和Nd：YAG激光

这些近红外波长产生的光子能量通常在软组织中散播，其在水中传播，并被色素和/或炎症组织吸收。这些激光只作用于软组织；它们几乎不会影响健康牙齿结构，也不会作用于骨组织。它们在血供丰富的组织中工作良好，并提供良好的止血作用。如前所述，Nd：YAG仪器在自由运行的脉冲模式时，产生非常高的峰值功率；一些二极管激光也可以在相对较短的脉冲时间和中等的峰值功率输出下工作。这种脉冲方式有助于控制操作带来的间接热损伤。

15.2.2 铒激光

这种中红外仪器的两个波长对水的吸收率比任何其他激光都高，与硬组织中矿物成分的次级相互作用较小。这些激光采用自由运行的脉冲发射模式，其大部分峰值功率迅速地被水吸收。在软组织中，它会产生一个较浅的消融区域。在硬组织中，牙齿或骨的水分会出现过热，导致爆炸性膨胀。这会破坏钙化结构并将全部碎片喷射出来，造成一个“空洞”洞底矿物成分保持不变。“全组织激光”一词意味着铒激光可以进行软组织切除、牙体预备和骨性手术。

15.2.3 二氧化碳激光

在这类中还有两种远红外波长。二者均能被硬组织高度吸收，其次被水吸收。目前的发展技术允许9300nm仪器用于清除龋损、牙体预备、修整骨组织轮廓、软组织手术。10600nm仪器目前的形式只能用于软组织手术。

15.2.4 软组织手术过程中应考虑的要点

- 牙冠不密合所致慢性炎症时，使用近红外波长切割周围纤维性牙龈组织较为困难。因为它们的光子能量偏爱组织中的黑色素或血红蛋白。此外，这些波长可以导致一些传导热积聚在远离手术区域的组织中，可能造成周围水肿。波长更长的激光，比如二氧化碳激光（carbon dioxide lasers），对这种组织来说会更为有效。

- 换种说法，同种近红外激光可以很容易消融具有血供丰富的急性炎症牙龈组织。

- 在消融过程中，可以使用水雾来控制组织温度。这种冲洗既可以从激光（铒和9300nm二氧化碳激光器）发射，也可以从其他来源，如手术用的三用枪。近红外波长一般通过水传导，而中、远红外光子能量具有高度的相互作用。虽然水可以用于冷却组织，但当使用铒激光或二氧化碳激光时，部分激光能量会被主动吸收，降低作用于靶组织的平均功率。

- 当使用全组织激光去除软组织时必须小心谨慎，以避免意外去除牙体结构。激光束必须尽可能精确地对准目标，合适的物理屏障（如成形片或塑料仪器），可以在控制消融范围时起很大作用。对于一些非接触式激光系统，这种预防措施尤其重要。

- 当施行牙龈切除术时，临床医生必须努力与邻近牙龈的健康生理形态相匹配。理想的目标是，愈合部位不仅要与患者的牙周组织协调，而且要保留有健康附着的外形。在手术中使用激光的一个好处是可以对小面积的组织进行分步治疗，直到得到理想的形态。与用手术刀片切除组织相比，这种精度更容易实现。

15.2.5 涉及牙槽骨手术须牢记的要点

- 在骨外科手术中，必须小心避免骨过度受热和损伤血管供应。在此过程中，应使用合适的激光，配合水雾的应用，并确保其冲洗效果作用于靶组织。

- 在进行骨冠延长术时，可采用开放皮瓣或闭合皮瓣技术。由于闭合皮瓣手术中无法直视，临床医生在切除和塑形骨组织时必须最大限度地利用触觉，同时要避免改变健康的牙根表面。

- 无论选择翻瓣还是闭合龈瓣技术，建议先进行软组织修整。新骨形成后，更难以切除和重塑牙龈组织。

- 与软组织手术一样，激光束的位置也应该尽可能精确。骨组织必须有适当的形态，以确保没有残余的缺损、沟槽或异常的解剖结构。深层骨将决定覆盖其上软组织的最终外形轮廓。

15.3 牙龈生物型

牙龈解剖通常被描述和分类为薄或厚[1-2]。这些术语的变化有时出现在出版物中，如薄扇型或厚扁型，目前的术语为厚龈或薄龈。虽然在视觉上很难确定，但如果牙周探针的尖端消失进入沟中，通常表明有较厚的组织生物型。其他特征可以帮助分类：

- 薄龈生物型通常厚度<1.5mm，宽度为3.5～5mm，其特征是牙齿周围有狭窄的角化组织带，边缘骨薄，解剖冠呈三角形。◘ 图15.1中显示了一个例子。
- 厚龈生物型厚度至少2mm，宽度5～6mm，以大量角化组织、厚边缘骨和骨板围绕方形解剖冠为特征。◘ 图15.1b中展示了一个例子。

牙槽嵴位置和唇侧皮质骨厚度与牙龈生物型有显著相关性[3]。已有研究表明，生物型较薄的患者牙龈退缩率较高[4]，而生物型较厚的患者在手术或

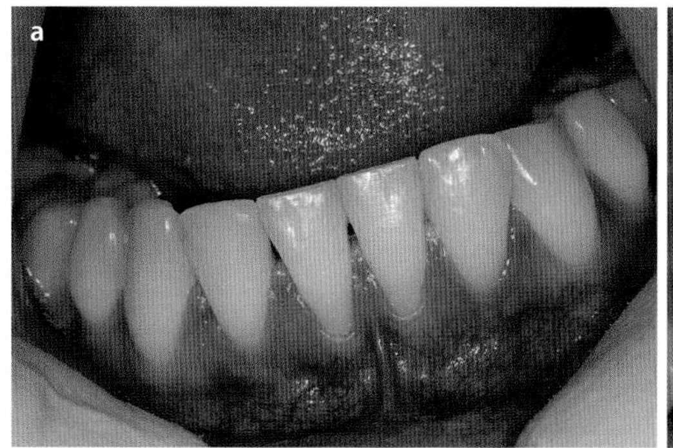

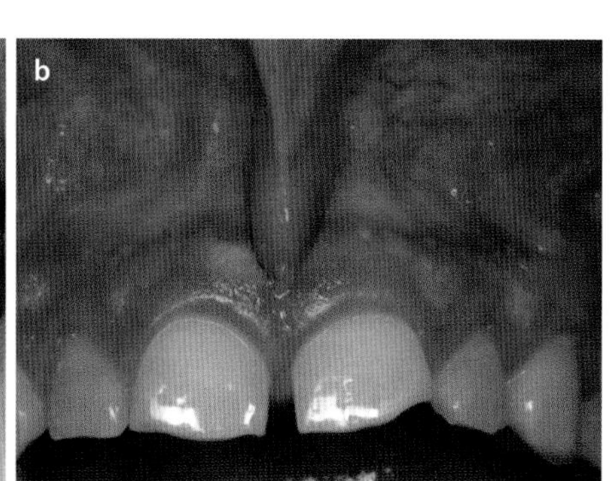

◘ 图15.1 （a）下颌切牙区薄龈生物型组织示例。可见角质化组织的狭窄区域。（b）厚龈生物型组织，有大面积的附着龈。

修复治疗后较少出现这些变化[5]。因此，口腔医生在激光治疗前应明确牙龈生物型，对于薄型的病例应特别注意。

15.4 生物学宽度与龈牙复合体

生物学宽度（W）定义为龈沟底与牙槽嵴顶之间距离。根据最初由Gargiulo发表的测量结果[6]，生物学宽度通常被描述为上皮和结缔组织附着宽度的总和，约2mm。在不同研究中，2mm这个值存在一些差异，临床医生也发现了类似的变化。这可能是由很多因素造成的，比如牙齿在牙槽骨中的位置，牙根的解剖结构，尤其是牙周的健康状况[7]。在讨论生物学宽度时，为方便测量，大多数医生通常使用术语龈牙复合体（DGC），其中包括龈沟深度。文献表明，前牙颊侧游离龈缘到牙槽嵴的理想距离为3.0mm，近端测量距离为3.0～5.0mm[8-9]。因此，龈沟的底部可以看作上皮附着的顶部。临床医生可以通过适当的测量来解释附着位置的任何变化。◘图15.2阐明了理想龈牙复合体和测量值。

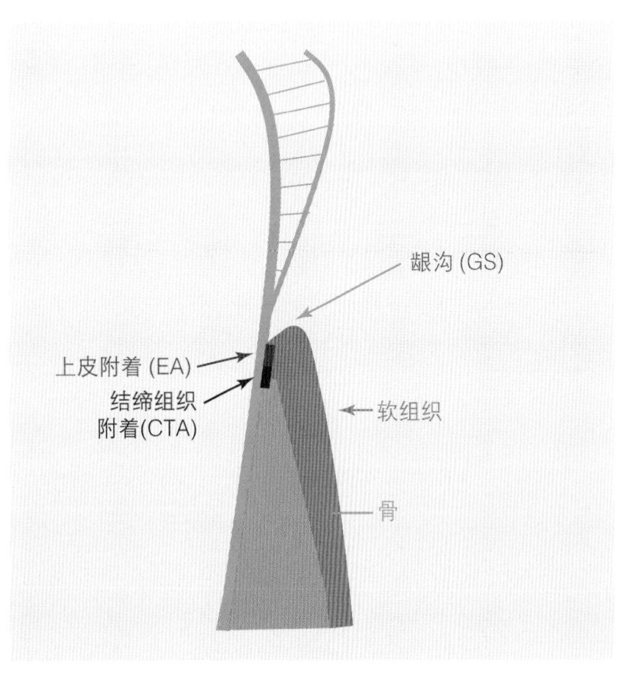

◘ 图15.2 龈牙复合体（DGC）和生物学宽度（W）的图示。生物学宽度（BW）由上皮附着（EA）和结缔组织附着（CTA）组成，通常测量的总和为2.0mm。龈牙复合体（DGC）包括龈沟（GS），最小深度为1.0mm。

当临床医生设计修复体时，以上概念将指导修复体边缘相对上皮附着和骨的位置，以确保实现最佳的牙周健康。在美学区域这是一个至关重要的决定，美学修复目标之一是掩盖边缘与牙齿的交界处。此外，如需制备足够的抗力形和固位形或对修复体的形状做出显著的改变时需要在牙体预备时向根尖延伸。然而，在生物学宽度范围内放置修复体底部边缘会引起牙周炎症[10]。这种龈下边缘的位置会产生最大的生物学风险，最佳做法是使修复体边缘最多进入龈沟内0.5mm。这个距离将减少任何慢性炎症，因为它不会侵犯生物学宽度。从另一个角度来看，这将意味着边缘应该离牙槽嵴顶至少2mm。

对于仅改变牙周组织而不放置修复体的美学修复，新的软组织必须保持最佳的生物学宽度，这样才具有长期稳定性。

因此，任何改变硬组织或软组织的修复或美学治疗都必须建立一个新的、健康的生物学宽度和龈牙复合体。

15.5 穿龈轮廓

穿龈轮廓是临床牙冠外形轮廓的一部分，从龈沟基部延伸到邻面接触点，并延伸到颊面和舌面轮廓的凸点。这种牙齿的轴向形状或修复与周围软组织的关系对牙周健康和美学是至关重要的。根据不同的临床情况，必须对每个轴面的穿龈轮廓进行详细检查，范围包括间隙闭合和局部义齿基牙的轮廓高度，以及邻面接触区和所有龈下边缘的位置。在所有情况下，最终在种植体基台或固定桥桥体上的最终修复体必须与患者的余留牙列协调一致。

如果龈乳头缺失，在桥体、种植体间隙和一些间隙区重建正常的外展隙是非常困难的[12]。增加宽度来关闭间隙，通常需要使修复体的龈下边缘位置更深[13]。当然，最终的结果是获得牙周组织的健康。不同的技术是必要的，如环切牙龈以获得额外的修复条件，修整无牙颌牙槽嵴和种植体环切术。所有这些都是可以用激光进行的理想手术。

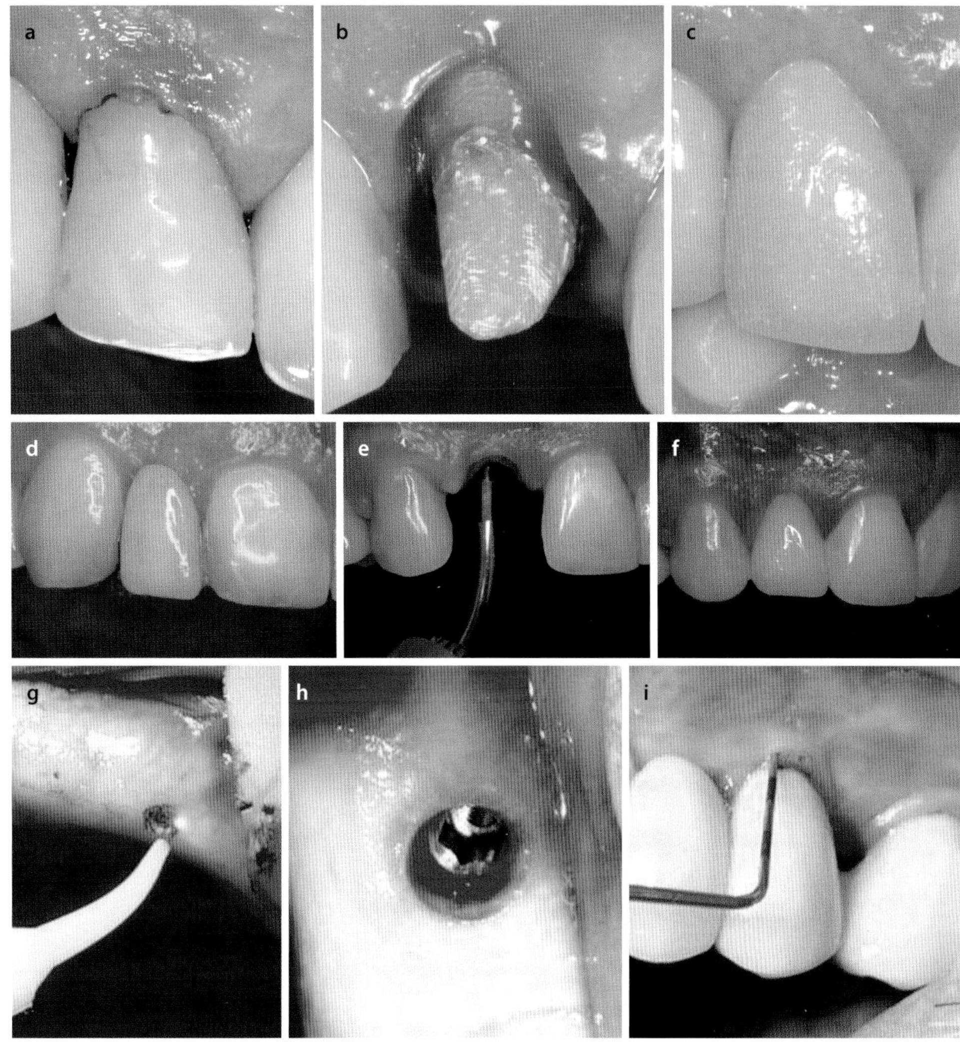

图15.3　（a）冠修复体龈缘继发龋术前照。（b）术后2周照片，显示了使用320μm光纤和平均功率2.0W（100mJ，20Hz）的Nd：YAG激光进行冠延长术和龈外形修整术后组织愈合。（c）术后4周照片显示冠修复体就位后，留意穿龈轮廓。（d）粘接桥取代上颌侧切牙的术前照。（e）采用尖端为400μm，平均功率为2.0W（40mJ，50Hz）的Er：YAG激光，不用水喷雾，在软组织产生卵形桥凹面。（f）新修复体就位4周后照。由于穿龈轮廓的改善，牙龈的外展隙和龈乳头得到了很大的改善。（g）一种尖端为400μm的810nm二极管激光在1.0W连续波下暴露种植体。（h）愈合的牙龈轮廓术后2周照。（i）种植体修复的术后6周照，可见健康的牙龈组织（图片来源：种植病例由Dr. Steven Parker提供）。

图15.3显示了使用激光创建新的穿龈轮廓的3种不同的临床情况。在每种情况下，软组织都需要仔细修整，以使最终修复体可以构建理想的轴向表面，以恢复功能和健康。

15.6　冠延长术

这个术语被用来描述采用专门外科手术去除牙周组织，以此改善美观和/或获得适当的和可预测的修复。许多临床情况可能是冠延长的适应证，如龋坏达龈下，牙折达龈下，垂直高度预备不足，牙龈水平不等，被动萌出异常，以及由于磨损导致的临床牙冠过短[14]。

冠延长术主要的目标是使牙周获得健康的生物学宽度。还有其他重要的目标，如获得美观的牙齿形态或提供足够的牙齿结构以便成功修复。对于美学修复，临床医生可以通过采用维持健康龈牙复合体的原则来获得一个更满意的微笑设计。冠延长可以仅限于软组织，或者同时对软硬组织进行修整。

15.7　软组织冠延长术

这个手术由两个过程组成——切除牙龈组织到所需的高度（牙龈切除术）和重新修整新建立的边缘组织以与邻近解剖结构相称（牙龈成形术）。牙龈成形术的尺度将取决于组织生物型：薄龈生物型较厚龈生物型需要较少的修整。在确保有足够的生物学宽度后，恢复软组织冠延长后的生理外形是至关重要的。这种切除和修整的结合应该产生一个协调的牙龈形态，也尽量减少任何“反弹”或非预期的组织再生。◘ 图15.4演示了如何在这两个过程中使用激光。

在清楚激光如何与靶组织相互作用，并调整参数以达到最佳的消融效果的前提下，任何口腔激光都可以采用。当使用铒激光或二氧化碳激光时应小心谨慎，除非必要，要尽量避免其作用于牙体组织。在◘ 图15.2a中，二极管激光可以直接对准牙釉质，因为该波长与健康牙齿结构的相互作用最小。然而，铒激光和二氧化碳激光波长的光束应该平行放置在牙釉质上，以避免意外地去除牙釉质，如◘ 图15.2b所示。如前所述，在制订手术计划和手术完成后都必须考虑生物学宽度。软组织冠延长后，临床医生应确定是否有足够的生物学宽度；如果没有，则必须进行骨性冠延长术。

15.7.1　软组织冠延长术在口腔美学中的应用

在任何牙龈手术之前，必须制订正确的治疗计划。牙龈美学手术应该考虑微笑的整体设计，以及医生如何改变这种形式。显然，对于美学每个人有自己的见解，而且这些见解在不同的患者个体和文化背景下会有很大的差异。此外，临床医生可能有特定的观点。最终，治疗的目标是为患者提供一个满意且健康的结果。

任何微笑设计的出发点都是上颌中切牙的临床牙冠外形及其周围相应的牙龈形态[15]。如果患者想要进行某些形态改善，如露龈笑，那么，必须确定生物学宽度，并在手术设计中确保中线两侧有良好的对称。理想情况下，牙龈轮廓的最高点或顶点在中切牙和尖牙处的高度相同，而在侧切牙的高度可短1～2mm[16]。

理想的牙龈轮廓为扇形，且牙间乳突完全占据邻间隙。在牙龈手术中，应注意不要产生一个较低扇形、扁平的牙龈边缘，因为这可能导致更短的牙间乳头和更开放的外展隙。后一种情况有时被称为“黑三角”，这将不是一个理想的美学结果。当新的术后形态遵循微笑设计原则并维持牙周健康，手术才能产生最佳的牙龈反应。

15.7.2　软组织冠延长术在修复学中的应用

当龋损延伸到龈下时，对需要有足够和健全的牙齿结构的传统修复来讲是困难的。在分析牙周状况时，临床医生必须能够观察到并去除病变的牙齿结构。此外，必须提供一个可接受的穿龈轮廓。

要想彻底清除龋坏阻碍，必须收缩或去除覆盖龋坏的牙龈组织。在牙体预备完成后，如果生物学宽度足够，那么临床医生必须决定边缘位置是否会

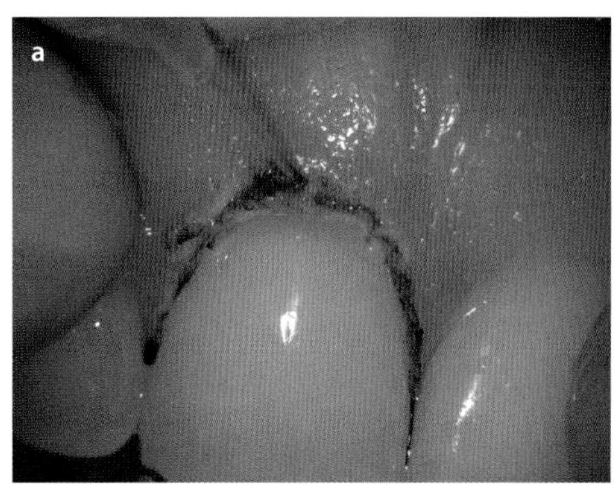

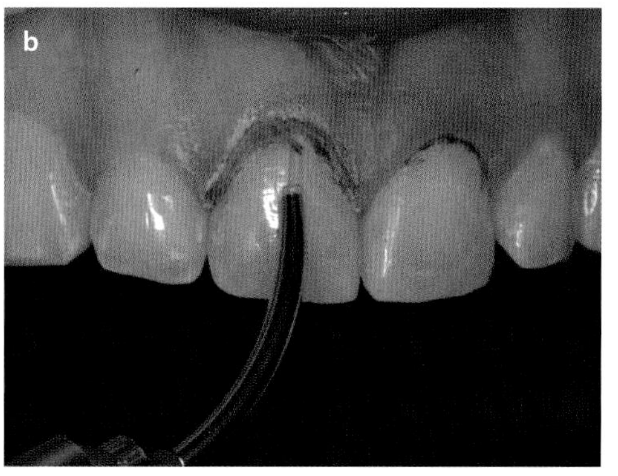

◘ 图15.4　（a）在上颌中切牙上使用二极管激光进行牙龈切除术和随后的牙龈成形术。注意，二级管激光可以直接指向牙面，仅产生很小的相互作用或潜在损伤。（b）Er：YAG激光对上颌右中切牙进行牙龈成形术。2颗中切牙均已行牙龈切除术。由于该波长也可用于牙体预备，在软组织冠延长期间，尖端不应直接对准牙面。

帮助或阻碍患者保持口腔卫生，以防止再次发生病变[17]。在这两种情况下，都可以使用激光。

15.7.3　软组织冠延长术的临床病例

◘ 图15.5显示了使用铒激光改善牙龈美学。牙龈过多导致临床牙冠较短。测量生物学宽度后，确定可进行软组织冠延长术。组织标志物提供了一个“设计”来指导临床医生进行手术。要注意的是，激光是平行于唇面使用，以避免任何与牙釉质的相互作用。术后即刻照显示良好的组织轮廓。

◘ 图15.6显示了一个瓷贴面修复来改善美观和关闭上颌切牙间隙的病例。患者选择先不做正畸治疗。一个能够产生令人满意的微笑和穿龈轮廓的修复体的牙龈结构被精心设计。该病例使用了二极管激光。

◘ 图15.7显示了另一例使用Nd：YAG激光进行冠延长的病例。测量后显示有足够的生物学宽度，使用激光进行了牙龈切除术和牙龈成形术。尽管自由运行脉冲发射模式产生很短的脉冲持续时间和低的发射周期，Nd：YAG激光波长产生类似于二极管激光的组织相互作用结果。相对较长的非发射间隔是手术过程中组织的热松弛期，这也是薄龈生物型牙龈的优势。

◘ 图15.8显示了使用二极管激光去除颈部缺损表面覆盖的牙龈组织，以完成缺损底部的牙体预备。激光可以很容易重新修整牙龈组织并保持局部干燥有利于充填。如上所述，二极管激光波长与牙齿结构没有相互作用。此外，新的牙龈水平将有助于患者维护该区域的口腔卫生。

◘ 图15.9显示前磨牙颈部修复体周围出现继发龋。炎性边缘龈妨碍了完全进入病损区。用二氧化碳激光去除组织，并将其移向根尖部，以便复合树脂充填。9300nm的二氧化碳激光也能去除龋损，有关讨论可以在▶第八章看到（图片来源：临床病例由Dr. Josh Weintraub提供）。

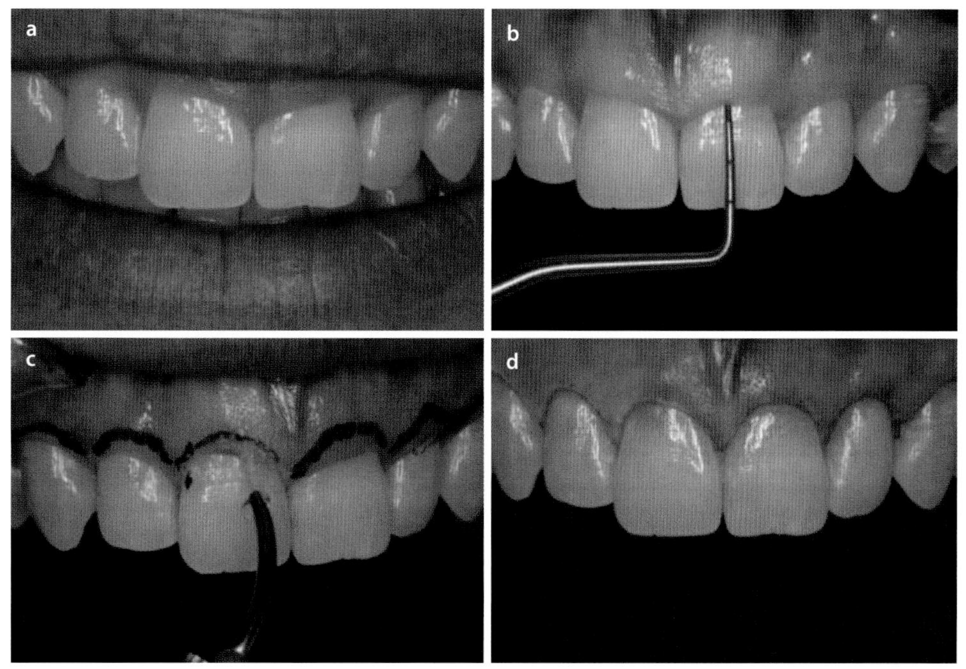

◘ 图15.5　（a）术前照显示牙龈轮廓不均匀，上颌中切牙最高点有明显差异。（b）牙周探针用于测定生物学宽度以及龈牙复合体的外形尺寸。（c）在组织被标记后，使用一个600μm，平均功率2.0W（40mJ，50Hz），不喷水的Er：YAG激光，对所有6颗上颌前牙进行牙龈切除术和牙龈成形术。（d）术后即刻照显示了较好的止血和组织形态（图片来源：临床病例由Dr. David Hornbrook提供）。

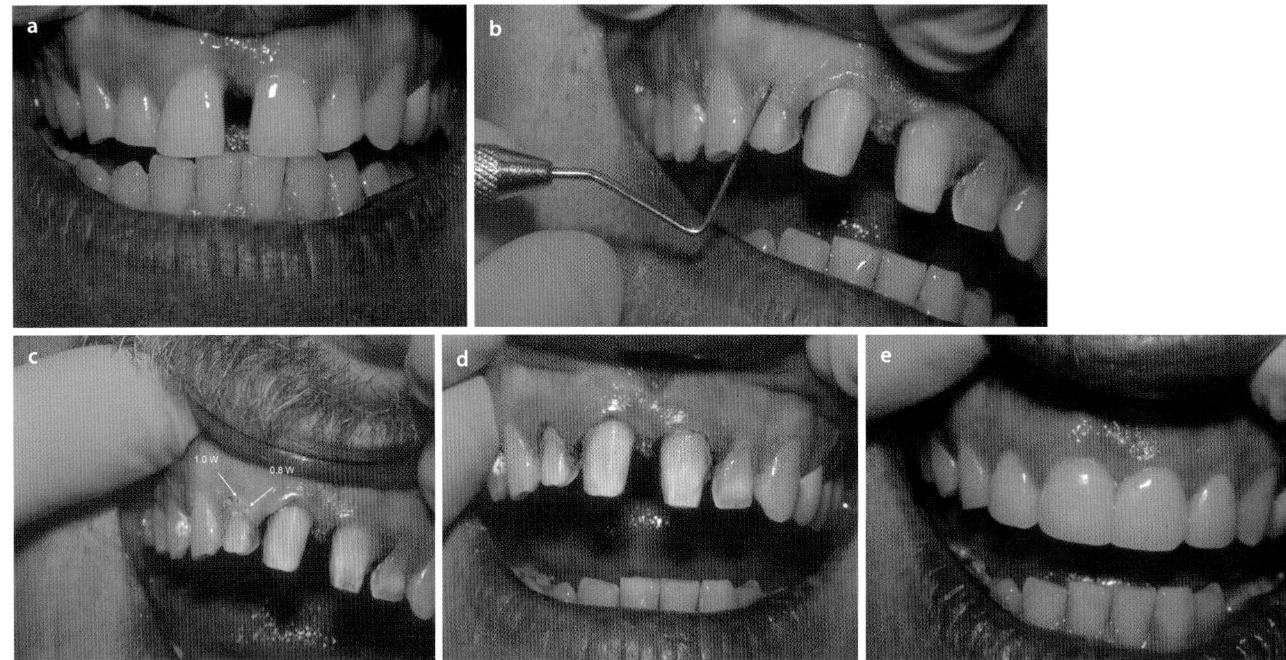

◘ 图15.6　（a）上颌前牙区的术前照，中切牙之间有较大的间隙，且所有切牙的牙龈高度不均匀。（b）使用牙周探针进行测定生物学宽度和分析龈牙复合体。（c）检查牙周情况后，用400μm裸光纤的810nm二极管激光进行软组织冠延长术。为了确定新的牙龈形态，使用功率为1.0W的连续波将一个直径400μm“圆点”标记在新的牙龈顶。仔细检查那个小的消融区域发现轻微炭化，这表明组织温度过高。激光参数调到0.8W连续波，其他圆点被标记。区域显示正常消融，因此该参数被选择用于手术。（d）术后即刻照显示已完成冠延长术和牙体预备。在操作中降低中切牙近中面的龈组织并进行牙龈修整。这两项操作会确定新的修复体外形高点，从而关闭间隙。（e）术后6个月观察发现激光在创造一个健康的牙周条件的同时，兼顾实现了微笑设计和穿龈轮廓。

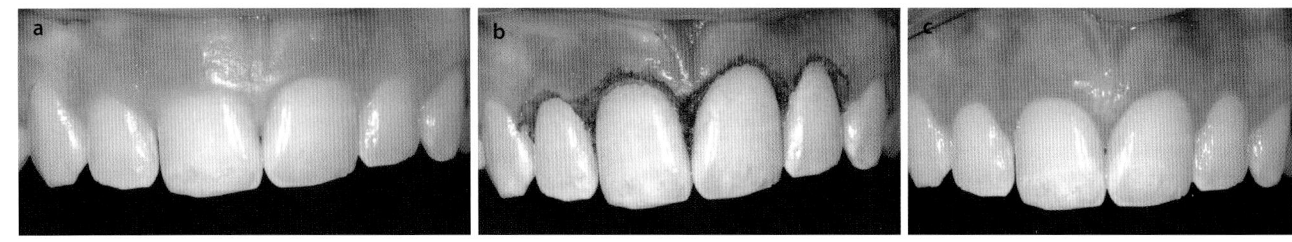

◘ 图15.7　（a）术前照显示上颌前牙不对称的扇形牙龈。生物学宽度测量显示有足够的组织可用于软组织冠延长术。侧切牙比中切牙牙龈生物型更薄。使用平均功率为1.8W（60mJ，30Hz）的320μm光纤的Nd：YAG激光进行手术。（b）术后即刻照。激光的自由运行脉冲发射模式引起软组织的热松弛，对于侧切牙较薄的牙龈生物型作用更明显。注意牙龈成形术区域新组织形态和轮廓。（c）术后3周照显示牙龈扇形结构和外展隙更加协调，美观改善。

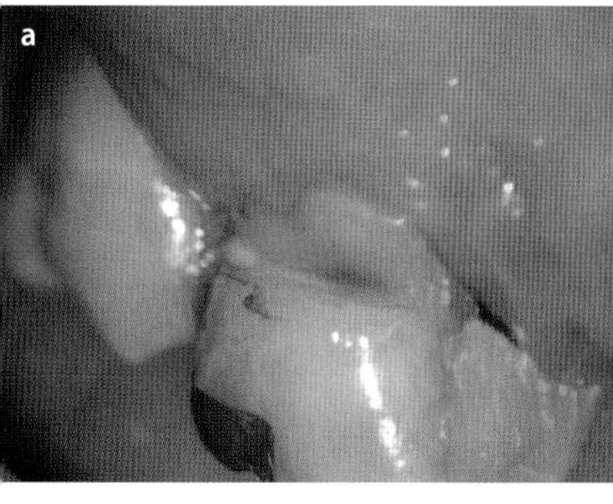
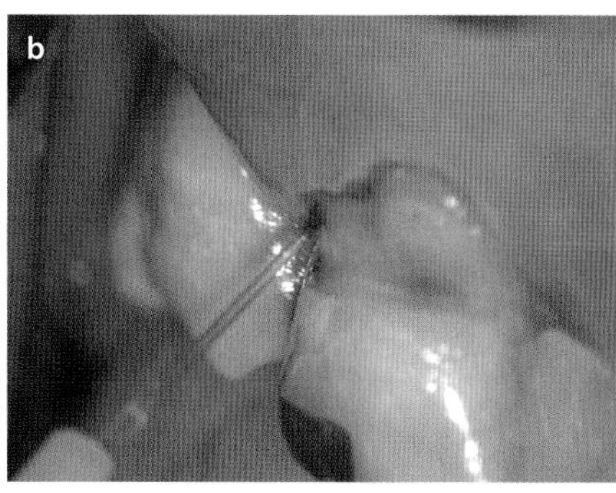
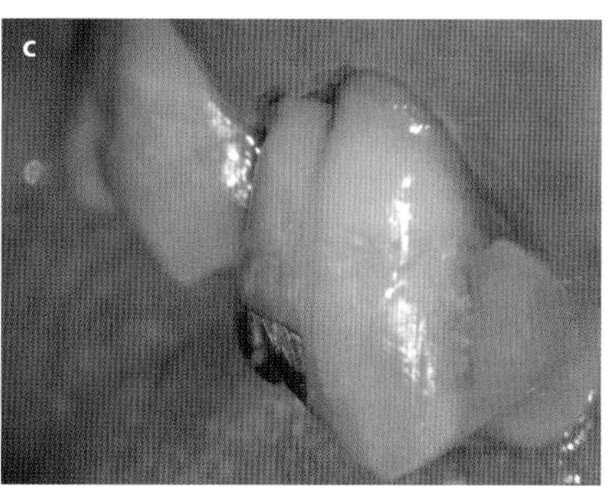

图15.8　（a）上颌磨牙颈部缺损术前照。牙龈组织向缺损根面增生。（b）以平均功率为1.0W，带有400μm裸光纤的810nm二极管激光来切除牙龈组织并重建正确的外形轮廓，缺损区域拟行牙体预备和修复。（c）最终修复术后即刻照。激光产生了一个没有任何出血的干燥区域，有助于树脂充填。最终的边缘设计应让患者易于维护。

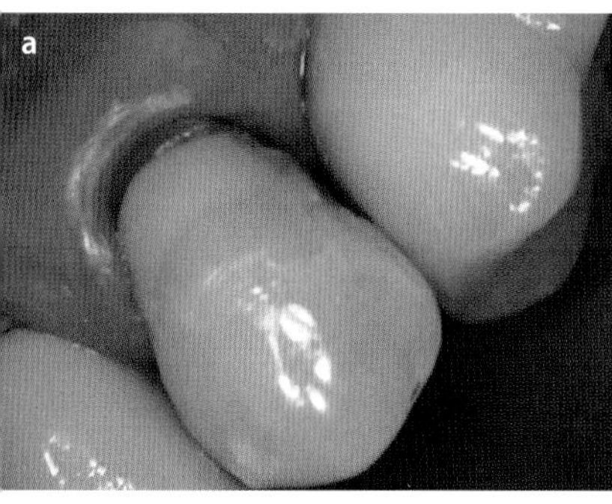
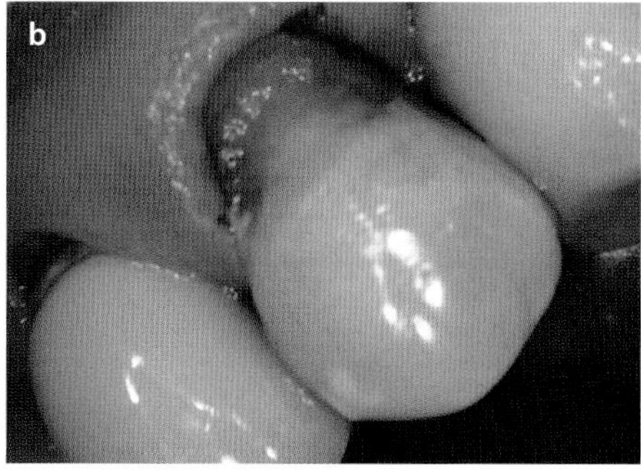
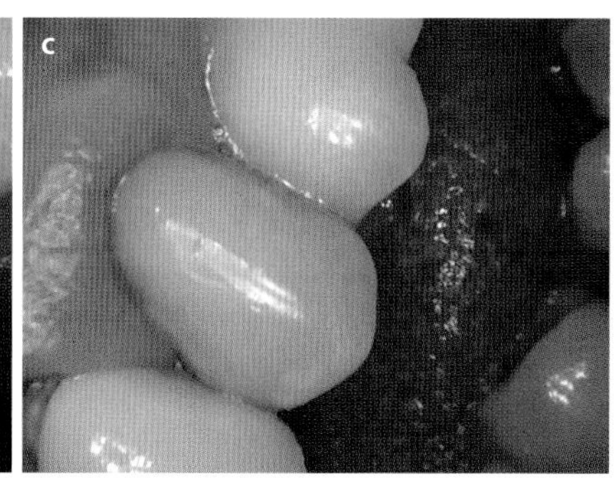

图15.9　（a）术前照显示继发龋伴牙龈炎症，龋坏延伸至龈下。（b）牙龈的形态由使用光斑直径0.25μm，脉冲持续时间65μs，10%~30%的切割速度，最小的水喷雾的9300nm二氧化碳激光重塑。（c）术后即刻照显示新的牙龈组织外形，新复合修复体的边缘位于游离龈缘。可注意到激光良好地控制了组织液的渗出，有助于树脂充填。

15.8　骨组织冠延长术

如果计划进行的冠延长术会影响生物学宽度，则需要进行骨性手术。理想的目标是塑造与牙龈扇形轮廓形状匹配的骨嵴，且两者应平行于修复边缘[18]。如上所述，一般情况下，软组织冠延长术是在骨性手术之前进行的。临床医生必须考虑是否采取翻瓣进行“开放皮瓣”手术，还是不翻瓣进行手术——即所谓的“闭合皮瓣”或“无皮瓣”技术。接触式激光工作尖可以传递触觉信息，指导临床医生进行手术；然而，激光能量并易区分骨和牙骨质和/或牙本质根面。在缺失牙体结构较多或存在多个邻近结构的区域，常规的翻瓣是必要的，这样可以直视并修整骨外形。在局部区域，如龈下牙折，可以进行闭合性皮瓣截骨术和骨成形术。在任何情况下，骨形态修整必须尽可能接近标准的生理形态——没有突起、凹坑或其他偏差。若没有进行翻瓣，将更难形成正确的解剖形态[19]。生物学宽度的原则决定了硬组织去除量，以维持足够的牙周支持。

典型的手术从设计新的牙龈形态和确定生物学宽度开始，并假定需要进行软组织及硬组织冠延长术。随后，对牙龈组织进行切除及塑形以获得新的外形轮廓。这种术式可能会导致全部或部分软组织附着的破坏；若有可能，应确保存留的骨嵴形态良好。然后，临床医生决定是否要翻瓣。为了重建新的生物宽度，一般需要进行2~3mm的骨切除[20]。与软组织冠延长相似，应采取截骨术和骨成形术，为覆盖其上的牙龈提供稳定的解剖支架。如果采用开放皮瓣手术，软组织瓣顶端被重新定位并缝合。在无皮瓣技术中，临床医生应确保软组织与牙齿表面密切接触[21]。

15.8.1　激光治疗骨组织冠延长术

如上所述，目前只有铒激光和9300nm的二氧化碳激光用于骨修整手术。Er，Cr：YSGG激光（2780nm）和Er：YAG激光（2940nm）主要针对骨组织中的水成分，而9300nm的二氧化碳激光与羟基磷灰石相互作用。这3个波长都采用自由运行的脉冲发射，脉冲持续时间很短。每种激光都配有冷却喷雾，以帮助减少消融产生区域过热。为了引导光束，有些仪器有接触头，有些仪器有不接触的圆柱形导轨。

15.8.2　骨组织冠延长术在美学中的应用

在任何手术开始前，都必须考虑微笑设计的所有概念。如果要放置修复体，也要规划牙龈边缘位置。在美学修复中，通常涉及多颗牙齿，它们之间必须达到协调。诊断蜡型确实有助于可视化预期的治疗结果。此外，激光切除和外形修整的大概区域也可以被模拟。

15.8.3　骨组织冠延长术在口腔修复学中的应用

当牙体预备深入到牙龈沟内时，临床医生必须评估骨组织的位置。修复体边缘和周围的牙周组织要彼此相适应。因此，术后即刻的组织位置、形态和轮廓将决定最终的结果。

15.8.4　骨组织冠延长术的临床病例

◘ 图15.10描述了一个典型的临床困难病例，即现有的冠修复体折断，余留牙冠短。采用Er：YAG激光翻瓣后行骨性冠延长术。这一成功的手术使我们有足够的牙体结构来设计一个新的牙冠。

◘ 图15.11展示了翻瓣术后骨性冠延长术来修复2颗后牙。使用9300nm的二氧化碳激光，术后5个月的照片显示了良好的愈合和生物学宽度的重建（图片来源：临床病例由Dr. Josh Weintraub提供）。

◘ 图15.12展示了一例牙龈高度和轮廓不齐的

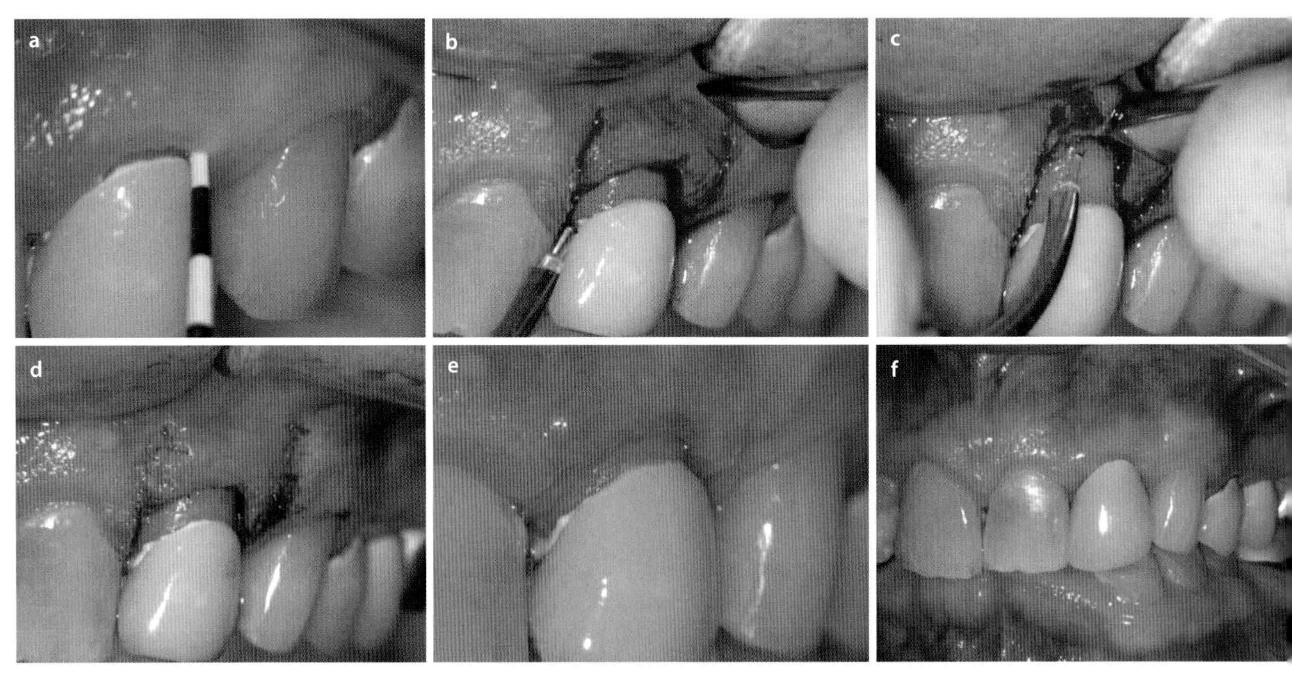

◘ 图15.10　（a）术前照。患者是金属烤瓷冠松动。牙体的切1/3折裂。由于牙冠的生物宽度不足，需要进行骨组织牙冠延长术。（b）采用工作尖为400μm，平均功率为2.4W（80mJ，30Hz），使用大量水喷雾的Er：YAG激光，降低龈缘位置，实现软组织冠延长。（c）用常规器械翻瓣后，使用相同的激光参数去除并降低骨嵴。注意，工作尖指向骨面，避免与牙根接触。（d）术后即刻照显示龈缘位置降低与新的牙齿形态。（e）术后1个月照显示牙龈附着已愈合，且有了新的牙龈高度。有了足够的肩领，新的牙冠预备可以获得良好的固位形。（f）2周戴冠后，组织将继续愈合，并获得良好的修复效果。

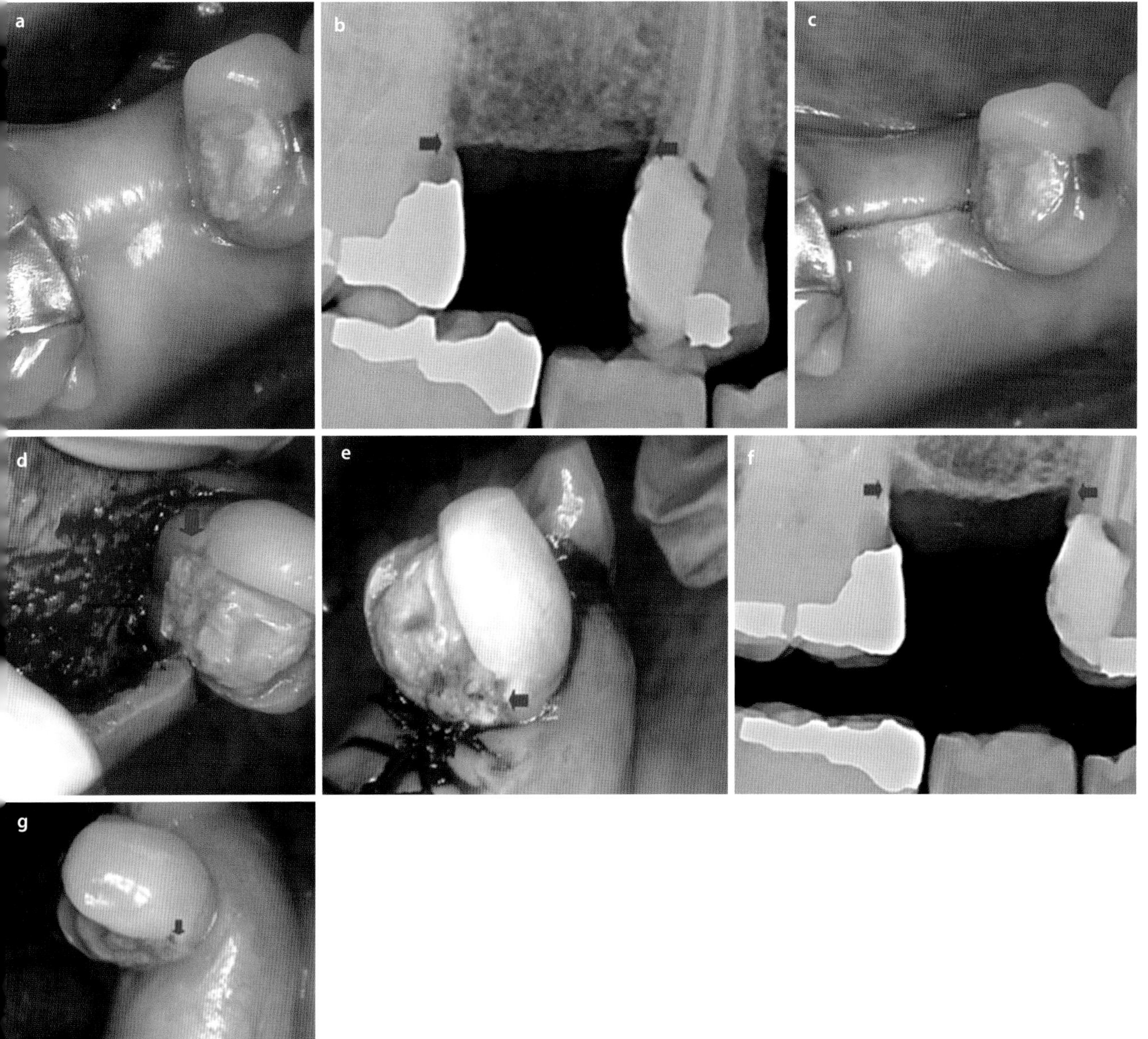

图15.11　（a）前磨牙和磨牙继发龋，两者间的上颌后牙缺失，拟修复前的术前照。患者考虑缺牙具体的修复方式。（b）术前X线片显示龋损破坏了生物宽度区，用红色箭头标注。因此需要进行骨组织冠延长术。（c）9300nm的二氧化碳激光采用了非接触模式，光斑尺寸0.25mm，脉冲持续时间65μs，速度50%～100%，以最小的水喷雾进行牙龈切口。龈瓣切口延伸到2颗牙齿的邻面。可见出血量少和干净的线性切口。（d）用传统牙周器械翻瓣，用光斑1.0mm，脉冲持续时间75μs，速度50%～100%，100%的冷却喷雾进行初期的牙槽骨消融。在修整邻近牙齿的骨组织轮廓时将光斑减小到0.25mm。红色箭头表示之前的组织水平，足够的骨切除后重建生物学宽度。对邻近磨牙的牙槽嵴进行相同的治疗。可见消融骨结构的血管分布良好。（e）术后即刻观察到牙龈组织缝合。红色箭头提示术前牙龈水平。（f）术后即刻X线片显示骨质轮廓光滑，临床牙冠长度明显增加（红色箭头表示）。（g）术后5个月的观察显示骨修复后组织完全愈合。可以在不违反生物学宽度条件下设计新修复体（图片来源：临床病例由Dr. Josh Weintraub提供）。

上颌牙。用Er：YAG激光进行闭合性牙龈和骨组织冠延长术，然后瓷贴面修复。临床照片显示了尖牙区的操作。术后4年的观察显示健康的牙周组织和良好的美学效果（图片来源：临床病例由Dr. David Hornbrook提供）。

■ 图15.13为一例上下颌前牙严重磨损的病例。采用Er，Cr：YSGG激光行闭合性牙龈及骨组织冠延长术，然后进行全瓷冠修复。术后6个月预约复查，发现右上颌中切牙周围生物学宽度被侵犯。再次使用激光来矫正生物学宽度的问题（图片来源：临床病例由Dr. Mark Cronshaw提供）。

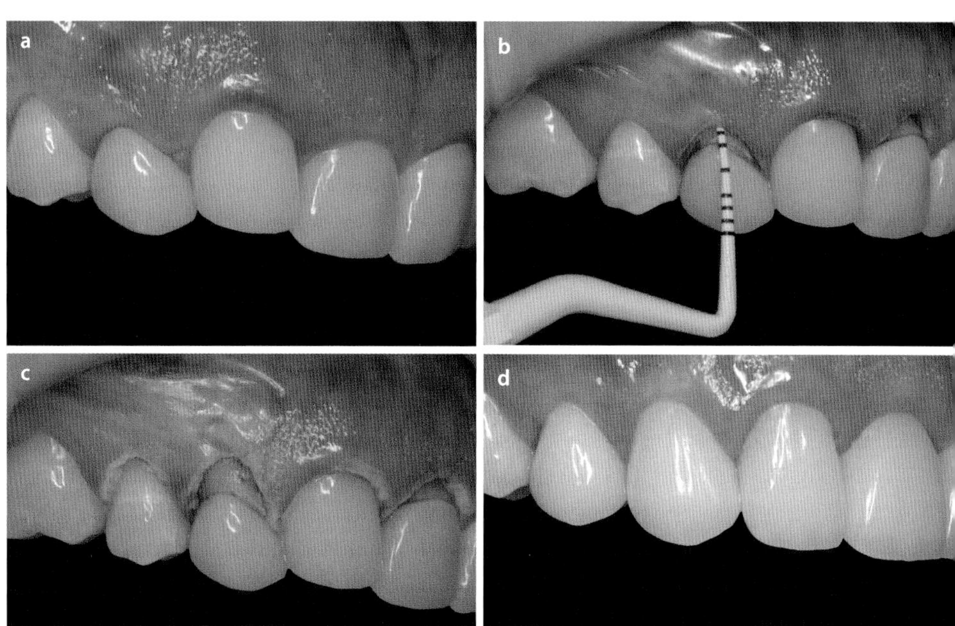

■ 图15.12　（a）全瓷冠周围可见牙龈组织差异明显，术前照片。（b）使用平均功率2.0W（40mJ，50Hz），无水雾，尖端为400μm的Er：YAG激光进行软组织切除。该照片显示了对尖牙进行检查及牙周探查，为建立新的牙龈外形和修复体的边缘位置，生物宽度将会被破坏。必须进行唇面骨性冠延长，并采用闭合龈瓣技术。使用相同参数的Er：YAG激光，–2.0W（40mJ，50Hz）且喷水。（c）所有牙冠伸长术均已完成。（d）术后4年照示牙周健康状况良好，具有良好的微笑设计（图片来源：临床病例由Dr. David Hornbrook提供）。

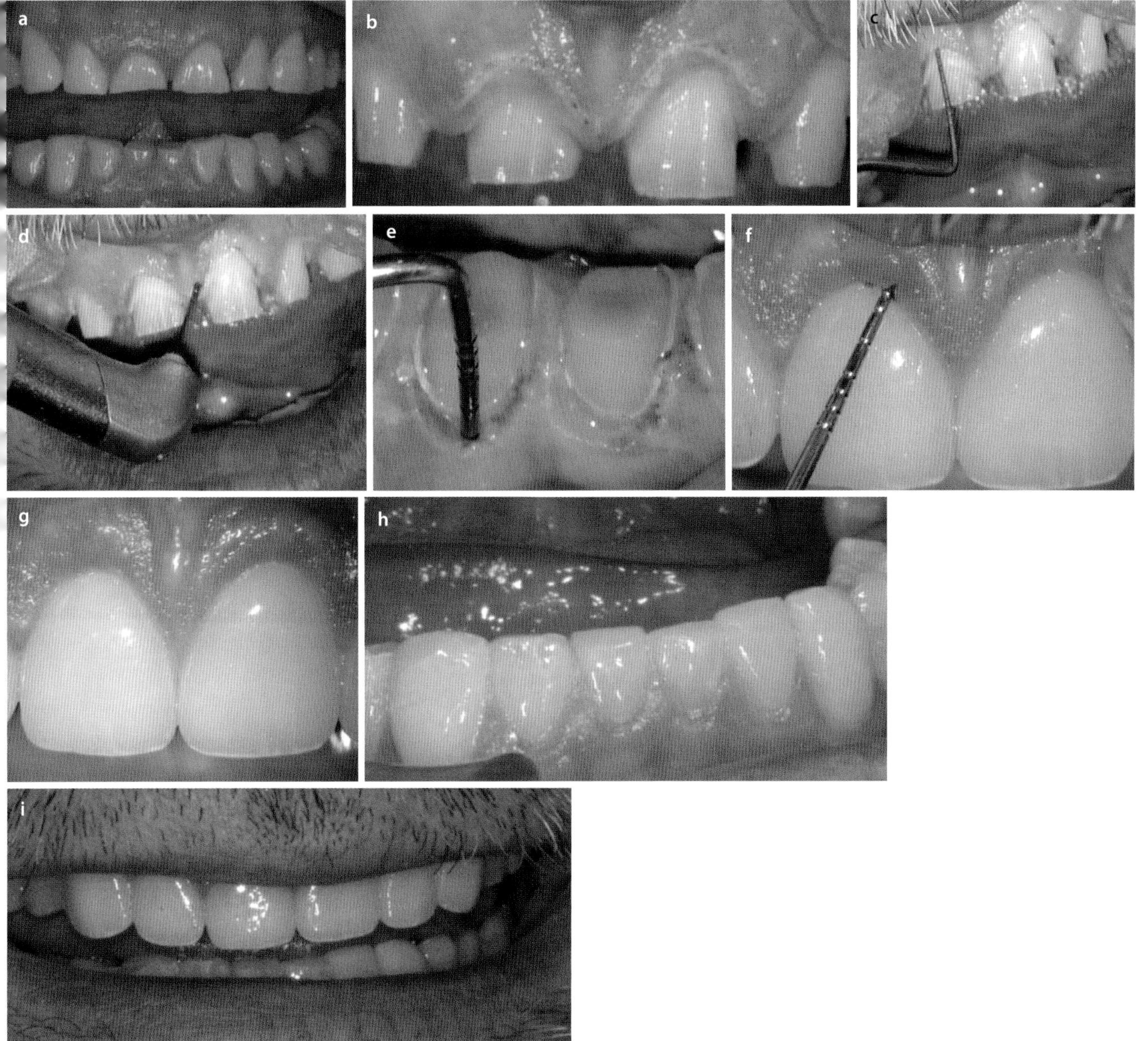

◘ 图15.13　（a）严重磨损的前牙列术前照。治疗方案包括在适当牙冠延长后进行全瓷冠修复。（b）在牙体初步预备后，塑造新牙龈外形。使用直径600μm的氧化锆工作尖的Er，Cr：YSGG激光器，在平均功率2W（80mJ，25pps，20%气，40%水，脉冲持续时间60μs）下进行牙龈切除术。（c）对现有骨嵴的探诊表明，必须进行骨性冠延长术以建立健康的龈牙复合体和生物学宽度。（d）闭合性牙龈骨轮廓修整。这张照片显示了600μm的氧化锆工作尖指向骨嵴的位置。激光参数为平均功率3W（100mJ，30pps，60%气，60%水，脉冲持续时间60μs）。随后使用Wedelstaedt骨凿和压电装置使骨轮廓光滑。（e）探诊证实了生物学宽度已重建。（f）术后6个月照显示右侧中切牙上的修复体周围有残留炎症。牙周探诊表明生物学宽度已被侵犯。使用Er，Cr：YSGG激光参考之前的参数（b）和（d）对牙龈和骨组织进行修整。（g）2周后，组织已经愈合。（h）下颌修复后6月照。（i）术后6月，重新建立笑线和咬合垂直距离（图片来源：临床病例由Dr. Mark Cronshaw提供）。

15.9 直接或间接修复体就位时的软组织处理

在本章的前半部分，已经讨论了不同波长激光的软组织处理和龈下边缘位置；而修复科医生在进行牙体预备时，必须考虑并遵守这些原则。现代口腔直接修复材料通常需要严格地隔湿以确保良好的粘接环境。间接修复体的成功制作涉及许多因素。一个重要的步骤是尽可能准确地复制已完成的牙体预备。无论是直接充填、印模或光学扫描，任何口腔激光都可以完成软组织管理、液体控制、清创和止血。

◘ 图15.14显示了磨牙远中龋损伴牙龈增生。应用二氧化碳激光去除牙龈组织以进行树脂修复时，激光束应直接对准牙龈组织。9300nm的激光也被用于去除龋损病灶，相关讨论可以在▶第八章中找到（图片来源：临床病例由Dr. Josh Weintraub提供）。

◘ 图15.15显示了在制作新的冠修复体过程中如何使用Nd：YAG激光在两个预备体周围做软组织修整。轻轻地将激光工作尖放置在龈沟内，对准牙龈组织。它提供了效果良好的软组织处理，方便进行各种印模技术的操作。

◘ 图15.16显示了使用Er，Cr：YSGG 激光器进行了磨牙周围软组织修整。将Er，Cr：YSGG 激光器坚硬的工作尖对准龈沟内的软组织，并小心避免与预备体边缘接触。印模可精确地取得所有边缘的细节（图片来源：临床病例由Dr. Glenn van As提供）。

◘ 图15.17显示了相邻上颌前磨牙全冠预备过程中，二极管激光进行激光排龈和常规排龈技术的对比。通过使用谨慎操作和适当的参数，激光可以很容易地暴露龈下边缘，并能有效控制出血（图片来源：临床病例由Dr. Glenn van As提供）。

◘ 图15.18显示了如何使用二氧化碳激光进行中切牙的激光排龈。10600nm的激光在软组织切除和止血方面非常有效（图片来源：临床病例由Dr. Steven Parker提供）。

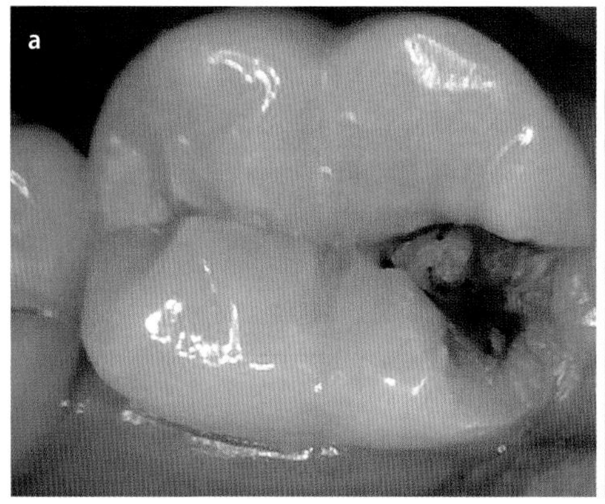

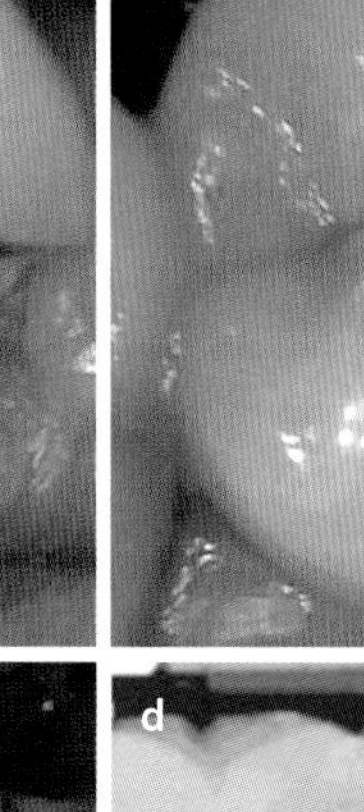

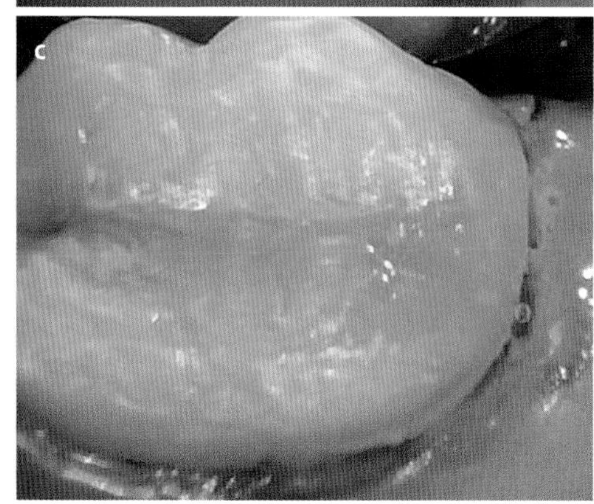

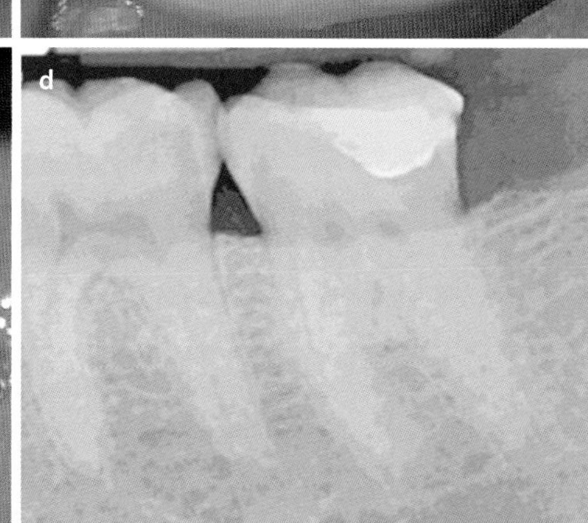

◘ 图15.14 （a）术前照显示了伴有牙龈过度增生的大面积龋损。（b）牙龈被光斑0.5mm，脉冲45μs，最小水雾的9300nm二氧化碳激光重新塑形。（c）术后即刻照显示树脂材料周围良好的组织形态。可见良好的隔湿有利于复合材料充填。（d）术后X线片显示没有侵犯生物学宽度。树脂充填体边缘可维护牙龈健康（图片来源：临床病例由Dr. Josh Weintraub提供）。

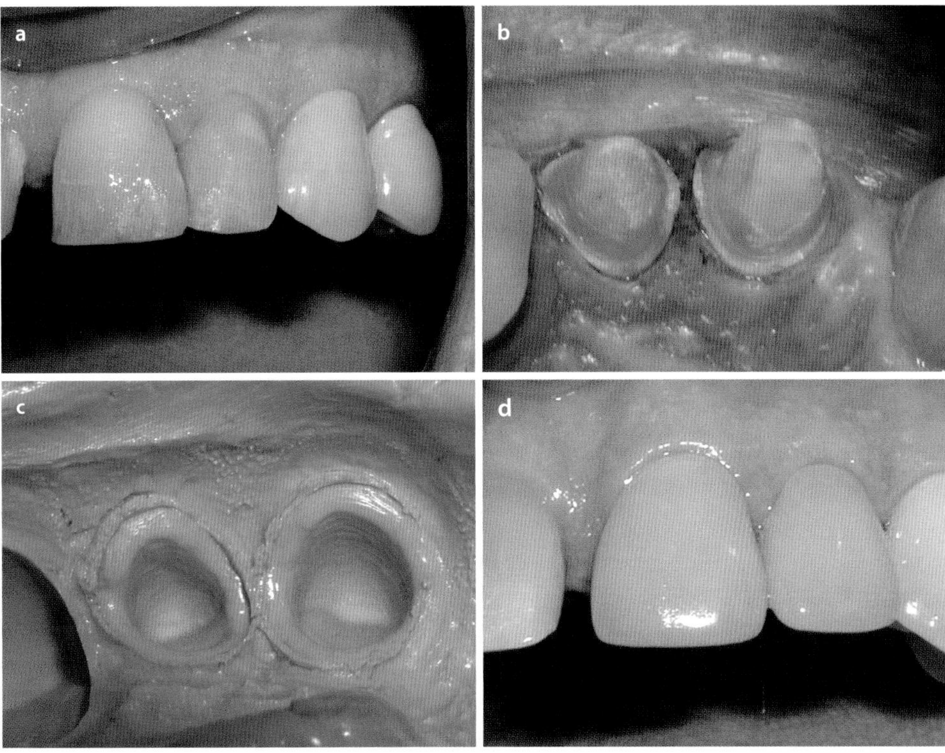

图15.15 （a）上颌左侧中切牙及侧切牙的全瓷冠修复术前照。（b）激光软组织修整术后即刻照。使用平均功率1.2W（40mJ，30Hz）的Nd：YAG激光，将320μm的裸光纤置于龈沟内，以轻柔的力道对准软组织侧。纤维以圆形短弧移动，每次作用于一小部分组织，其目的为在控制出血的同时，轻柔地进行排龈及对组织间隙进行清洁，使印模材料能够准确地复制龈下边缘。同时，也会针对牙龈乳头的形态进行修整。这个平均功率小于切割的参数设置，因为在操作中无须去除任何组织。（c）印模结果显示出精确的边缘细节。（d）术后3周和戴冠1周后显示了良好的组织反应。

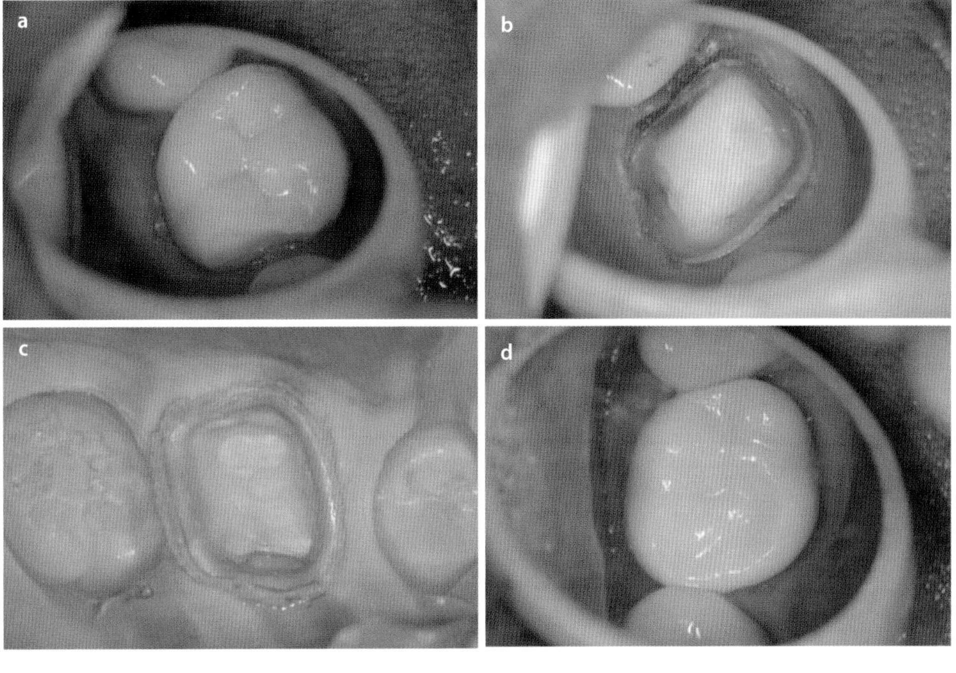

图15.16 （a）上颌磨牙牙体缺损修复术前的口镜影像，拟行冠修复。（b）激光龈组织修整术后即刻照。牙体预备后，使用MZ 5的工作尖，平均功率为2.25W（75mJ，30Hz），最小喷水量的Er，Cr：YSGG激光在龈沟内环绕。工作尖在牙齿周围以短圆弧移动，以清除和扩大龈下组织，从而暴露龈下边缘。（c）终印模可见清晰的边缘。（d）戴冠后效果良好，牙龈健康（图片来源：临床病例由Dr. Glenn van As提供）。

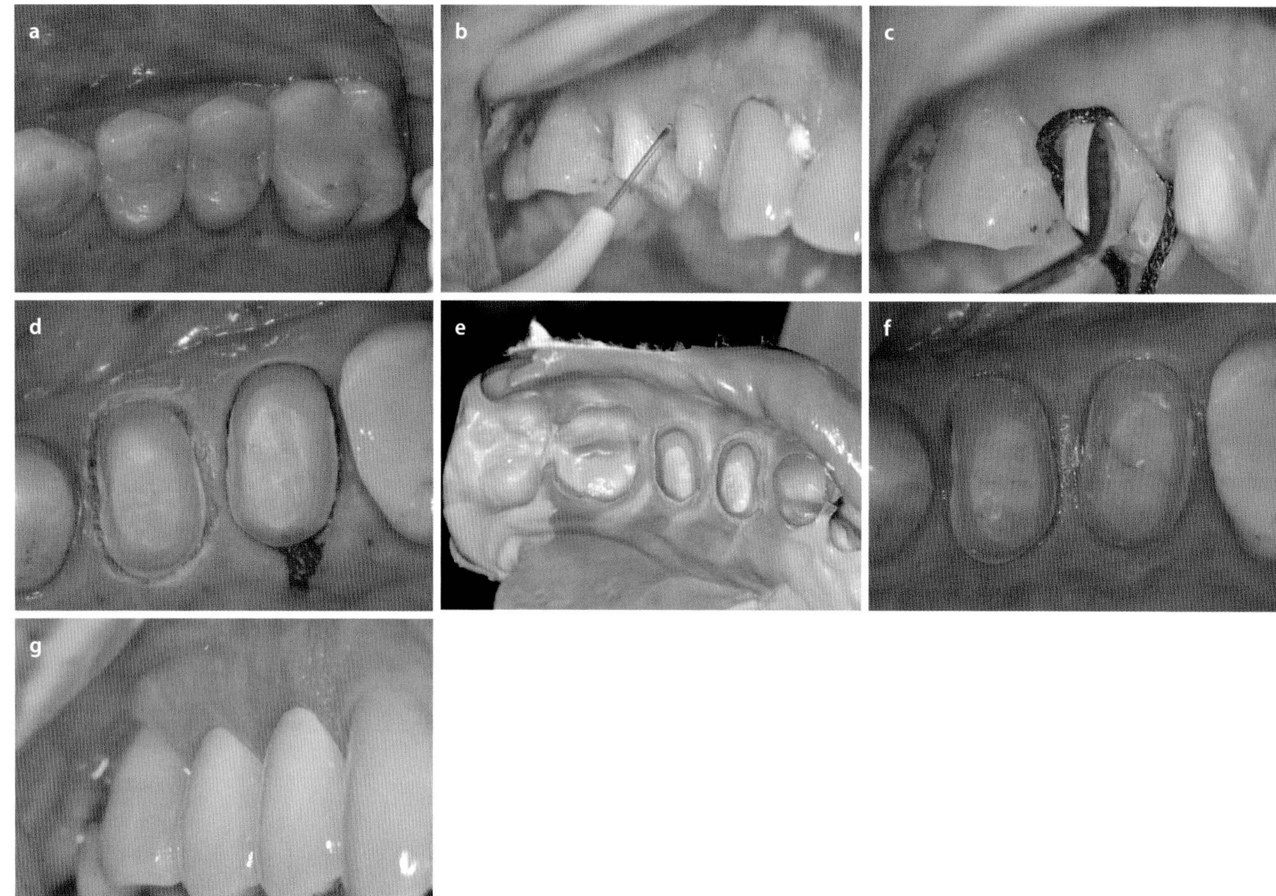

■ 图15.17　（a）2颗上颌前磨牙的全瓷冠修复术前照。（b）直径400μm，平均功率为0.8W裸光纤的二极管激光器平行于预备后第一前磨牙的长轴放置，以暴露边缘和清理龈沟，纤维呈短圆弧状移动。（c）排龈线被放在第二前磨牙龈沟。（d）取模前准备工作已完成。可见在使用激光后，第一前磨牙牙龈出血控制和排龈良好。（e）终印模取得精确牙体预备形态。（f）牙体预备后2周，拆除临时修复体，显示牙龈健康。（g）术后3周观察，最终修复效果良好（图片来源：临床病例由Dr. Glenn van As提供）。

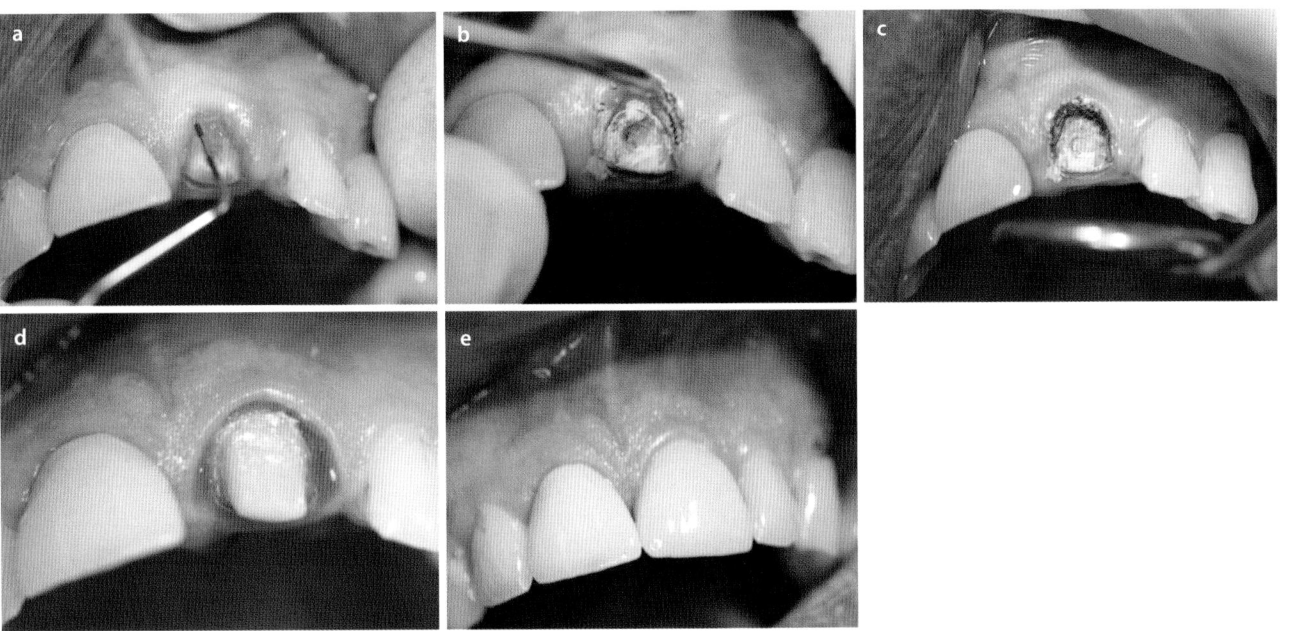

◘ 图15.18　（a）牙体预备术前照，进行龈牙复合体测量。（b）使用600μm激光束直径非接触式功率1.0W的连续波10600nm的二氧化碳激光器。激光束精准地对准软组织，避免与任何牙体结构接触。（c）术后即刻照，组织切除时出现的少许炭化组织可以被冲洗去除。止血效果良好。（d）术后2周照显示愈合的组织形态有利于恢复修复体周围良好的穿龈轮廓。（e）戴冠后图片（图片来源：临床病例由Dr. Steven Parker提供）。

15.10　口腔固定桥修复的组织预备

如前所述，穿龈轮廓最终决定了牙列的牙周健康状态及美学效果。为此，用口腔激光处理牙周组织可以提供一个稳定和健康的基础来指导修复体或天然牙的轴向轮廓——冠延长术可以提供上述条件。在进行固定桥修复的情况下，缺牙区牙槽嵴可制备成凹形，桥体的顶端部分可制成凸面。上述修复体设计可避免“盖嵴”设计，该设计通常会使患者在该区域无法保持良好的口腔卫生。相反地，激光处理可以制作一个更自然的修复体。

◘ 图15.19显示了在更换固定桥之前进行卵形区域的制备。原修复体的组织表面形态不良，导致组织慢性炎症。在治疗中，使用二极管激光去除和重塑软组织。长期（15年）的图片展示了该手术可使患者保持牙周健康（图片来源：临床病例由Dr. Hornbrook提供）。

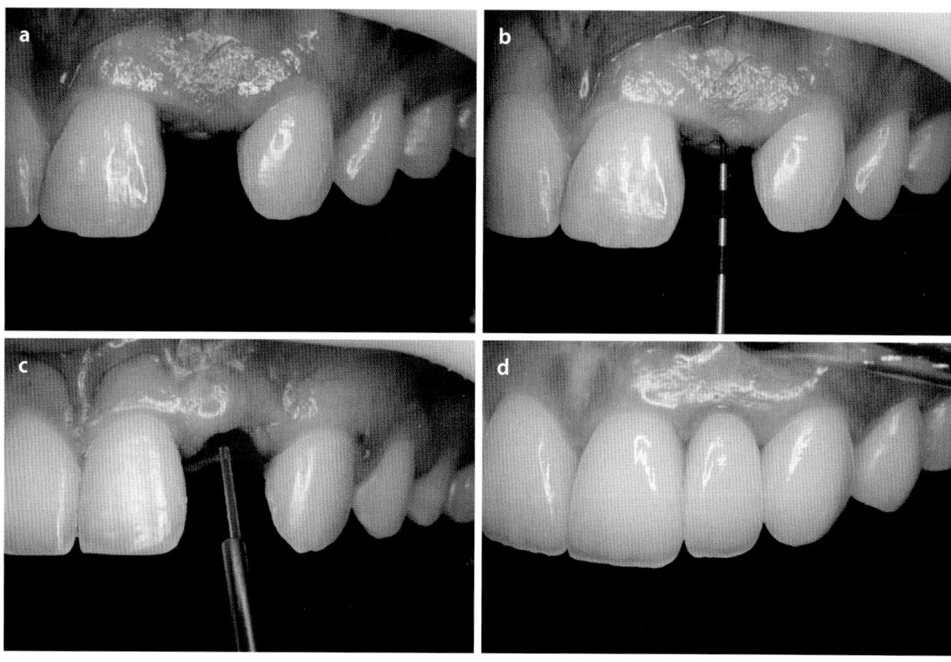

■ 图15.19　（a）去除粘接桥后缺牙区牙槽嵴术前照。可见由于先前桥体的盖嵴设计导致组织的慢性炎症，这使得患者无法充分清洁该区域。（b）牙周探针测量组织厚度，显示有足够的组织可以切除以形成卵形桥状设计。（c）400μm裸光纤的二极管激光器使用1.0W连续波处理凹面，定位凸形桥体。激光成形可伴随少量的组织去除，但临床医生必须小心地留下至少1.0mm覆盖骨面的组织。（d）术后15年照显示新的卵形桥桥体修复伴随良好的牙周健康。患者可以很容易地维持桥体间隙和邻近组织的牙周健康（图片来源：临床病例由Dr. Hornbrook提供）。

结论

本章讲述的是利用各种口腔组织相应激光波长可以使临床医生精确并对牙周软硬组织进行可预测的处理。尽管激光束对组织的作用效果会因发射波长的不同而有所差异，任何口腔手术治疗激光都可以用于组织的切割和消融。对于骨组织的切除和塑形，可选用的激光更多地局限于铒激光和9300nm的二氧化碳激光。后者这类“全组织”激光可以允许逐步切除组织来进行治疗，从而使靶治疗区能够与邻近区域协调。但是，激光束位置需要十分谨慎，这样可以避免在处理一个组织时意外切除另一个组织。

就如同其他的口腔治疗，谨慎选择拟进行激光治疗的病例需要全面的诊断和详细的治疗方案——这是十分重要的。同样重要的是，临床医生要熟悉目前的牙周手术治疗和流程，这些可以在任何教科书中找到[22]。治疗阶段必须注意几项生物学原则，以保证龈牙复合体和/或修复体的协调，使患者保持良好的口腔卫生。选择性美学修复需要遵循同样的原则，以及微笑设计和其他面部美学细节。为了提供足够的牙体结构以保证成功的修复，必须重视生物学宽度。

因此，为了修复体的顺利就位和良好的美学过程，口腔激光是一个对临床医生医疗设备的有益且有效的补充。

扫一扫即可浏览
参考文献

第十六章　口腔激光在美学区色彩管理中的作用

Impact of Laser Dentistry in Management of Color in Aesthetic Zone

Kenneth Luk, Eugenia Anagnostaki

D.J. Coluzzi, S. Parker (eds.), *Lasers in Dentistry—Current Concepts*, Textbooks in Contemporary Dentistry,
DOI 10.1007/978-3-319-51944-9_16

核心信息

一个愉悦迷人的微笑是由整齐排列的牙齿以及解剖外形健康的牙龈与嘴唇相互协调而成。患者对口腔美容的需求可以通过医生对手术和材料的选择来满足。口腔激光可以整合到治疗计划中，本章将详尽介绍如何调整牙齿软硬组织的颜色，以获得预期的结果。第一部分将描述非肿瘤来源的色素沉着管理；第二部分将介绍牙齿漂白。

16.1 牙龈和唇部色素沉着的管理

16.1.1 简介

整齐的牙齿不仅能改善牙齿功能、保持口腔卫生，更重要的是能让您露出自信迷人的微笑。牙龈外形轮廓、穿龈轮廓和牙齿比例都是影响微笑形象的因素[1]。然而，牙龈和嘴唇的黑色素沉着可能会影响微笑的美观性（◘ 表16.1）。牙龈和嘴唇的黑色素沉着最常见在少数民族[2-4]、吸烟人群[3,5-6]、正在服用抗疟药、三环类抗抑郁药和米诺环素等药物[7-8]，以及激素紊乱的患者[9-10]。近期的研究也报道了妇女儿童被动吸烟与色素沉着的相关性[10-12]。另外，汞合金纹在牙龈中十分常见[13]。炎症后色素沉着（PIH），被皮肤科描述为皮肤疾病的后遗症，而嘴唇上色素沉着的常见原因是创伤（如烧伤、咬唇和钢笔和铅笔造成的创伤）。

◘ 表16.1 口腔色素沉着中的颜色

颜色	内源性	外源性
蓝色、红色、紫色	血红蛋白-静脉曲张、血管瘤	—
棕色	含铁血黄素-痣、药物引起的色素沉着	—
棕色、黑色、灰色	黑色素	产色细菌-表面增殖
灰色、黑色	—	银汞合金、石墨汞纹身、痣、创伤
灰色	—	绘画或药物摄入铅、汞、铋

改编自Eversole[95]

色素沉着的不同治疗方法

化学换肤和冷冻手术已经被应用于黑色素的去除。在相关研究中，使用手术刀和金刚砂车针与激光治疗的治疗效果进行了比较。在一项自身对照临床试验中，使用激光治疗术后3个月，复发率较外科电刀手术治疗低。

16.1.2 激光消融

10多年来，二氧化碳激光、Er：YAG激光、Er，Cr：YSGG激光、Nd：YAG激光，以及二极管激光（◘ 图16.1和◘ 图16.2）在黑色素去除方面有良好的效果[21-26]。该手术需要消融（汽化）牙龈或黏膜表面至黑色素细胞所在的基底层。

铒激光和二氧化碳激光（◘ 图16.1）的波长在水中可以被很好地吸收，因此能够去除浅层软组织，最终到达黑色素层。蓝宝石光纤或对焦窗口在非接触模式下使用。使用铒激光的优点是在使用铒激光时搭配使用冷却喷雾的好处在于可以在防止消融表层组织脱水的同时，冲去手术过程中所产生的组织碎片以提供清晰的术野。虽然这降低了激光的止血效果，但同时出血也是一个重要的警告信号，说明消融的深度超过了基底层。在使用10600nm的二氧化碳激光时不搭配喷雾的使用；而在使用非常短脉冲持续时间（可达2μs）的9.3μm的二氧化碳激光时则需搭配冷却喷雾。近红外二极管激光和Nd：YAG激光（810～1064nm）波长在水中吸收较差，但在色素中吸收良好。通常使用320μm初始光纤和类似尺寸的石英工作尖在接触模式下用于消融层。除了表面直接吸收外，激光光子还能穿透基底层和毛细血管被吸收（◘ 图16.2）。应定期摘除治疗部位的组织标签，来观察颜色改善情况。对于二极管激光器，已经证明在消融过程中用水冲洗可以减少附带的热损伤[27-28]。

激光消融祛斑的临床病例

◘ 图16.3显示了使用Er：YAG（2940nm）激光

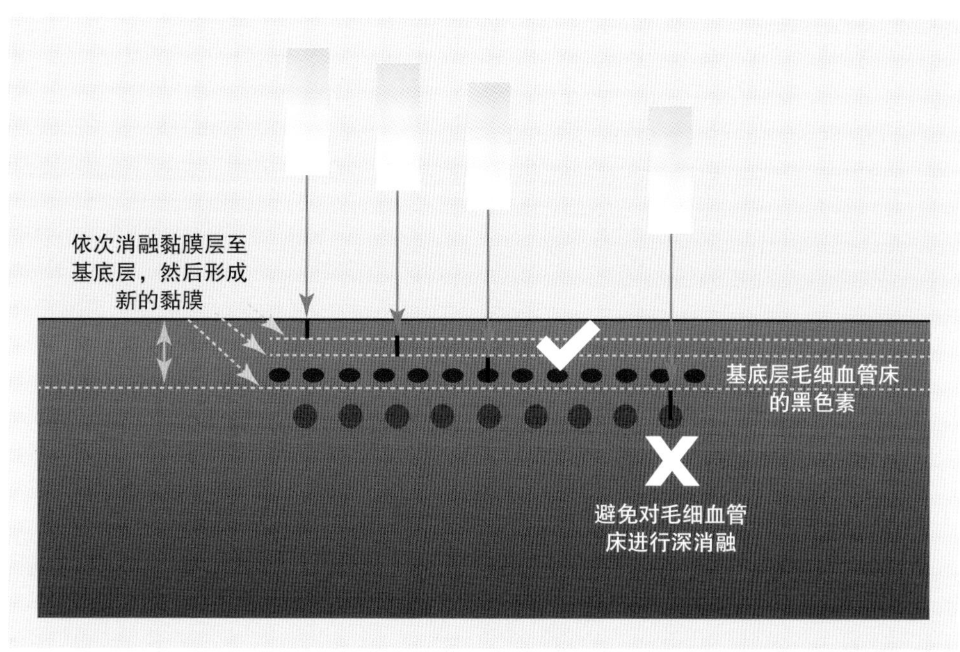

■ 图16.1　Er：YAG激光、Er，Cr：YSGG激光、二氧化碳激光在非接触模式消融祛斑。

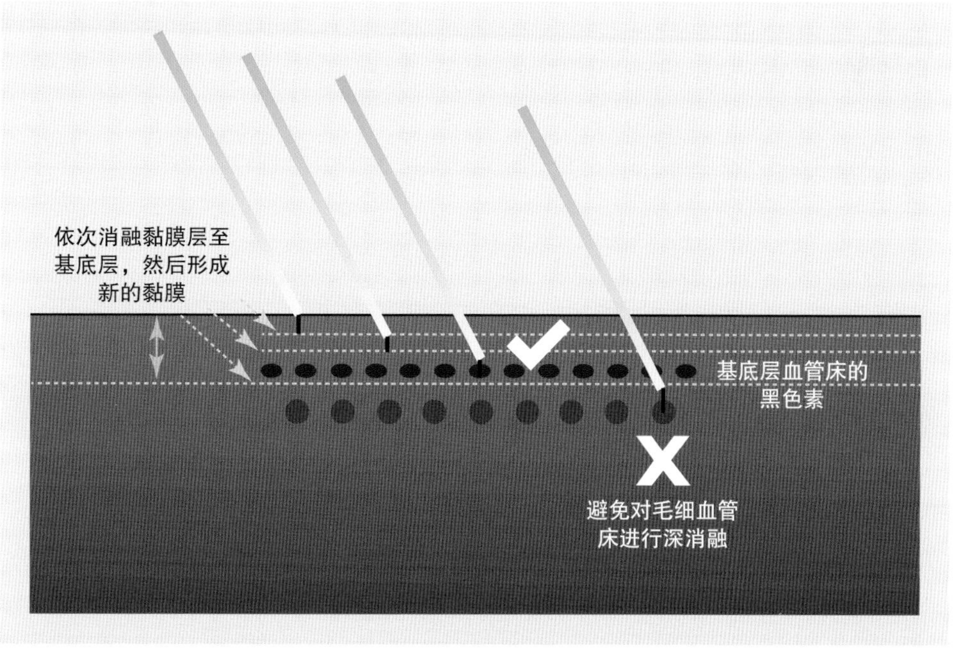

■ 图16.2　二极管激光和Nd：YAG激光在接触模式下消融祛斑。

和Nd：YAG（1064nm）激光的自身对照黑色素沉着病例。用Er：YAG激光消融右上象限。这种自由运行的脉冲激光很容易被水吸收。软组织的消融非常有效，因为软组织含有大量的水冷却。喷雾不仅可以冷却表面，更重要的是防止表层脱水和维持消融效果。左上象限使用Nd：YAG激光对黑色素细胞有明显的消融作用。自由运行的脉冲发射有助于控制组织温度，并避免对牙周组织的热损伤（图片来源：临床病例由Dr. Ryan SK Seto提供）。

■ 图16.4显示了980nm的二极管激光祛斑治疗。在局部麻醉下，使用320μm的初始光纤以扫描动作消融着色区域。设定1.9W、1000Hz的平均功率和30%发射周期，计算峰值功率为6.3W。完成上下颌前牙的治疗时间为12min（图片来源：临床病例由Dr. Mudasser Iqbal提供）。

16.1.3　非消融激光手术

在皮肤病学中"非消融"一词经常被使用于皮肤重建技术中。与汽化皮肤表面的激光消融术不

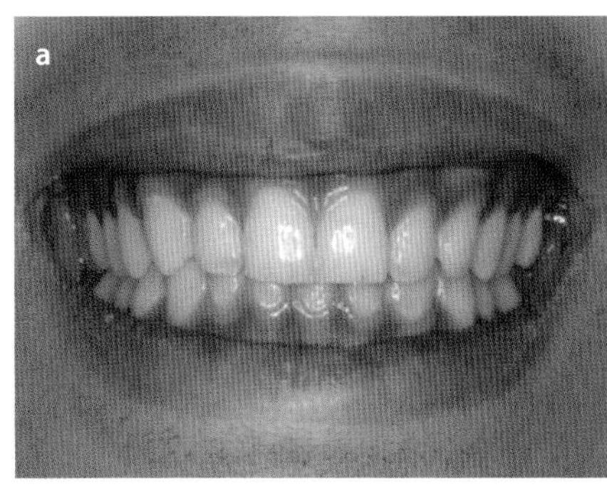
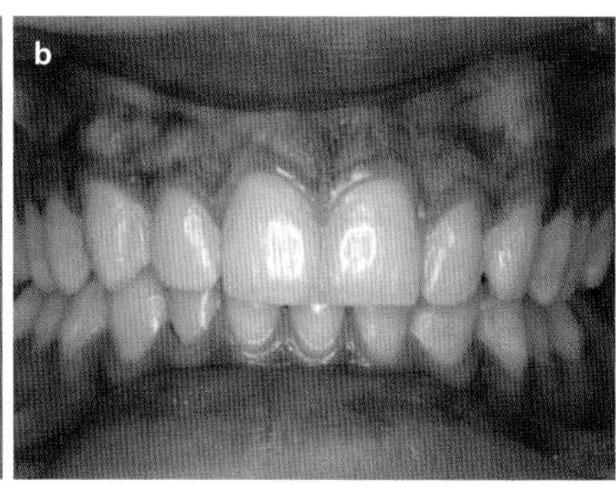
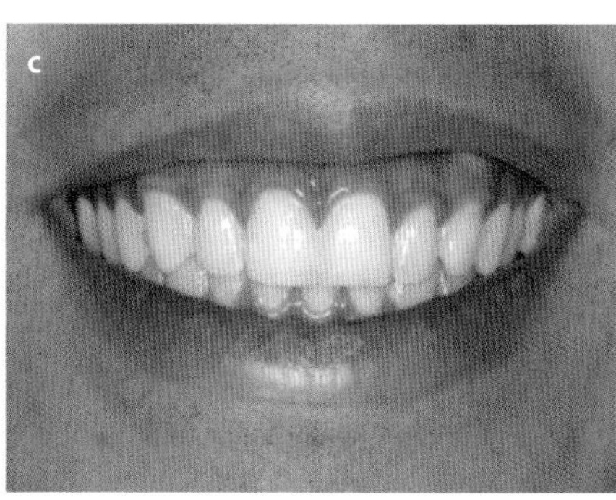

◘ 图16.3　（a）黑色素沉着治疗术前照。（b）在右象限，使用800μm的蓝宝石光纤，平均功率1.8W（120mJ，15Hz），脉冲持续时间1000μs的Er：YAG激光。左象限采用320μm裸光纤，平均功率为4W（MSP模式，20Hz）的Nd：YAG激光器。每侧治疗时间为10min。（c）6个月后，两种激光处理均显示组织颜色稳定、组织色调良好（图片来源：临床病例由Dr. Ryan SK Seto提供）。

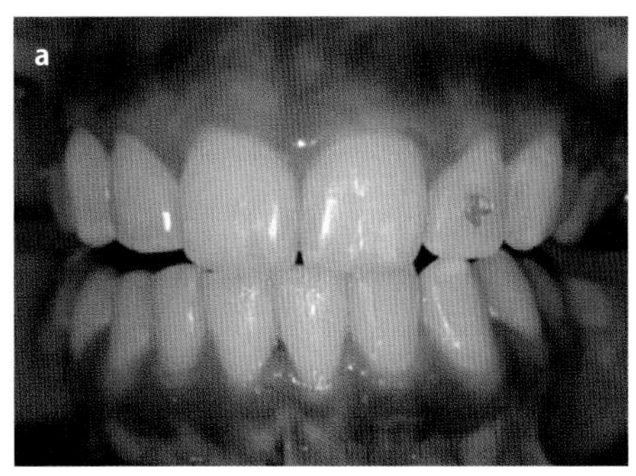
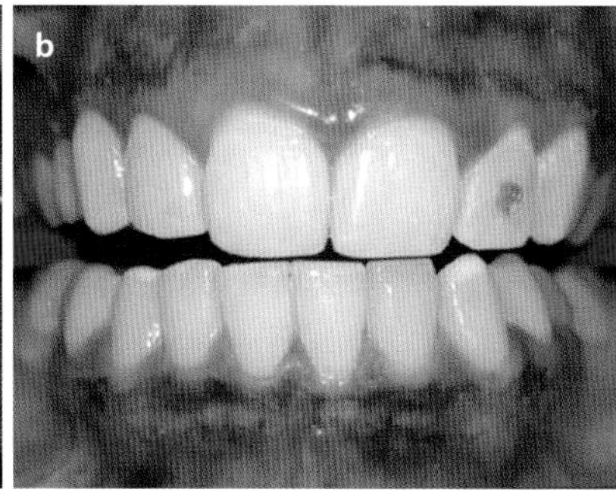
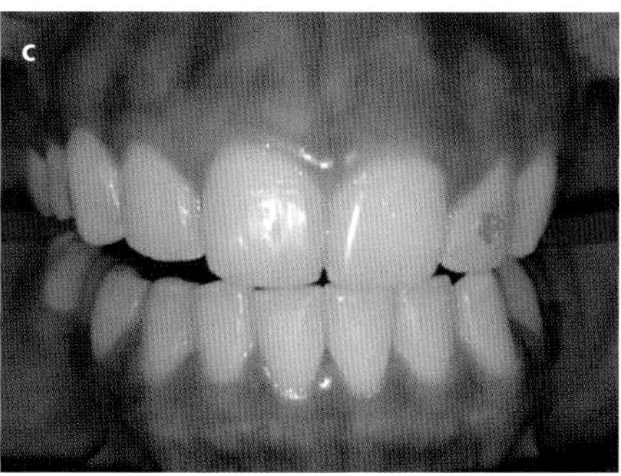

◘ 图16.4　（a）黑色素沉着治疗术前照。（b）术后即刻上下颌前牙观。（c）术后1周显示黏膜形成良好。虽然部分区域仍有色素沉着[11-12]，但整体外观非常美观（图片来源：临床病例由Dr. Mudasser Iqbal提供）。

同，非消融术穿透皮肤表面，使皮肤的皮下层凝固，同时使表面层保持原位。祛斑时，作者使用“非消融”概念来描述使用近红外和可见光二极管激光的效应。治疗后第1天或第2天表面黏膜会脱落。

基本作用：光凝固效应

光凝固效应，在本例中是激光凝固，描述的是一种激光-组织相互作用，靶组织成分被激光波长很好地吸收，当温度达到60℃时发生凝固作用。血红蛋白可以被Nd：YAG、可见光和近红外二极管激光很好地吸收。因此，光凝固最常用于手术伤口止血，如拔牙牙槽窝或牙周袋。静脉曲张和血管瘤等血管病变的治疗也可以受益于光凝固效应。

近红外二极管激光

有学者报道了一种使用大功率810nm的二极管激光（30W，20000Hz，脉冲持续时间16μs）的非消融技术[29-30]。因为810nm的波长可以被黑色素和血红蛋白很好地吸收，使用高功率激光可以利用极短的脉冲将热能集中在表面上（◘ 图16.5）。应使用连续的扫描式移动，并避免对已经凝固的区域再次照射。该技术对单颌牙弓（第一前磨牙之间）的治疗时间为2min。使用长脉冲连续波的低功率二极管激光通常可以使热传导深入到组织内部[27-28]。使用20W、980nm的二极管激光进行类似的激光模式微凝固对一个龈乳头祛斑[31]。

16.1.4　红外二极管激光非消融技术的临床病例

◘ 图16.6显示了810nm、极短脉冲、高峰值功率的二极管激光用于黑色素去除的病例。

◘ 图16.7显示了810nm、极短脉冲、高峰值功率的二极管激光用于嘴唇色素沉着的病例。患者是一名年轻的女士，她曾试着用深色的口红遮盖色素沉着，但无法完全遮去。

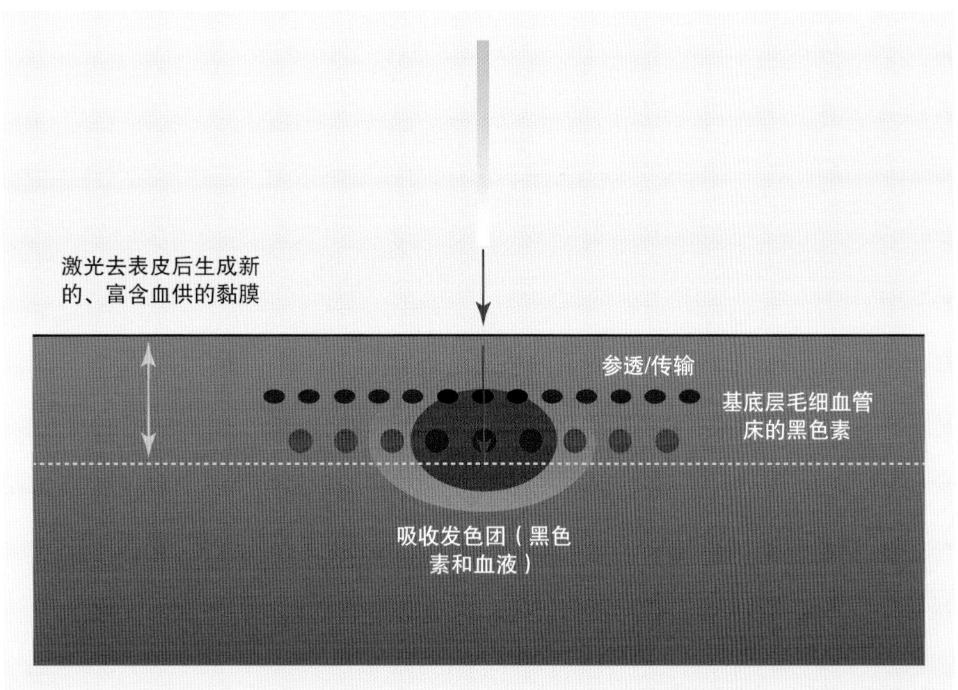

■ 图16.5　二极管激光与445nm、810nm、980nm的Nd：YAG激光通过非消融技术祛斑。

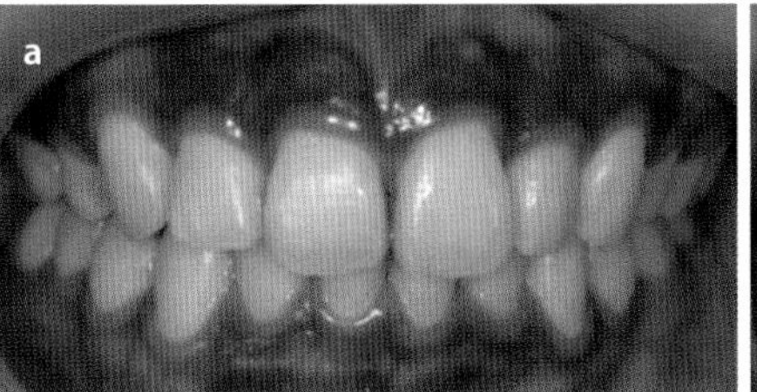

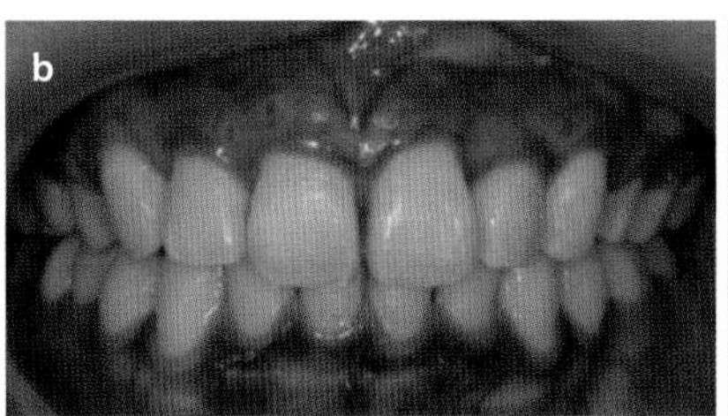

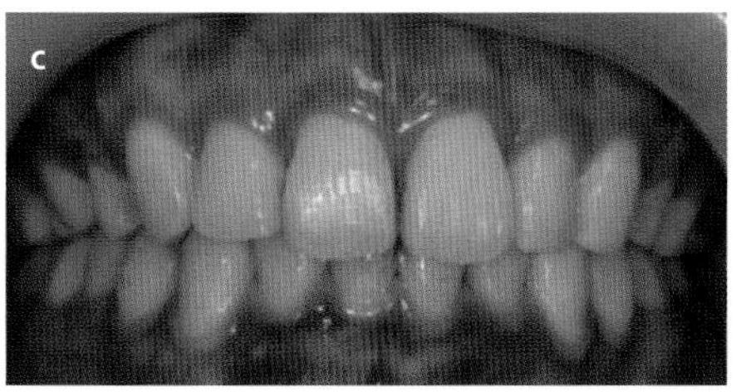

■ 图16.6　（a）牙龈黑色素沉着术前照。使用810nm的二极管激光搭配600μm的裸光纤，在20kHz时峰值功率30W，脉冲持续时间16μs。在局部麻醉下，上颌治疗时间仅为80s。（b）术后即刻照。（c）术后6周照。未见色素沉着。

■ 图16.8显示一名患者因有拍摄婚纱照需求，希望切除病变组织，每月进行次3次激光治疗，使用810nm的二极管激光进行嘴唇血管瘤光凝治疗。

■ 图16.9示一名患者在工作中（销售代表）被客户误认为食物残渣感到困扰而要求治疗，使用810nm的二极管激光进行静脉曲张光凝治疗。

16.1.5　可见光二极管激光

目前市面上有一个波长为445nm的新仪器，与其他口腔激光波长相比，这种可见的蓝色二极管激光在黑色素和血红蛋白中的吸收率最高。结果表明，1W连续波可与30W、810nm的二极管激光取得相同的效果和速度[32]。这种低功率密度也可以产生同样的效果，并能将减少不必要的热损伤。■ 表16.2显示了比较这两个波长的更多细节。

16.1.6　可见光二极管激光治疗非消融性祛斑的临床病例

■ 图16.10显示了下颌牙龈色素沉着的术前图像。用可见蓝色激光（445nm）进行祛斑处理。

16.1.7　外源性色素沉着

银汞合金等金属纹在牙龈色素沉着中并不少见。嘴唇色素沉着通常是由患者咬铅笔、钢笔的习惯所引起的。

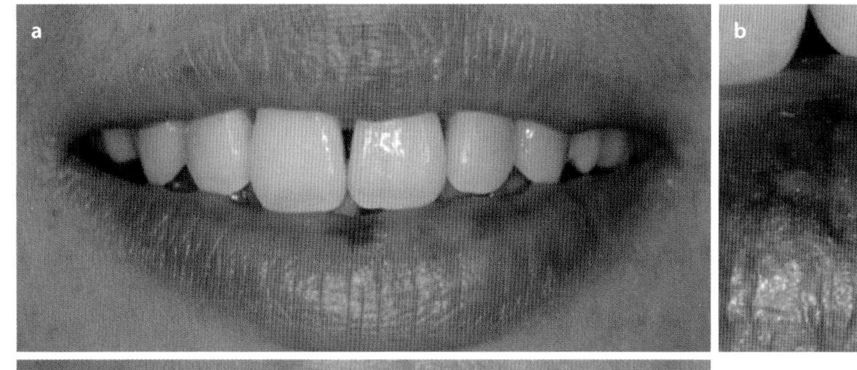
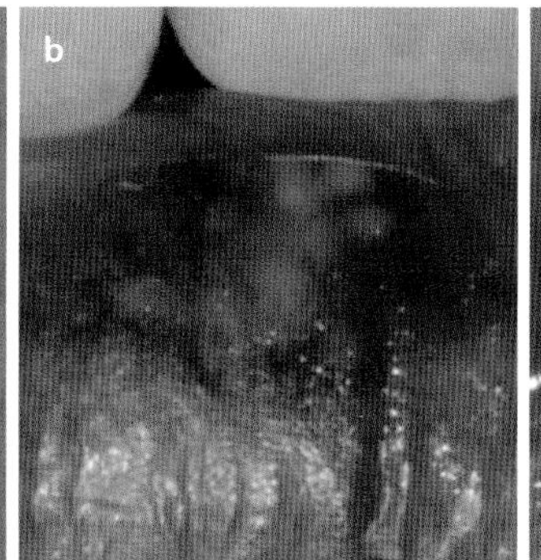
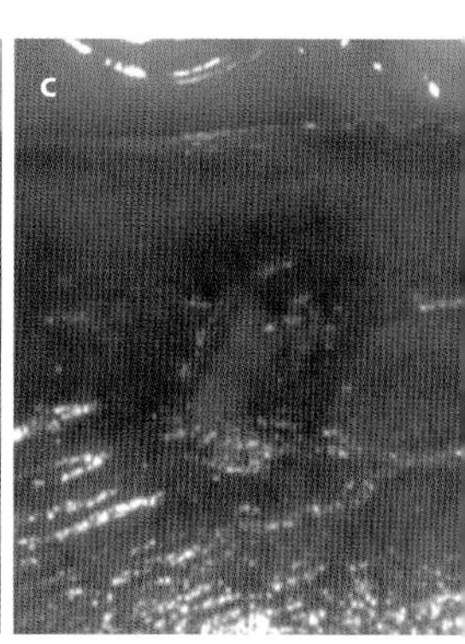
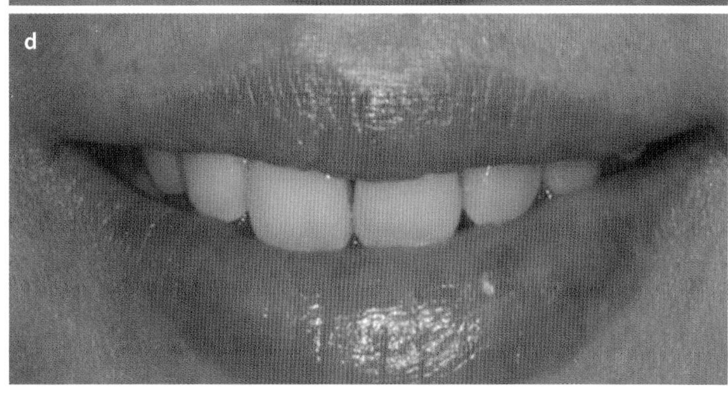

■ 图16.7 （a）下唇色素沉着区术前照。（b）术后即刻照。在局部麻醉下，810nm的二极管激光在600μm的光纤，30W峰值功率，16μs脉冲持续时间，20kHz下使用非消融技术，暴露时间为8s。（c）术后2天照。（d）术后5.5年照，无色素沉着复发。

■ 图16.8 （a）右下唇血管瘤的术前照。无麻醉下采用30w、20000Hz、810nm的二极管激光进行光凝，脉程16s（第一次3s，第二次3s，第三次10s）。（b）术后3个月见嘴唇组织正常。

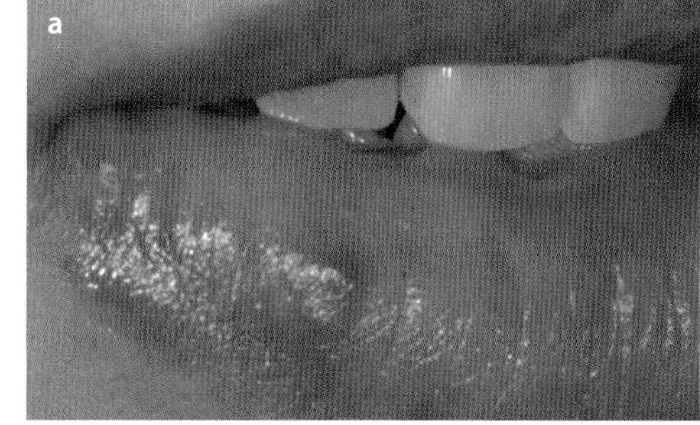
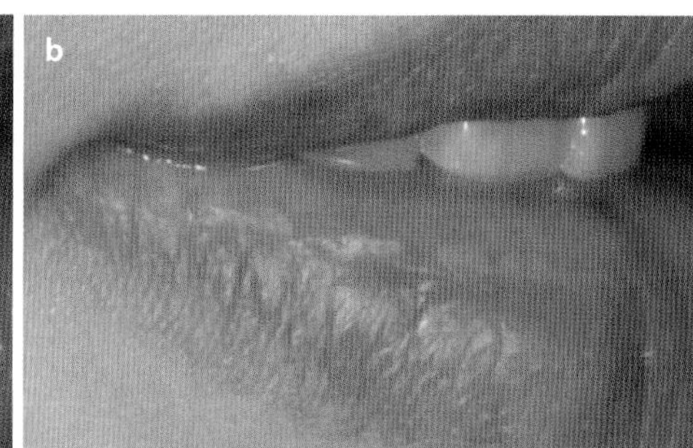

■ 图16.9 （a）上颌中切牙邻间隙乳头静脉曲张（静脉血管）的术前照。采用30W、20000Hz、810nm的二极管激光进行光凝，脉冲时间为16μs，两次（第一次为唇部2s；第二次为唇部2s，腭部2s）。（b）术后8个月照。

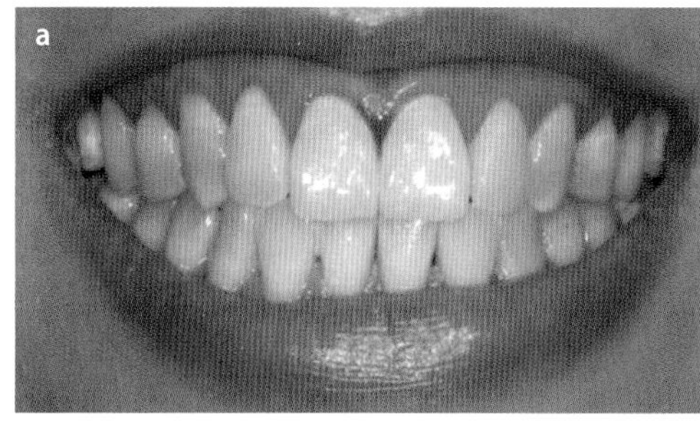
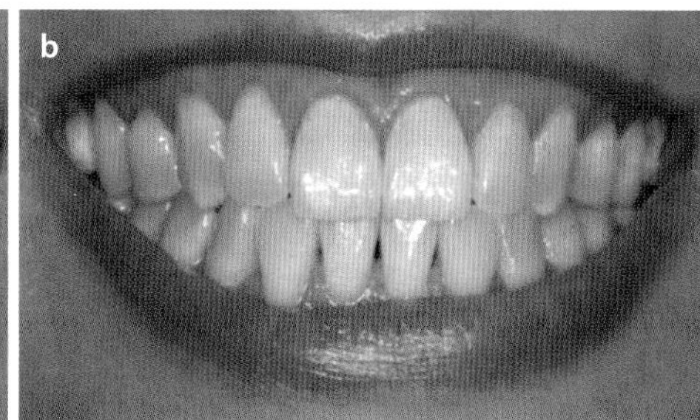

金属纹

■ 图16.11显示患者的上中切牙龈缘和乳头处有汞合金着色[33]。在显微镜及局部麻醉下，使用Er：YAG激光（40mJ，30Hz）和冷却喷雾。渗透进结缔组织的金属离子被有效地去除，没有产生过大的热损伤，如炭化和凝固（图片来源：照片a、b、d来自Ishikawa等[33]；Blackwell出版社《Journal of Periodontal Research》杂志版权同意。照片由Dr. Akira Aoki提供）。

下唇有金属纹

■ 图16.12为一名25岁女性在童年时因铅笔钝挫

■ 表16.2　445nm和810nm波长二极管激光比较

波长	使用参数	功率密度	治疗时间	注释
445nm	1W，连续波，平均功率1.0W	88W/cm²，离组织2mm散焦	病例汇报中是40s	对黑色素的吸收比810nm波长激光高10倍，对血红蛋白的吸收比810nm波长的激光高100倍；波长新颖，无并发症报道；但吸收和明显低功率密度产生更少的并发症
810nm	30W峰值功率，脉冲持续时间16μs，每秒20000脉冲平均功率9.9 W	1697W/cm²，离组织2mm散焦	类似区域是40s至3min	并发症是牙龈萎缩和骨坏死

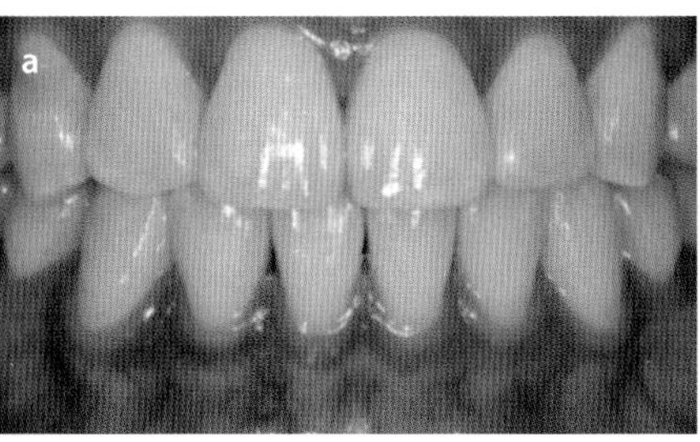
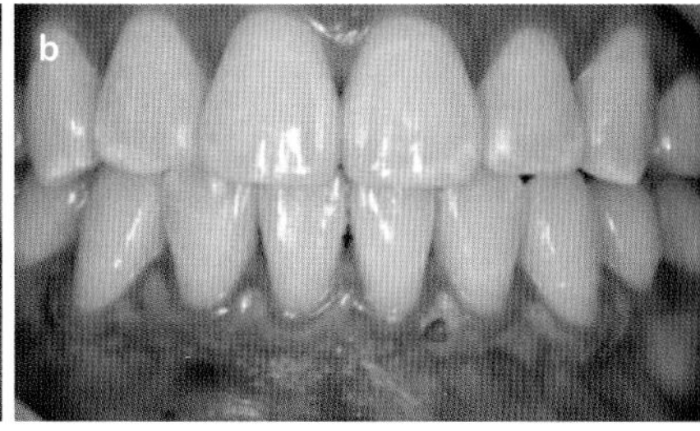
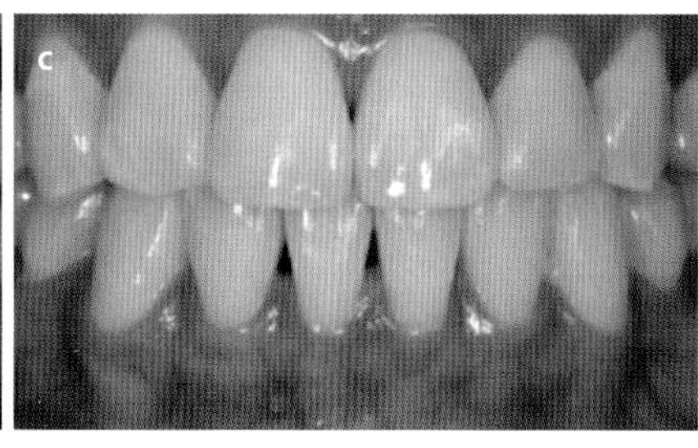

■ 图16.10　（a）下颌前区牙龈黑色素沉着术前照。（b）在局部麻醉下，使用320μm的裸光纤，445nm的二极管激光，离组织2mm散焦，1W连续波持续40s。术后即刻采用非消融技术。左下中切牙和左下侧切牙周围的牙龈出现消融，提示过度照射超过凝固温度。（c）术后5个月照显示组织颜色及形态正常。

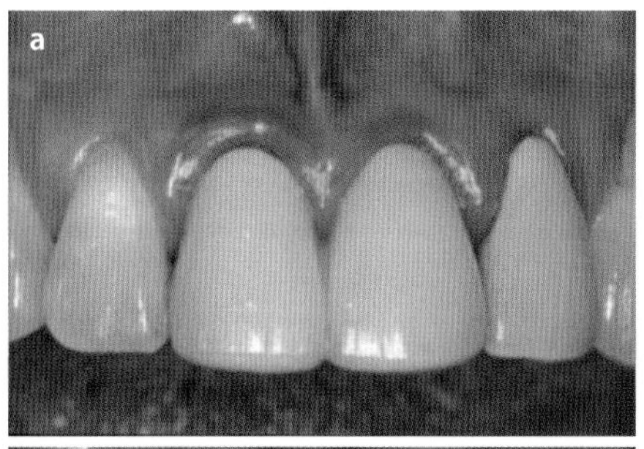
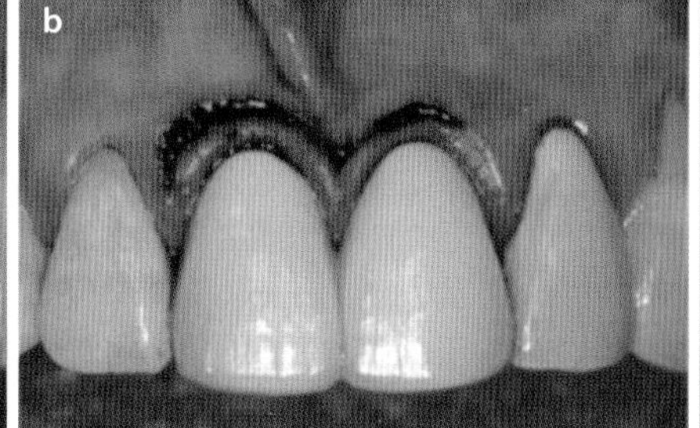
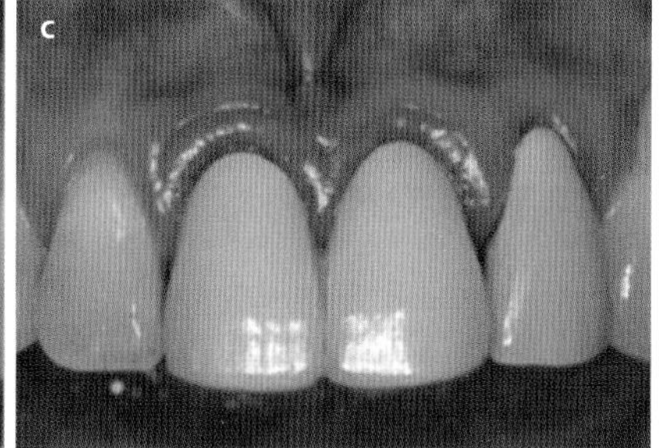
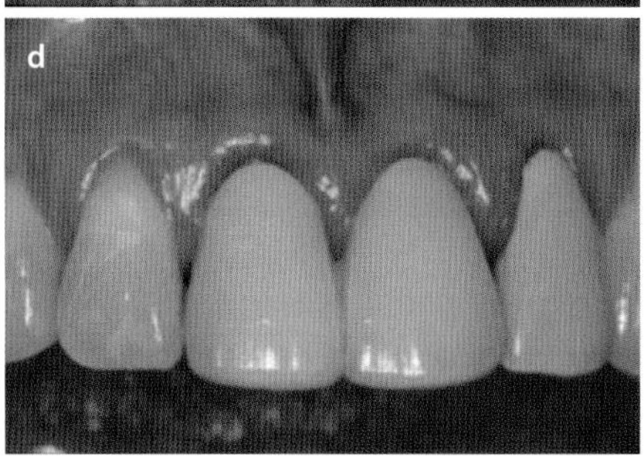

■ 图16.11　（a）中切牙龈缘金属纹术前照。（b）术后即刻照。在显微镜和局部麻醉下，使用平均功率1.2W（40mJ，30Hz）的Er：YAG激光搭配冷却喷雾。渗透至结缔组织的金属离子被有效去除，没有产生严重的热损伤，如炭化和凝固。（c）术后1周照。（d）治疗1年后，创面愈合良好，无牙龈组织缺损或萎缩。牙龈颜色恢复自然美观（图片来源：临床照片由Dr. Akira Aoki提供）。

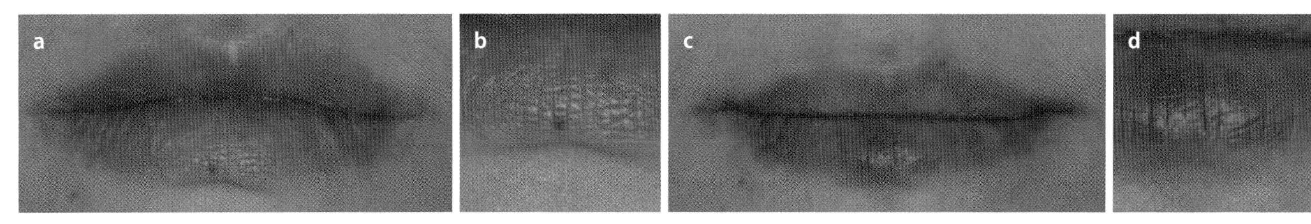

◼ 图16.12　（a，b）术前照。（c）术后即刻照，在非接触模式30w、16μs和20000Hz下使用810nm二极管激光。无局部麻醉，1s内去除色素。（d）术后5年照显示无复发。

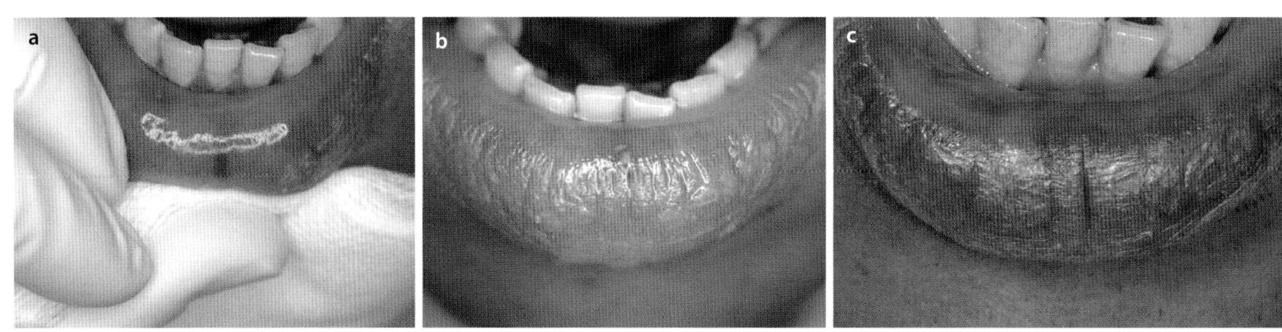

◼ 图16.13　（a）术前照。（b）麻醉下使用非消融技术，在30W、20000Hz、16μs下激光照射1s的术后即刻照。（c）术后1年照。

伤而导致下唇出现色素沉着。这种色素更有可能是PIH（炎症后色素沉着过度）引起的。

咬唇引起的色素沉着

◼ 图16.13为一名40岁男性，主诉是下唇色素沉着。据透露，他在年轻时有咬下唇的习惯，显示PIH结果。

16.1.8　术后护理

建议患者避免吸烟、饮酒、酸性和辛辣食物；刚开始的几天最好避免吃生鱼片。建议在牙龈周围轻柔地刷牙，然后用温盐水漱口。一般来说，不需要止痛剂；然而，有报道称，治疗后1天吃热食会有轻微不适到疼痛等程度不同的不良反应[34-35]。

16.1.9　黑色素沉着复发

虽然激光祛斑是一个有效的方法，但色素沉着的复发也应考虑。色素沉着的原因已在▶第16.1节中描述。现将复发的各种报道总结于◼ 表16.3[22-23,26,35-41]。对上下颌前段牙龈进行祛斑。所有文章均采用消融技术。4篇报道中有2篇报道了在治疗1年后复发[35]和治疗2年后复发[37]。患者应意识到色素沉着有复发的可能性，但这种情况很容易消退。停止用药和戒烟可以减少复发的可能性。

16.1.10　治疗时间

El Shenawy[42]报道了15例使用3W连续波、980nm的二极管激光进行上下颌祛斑的病例。这些病例以接触方式在20～25min完成。Berk[36]报道了2例在30min内用Er，Cr：YSGG激光完成上下颌前段治疗，而采用非消融术完成一个牙弓的治疗时间为1～2min[29-30]。

16.1.11　消融技术与非消融技术

消融技术可由所有Ⅳ级外科激光进行，也是临床中最常使用的技术。操作人员能够在消融过程中逐层观察颜色的变化。应在治疗期间避免造成炭化，并在手术过程中去除任何组织标记，以清楚地看到消融前端。

非消融技术依赖于上述光学性质、生物物理性

表16.3　已发表色素沉着复发相关文章的详细信息

色素沉着复发					
作者	激光	再评估时间（月）	病例数	部位	复发数
Atsawasuwan, J Periodontal, 2000	Nd：YAG	11～13	4	上颌	0
Tal H, J Periodontal, 2003	Er：YAG	6	10	上颌	0
Rosa DS, J Periodontal, 2007	Er：YAG	3	5	上颌	1
Berk G, J Oral Laser Appl, 2005	Er，Cr：YSGG	6	2	上下颌	0
Ozbayrak, Oral Surg Oral Med Oral Path, 2000	二氧化碳	18	8	上颌	0
Nakamura, Lasers Surg Med, 1999	超脉冲CO_2	12～24	7	上颌	0/4
E.Esen, Oral Surg Oral Med,Oral Path 等, 2004	980nm	12～24	10	上颌	2
Gupta, J Cutan Aesthet Surg, 2011	980nm	15	1	上下颌	0
Doshi Y, Int J Laser Dent, 2012	940nm	12	1	上颌	1
Hedge R, J Periodontol, 2013	Er：YAG/二氧化碳	6	140个部位 35个病例	自身对照设计	Er：YAG比二氧化碳激光多

质（激光-组织相互作用）和激光参数。因此，并不是所有的Ⅳ级激光器都可以使用这种技术。虽然这项技术可以更快地完成治疗，但操作人员在执行这项技术之前应该对原理有一个清晰的理解。

目前还没有任何重大临床并发症的报道；但过度消融、过度照射、深部组织热传导等可能导致牙龈萎缩和骨坏死。临床医生在进行手术时应充分了解使用激光的光学特性以及激光与组织之间的相互作用。另外，临床医生应习惯在一次疗程中完成多项治疗。对着色区域进行“点状修复（touching up）”的想法不应被认为是有问题的操作技术；相反，它应该被看作是一个进一步提高美学效果的方法。

结论

根据作者的经验，很多患者都为色素沉着所困扰，比如嘴唇上只有一点色素沉着，却不知道可能的治疗方法。嘴唇上的色素比牙龈的色素更值得关注。此外，中东国家的民族更关心牙龈色素沉着的问题。

对于那些意识到自己色素沉着的人来说，接受治疗的概率很高。这些患者通常更易于接受口腔医生的检查，并且对口腔治疗更加地配合。此外，接受治疗对任何年龄组的男性和女性都有好处。

当讨论手术过程时，患者必须意识到复发的可能性，色素沉着是否复发取决于其发生的原因。图16.4c中显示了一个示例，患者被告知需要进行第二次手术。此外，这也是一个讨论戒烟的适当时机。在激光治疗色素沉着后，牙龈会恢复粉红色，釉质和软组织之间的对比度会减少，因此牙齿的颜色可能看起来更暗。

16.2　激光辅助牙齿漂白

16.2.1　简介

微笑会给人留下视觉上的第一印象。根据Dunn[43]的说法，明亮的牙齿颜色是让微笑具有吸引力的最重要因素。

近年来，口腔美容已成为口腔科中一个非常重要的领域。而这也是口腔预防医学的成就之一，近年来人们更加爱护牙齿。在口腔美容中，最流行和侵入性最小的手术是牙齿漂白。

牙齿漂白在古代就已经为人所知并运用，但是在科学文献中，牙齿漂白第一次作为一种手术被描述是在1951年，由Pearson提出[44]；1989年Haywood和 Heymann[45]提出活髓牙夜间漂白；1998年Reyto[46]提出激光辅助牙齿漂白。

阐明漂白和美白这两个经常互换的术语是很重要的：根据美国食品药品监督管理局（FDA）的规定，漂白和美白的区别就是术语“漂白”应该只能在牙齿可以变白到超出其自然颜色时和使用的产品含有漂白剂时使用。“美白”指的是通过清除牙齿表面的污渍和碎片来恢复牙齿表面的颜色。

为了保证漂白的无创性，我们必须确保使用的材料和方法不会损害牙釉质、牙本质、牙髓和周围组织。

16.2.2 牙齿结构

牙釉质

牙釉质是牙齿的外层，也是身体最坚硬的组织。

成熟牙釉质组织结构复杂，主要含有无机矿物质（96%）、少量有机物质和水（4%），没有细胞和胶原[47]。基本的无机结构单元是羟基磷灰石晶体。离子交换可以产生离子取代，这对羟基磷灰石的物理化学性质有重要影响。如在牙釉质中加入氟化物可以增强牙釉质对[48]脱矿的抵抗力。牙齿表面矿物的获得和损失是一个动态的物理化学过程。矿物晶体产生光散射在光散射过程中起着重要的作用。

牙釉质有机成分含有非胶原蛋白（60%）和脂类（40%），可以作为半透膜，允许小分子通过[49]。根据Eimar等[50]的研究，这可能是对漂白机制的解释。

牙本质

牙本质中含有48%的矿物质、28%的有机物和24%的水。牙本质小管从牙本质-牙釉质交界处一直延伸到牙髓边缘。小管是可见光散射发生最多的地方，而胶原纤维起次要作用；牙本质中矿物晶体的散射可以忽略不计[51]。

16.2.3 天然牙的颜色

牙齿色度的主要决定因素是黄色到棕色的牙本质，但是牙釉质的特性，如厚度、化学和物理成分，以及羟基磷灰石晶体的大小影响光的散射。越小的晶体散射越多的光，牙齿看起来更亮[51]。釉质有蓝色、绿色和粉红色。

色觉取决于观察者、物体和光源。这是一个复杂的过程，包括光线对物体的反射、吸收和散射，再返回到观察者的眼睛[52]。

由于视觉检查是一种主观的方法，牙科中的可用仪器——色度计和分光光度计，能提供关于牙齿颜色的客观信息。

16.2.4 变色

外源性着色

牙齿暴露面覆盖着一层蛋白多糖层，即薄膜。薄膜很容易被来自食物、饮料、漱口水或口服药物的外源性着色剂染色，也可能是由产色细菌、口腔材料或工业接触的金属粉尘造成的。染色原结合牙齿后可直接使之染色，或者结合后随着时间的推移使牙齿染色变黑，或者发生染色原预结合，然后发生化学反应，导致染色[53]。

外源性着色既可以染色到牙齿薄膜，也可以通过离子作用保留在牙齿表面形成着色剂——釉质复合体，前者通过彻底的清洗可以很容易地去除。口腔卫生习惯、唾液成分和流动以及牙釉质表面粗糙度会影响外源性着色的积累。

内源性着色

这种着色分布在牙齿的内部结构，可以在牙萌出前发展或萌出后任何时期出现。着色可以局限于少数牙齿，也可以出现在所有的牙齿上，这取决于它发生的发育期。它可能是由于硬组织本身结构的改变或硬组织内的显色分子的掺入而引起[54]。

黑尿症、先天性红细胞生成性卟啉症、先天性高胆红素血症、釉质发育不全、牙本质发育不全症、四环素摄入、氟中毒和牙釉质发育不全等情况可导致牙齿萌出前内源性着色。

牙髓的出血性产物、牙根吸收和衰老可引起牙齿萌出后的内源性着色。

16.2.5　漂白材料的化学性质

用于家庭漂白的漂白凝胶含有浓度为5%～20%的过氧化脲或最高浓度为10%的过氧化氢作为活性物质。有些国家对此有具体规定。如2011/84/EU欧洲指令[55]。

化学上，16%的过氧化脲相当于5.76%的过氧化氢，因为过氧化脲被还原为约两份氨和二氧化碳和一份过氧化氢。

在诊室使用时，漂白凝胶可含有25%～40%的过氧化氢。凝胶的作用可以通过化学方法加速，也可以通过等离子体、LED、卤素灯或激光等光源来加速。

化学反应是将过氧化氢还原为氧气和水，最好是还原为过羟基和氢气。过氧化羟基（HO_2^*）自由基是牙齿漂白中最活跃的自由基，其形成得益于高pH（碱性），但这种情况很少发生，因为在这些条件下，产品的保存时间会受到影响。◘ 图16.14显示了过氧化脲和过氧化氢在活化过程中的还原和后续反应。

16.2.6　漂白方法

重要的牙齿漂白主要有两种方法：家庭漂白（夜间漂白）和诊室漂白。这两种技术可以结合起来提高效果。根据Auschill[57]，7天家庭漂白的效果与一次诊室漂白的效果相似。

夜间/日间活髓牙漂白或家庭漂白

如Haywood和Heymann [45]首次所述，这是最流行的漂白方法。有时被称为“夜间漂白”，根据所用材料的浓度，定制托盘每天要使用几个小时，或者整夜。

主要使用的材料是过氧化脲，其浓度可达20%。一些公司还提供家庭漂白用的预制–预装托盘。

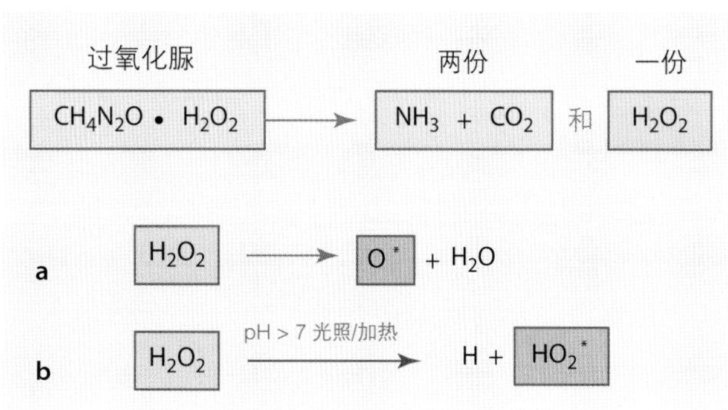

◘ 图16.14　过氧化脲和过氧化氢的化学反应机制。第一阶段是过氧化脲还原为两份氨和二氧化碳，以及一份过氧化氢。过氧化氢可以进一步被还原为a（氧自由基和水），或b（在一定条件下可以进一步还原为过氧化羟基自由基和氢离子）。

家庭漂白的适应证（根据So-Ran Kwon[58]）：

- 泛黄、橙或浅棕色变色。
- 年龄相关性黄斑。
- 轻度四环素染色。
- 表面棕色氟中毒斑。
- 由于吸烟或变色的食物或饮料引起的变色。
- 遗传性黄色或灰色的牙齿。
- 患者需要微创治疗改善牙齿明暗度。
- 单个活髓牙变黄色。

家庭漂白的禁忌证（根据 [58]）：

- 釉质或牙本质发育不全症。
- 严重四环素染色。
- 修复材料引起的变色。
- 妊娠/哺乳期。
- 由于磨耗、磨损和侵蚀造成严重的表面损伤。
- 未经治疗的牙本质过敏症。
- 患者缺乏依从性。

对于家庭漂白，其治疗效果取决于口腔医生良好的监督和鼓励，这将会增加患者方面的依从性。

诊室漂白和强效漂白

这个过程是在椅旁进行的，并且使用高浓度的漂白凝胶。预约时间可能很长，但效果立竿见影，甚至能在接下来的1～2天得到改善。这种方法的缺点是成本更高、术后敏感性可能更强，而且可能会对牙齿周围的软组织造成一些可逆但有中度疼痛的损伤。

用不含油脂和甘油的打磨膏彻底清洁牙齿后，将浓度为25%～40%的过氧化氢凝胶涂在需要美白的牙齿上；必须保护软组织免受漂白凝胶的腐蚀作用。根据所使用的材料，通过彻底混合注射器中通常包含的凝胶成分或通过非相干光、热，或激光来实现化学活化。使用不同的光源增强过氧化氢的化学分解，从而增强美白功效。根据报道，当加热时，10℃的凝胶温度升高可以使过氧化氢分解的速度翻倍[59]。在激光激活过程中，凝胶应该包含适当的光催化剂，这是一种吸收剂，与用于激活或加速凝胶的光谱相匹配。另外，采用特殊的滤过物质，将能量控制在凝胶内部，不会造成髓腔内部温度上升[60]。

研究表明，在激光或其他光源的作用下，过氧化氢的穿透更深[56,61]。此外，So-Ran Kwon[62]发现光活化漂白通过更强的氧化作用对髓腔却没有更大危害。

激光辅助诊室漂白

在诊室漂白过程中，可以用激光激活漂白材料。◘ 图16.15显示了激光波长和它们的基本作用机制，即二极管激光和Nd：YAG激光使用光热催化，氩（Argon）激光和磷酸钛氧钾（KTP）激光利用光化学作用，以便尽可能多地从漂白凝胶中获得过氧化羟基自由基，并提供最有效的漂白。

文献[60,62-63]广泛支持KTP激光、氩激光和二极管激光的使用。Nd：YAG激光器由于其峰值功率过高可能导致过热，其漂白时的安全性正在研究[61,64-65]。最近，波长为445nm的二极管激光已经推出，并获准用于口腔科；它们在牙齿漂白中的安全性还有待研究。

二氧化碳激光是第一个被批准在漂白过程中使用的激光，自从Luk等[66]发现牙齿表面和牙髓有过热现象，便不建议使用二氧化碳激光进行漂白治疗。此外，还没有任何针对该波长的临床对照研究。

铒激光（Er：YAG、Er，Cr：YSGG）尚未得到足够的研究，这类激光也缺乏临床对照研究。在最近的研究中，Nguyen等[67]表明，激光辅助漂白（KTP和Er：YAG）在较短的时间内与非活性漂白相比结果接近。但他们的结论是：关于Er：YAG激光对漂白凝胶和牙体组织作用机制的研究仍然有限，需要更多的研究来评估Er：YAG激光对牙齿漂白的作用。

铒激光和二氧化碳激光被漂白凝胶中包含的水吸收，并产生光热作用。由于这些激光会被羟基磷灰石吸收且铒激光的峰值功率高，所以操作必须谨慎小心。激光保持远低于牙釉质的消融阈值，并保持漂白凝胶覆盖牙齿是非常重要的。

普通光源激活与激光激活的区别在于，普通光源发射出的光子能量光谱宽，产生热损害的可能性大。使用合适的激光，可以缩短漂白剂在牙齿表面的相互作用时间，从而避免表面损伤。

破坏深处组织的风险取决于使用的激光的波长：铒激光和二氧化碳激光容易被水吸收而且是在牙齿表面吸收，但在红或近红外的较短波长激光,以

激光	波长	作用机制
蓝色二极管激光	445nm	光化学作用
氩激光	488~515nm	
倍频Nd：YAG激光(KTP)或二极管激光	532nm	
二极管激光	810~1064nm	光热作用
Nd：YAG激光	1064nm	
Er，Cr：YSGG激光	2780nm	
Er：YAG激光	2940nm	
二氧化碳激光	9300~10600nm	

◘ 图16.15 口腔激光活性介质及其相应波长的列表，以及激光辅助漂白中的两种作用机制。

及可见光谱，更容易渗透到髓腔。

因此，必须始终使用合适的漂白凝胶和特定的激光波长，在凝胶内能量吸收，并尽量减少髓腔组织温度的升高。为了达到这种高吸收，蓝色和绿色波长的漂白凝胶中含有像罗丹明这样的橘红色染料，而红色到红外波长的漂白凝胶中含有蓝紫色染料。在许多激光制造商提供的凝胶中，二氧化钛颗粒也起到宽带吸收剂的作用。

氩和磷酸钛氧钾波长不仅具有光热和光化学作用，还具有光解作用。这不仅依赖于罗丹明对狭窄光谱范围绿光（510～540nm）的特定吸收，也依赖于在磷灰石、卟啉和四环素之间形成的螯合化合物。通过这种方法，氩和KTP激光器能够实现良好的漂白效果，即使是对其他技术没有反应的牙齿（四环素牙）[69]。

此外，KTP激光在特殊配方的漂白凝胶中诱发光化学反应，提供比光热作用更多的自由基[67]。通过缓冲到pH为9的碱性和高能量，所产生的自由基表现出更强的活性[70]。

16.2.7　漂白机制

过氧化脲和过氧化氢的作用机制尚未完全阐明。研究表明不稳定的氧或过羟基自由基通过牙釉质和牙本质的有机基质扩散，导致染色分子环结构的分解，接着牙齿有机基质中的长分子链被分解为短分子链，吸收减少，因此反射更多的光。必须知道，在漂白过程中有一个饱和点，亲水的无色素结构和牙齿的亮度提升会急剧停止。在这时，漂白应立即停止，否则将导致釉质迅速损失[58]。

然而，这种“染色分子的分解”假说可能是不成立的，因为①如果有有机发色团的存在，那么它们在牙釉质中的浓度是极低的（低于许多光谱技术的检测极限）；②多项研究表明，牙齿漂白后，牙釉质的透明度明显下降，使其更加不透明。

研究表明，牙釉质有机基质主要由代表牙釉质蛋白的酰胺基团组成。Eimar等[50]发现，过氧化氢虽然不会改变牙釉质的有机或无机相对含量，但会氧化牙釉质的有机基质。结论认为，过氧化处理下氧化牙釉质蛋白和增加牙釉质不透明性似乎表明，过氧化氢是通过氧化其透明的有机基质变成不透明的白色材料来美白牙齿。这是一个关于过氧化氢可能美白牙齿机制更全面的理论。

16.2.8　诊室漂白的禁忌证

根据L. Walsh[70]的观点，下列是漂白的禁忌证：

- 由于牙酸蚀症、牙龈萎缩或牙龈疾病导致颈部牙本质暴露而未治疗的严重牙齿敏感。在这种情况下，必须首先解决敏感问题。
- 对治疗结果不切实际的期望。
- 患者在手术过程中无法在牙椅上静坐，不能忍受所需的软组织隔离装置。
- 患者不能遵循（至少一段时间）所需改变，以防止再度形成外源性着色（吸烟者）。
- 美白处理2周内不能进行的修复患牙。

16.2.9　安全问题

关于漂白方法的安全性，研究显示了不同的结果。一个主要问题是过氧化氢作为强氧化试剂的毒性，另一个问题是使用的凝胶可能具有腐蚀性。

1. 根据Li和Greenwall [71]的研究，无论是在诊室还是在家里，只要使用得当，机体接触过氧化氢的概率是最小的。唾液中的酶能够中和高达8倍家庭漂白过程中使用的过氧化氢。在诊室漂白过程中，由于对软组织进行了良好的隔离，化学物质并不容易被检测出来。
2. 局部软组织的影响通常表现为化学灼伤。在家庭漂白中，这可能是因为较差的隔离或延长软组织与材料的接触时间和不合适的托盘。文献[72]支持在损伤处局部使用维生素E。
3. 牙齿敏感是另一种副作用，可能是牙髓对氧和过氧化羟基自由基的反应[73]（由过氧化氢分解产生，见▫图16.1）。通常出现在最初的1～3天，这必须与漂白后的敏感性有所区别，后者表现为一种突然的刺激，可能与过氧化氢及其产物直接激活神经元受体有关[74]。在Schulfe的一项研究中[75]，牙齿敏感足以使14%的患者停止漂白治疗。

对于敏感的处理，可在漂白后立即使用硝酸钾凝胶或酪蛋白磷酸肽-无定形磷酸钙（CPP-ACP）糊剂，可有效降低敏感性。根据Markowitz[74]的研究，诸如钾盐类确实会抑制神经兴奋性的药物，被认为在降低敏感性方面比小管阻塞药物更有效，但一项新的随机对照临床试验表明，凝胶和膏体之间没有显著差异[76]。

Moosavi等最近的一项研究发现[77]，使用红外二极管激光进行低强度激光治疗，可以降低在牙齿在诊室漂白后的敏感性。牙颈部采用的810nm二极管激光的参数是能量为3J，能量密度为12J/cm^2，功率密度为800mW/cm^2。

4. 在数个体外研究中已发生了漂白材料渗透到髓腔的情况。然而，牙髓组织可以通过过氧化物酶和过氧化氢酶对分子进行酶促分解来保护组织免受过氧化氢的损伤[78]。这些细胞酶系统可以消除多余的氧，但仍不知道牙髓组织可耐受多少过氧化氢[79]。此外，一项体内研究表明，有无光激活的漂白，都不会对年轻完整的的前磨牙牙髓组织造成损伤[80]。
5. 在诊室漂白时，必须避免髓腔过热，通过选择一种只需短时间激活并包含适当的过滤吸收剂的材料以阻隔凝胶内部的热量。据Zach和Cohen的[58]介绍，髓腔只能耐受温度升高5.5℃。Eriksson 和 Albrektsson [81]发现，对于牙髓组织来说，当温度刺激持续1min时，42℃可能是一个临界温度。另外，Baldissara等[82]报道称，人类髓腔内温度升高8.9～14.7℃不会引起牙髓病。在本研究中获得的温度上升值对牙髓健康并不重要，然而，这只是初步的研究。
6. 釉质表面形态。漂白材料（家庭或诊室）对釉质表面的影响在文献中的记载是有争议的。

使用了几种不同的方法研究了漂白对牙釉质化学和物理特性的不利影响：扫描电镜（直接或间接）、轮廓测量、显微硬度、钙损失和红外光谱。其中，显微硬度似乎是研究人员的首选[83]。然而，这些方法是破坏性的，这意味着不可能在一段时间内对同一样本进行跟踪。但口腔内的过程是动态的，所以有必要检查其在体内随时间而发生的变化。在众多研究漂白过程对牙釉质影响的研究中，只有少数是在体内条件下进行的。

临床研究发现，釉质表面硬度的降低或釉质中钙、磷等矿物质的流失均无统计学意义[84]。相反，许多体外研究表明漂白后显微硬度降低。Attin等[85]回顾了有关漂白对牙釉质显微硬度影响的文献。他们得出的结论是，如果在不同的（体外）研究中，尽可能接近地模拟口腔内的条件（如使用人工或人类唾液作为存储介质，或漂白后再氟化），然后研究结果显示，与其他研究相比，由于漂白处理导致釉质显微硬度降低的风险较低。

当使用酸性漂白凝胶时，牙釉质在体外发生了最严重的变化[86]。过氧化氢本身是酸性的，凝胶通常保持在酸性pH，以增加保质期。只有专门为与KTP激光联合使用而生产的凝胶才具有特殊的缓冲系统，并将pH设置在9.5[60]左右。

16.2.10 牙齿美白的长期效果和稳定性

为研究牙齿美白的效果，许多学者比较了不同的技术和不同的过氧化氢浓度。关于有效性的证据表明，当遵循各自的操作要求时，所有这些方案都是有效的，并达到相似的结果。

各种美白产品的效果稳定性已被广泛评估，Sulieman[87]的一项研究表明，使用过氧化脲凝胶或过氧化氢等产品，无论光激活与否，都预计可以显著改善颜色。

遗憾的是，大多数研究只报道了漂白的短期效果[62]，而只有少数研究报道了长期效果（Auschill等[57]、Grobler等[88]）。已有研究表明，虽然较高的过氧化氢浓度比较低的浓度产生更快的变化，但所有浓度的过氧化氢的美白效果在美白结束时是相同的。然而，当对结果进行长期评估时，牙齿美白效果的差异似乎是显著的。

在一项回顾性的病例系列研究中，Leonard[89]已经表明82%的受试者在漂白4年后仍有长期的色度变化。后来Boushell和Leonard [90]表明，在不重新处理的情况下，至少有43%的人在漂白后10年能够满意地保留色度变化。

Grobler等[88]进行的两项长期研究评估10%过氧化脲的有效性，结果表明，大多数患者保持美白改善长达6个月。最初的色度变化是5度，有18%～26%的复发率。然而，在牙齿美白14个月后进行患者随访评估时发现在白度/亮度参数方面有明显的复发。因此在家庭漂白的情况下，建议在约14个月后进行再美白。

评估激光辅助漂白效果的临床研究存在争议：Strobl等[64]对20例患者自身对照进行研究后得出结论：Nd：YAG激光并不能提高漂白成功率。此外，激光活化位点在处理后比非活化位点更敏感。Gurgan等[63]的研究表明，使用二极管激光在分光光度计测量中得到更好的结果，牙龈和牙齿敏感性较低，其可能是诊室漂白的首选。关于四环素变色牙齿，Kuzekanani和Walsh[91]在体内通过对漂白前后数字图像的定量分析发现，KTP激光光动力漂白在临床可以有效改善牙齿变暗的情况。

关于牙齿美白后颜色的复发，氧化过程中牙齿内的氧气首先改变了牙齿的光学性质；然后，氧气在接下来的1周中消散，牙齿就会呈现出真正的浅色。

究竟是蛋白质分子重建双键、老化或氧化的有机基质随着时间的推移变得越来越不透明，还是漂白材料引起的釉质变化，通过外源性着色的渗漏导致牙齿出现新的变色？研究将继续展开，特别是比较激光辅助漂白与传统方法后的牙齿颜色复发。

然而，现有的关于激光辅助漂白的研究并没有提供明确的结论。治疗的细节、激光波长和使用的凝胶通常没有被充分的描述。为了评价这种方法的优点，长期的效果研究是绝对必要的。

16.2.11　患者纳入/排除标准

在进行漂白术前，有几项是必须考虑的准则：

- 必须得到患者的知情同意。
- 首先进行详细的检查，包括医疗和口腔科病史、咬合和颞下颌关节检查、放射学检查、软硬组织状况以及牙齿活力、叩诊和松动度测试。
- 在此之后，要对所有牙齿进行专业清洁和抛光，并对患者进行卫生指导。
- 如果诊室/家庭漂白联合应用，为了在石膏模上制作定制的漂白托盘，必须取得上下颌藻酸盐印模，这样就可以在需要漂白的牙齿上制作带有储液区的定制漂白托盘。

排除标准是：牙齿健康欠佳、牙周病未得到治疗、怀孕/哺乳期、在漂白和漂白后检查期间不能戒烟，以及需要漂白的是龋齿或断裂牙齿。

16.2.12　颜色评估

为了证明漂白过程是成功的，必须定期进行颜色评估。最初的颜色评估以及每次颜色评估，如手术后、1周后、每6个月定期的口腔卫生检查，均建议用分光光度计进行，因为它被认为能够提供最具重复性的结果[93]。◘ 图16.16显示了这样一个分析的结果。

分光光度计所检测到的颜色可以用数值定向的刻度或色度指南直观地确定。根据Paravina[94]，颜色以色度指导单位表示，色度指导单位的差异显示

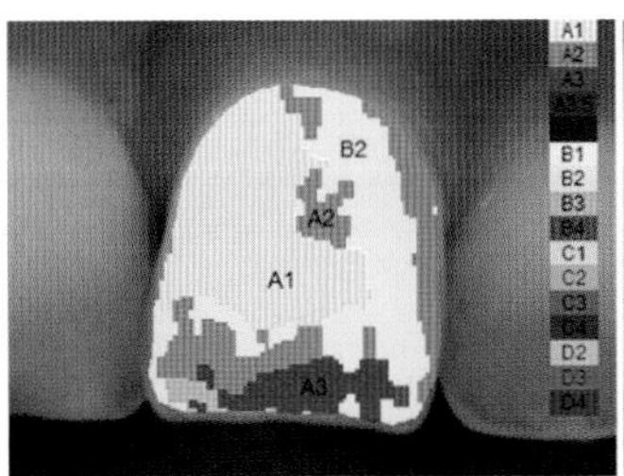

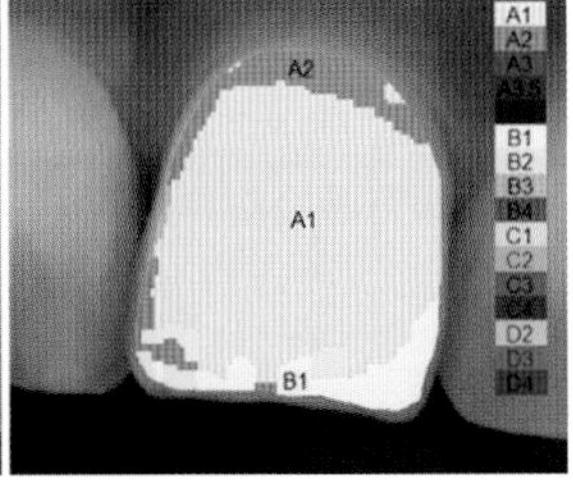

◘ 图16.16　手持分光光度计测量牙色图截图。使用MHT颜色谱图（MHT光学研究公司，Niederhasli，瑞士）。

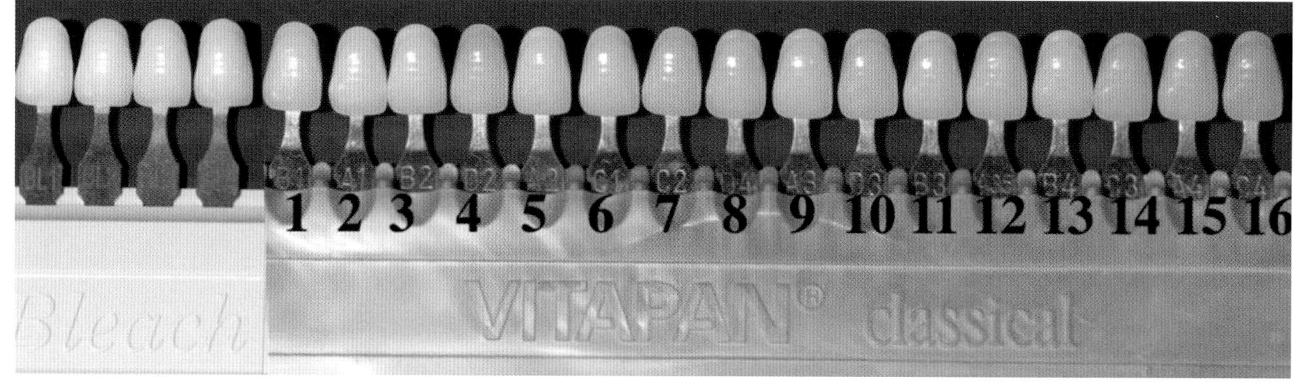

■ 图16.17　以数值为导向的色度刻度（Vita，Zahnfabrick，德国）。刻度上的黑色数字显示颜色逐渐加深，数字1是较亮的数值。

了颜色改善。数码相机获取摄影文件是必需的：将相应的色度标尺放在牙齿上，有利于获得准确的图片。■ 图16.17显示了一个典型的比色指南。另外的《漂白剂指南》对于比B1更浅的颜色可能有用。

16.2.13　激光参数计算及报告

一个完整的参数报告是必要的，以确保漂白过程产生稳定的效果。

- 固有参数：器件制造商、型号和类型、波长传递系统、发射方式、能量分布。
- 可调参数：脉冲宽度、重复率或频率、尖端直径、尖端到组织的距离、光束发散度、组织冷却和治疗时间。
- 计算参数：组织的平均功率、峰值功率、尖端面积、组织光斑直径和光斑面积、功率密度、脉冲能量密度、总能量和通量是每一种情况下不可缺少的细节，以便获得选择程序的可重复性。

其优点是使用功率计来验证激光显示面板的准确性。通常，面板上显示的功率与手机/光纤出口的功率不一致。

理想情况下，用于漂白的手机部件的能量分布应该是“平坦”的，否则，必须小心，不要在牙齿上造成“热点”，造成光束的高斯分布。一种选择是保持手机/光纤在离目标一定距离内持续移动。

16.2.14　激光漂白材料和使用方法的临床病例

激光美白20（■ 图16.18）

激光美白20（Biolase Inc.Irvine CA USA）是为该公司的810nm或940nm激光开发的。该凝胶是由两个注射器中所含的基质和活化剂凝胶混合而成，得到的过氧化氢浓度为38%。

临床操作方案如下：记录初始颜色拟进行。美白牙齿用无油甘油打磨膏清洁、干燥，并放置牙龈封闭剂用于保护牙龈。使用拉钩和棉卷保护软组织。直接从注射器中使用刷头涂抹器将凝胶均匀地涂抹在每颗牙齿上，0.5～1mm厚。■ 图16.5显示了牙龈屏障的位置和凝胶对牙齿的应用。

患者、工作人员和操作人员将佩戴适当的防护眼镜，并必须遵守所有其他激光安全措施。

该激光（Lasersmile, Biolase Inc.， Irvine CA,美国），发射波长为810nm，功率为10W连续波，传送到象限投射手柄（quadrant whitening handpiece）。当使用类似象限手机时，相同的程序可以应用于940nm二极管激光。使用时间为每象限15s，手机距离凝胶约3mm。曝光15s后，手机移动

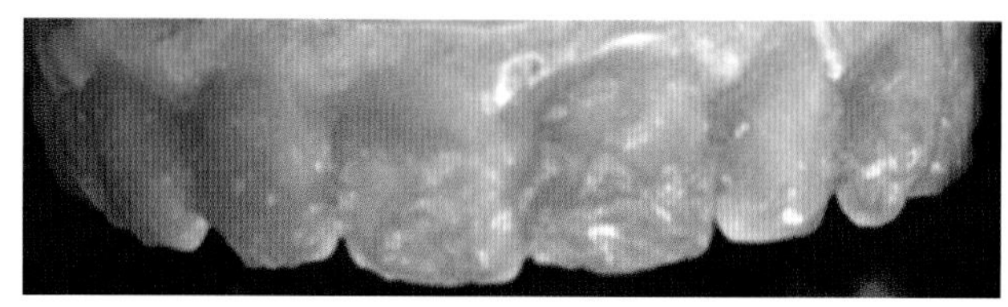

■ 图16.18　激光美白20配合牙龈封闭剂使用。

到下一个象限，光子能量被重新应用15s。在所有象限以此种方式曝光后，激光去活化1min。在第一次使用凝胶时，本方案将再执行3次。因此，每象限总激光激活时间为60s，激光激活之间的总等待时间为4min。

用抽吸器去除漂白胶，小心清洗，避免损伤牙龈和软组织屏障。然后在牙齿上涂上一层新的凝胶，在所有的象限上重复上述操作。

操作完成后，移除软组织屏障。记录最终的颜色。

如果漂白胶有任何渗漏影响软组织，在该区域进行维生素E涂抹。

在过敏或疼痛的情况下，可以使用无染色脱敏凝胶。

漂白剂与牙齿接触总时间为16min，激光曝光2min。此外，所需的椅旁预约时间不计算在内。使用牙龈屏障的时间会有所不同，涂布漂白凝胶的使用时间约为2min。◘ 表16.4为激光参数报告。

Heydent JW强力漂白凝胶（◘ 图16.19）

JW强力漂白凝胶（Heydent，kauferling，德国）由于含有多波长吸收剂，可以在532～1064nm的任何波长下被激活。混合试剂盒内的过氧化氢液体与含有二氧化钛的粉末后得到凝胶，过氧化氢的浓度是35%。

临床治疗方案如下：记录初始颜色。拟进行美白的牙齿用不含甘油的打磨膏清洁、干燥，然后使用牙龈封闭剂保护牙龈。必要时用拉钩和棉卷保护软组织。用塑料调拌刀在每颗牙齿上涂上约2mm厚的凝胶。◘ 图16.6显示了牙龈封闭剂的位置和凝胶对牙齿的作用。

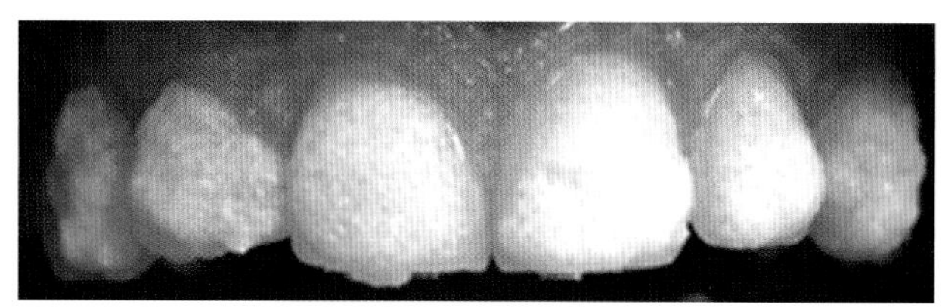

◘ 图16.19 JW强力漂白凝胶配合牙龈封闭剂使用。

◘ 表16.4 遵循Dr. Wayne Selting建议使用810nm波长的二极管激光和激光美白20凝胶的激光参数报告

内在性质		可调整参数		计算参数 计算每个象限，每周期（4个周期执行2次）	
激光生产商	Biolase	功率Power	10W	平均功率	10W
型号	LaserSmile	尖端宽度（Tip width）	35mm	定时（%）	100%
类型	Diode	尖端距组织（tip-to-tissue）	8mm	每脉冲能量	150J
波长	810nm（mm）	光束发散度（beam divergence）	3mm	峰值功率	10W
传输系统	光导纤维	治疗时间长短（length of treatment）	8°	尖端面积	2.80cm^2
发射方式	连续		15s	组织光斑面积	3.2594cm^2
能量分布	平头峰			峰值功率密度	3.07W/cm^2
能量传递	未启动			平均功率密度	3.07W/cm^2
使用手机	象限漂白手机			总能量	150J
				能量密度	46.02J/cm^2

注：此表是使用提到的漂白手机按每个活化周期和每个象限计算

患者、工作人员和操作人员必须佩戴适当的防护眼镜，并且必须遵守所有其他的激光安全措施。

该激光（Fox1064，ARC laser Nurnberg Germany）的发射波长为1064nm，使用1.6W连续波，并传输到一个直径为6mm的平行手机上，该手机与凝胶的距离为10mm。每颗牙齿暴露30s。

在所有需要漂白的牙齿上激活漂白凝胶后，从最先激活的牙齿开始，用强吸力移除漂白凝胶，然后小心地冲洗，以防止牙龈和软组织屏障受损，每颗牙齿冲洗30s。这样，凝胶在每颗牙齿上的停留和接触时间大致相同。

然后在牙齿上涂上一层新的凝胶，这个过程重复2次。

操作完成后，防护屏障被清除。记录最后的颜色。

如果漂白凝胶渗漏影响到软组织，使用维生素E涂抹该区域。

在过敏或疼痛的情况下，可以使用非染色脱敏凝胶。

漂白凝胶与牙齿的接触时间约为30min，每颗牙齿暴露在激光光子能量下90s。◘ 表16.5为激光参数报告。

Smart漂白凝胶 36%（◘ 图16.20）

Smartbleach KTP漂白凝胶（SBIDental-Herzele，Belgium）可以被532nm波长激活。这种凝胶是通过将试剂盒中的过氧化氢和漂白粉混合制成的，得到的过氧化氢浓度为36%。

临床操作如下：记录初始颜色。拟进行美白牙齿用不含甘油的打磨膏清洁、干燥，牙龈封闭剂

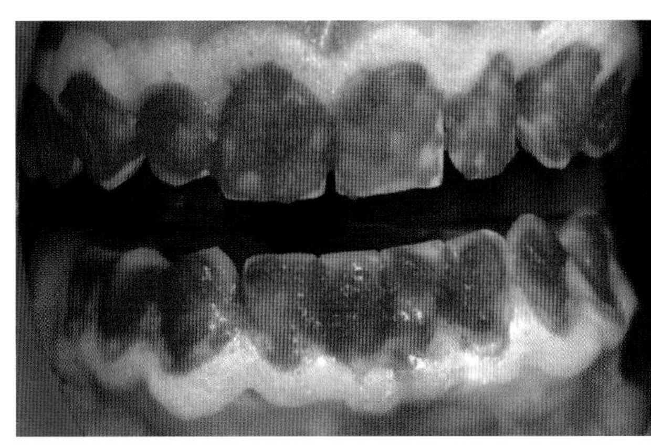

◘ 图16.20　放置牙龈封闭剂，Smart漂白凝胶涂在牙齿上。

◘ 表16.5　遵循Dr. Wayne Selting建议使用1064nm波长的二极管激光和激光美白20凝胶的激光参数报告

内在性质		可调整参数		计算参数 计算每颗牙，每周期	
激光生产商	ARC	功率	1.60W	平均功率	1.60W
型号	FOX	尖端直径	8000μm	定时（%）	100%
类型	InGaAsP diode	尖端到组织距离	10mm	峰值功率	1.60W
波长	1064nm	光束发散度	6°	尖端面积	0.5027cm^2
传输系统	光导纤维	治疗时间长短	30s	组织光斑直径	1.0102cm
发射方式	连续			组织光斑面积	0.8015cm^2
能量分布	平头峰			峰值功率密度	2.00W/cm^2
能量传递	未启动			平均功率密度	2.00W/cm^2
使用手机	单个牙漂白手机			总能量	48J
				能量密度（通量）	59.88J/cm^2

注：此计算是每颗牙齿的激活周期。通常每颗牙齿要做三次激活

保护牙龈。必要时用拉钩和棉卷保护软组织。用塑料调拌刀和小毛刷在每颗牙齿上涂上一层约1mm的凝胶。◘ 图16.7显示牙龈封闭剂的位置和凝胶的应用，激光手机聚焦在牙齿上。

患者、工作人员和操作人员必须佩戴适当的防护眼镜，并且必须遵守其他的激光安全措施。

激光DEKA Smartlite （DEKA MELA Srl-Firenze，Italy）发射波长为532nm，为1W连续波，并传输到手机中，放置在距离凝胶约40mm处。每颗牙齿暴露在激光能量下30s，然后激活凝胶与牙齿相互作用共10min。

之后，从第一颗、第二颗、第三颗等被激活的牙齿开始，以高速抽吸的方式将凝胶移除，并小心清洗，以免损坏牙龈和牙齿，每颗牙30s。这样，凝胶在每颗牙齿上的停留和接触时间大致相同。

然后在牙齿上涂上一层新的凝胶，上述步骤重复2次。第三次循环后，再用高速抽吸的方式将漂白凝胶逐个去除及冲洗，然后去除牙龈封闭剂。记录最后的颜色。

如果漂白凝胶渗漏影响到软组织，应局部使用维生素E。

在过敏或疼痛的情况下，可以使用无染色脱敏凝胶。

因此，凝胶在牙齿上的接触时间约为30min，每颗牙齿激光曝光时间为90s。◘ 表16.6为激光参数报告。

16.2.15　激光辅助漂白操作流程

一个典型的激光辅助漂白就诊流程图包括以下步骤：

1. 获得患者的知情同意。
2. 使用色度卡和/或分光光度计获得初始色度，并记录临床照片。
3. 应用拉钩。
4. 用浮石或无甘油/无油的打磨膏抛光牙齿，避免与唾液接触。

◘ 表16.6　遵循Dr.Wayne Selting建议使用532nm 的KTP激光与Smart漂白凝胶的激光参数报告

内在性质		可调整参数		计算参数 计算每个象限，每周期（4个周期执行2次）	
激光生产商	DEKA	功率	1.00W	平均功率	1.00W
型号	SmartLite	尖端直径	6000μm	定时（%）	100%
类型	KTP	尖端到组织距离	40mm	峰值功率	10W
波长	532nm	光束发散度	3°	尖端面积	0.2827cm^2
传输系统	光导纤维	治疗时间长短	30s	组织光斑直径	1.0193cm
发射方式	连续			组织光斑面积	0.8189cm^2
能量分布	平头			峰值功率密度	1.23W/cm^2
能量传递	未启动			平均功率密度	1.23W/cm^2
使用手机	单个牙漂白手机			总能量	30J
				能量密度（积分通量）	36.77J/cm^2

注：此表是使用上述漂白手机按每个活化周期和每个象限计算

5. 按照制造商的说明，从冰箱中取出漂白剂并混合。
6. 牙齿须经干燥后漂白，并使用牙龈封闭剂。
7. 使用适当厚度的漂白凝胶。
8. 按照适当的激光治疗方案，逐颗牙或每象限照射使用，以▣ 表16.4和▣ 表16.6为示例。坚持激光安全原则。
9. 根据推荐的作用时间，去除凝胶，用水冲洗牙齿。
10. 用空气吹干牙齿，检查牙龈的屏障，如果需要的话，重新使用凝胶，重复步骤8和步骤9。
11. 如有必要，使用脱敏凝胶或其他类似材料。
12. 给予漂白后的指导，如避免深色食物和液体，并保持良好的口腔卫生。
13. 评估颜色变化。

16.2.16　临床病例

本节报告了2例激光辅助漂白的病例。病例1使用532nm的KTP激光和Smart漂白凝胶进行，病例2使用1064nm的二极管激光和JW Power漂白凝胶进行。

▣ 图16.21演示了使用532nm的KTP激光和Smart漂白凝胶的过程。漂白6个月后的照片显示出良好的颜色稳定性。

▣ 图16.22演示了使用1064nm的二极管激光和JW Power漂白凝胶的过程。

16.2.17　总结

总而言之，使用激光是一种提高诊室漂白效果的安全而有效的方法。

掌握激光-组织相互作用和激光安全性的全面

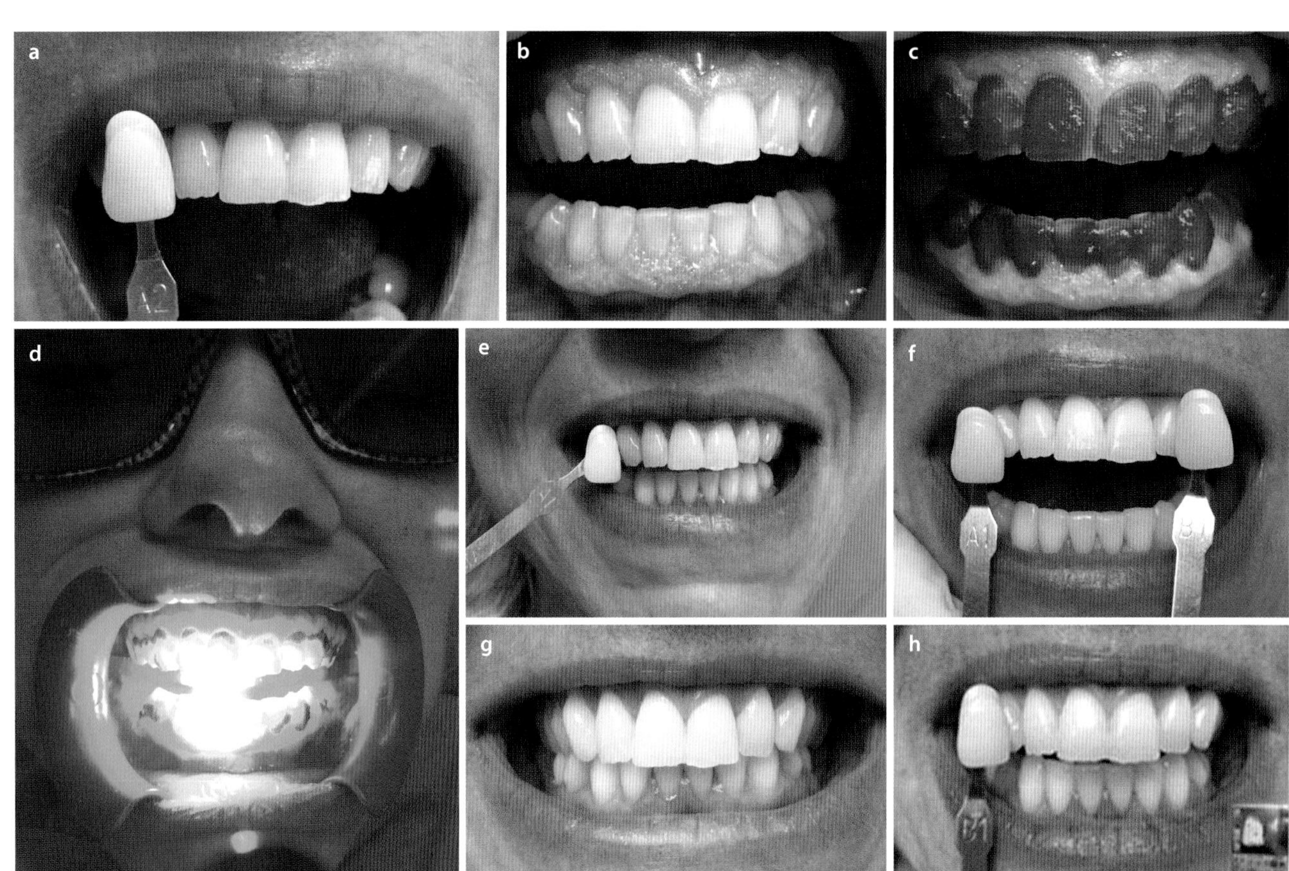

▣ 图16.21　（a）漂白前色度评估——A2。（b）拉钩和牙龈封闭剂到位。（c）使用漂白凝胶。（d）KTP激光（532nm）进行活化。（e）漂白后即刻照。注意，由于凝胶渗漏，中切牙之间的龈乳头处有些泛白。（f）漂白5天后，龈乳头外观正常，达到B1色度。（g）漂白后6个月。（h）漂白后2年。

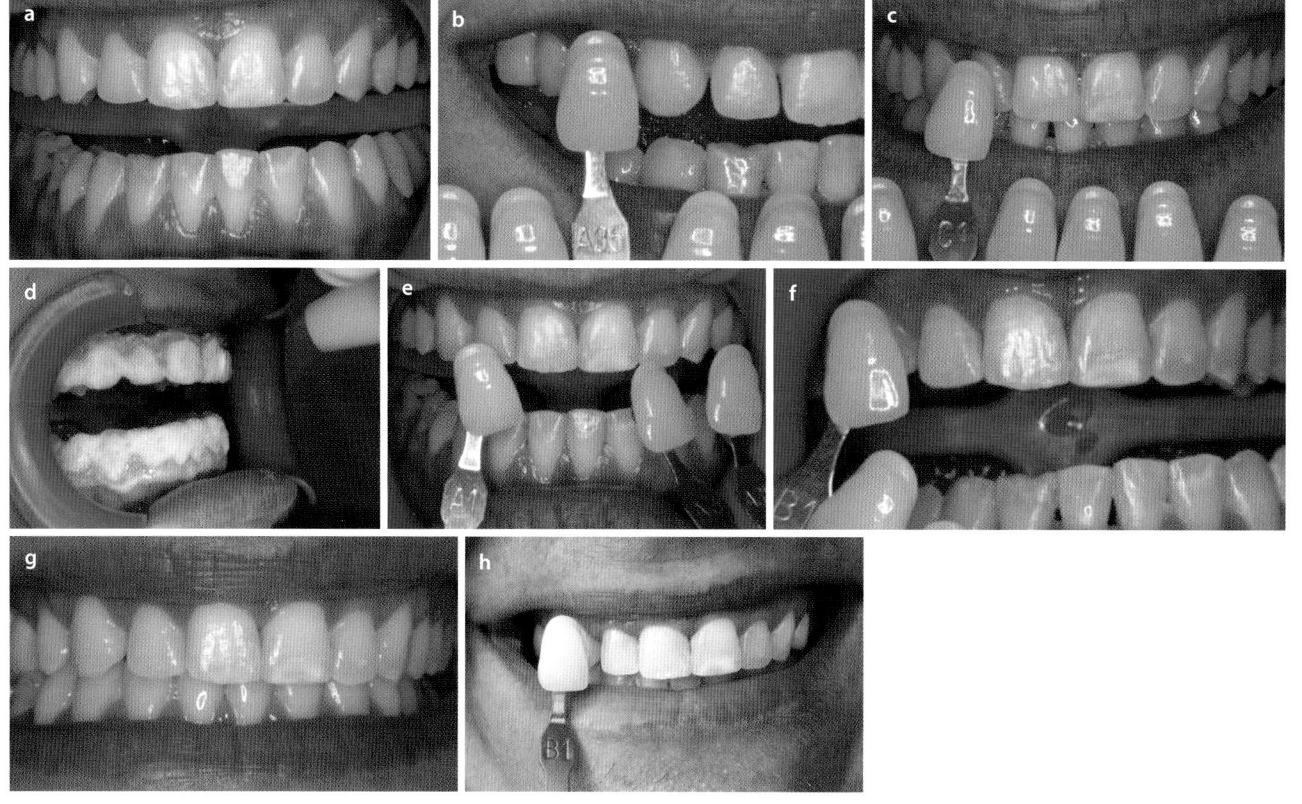

◘ 图16.22　（a）漂白前照。（b）尖牙的漂白前色度是A3.5。（c）中切牙漂白前色度为C1。（d）使用拉钩及牙龈封闭剂完成软组织保护后，将漂白凝胶放置在牙齿上。激光放置在离牙齿约2cm的地方，然后激活凝胶。（e）第一次漂白后，尖牙色度是A3，中切牙为A1。（f）第二轮漂白后，尖牙色度是A2，中切牙是B1。（g）漂白后1个月，处理后色泽稳定。（h）6年后，颜色非常稳定，保持明亮。

知识是必不可少的。因此，一个训练有素的临床医生能够进行没有副作用的激光辅助漂白操作。为了使治疗标准化以及使治疗效果可预测需要建立并遵循精确的循证临床方案。

结论

口腔医生对患者的首要目标通常是帮助其维持健康的牙列。很多患者也希望自己的笑容能符合自己的审美标准。当然，对这些概念的解释会因个人的文化、哲学和个性而大相径庭。因此，医生应该掌握能满足患者审美需求的临床技术。本章展示了口腔激光是一种可以提高硬组织和软组织美学的仪器。

扫一扫即可浏览
参考文献

第Ⅴ部分　未来的发展方向

The Way Forward?

目 录

第十七章　目前的研究和未来畅想：第二代硬组织激光器

Impact of Laser Dentistry in Management of Color in Aesthetic Zone

Peter Rechmann

D.J. Coluzzi, S. Parker (eds.), *Lasers in Dentistry—Current Concepts*, Textbooks in Contemporary Dentistry,
DOI 10.1007/978-3-319-51944-9_17

核心信息

虽然市面上所有的口腔激光都可以在临床上用于软组织手术，但对安全有效地与口腔科硬组织相互作用的理想仪器的探索仍在继续。这一章将描述近年来有关第二代硬组织激光产生的研究。二氧化碳激光光子能量与牙釉质和牙本质的相互作用已经研究了几十年，并在20世纪60年代首次发表。9.3μm和9.6μm波长的二氧化碳激光对硬组织吸收率是所有口腔激光中最高的。实验室研究表明，这些短脉冲二氧化碳激光可以有效地将原来的碳酸磷灰石转化为不易溶于酸的羟基磷灰石，从而提高牙釉质抗龋能力。在激光处理后添加氟化物会进一步降低牙釉质的酸溶解度，并产生不易被酸溶解的氟磷灰石。在未经处理的釉质上，用9.3μm的激光波长照射可以减少55%的矿物损失。安全性研究表明，这些激光可以有效地和安全地用于重要的牙齿，不会对牙髓组织造成有害影响。第一个采用正畸托槽模型的体内临床研究显示，在4周和12周期间脱矿分别减少46%和87%。第一个由脉冲二氧化碳激光和附加氟保护漆预防龋的体内研究证明在1年的观察周期内，与同一牙弓中未受照射的对照牙相比，微秒脉冲9.6μm二氧化碳激光加氟保护漆显著抑制了磨牙窝沟中龋损的形成。使用ICDAS、SOPROLIFE日光和荧光评估工具证明可减少龋坏发生。此外，9.3μm和9.6μm的短脉冲二氧化碳激光在切割牙齿硬组织和软组织方面非常有效。用多种粘接剂对这种激光切割部位进行剪切粘接强度测试的结果良好。

17.1　提高牙釉质抗龋能力：实验室工作

在牙齿矿物形成的过程中，实际上并没有形成纯羟基磷灰石晶体［$Ca_{10}(PO_4)_6(OH)_2$］。事实上，牙釉质和牙本质的矿物部分应该称为高取代碳酸化羟基磷灰石[1]。这种矿物与羟基磷灰石关系密切，但在酸中更容易溶解。碳酸化羟基磷灰石缺乏钙（钠、镁、锌等代替钙），含有3%～6%重量比的碳酸盐。在晶格中，碳酸盐主要取代磷酸盐离子[2-4]。牙釉质和牙本质的矿物应称为碳酸化羟基磷灰石的分子［$Ca_{10-x}(Na)_x(PO_4)_{6-y}(CO_3)_z(OH)_{2-u}(F)_u$］来描述。

过去的大量实验室研究表明，微秒脉冲二氧化碳激光照射可以提高牙釉质的抗脱矿能力[5-6]。在牙釉质中吸收最强烈的波长是9.3μm和9.6μm的二氧化

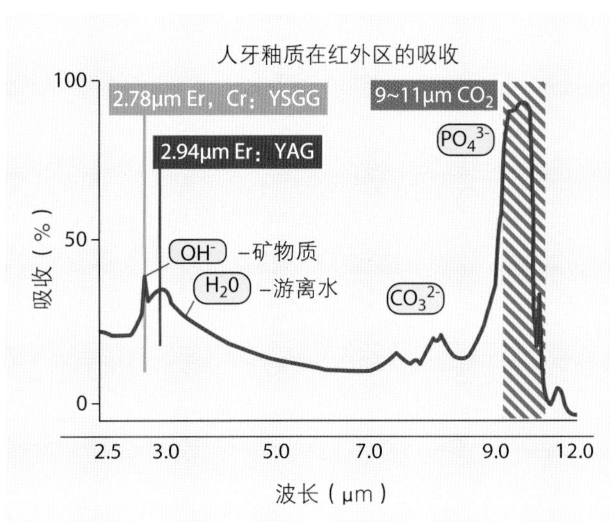

■ 图17.1　人牙釉质红外（IR）光谱区的吸收显示主要吸收峰的位置，对应磷酸（PO_4^{3-}）、碳酸盐（CO_3^{2-}）、羟基（OH^-）和水（H_2O）与Er，Cr：YSGG、Er：YAG和二氧化碳（9.3、9.6、10.3和10.6μm）发射波长的位置重叠（曲线是一个牙釉质红外透射谱的简化变换；从参考文献修改[5,8-9]）。

■ 表17.1　牙釉质和牙本质选定的光学特性，表来自参考文献

牙釉质光吸收系数（μ_a）			
波长		μ_a/cm	来源
可见的			
450～700nm		3~4	Fried等/Ten Bosch
近红外			
Nd：YAG	1.06μm	<1	Fried等
中红外			
Ho：YAG	2.10μm	<20	估计值
Er：YSGG	2.79μm	450	Zuerlein等
Er：YAG	2.94μm	770	Zuerlein等
CO_2	9.3μm	5500	Zuerlein等
	9.6μm	8000	
	10.3μm	125	
	10.6μm	825	

碳激光波长[7-8]（◘ 图17.1）。

在9.3μm和9.6μm波长下，釉质的吸收系数是10.6μm 二氧化碳波长的10倍[7-8]。◘ 表17.1显示了这一点。

由于照射热的作用，釉质晶体碳酸盐相的减少是因为碳酸磷灰石转化成耐酸性更强的羟基磷灰石，导致釉质在酸中[10]溶解减少。如果此时加入氟化物，就会生成氟磷灰石，其在酸中的溶解性较羟基磷灰石低[11]。

氟化物主要通过局部机制发挥作用，包括抑制釉质内的晶体表面脱矿[1]，促进晶体表面再矿化[2]（新形成的矿化层能抵抗酸的作用），和最终抑制细菌酶[12]。口腔中的局部氟化物溶液通过加速龋坏牙脱矿晶体上的新表面形成从而促进再矿化。晶体顶部新形成的单板状表面层类似于氟磷灰石，其酸溶解度远低于原来的碳酸磷灰石矿物[13-14]。

最初的研究认为熔融牙釉质是提高抗龋能力的必要条件。表面釉质可在约1100℃熔化，要熔化等于或高于羟基磷灰石熔点需要达到1280℃[15]。基础研究的目标是确定参数，选择性地熔化或化学性地改变近表面的晶体以达到一定深度，将提供最有效的龋齿预防作用[16]。因此，1995年，McCormack等用可协调的脉冲二氧化碳激光照射牛牙和人牙的牙釉质（◘ 图17.2）[16]。这种特定的激光模型可以调整到9.3、9.6、10.3和10.6μm波长。在2、5、10或20J/cm^{2}通量下，脉冲宽度分别是50、100、200和500μs，使用5、25或100脉冲照射样品，在9.3、9.6和10.3μm波长下，研究人员观察到晶体在5J/cm^{2}时融合，而在10.6μm波长[16]则没有融合。

Fried等在1996年的研究表明，在脉冲持续时间为100μs的情况下，使用能量为4J/cm^{2}的9.6μm的二氧化碳激光时，釉质表面温度达到了800℃，无法熔化釉质。表面温度从800℃达到1200℃，分别达到6J/cm^{2}和8J/cm^2，导致矿物质熔化[17]。应用10J/cm^{2}可使牙釉质气化（◘ 图17.3）。

1997年，Featherstone等使用脉冲持续时间为100μs的9.6μm二氧化碳激光进行照射，结果表明，使用0～3J/cm^{2}能量不会或只轻微降低釉质的碳酸盐含量。相比之下，4、5或6J/cm^{2}的照射减少了釉质表面的碳酸盐。采用傅立叶变换红外反射光谱（FTIR）技术进行了测量分析（◘ 图17.4）[9,18]。

最近，美国市场提供口腔诊所（Solea，Convergent Dental，Inc.Natick，MA）波长为9.3μm的短脉冲二氧化碳激光器。激光介质中的二氧化碳气体

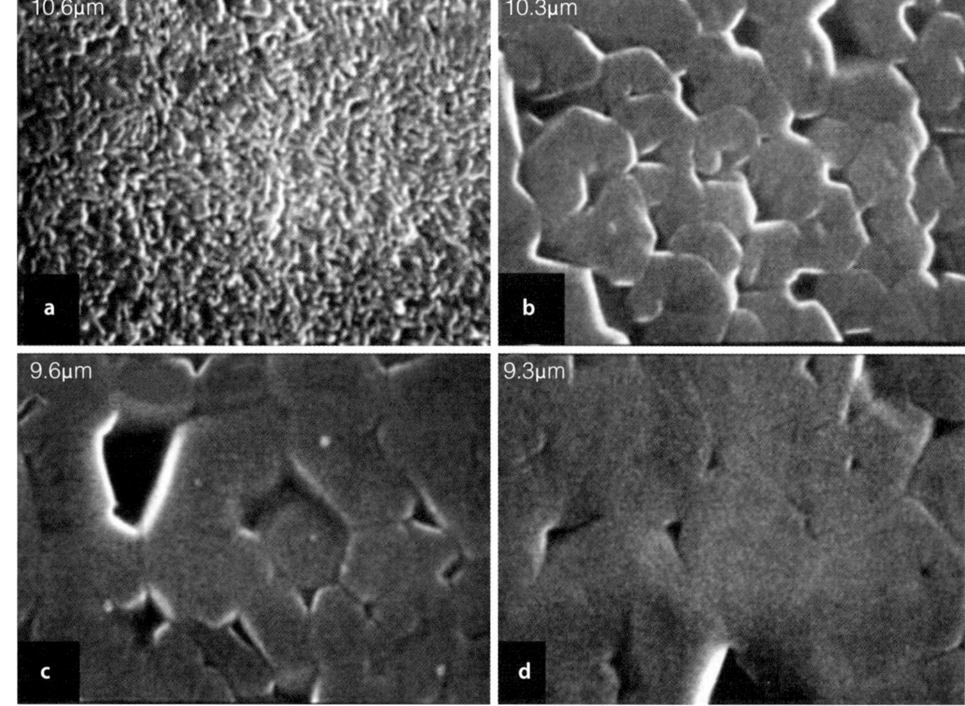

◘ 图17.2 波长（a）10.6μm的二氧化碳激光、（b）10.3μm的二氧化碳激光、（c）9.6μm的二氧化碳激光、（d）9.3μm的二氧化碳激光照射后未抛光釉质的SEM照片，脉冲时长均为50μs；釉柱的熔化发生在10.3、9.6和9.3μm，但没有10.6μm（图片来源：照片来自参考文献[16]。经the Journal of Dental Research许可使用）。

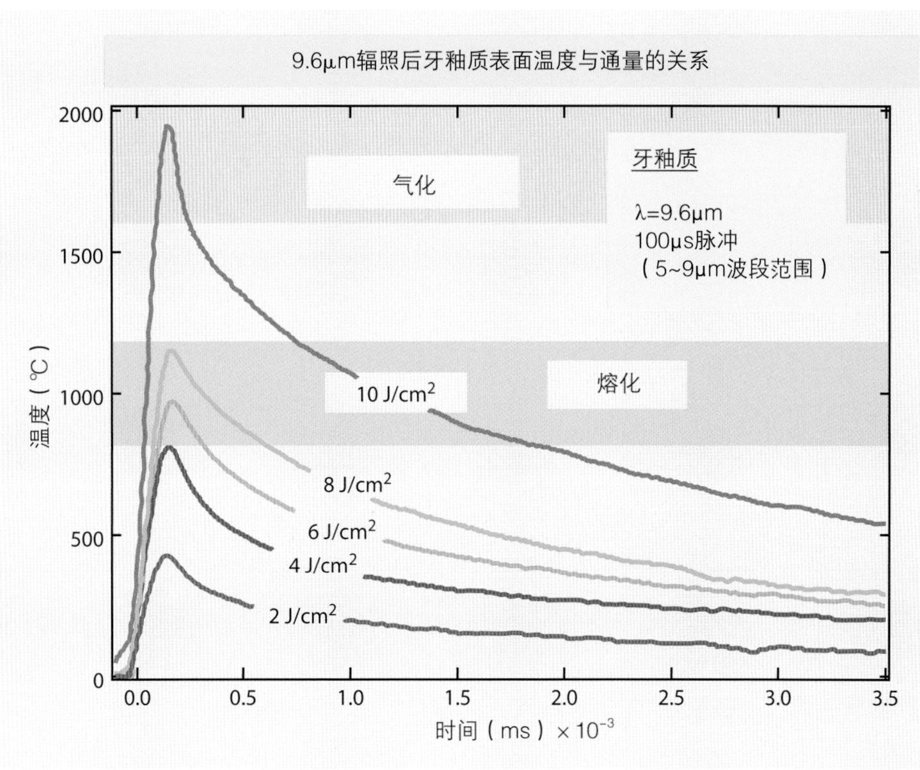

■ 图17.3　脉冲持续时间为100μs，9.6μm的二氧化碳激光照射后牙釉质表面温度与时间的曲线图（图片来源：改编自参考文献[17]）。

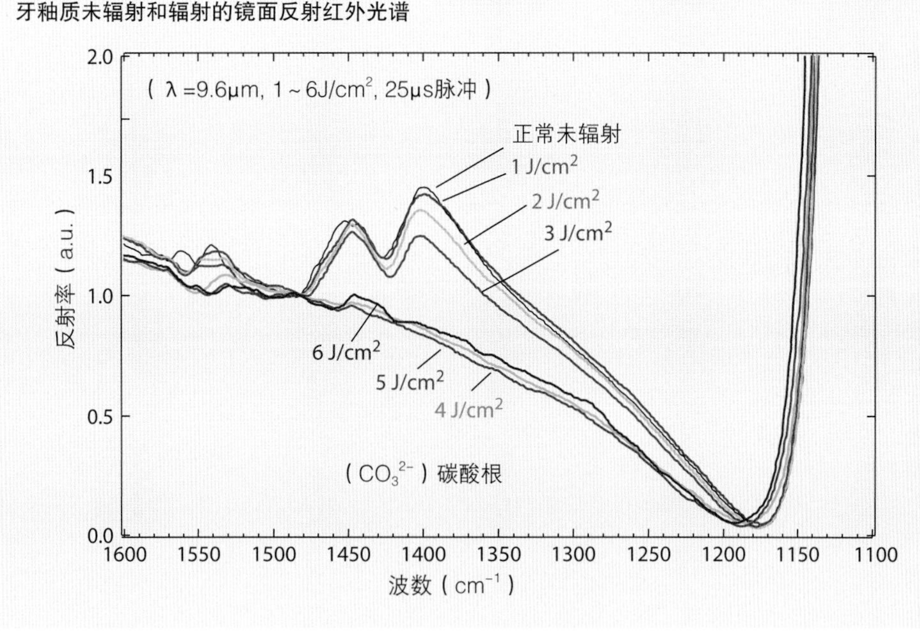

■ 图17.4　傅立叶变换红外反射率（FTIR）光谱，显示使用不同通量9.6μm的二氧化碳激光处理牙釉质表面后的碳酸盐带（图片来源：改编自参考文献[18]，版权：SPIE, Bellingham, WA）。

是射频激发，因此直流脉冲激光器可以发射极短的激光脉冲持续时间，最短的脉冲持续时间为3μs。

为了测试9.3μm短脉冲二氧化碳激光对龋齿的预防作用，我们用5种3～7μs不同脉冲时间照射釉质样品进行了实验研究。所提供的脉冲能量范围为每脉冲1.49mJ～2.9mJ，影响范围为3.0～5.9J/cm^2；未照射的样品作为本研究的对照。此外，一系列样品接受了附加的氟化物处理。经过9天的pH循环周期后，当采用断面显微硬度测试时，本研究显示经激光处理后没有附加氟的样品平均脱矿显著降低了53%±11%（■ 图17.5a）。当使用氟化物而不进行任何激光处理时，这些对照组的脱矿平均减少了50%以上。添加激光照射后，在单独使用氟化物[19]已获得耐龋的基础上，脱矿显著降低了55%±9%

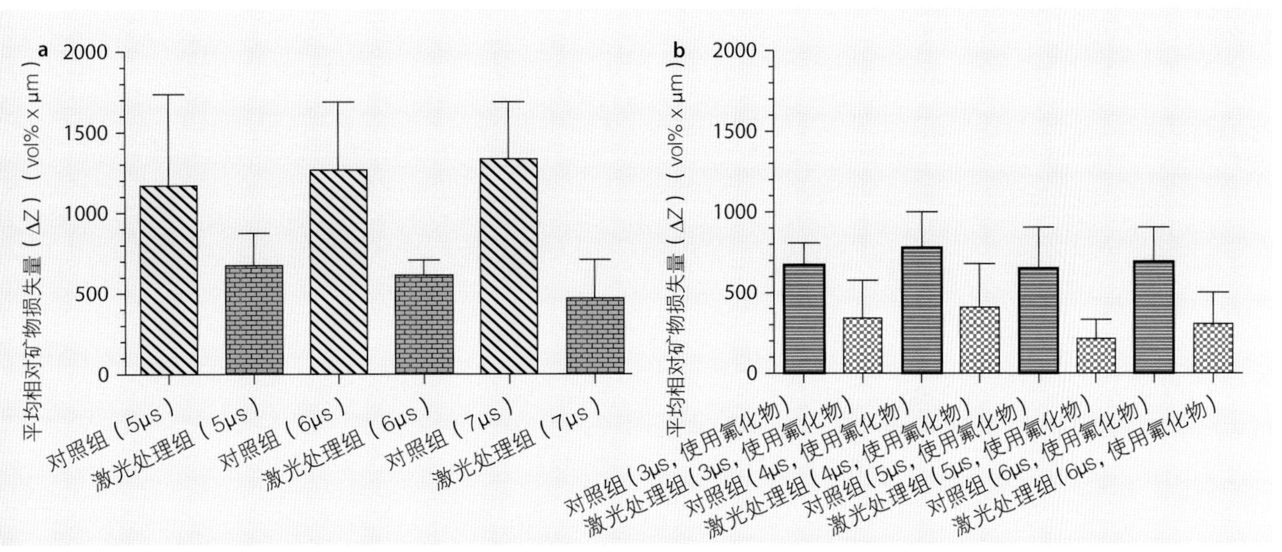

■ 图17.5　（a）在3种不同激光能量下，比较激光治疗釉质组和对照组的平均相对脱矿量（ΔZ），不使用额外氟化物的pH循环9天后，激光治疗组的牙齿矿物质损失平均减少53%（P<0.0001，脱矿减少有统计学意义；误差条代表标准差）。（b）4种不同激光能量的激光治疗组和对照组的平均相对脱矿量（ΔZ），在添加氟化物的pH循环9天后，显示激光治疗组牙齿的矿物损失量平均减少55%（P < 0.0001，脱矿减少有统计学意义；误差条代表标准差）（图片来源：改编自参考文献[19]）。

（■ 图17.5b）。

如上所述，据报道，釉质表面温度在800℃及以上会引起矿物质熔化，冷却后矿物转化为酸溶性较低的矿物[15,20-21]。其他研究表明，只有达到400℃及以上的温度分解釉质中的碳酸盐，才能将碳酸磷灰石转化为酸溶性较低的羟基磷灰石[21-22]。如下图所示，Rechmann等在2016年的扫描电子显微镜研究显示，最低的能量（脉冲持续时间）并没有产生非常明显的表面变化，除了一些小区域发生不明显的熔化（■ 图17.6）。然而，pH循环模型中模拟龋齿

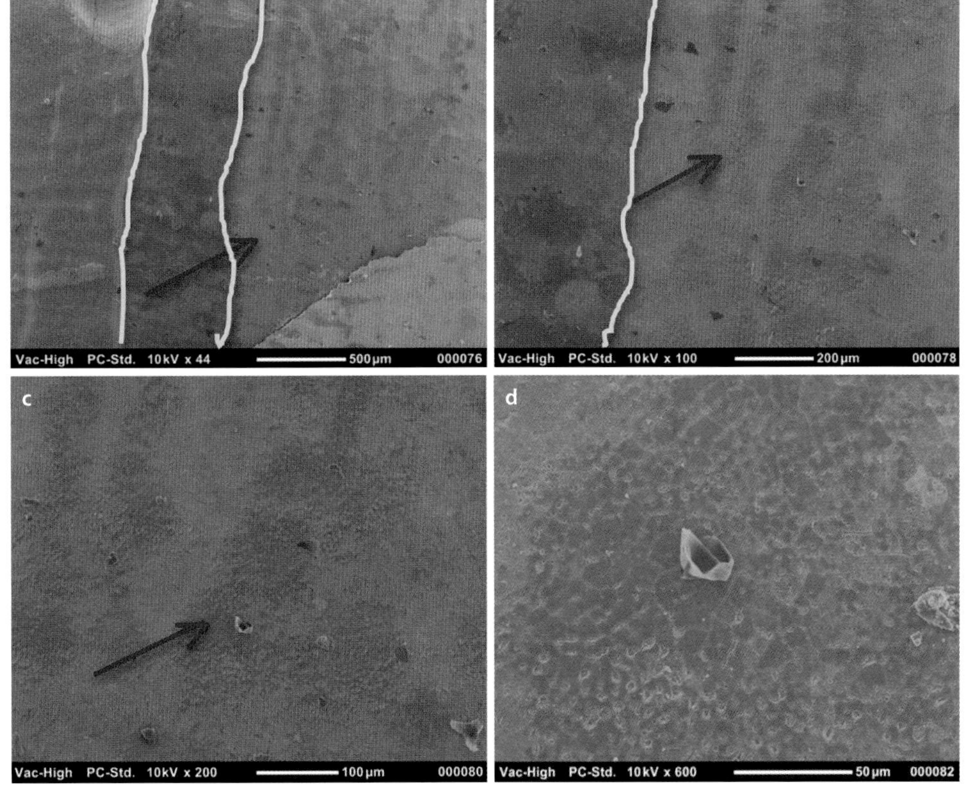

■ 图17.6　（a～d）3μs脉冲照射后牙釉质的SEM照片；放大倍数最高的几个熔化区，只有微小的变化或无变化（照射和非照射区域间绘制了线条；箭头指示的是下一个更高放大率对应的区域）（图片来源：改编自参考文献[19]）。

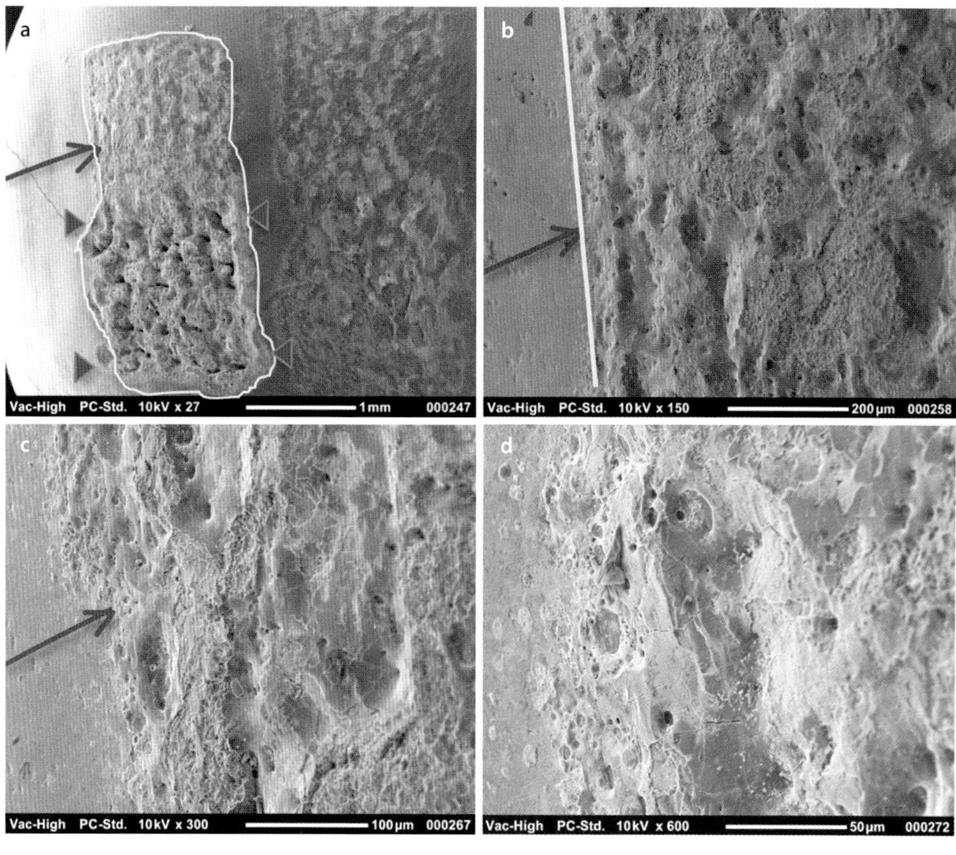

◘ 图17.7 （a～d）6μs、7μs脉冲照射后牙釉质的SEM照片；在6μs脉冲时，釉质表面出现粗糙的结构，并有轻微的消融；7μs脉冲时（三角形之间）可引起釉质明显消融（使用线条区分照射和未照射表面；箭头指示的是下一个更高放大率对应的区域）（图片来源：改编自参考文献[19,22]）。

脱矿和再矿化后的断面显微硬度测试显示激光处理组可以显著降低脱矿；因此，我们可以得出结论，如上文所述的通过釉质熔化清除碳酸盐以达到增强抗龋能力的方法并非是必要的[19]。

釉质消融已被证实发生在温度超过1200℃[17]时。实验室研究中提出[19]，当应用9.3μm的二氧化碳激光短脉冲激光能量时，会产生釉质消融来实现切割的目的（◘ 图17.7），剩余牙釉质抗龋能力也随之增强。与未照射表面相比，激光照射使脱矿减少65%（◘ 图17.5a，b）。当用9.3μm 的二氧化碳短脉冲激光来备洞，然后进行充填修复时，激光防龋具有优势。修复体边缘能更好地防止继发龋发生，修复失败的可能性则更小。

17.2 牙髓安全性研究

在证实短脉冲9.6μm和9.3μm的二氧化碳激光照射在临床上均能增强牙釉质抗龋能力前，首先应进行牙髓安全性研究。这项研究的目的是要证明激光治疗不会伤害牙髓。第三磨牙分别在激光治疗和空白治疗后进行牙髓组织学检查。结果表明，9.6μm的二氧化碳激光在脉冲宽度为5～8μs条件下，可以安全地改变牙釉质表面，使其在不损伤牙髓的情况下，增强牙釉质表面的抗龋能力。所有牙齿的组织学检查显示牙髓组织在任何时间点都没有炎症反应的迹象。所有组织学切片均显示正常，牙髓形态正常无改变。未观察到牙髓发生永久性或严重的损伤[23]。最近进行了第二次牙髓安全性研究，15μs脉冲9.3μm的二氧化碳激光可以安全消融牙釉质而不损伤牙髓。

17.3 二氧化碳激光抑制活髓牙龋坏——第一个使用于正畸托槽模型的体内研究

为了首次在体内测试二氧化碳激光照射对龋齿的预防作用，建立了一个口腔正畸模型[25]。通常，由于托槽周围的菌斑积累增加，牙齿正畸治疗与釉质脱矿迅速增强有关[26]。这还包括口腔向更能致龋的细菌环境转变[27–28]。当正畸患者粘接托槽后，在牙齿唇面的龈向2/3发生脱矿[29]。脱矿发生的部位从邻面转移到颊面，也从口腔的后牙区转移到前牙区[30-31]。这样建立的龋坏模式可用做一个模型系统[25,32]，以确定激光治疗是否可以减少脱矿和/或甚至促进活髓牙最易致龋部位的再矿化。

24例正畸患者在计划正畸治疗过程中需要拔除前磨牙，经患者同意后加入本研究。用传统的光固化复合树脂（Transbond XT，3M ESPE，St. Paul，MN）将托槽粘接在计划拔除的前磨牙的颊面[25]。牙颈部托槽旁边的釉质区域按照激光治疗方案进行处理（◘ 图17.8）。◘ 图17.9的两张照片显示激光处理面的临床表现；由于生物膜的去除，照射过的釉质非常有光泽。但经过1周的日常口腔清洁后，光泽面就会消失。

该研究使用二氧化碳激光来自公司Pulse Systems, Inc.（PSI）（Model #LPS-500, Los Alamos, NM），它被设计主要应用于皮肤科疾病（9.6μm波长，20μs脉冲持续时间，20Hz脉冲重复率，1100μm光束直径）。为了达到龋病预防的目的，每个照射点必须接受20次激光脉冲；平均每脉冲激光通量为（4.1 ± 0.3）J/cm²（详见参考文献[33]）。从颈部到托槽区域的一侧被照射（◘ 图17.8），将同一牙上的另一侧作为对照侧。

患者被指导每天用提供的非处方（OTC）牙膏（1100ppm氟化钠）刷牙2次，每次1min。

实验牙分别在照射4周或12周后拔除。在实验室里，沿托槽将牙体切成两半，一半是激光处理区域，另一半是非激光处理的对照区域。之后，它们被包埋入丙烯酸，拟行断面显微硬度测试。◘ 图17.10所示为牙釉质、牙本质、正畸托槽、复合材料和微凹痕的典型横截面显微图。在横断面显微硬度测试过程中，将一个锥形的钻尖按一定重量压入釉

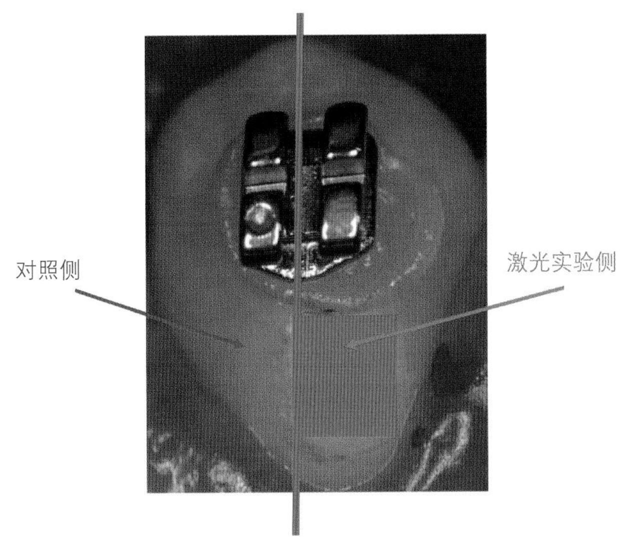

◘ 图17.8　正畸托槽放置在研究的前磨牙上，使用足够的复合材料以创建微生物菌斑集聚区；从颈部到托槽的照射区域在这张图中被标记为红色；另一侧作为对照组。

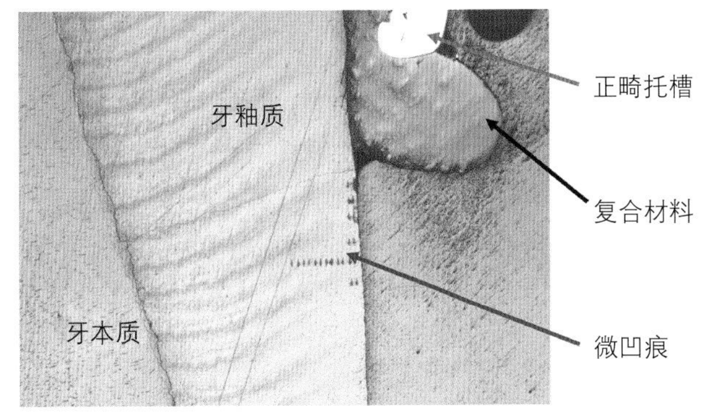

◘ 图17.10　横断面显微硬度测试的显微镜下的图片。可见牙本质、牙釉质和用于将正畸托槽粘接在牙釉质上的复合材料；微压痕在釉质表面正下方，分布规律精细；凹痕位于正畸托槽与牙釉质粘接区域的正下方；这个区域代表微生物菌斑集聚区域，因此在这里易发生脱矿（图片来源：改编自参考文献[33]）。

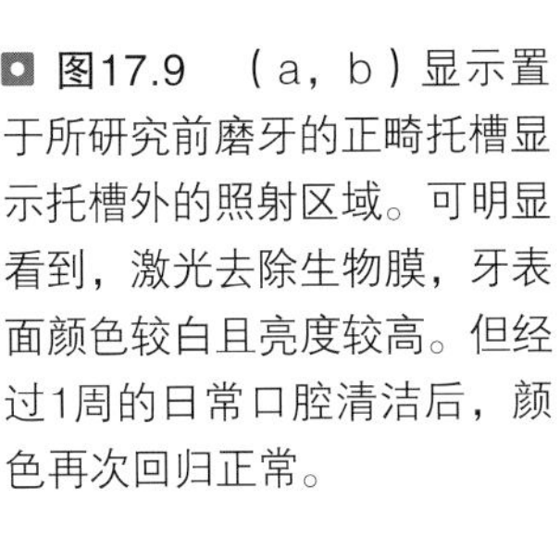

◘ 图17.9　（a，b）显示置于所研究前磨牙的正畸托槽显示托槽外的照射区域。可明显看到，激光去除生物膜，牙表面颜色较白且亮度较高。但经过1周的日常口腔清洁后，颜色再次回归正常。

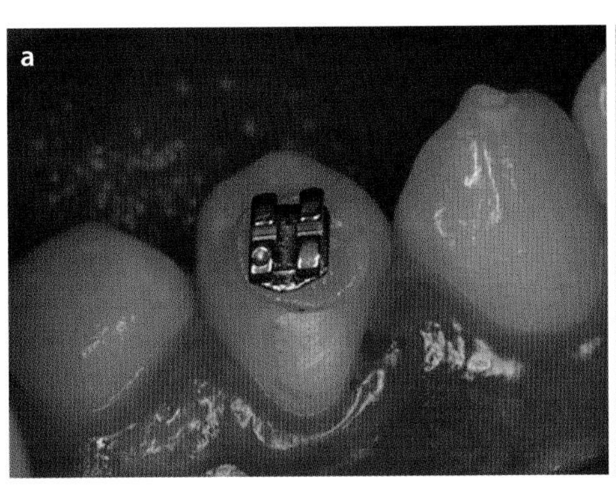

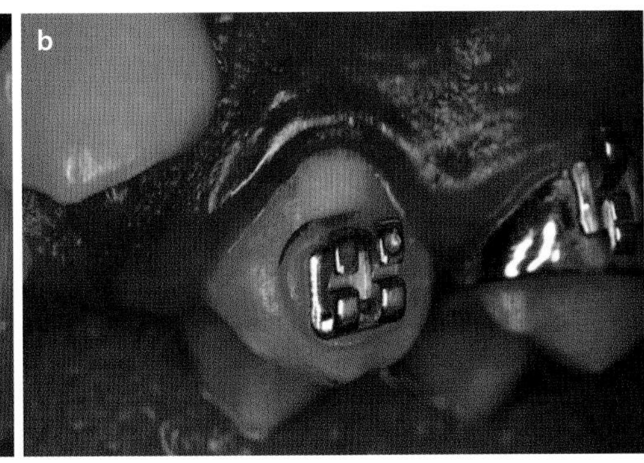

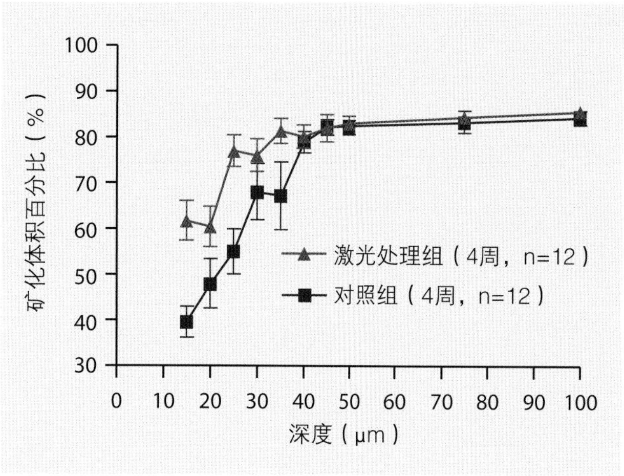

■ 图17.11　不同深度下激光照射区（带三角形符号的绿线）和对照组（带方形符号的蓝线）在4周时间点的余留矿物体积百分比（均值 ± 标准误）（图片来源：参考文献[33]）。

质。釉质越软（由于发生脱矿），凹痕越大。测量凹痕的宽度，可以计算出实际的脱矿量。

■ 图17.11显示了牙釉质脱矿量（体积百分比）与能进入牙齿的深度的关系图，显示了为期4周实验牙的矿物流失情况。带三角形符号的绿线表示激光处理过牙齿在每个深度的平均矿物体积百分比，带正方形符号的蓝色线为非激光处理对照。在深度为15μm时，对照牙（正方形符号）显示了非常高的矿物质损失，仅剩下40%的矿物平均体积百分比，深度为45μm时增加到平均82%。相比之下，二氧化碳激光照射过的釉质（三角形符号）在深度为15μm显示62%体积的矿物。在牙齿的较深层部位，深度为45μm时，矿物质体积百分比含量增加到85%，这也代表了正常牙釉质中矿物质含量的体积百分比。

为了比较各组间的“矿物质损失量”，可以计算出平均相对矿物损失量ΔZ（vol% × μm）。观察4周后，激光处理牙釉质的平均相对矿物损失量ΔZ为402 ± 85［均值 ± 标准误（SE）］，对照组矿物损失量ΔZ几乎是双倍737 ± 131。与对照组相比，激光治疗导致正畸托槽周围脱矿明显减少46%（■ 图17.12）（统计学有显著性差异，$P = 0.04$）。

矿物损失的减少在12周后更明显（■ 图17.12）。对照组显示相当高的相对矿物损失ΔZ（1067 ± 254）。相比之下，二氧化碳激光治疗区平均相对矿物损失低得多（ΔZ为135 ± 98），甚至低于四周时的矿物损失。在12周的观察中，激光组和对照组的矿物损失差异有统计学意义（$P = 0.002$）。在12周时，激光处理显著减少了87%的釉质脱矿。

以前的研究表明，本研究采用的正畸托槽模型实际是一种釉质高度脱矿模型。此外，这一脱矿现象不能简单地通过使用1100ppm非处方含氟牙膏来逆转[25]。Gorton等在2003年报道采用正畸托槽模型，对照组的平均矿物损失值ΔZ为805 ± 78（均值 ± 标准误）vol% × μm。这表明即使使用含氟牙膏，也仅需要1个月就能达到相当可观、可测量的脱矿量。在二氧化碳激光正畸托槽模型的研究

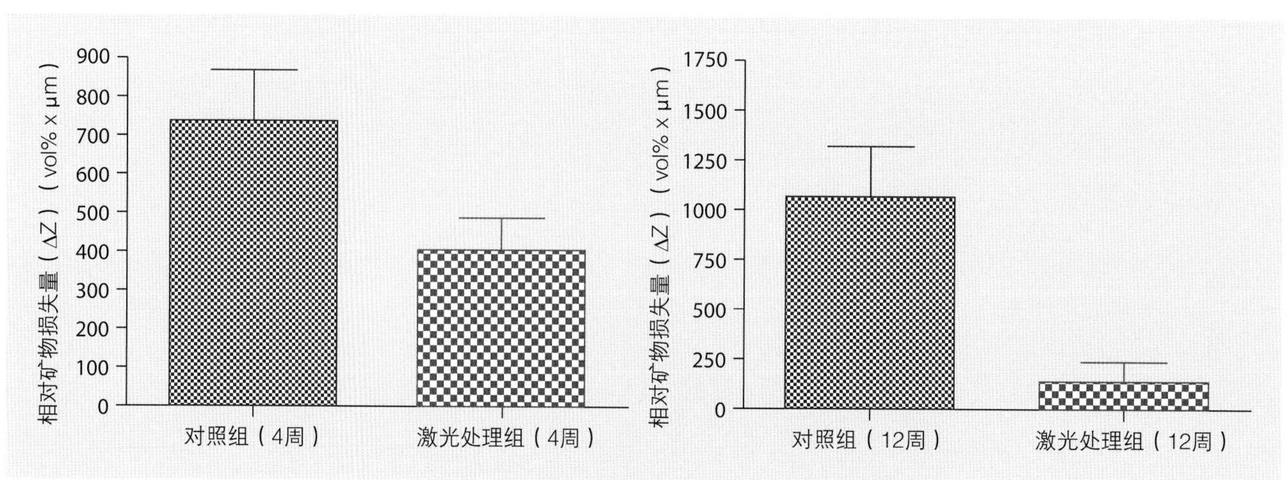

■ 图17.12　治疗后4周（左图）、12周（右图）时激光治疗釉质组与非激光治疗对照组（两组n=12，均值 ± SE）的相对矿物损失量（ΔZ）（vol% × μm）。激光处理组和对照组之间的相对矿物损失量差异具有统计学意义（$P = 0.04$和$P = 0.002$）（图片来源：参考文献[33]）。

中，对照组参与者的托槽周围有高矿物损失ΔZ，4周后是（737±131）vol%×μm，12周后更高是（1067±254）vol%×μm和Gorton等报道的矿物质损失相似[25]。

然而，在研究的4周和12周中，使用9.6μm短脉冲二氧化碳激光照射显著降低了46%和87%的矿物损失。对照组的矿物质损失在12周时高于4周，而治疗组在矿物质损失有所减少，这可能是由于长期观察期间发生再矿化所致。

该研究表明，使用短脉冲9.6μm的二氧化碳激光照射[33]人活髓牙已在实验室的许多模型和实验中[34-37]证实能实现抑制龋病。此外，本研究还表明，正畸托槽模型可来分析人活髓牙中的各种龋病抑制剂或相关工具。

17.4　脉冲二氧化碳激光和氟保护漆预防殆面龋的体内研究

在正畸托槽模型研究中，需要拔除实验牙才能进行横截面显微硬度测试。因此，学者们又开展了一项体内研究，在不需要拔除实验牙进行分析的前提下，分析短脉冲二氧化碳激光的龋齿预防作用。

在该研究中，首次对口内的第二磨牙窝沟点隙进行了激光照射，并采用3种可视化方法评估脱矿和再矿化变化：①国际龋病检测和评估系统（ICDAS）；②荧光龋齿检测仪SOPROLIFE在日光和蓝色荧光模式下评估脱矿和再矿化的变化；③DIAGNOdent诊断荧光技术。该研究的目的是分析激光在磨牙窝沟[38]的龋病抑制作用。最大的挑战是使激光照射达到正常窝沟点隙深度及较深的组织。为了充分促进激光与深窝沟壁的相互作用，设计并使用了一款定制的反角激光手柄（contra-angle laser handpiece)。

这项研究招募了20名受试者并取得同意。受试者的年龄为10～15岁。根据CAMBRA规则[39-41]，这个年龄层属于龋病高风险人群，并且在同一牙弓上至少有2颗完全萌出且未经任何治疗的第二磨牙，咬合面无龋坏（无龋洞）。随机选择1颗磨牙进行激光照射，以同一牙弓的对侧牙作为对照。

在基线水平上，激光治疗后即刻和治疗后的第6个月，第12个月进行回访，应用ICDAS Ⅱ标准（国际龋齿检测和评估系统）和SOPROLIFE光诱导荧光评估系统（SOPRO, ACTEON Group, La Ciotat, France）从视觉上判断所研究磨牙咬合面的脱矿程度。

采用龋评估方法分析脉冲二氧化碳激光进行殆面龋预防的体内研究

国际龋病检测和评估系统（The International Caries Detection and Assessment System, ICDAS）提供了一种标准化的病损检测与评估方法，进行龋病诊断[42-43]。ICDAS的评分范围为0～6分，0分是没有矿物质损失，1分和2分是龋洞形成前病变，3分及以上表示牙釉质出现实质性破坏至实质性破坏超过牙体组织的50%。ICDAS评分是对牙釉质表面的半透明性及微孔数进行观察及评估。随着牙釉质的反复脱矿，其表面下的微孔隙会逐渐增多。因此，牙釉质表面半透明性和光折射的变化是龋变的第一个信号。如果脱矿过程继续进行，牙釉质微孔继续增大，导致牙釉质的折射率进一步下降[44]。

Ekstrand等[45-47]通过分析病变的组织学深度和龋损的严重程度（如ICDAS评分所述）之间的相关性，来验证ICDAS的有效性。其他学者证实了ICDAS评分与龋损的组织学深度之间的这种密切关联性，尤其是在龋洞形成前期（ICDAS为1分和2分）以及轻度成洞阶段（ICDAS为3分及以上[48-49]）。

荧光是特定材料的一种特性，可吸收较短波长的能量，并以较长波长光的形式发射。一些龋齿检测方法使用了荧光，如SOPROLIFE系统基本上结合了视觉检查方法的优点（高特异性）。该系统使用了高倍放大率口腔照相机和激光荧光仪器（高重复性和识别能力[50]）；该系统在日光模式下使用4个白色发光二极管，在蓝色荧光模式下使用4个蓝色发光二极管。细菌及其副产物可触发荧光信号和表达；蓝光穿过健康的牙釉质，激发深层牙本质的绿色荧光；从牙本质核心发出的绿色荧光随后导致

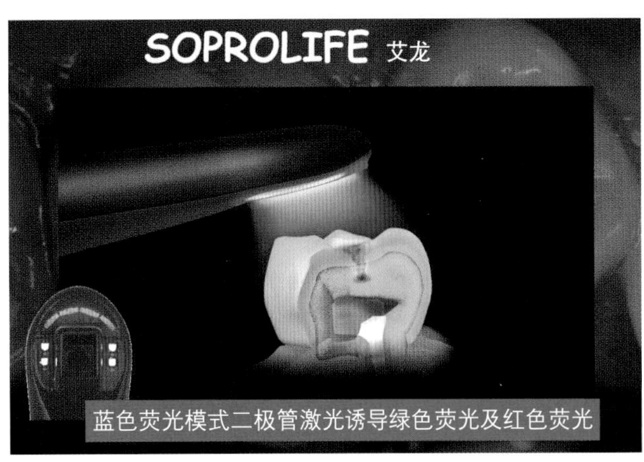

◘ 图17.13 在蓝色荧光模式下，SOPROLIFE光诱导荧光评估系统使用4个在450nm发光的蓝色LED。光穿过牙釉质，然后诱导牙本质体发绿色荧光。如果绿光碰上龋齿中的卟啉，将激发红色荧光。

细菌及其副产品（如卟啉）发出红色荧光[50-52]。◘ 图17.13展示了SOPROLIFE系统。◘ 图17.14显示了ICDAS 3级殆面龋损的可见光和SOPROLIFE 图像。

该激光与二氧化碳激光治疗在正畸托槽模型研究［CO_2 laser, Pulse Systems, Inc.（PSI） Los Alamos, NM］中用于抑制活髓牙龋病的仪器相同，通过一个定制的反角手机采用波长9.6μm，脉冲持续时间20μs，脉冲重复率20Hz和波束直径800μm。每个被照射点接收激光脉冲20个；每脉冲激光通量平均为（4.5 ± 0.5）J/cm^2。

在首次治疗（作为基线）和治疗后6个月回访时，所有受试者的所有牙齿都应用氟保护漆（Omni varnish fluoride varnish, Omni Preventive Care,West Palm Beach, FL）（更多细节请参阅参考文献[38]）。

在首次治疗，ICDAS评分为0 ~ 2分。◘ 图17.15显示了激光治疗和对照组的基线和3个月、基线和6个月、基线和12个月的ICDAS评分差异（均值 ± 标准差）。对照组的平均ICDAS评分随时间增加，但在激光处理的窝沟中可以观察到ICDAS分值的减少。6个月时，激光组和对照组的ICDAS评分随时间变化的平均值差异具有统计学意义，12个月时，激光组和对照组的ICDAS评分差异同样具有统计学意义（P =0.001和P <0.0001）。

除ICDAS评分外，还使用SOPROLIFE系统对研究牙齿进行评估。用最近提出的评分系统对所研究的牙进行评分，该系统是为用于日光和蓝色荧光模式的SOPROLIFE光诱导荧光评估器开发的[51-52]。在首次就诊时，对照组和激光治疗组牙齿的SOPROLIFE评分均为0 ~ 3，研究组和对照组之间无统计学差异。

计算在基线和每个回访时间点之间SOPROLIFE日光得分的变化（◘ 图17.16）。发现对照组日光处理评分增加，激光处理窝沟组评分减少。类似于ICDAS系统评估的结果，均值变化之间的差异就像ICDAS评分在基线和6个月之间以及基线和12个月之间有统计学意义。

◘ 图17.17和◘ 图17.18分别显示SOPROLIFE相机在日光模式下和蓝色荧光模式下拍摄对照牙和激光治疗牙的咬合面。这些图片显示，随着时间的推移，基线和6个月回访之间有明显的差异。2颗磨牙在窝沟系统中都有明显的变化，在远中沟中变化非常明显。在日光模式和荧光模式下，对照组牙的脱矿区均有所扩大，但在6个月后，激光照射牙的脱矿区和红色荧光宽度及强度均消失。

类似于SOPROLIFE日光分数，在对照组，

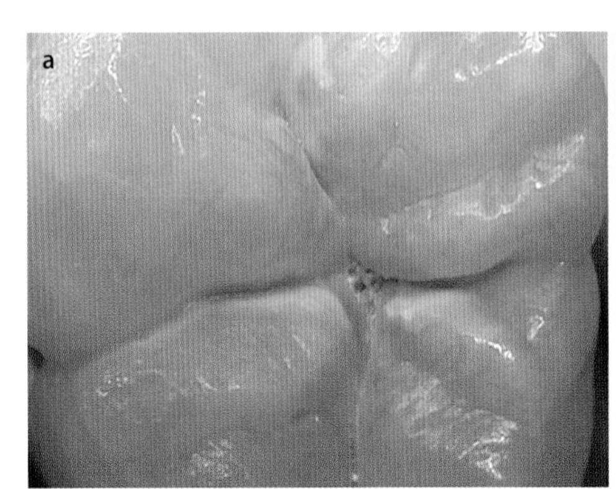

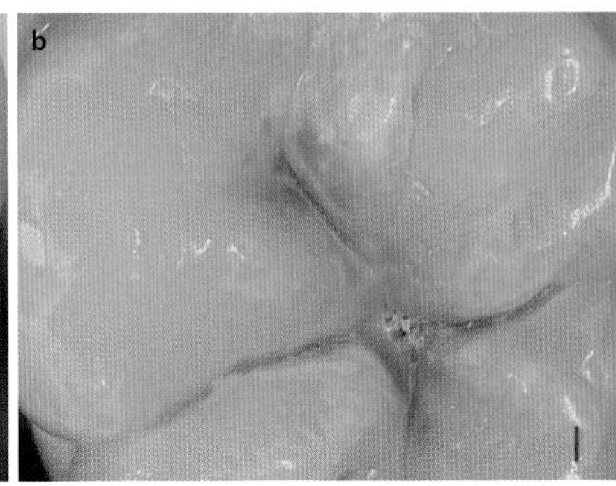

◘ 图17.14 （a）为SOPROLIFE在日光模式下（白色LED照射）拍摄磨牙咬合面。（b）为蓝色荧光模式（蓝色LED照射）拍摄。这颗牙齿ICDAS评分为3分，显示牙齿中央沟牙釉质实质性破坏，釉质破坏变得清晰可见。

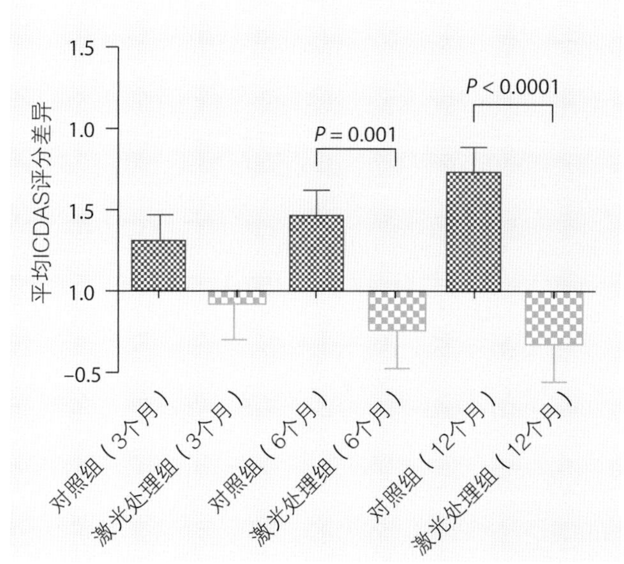

■ 图17.15　激光治疗和对照组的基线和3个月、基线和6个月、基线和12个月的ICDAS评分差异（均值 ± 标准误）；6个月和12个月间，激光治疗和对照组间差异有显著性意义（P =0.001和P <0.0001）。

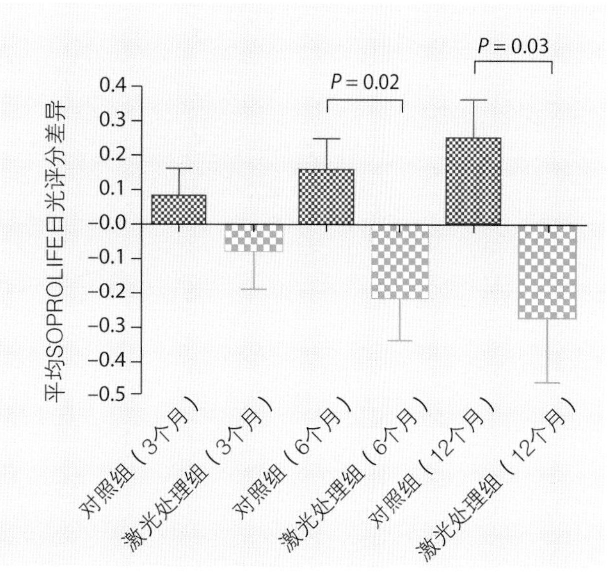

■ 图17.16　激光治疗和对照组两组内基线和3个月、基线和6个月、基线和12个月间的SOPROLIFE日光评分差异（均值 ± 标准误）；6个月和12个月间，激光治疗和对照组间差异有统计学意义（P =0.02和P =0.03）（图片来源：取自参考文献[38]）。

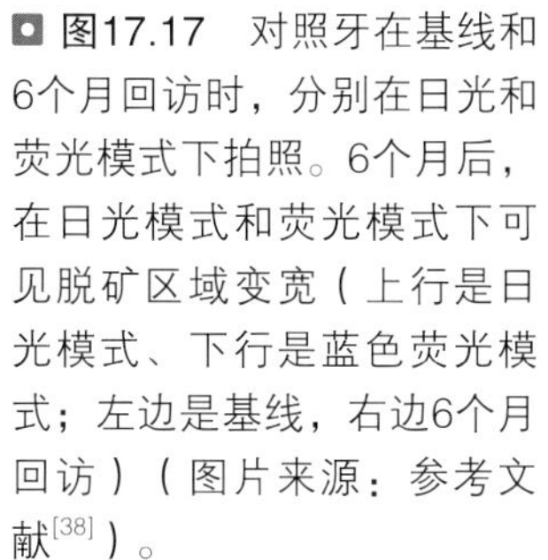

■ 图17.17　对照牙在基线和6个月回访时，分别在日光和荧光模式下拍照。6个月后，在日光模式和荧光模式下可见脱矿区域变宽（上行是日光模式、下行是蓝色荧光模式；左边是基线，右边6个月回访）（图片来源：参考文献[38]）。

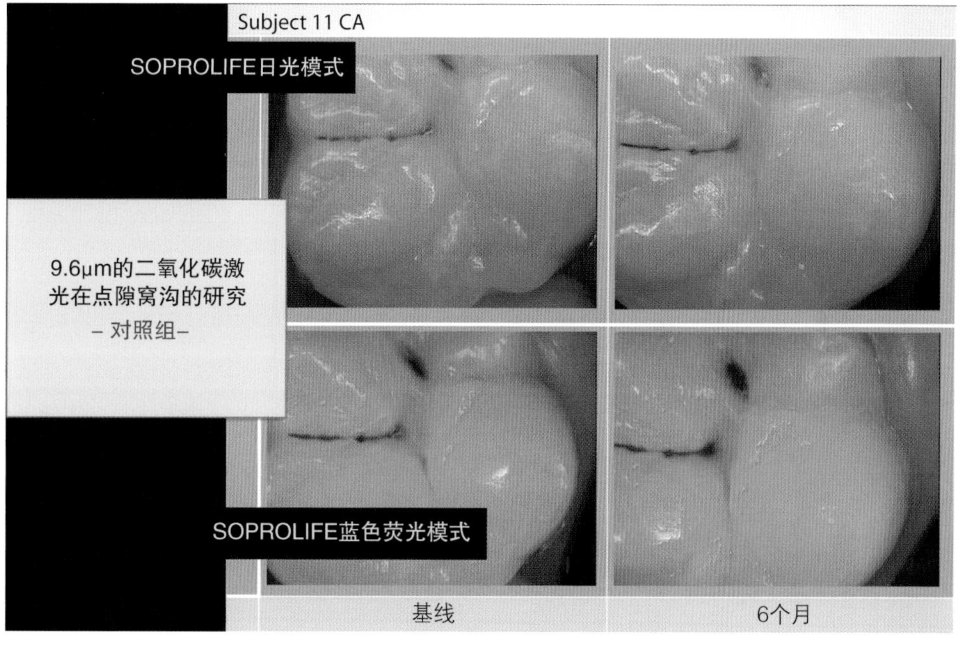

SOPROLIFE蓝色荧光基线和3个月、6个月、12个月的回访的平均得分逐渐增加；但在激光治疗窝沟组，SOPROLIFE分数逐渐降低（除了12个月回访时没有改变）。■ 图17.19显示了激光治疗牙和对照组牙分别在基线和3个月、基线和6个月、基线和12个月期间SOPROLIFE蓝色荧光评分的均值变化。在6个月和12个月的回访中，激光组和对照组的均值差异具有统计学意义。

综上所述，这项单盲、对照、随机临床试点试验表明，在1年的观察内，相比同一牙弓中未受照射的对照牙，使用微秒脉冲9.6μm的二氧化碳激光外加氟保护漆，可显著抑制磨牙窝沟裂隙龋损的形成。关于ICDAS评分随时间变化，对照组牙齿的ICDAS评分不断升高，则说明矿物质损失更加严重；而激光治疗组牙齿的ICDAS评分不断下降，说明矿物质有一定的增加。

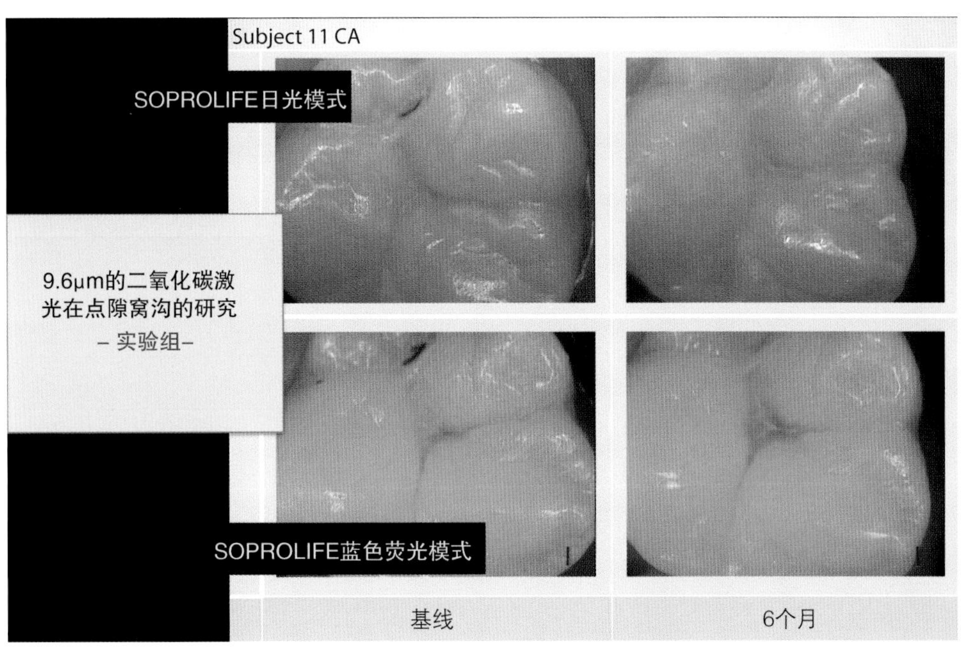

■ 图17.18 激光照射牙在基线和6个月回访时，分别在日光和荧光模式下拍照。回访发现激光治疗牙远中窝的脱矿区在日光模式和荧光模式下均不可见（上行是日光模式、下行是蓝色荧光模式；左边是基线，右边6个月回访时）（图片来源：参考文献[38]）。

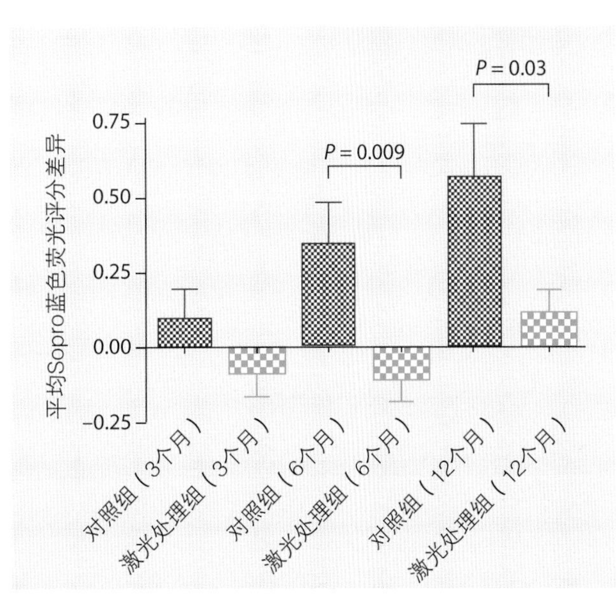

■ 图17.19 激光治疗和对照组两组内基线和3个月、基线和6个月、基线和12个月间的SOPROLIFE蓝色荧光评分差异（均值 ± 标准误）；6个月和12个月间，激光治疗和对照组间差异有统计学意义（P =0.009和P =0.03）（图片来源：改编自参考文献[38]）。

从殆面龋预防研究和正畸托槽研究中可以合理地得出结论：二氧化碳短脉冲激光照射可使牙釉质晶体中的碳酸相发生改变，在酸性环境下，这种改良的羟基磷灰石脱矿减少。特别是有氟化物存在的情况下，转化的羟基磷灰石具有较高的再矿化倾向。在12个月的研究中，ICDAS和SOPROLIFE日光和荧光模式评估证实了再矿化现象的存在。

17.5 9.3μm的短脉冲二氧化碳激光备洞和软组织切割

前文中提到的9.3μm的短脉冲二氧化碳激光器（Solea，Convergent Dental，Inc.，Natick，MA）已经在美国市场上市，用于软硬组织手术。该仪器提供宽范围的光束直径；光束的基本直径实际上是0.25mm，但是通过使用计算机控制的检流镜，光束可以通过焦点的螺旋运动覆盖到直径1.25mm。焦距相对较长，设置为10～19mm。发射的激光能量由脉冲宽度控制，脉冲宽度在10～130μs，操作人员可通过脚踏控制。

除了预防手术，该激光可以用于去除龋损组织、牙体预备和骨手术。■ 图17.20为在2013年第一例接受Solea激光进行窝洞预备的患者。绿色先导激光帮助引导激光束；数字化激光控制进行窝洞制备。临床病例已在▶第八章中详细描述。

■ 图17.21显示，真正的微创治疗第一次成功完成。磨牙上的窝沟用0.25mm激光束进行预备：预备后边缘十分平滑。扫描电子显微镜下的图片（■ 图17.22）显示作者在1997年使用原用于制造碳-13（^{13}C）同位素的实验用二氧化碳激器，以直径约为0.75mm的激光束进行了切割，呈现与上述相似的平滑边缘。如此看来，第二代硬组织切割激光器的研

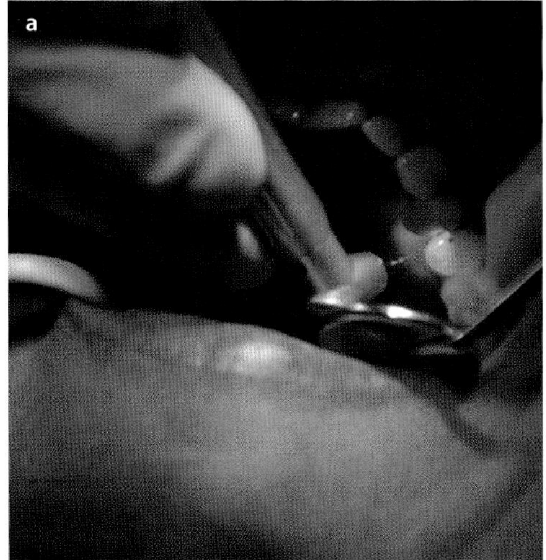

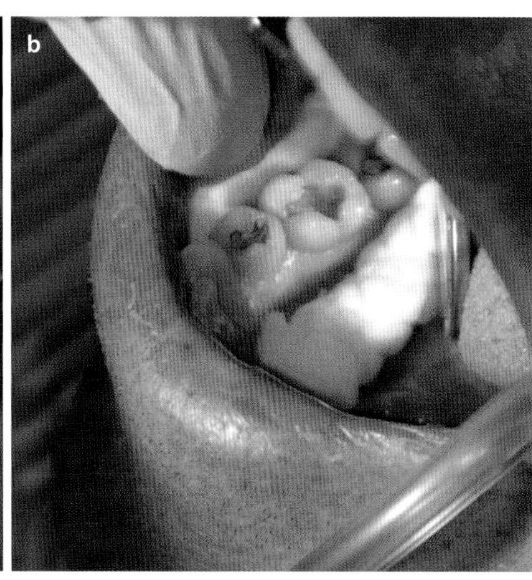

■ 图17.20　使用第一台Solea激光进行窝洞预备。（a）用可视绿色先导激光处理左上颌磨牙。（b）右下颌磨牙激光预备后即刻照（图片来源：临床照片由Dr. Mark Mizner提供）。

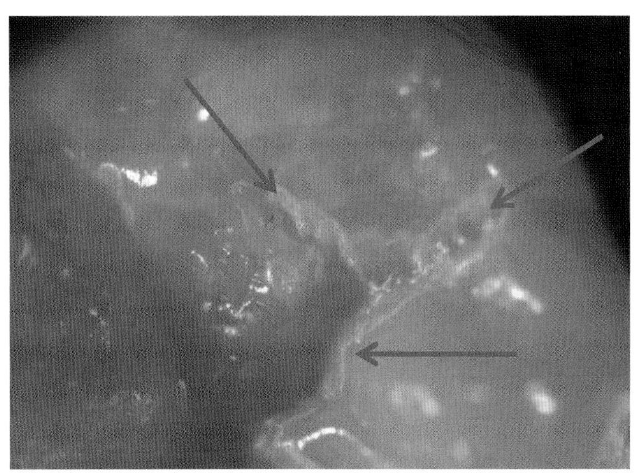

■ 图17.21　使用Solea激光进行殆面窝沟的微创预备。可注意到釉质预备后表面光滑。

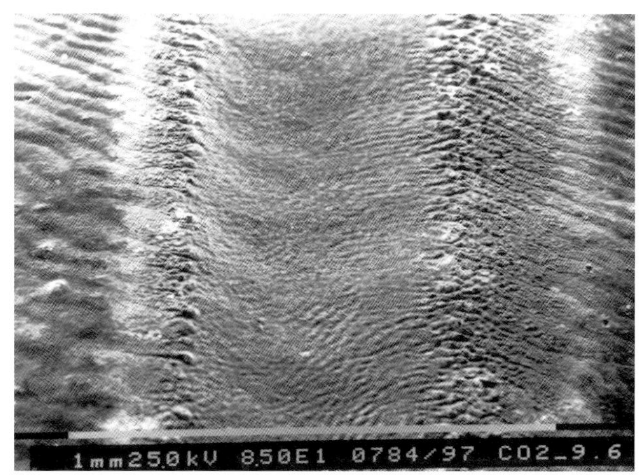

■ 图17.22　扫描电子显微镜图，显示与■ 图17.21相似的釉质切割后的光滑表面。这里使用的是实验性9.6μm的短脉冲二氧化碳激光器（如上所述）。

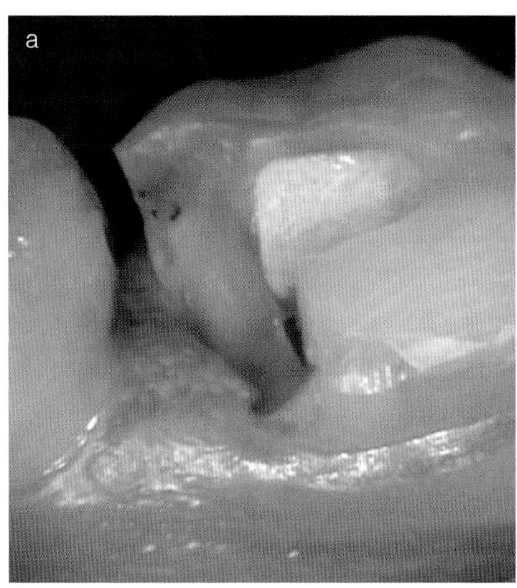

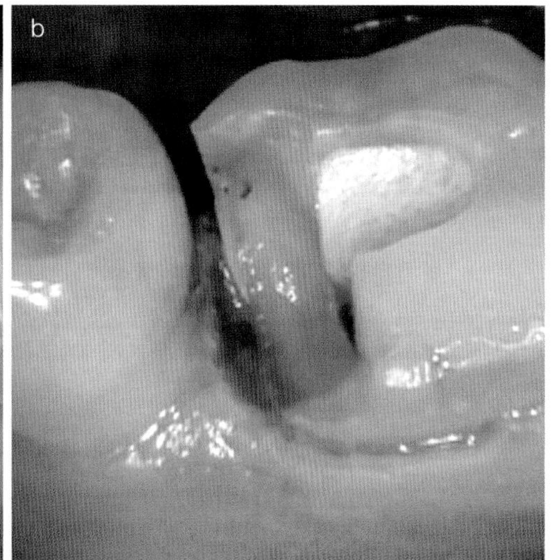

■ 图17.23　Solea激光窝洞预备。（a）为牙体激光预备后，可见增生的龈组织。（b）为无麻醉下完成牙龈切除术；操作中使用二氧化碳激光器，止血效果好，未见明显出血（图片来源：临床照片由Dr. Joshua Weintraub提供）。

究在20年前便已经展开。

图17.23显示使用Solea激光进行远中殆面洞的预备。此外，增生的牙龈组织被激光快速去除，不会产生任何出血（图片来源：临床病例由Dr. Joshua Weintraub提供）。

随着龋齿的进展，当预防手段已经无法取得良好的效果时，9.3μm的短脉冲二氧化碳激光成为临床治疗中的一项选择，其在软硬组织的切割有着极好的发展潜力。

17.6 人牙釉质剪切粘接强度试验

研究人员进行了一系列的结合强度测试，研究使用9. 3μm短脉冲二氧化碳激光提高牙釉质抗龋性后，牙釉质是否可以与复合树脂产生足够的粘接力。另外，激光照射对牙本质的粘接强度有何影响也是一个值得关注的问题。因此，研究人员使用各种不同参数的激光对牙釉质及牙本质进行照射。实验中，采用复合树脂Clearfil AP-X（Kuraray America, New York, NY）作为测试材料，并使用第四代的全酸蚀粘接系统及第五代的自酸蚀粘接系统进行测试。粘接剂粘接强度通过使用UltraTester测试仪（Ultradent Products，Inc.，South Jordan，UT.）进行单平面剪切粘接测试来确定。

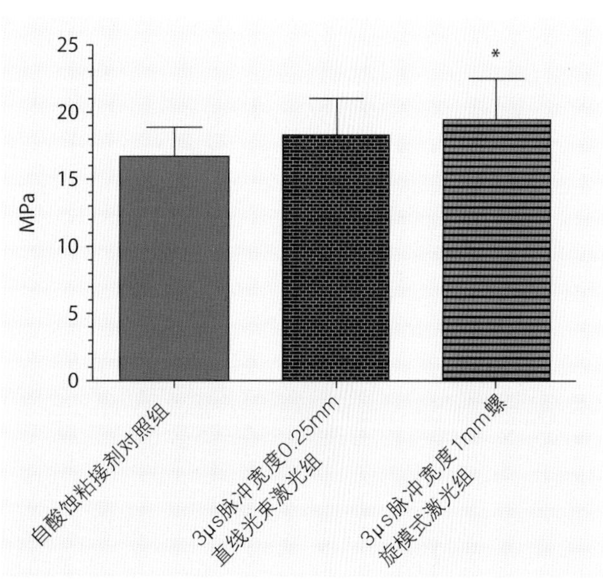

图17.24 人牙釉质，未切割Clearfil SE自酸蚀剪切粘接强度值（均值±标准差），使用龋齿预防的激光照射参数增加了树脂与牙釉质的结合强度；1mm螺旋型与标记为*的对照组间的差异有统计学意义，显著性水平$P \leqslant 0.05$。

以图 17. 24为例显示剪切粘接强度值，激光采用可提高釉质抗龋能力的相应参数照射釉质，使用可乐丽菲露自酸蚀粘接系统（Kuraray America, New York, NY）进行粘接。与非激光处理对照组相比，使用两种不同的3μs龋病预防模式（3μs脉冲宽度，0.25μm直线光束和1mm螺旋模式）进行照射，得到更高的粘接强度值。在3μs脉冲持续时间和1mm螺旋照射模式下，粘接强度提升16.9%，差异具有统计学意义（* $P \leqslant 0.05$）。

该研究中，在使用不同的自酸蚀粘接系统及全酸蚀粘接系统下，所有的激光参数设定对于牙釉质和牙本质剪切粘接强度的测试结果都显示有效。详细结果将在之后发表。

17.7 未来畅想

改进现有的仪器，并发现新的技术、波长和临床应用的研究一直在不断继续。当然，这些研究在各个方面都有极大的可能性。

如▶第三章所述，高功率密度加上极短的脉冲持续时间的作用会导致光消融、等离子体诱导消融和分子光破坏。事实上，早在30多年前，研究人员就在试验用30ps（10^{-12}s）脉冲来去除牙釉质[53]早期龋损。最近发表的一项研究描述了使用400fs（10^{-15}s）脉冲持续时间及其对牙本质和牙釉质消融效率的影响[54]。超短脉冲照射似乎是一个趋势，这可能在等离子体物理学和目标分子裂变方面提供一个新的研究领域。▶第七章讨论了使用完全相反的参数：非常低的功率密度和非常长的和/或连续脉冲发射来实现光化学细胞反应。与我们目前的光子能量对口腔组织的作用相比，这些激光与组织间相互作用的研究将是一个全新的概念。

▶第六章所述用于硬组织和软组织诊断的激光，将会随扫描和反射光能量的发展而得到加强。许多章节描述了目前的激光束传递系统，对其进行进一步改善将可进入更复杂的牙齿解剖结构。通过在可调仪器中选择波长将能满足不同临床操作程序所需的理想波长。想要获得可靠的研究结果，精心设计的临床试验至关重要。最终，所有研究的目标是为改善患者体验提供可靠的证据。

结论

9.3μm和9.6μm的二氧化碳微秒短脉冲激光在牙体硬组织中的吸收程度最高。通过将碳酸磷灰石转化为不易溶解的羟基磷灰石，它们可以安全有效地用于促进牙釉质抗龋。在激光处理后添加氟化物会进一步降低牙釉质的酸溶解度，并产生所需不易溶于酸的氟磷灰石。这些9.3μm和9.6μm二氧化碳微秒短脉冲激光器在切割牙齿硬组织和软组织时也是非常高效的。用多种粘接剂对这种激光切割后的牙体进行剪切粘接强度测试的结果证明激光治疗的效果。

扫一扫即可浏览
参考文献

第十八章　激光在普通口腔医学中的实践：激光科学在日常口腔医疗实践中有一席之地吗？——循证激光医学、激光教育学（激光应用相关的医疗法律）

Lasers in General Dental Practice: Is There a Place for Laser Science in Everyday Dental Practice Evidence–Based Laser Use, Laser Education（Medico–Legal Aspects of Laser Use）

Steven P.A. Parker

D.J. Coluzzi, S. Parker (eds.), *Lasers in Dentistry—Current Concepts*, Textbooks in Contemporary Dentistry,
DOI 10.1007/978-3-319-51944-9_18

核心信息

科学是基于证据的系统方法论，是对知识与理解（对自然和社会世界）的追求和应用（来源：▶www.sciencecouncil.org）。上述看似笼统的说法，在对知识的获取及理解方面有许多值得深思的地方——不论是在使用激光前或使用过程中。作者认为："唯有清晰地了解，才可以熟练地使用。"这一说法同样适用在激光领域中。理解光物理的基础知识、激光与组织的相互作用，以及如何为特定的治疗选择激光照射量，是理解并正确应用激光光子能量的关键。循证研究和同行评审的临床调查提供了一个日益增长的相互依存结构，令口腔专业人员在一个安全无风险的环境下，使用激光技术使患者获益。

18.1 简介

》 多年来，激光治疗在口腔治疗中的正面疗效被各种负面新闻所掩盖，如毫无意义的创新、销售端的炒作，以及临床中的不实疗效等。但无论如何，我们都应持续精进，并指导我们的同事和患者，了解激光治疗的基础科学、激光治疗的优点、可能出现的风险，以及其局限性（摘自：Raymond J. Lanzafame，主编，《Photomedicine and Laser Surgery Volume》第26卷第4期，2008年）。

激光在口腔治疗的应用涉及两大人群：医生及患者。对于患者来说，在窝洞预备过程中，他们希望接受无噪音、无振动和无痛苦的治疗。这要求口腔医生应该掌握激光治疗技术，但更根本的是，临床医生不仅应该决定什么是适当的治疗方式，也应该采用具有循证依据的治疗方法，以最小的风险提供最大的益处。

在过去的30年中，较年长的医生亲眼见证了口腔医学长足的进步，原为口腔基本教育的口腔种植学和口腔激光学迅速发展，已超出本科教学大纲。这两项领域最基本的理论基础和主要应用范围原先都并没有包含口腔医学；而随着口腔种植学的出现，对于相关技术和应用都产生了深远的影响，同时造福了医生和患者这两大群体。如拔牙后计划种植牙现已在被许多口腔治疗许可机构列为是必要治疗。随着近40年的研究不断发展，种植术从最初认为的"种植的成功率将近百分之百"，到现在已经认识到"种植体周围炎"的存在——这种疾病的发病率在长期使用种植体支持式修复体的老年患者中越来越高。1989年，Carl Misch医生曾说过"种植体周围炎必然存在——如果您的患者中没有种植体周围炎患者，只用两种可能：要么是在撒谎，要么是患者数量太少"（International Congress of Oral Implantologists London Congress，1989）。

为了应对可能出现的永久性损伤和退化，对种植体设计、种植技术、种植体的修复和长期保存能力的研究重点都集中在公认的科学基础上（由同行评审的严格研究所建立和维持）。

口腔专业人员关注的另一个重要领域是在婴儿潮和年轻一代中流行的"牙裂综合征"。人们遵守G.V.Black所提出的窝洞预备原则已将近100年，依据G.V.Black近乎教条般的理论，在本科教育及培训中建立一个窝洞设计及银汞合金操作的基准。

随着冠折导致牙列缺损的出现，人们通过科学调查了解其致病原因：窝洞边缘的微裂、邻面洞设计对牙齿的损害、车针对牙髓造成的热损伤[1-2]和修复过程都能对余留牙体组织产生应力，最终可能导致牙折裂。甚至大学教育的基本理念也可以通过出版物进行检验，"无论是不良银汞充填体，或是在银汞合金充填时受到水分污染，抑或是在银汞合金充填时产生过高冷凝压力，都可能导致牙的折裂。"[4]

在本章中，希望以口腔激光领域教科书的角度进行讨论，强调口腔专业的不成熟性，并讨论日益复杂的口腔治疗中所涉及的法律义务与责任。

"口腔激光？这不是一些不入流的操作吗？只是让少数口腔医生和患者相信激光具有'神奇的'无痛疗效而已。"多年来，类似的质疑时有所闻，反对者对于激光在各学科的临床应用抱持这强烈的怀疑与不信任。

作者写了很多关于激光与口腔医学中融合应用

的文章，认为激光对现代口腔科的重要性不亚于种植学和修复学，他曾经提出："激光技术正逐渐在口腔医学领域中占有自己的一席之地。"激光在口腔领域已存在27年，而人们对不断发展的激光结合应用有越来越大的兴趣。人们对早期的口腔激光设备大失所望，认为激光在口腔领域中的使用仅仅是因为"激光在其他领域获得优异的成果，想当然在口腔领域也能有所应用"。

如果激光在口腔医学中占有一席之地，那激光科学也应会得到更多的关注。

口腔医生将会发现治疗模式正在发生变化：更加强调预防观念、龋病的早期干预、保留健康牙体组织、维持天然牙良好的牙周支持，以及以患者为导向、追求美观的微笑设计理念，这些都有助现代口腔医学的发展。目前普遍使用的直接树脂修复（微固位），改变了Black窝洞设计中外形线、固位形、预防性扩展等生物学和机械原理的要求。通过这样的改革，口腔医生依循循证医学提出的口腔治疗计划，更易被患者所接受。

在这个框架中口腔激光医学可能会成为一种理想的理论基础研究和治疗工具，这可能在以下临床场景中得到最好的体现：

一名9岁的患者与母亲一起来就诊，两人都因过去的口腔治疗经历而产生焦虑。该患者的口腔检查可见多发乳牙龋、错𬌗畸形、滞留在龈下的未萌上颌中切牙，并且有上唇系带附着过低，导致了恒中切牙萌出异常。一般的口腔医生很少能像儿童口腔专科医生一样具有极大的耐心及技巧；然而，搭配合适的激光使用，患儿、家长及口腔医生三方都有接受治疗的可能性。在这种情况下，疼痛控制往往可以通过使用局部麻醉药和使用Er：YAG激光或Er，Cr：YSGG激光去腐及备洞来达到目的。在窝洞预备过程中，发现了活髓暴露或牙龈增生，可以使用铒激光、近红外二极管激光、Nd：YAG激光或远红外二氧化碳激光，在不出血的情况下修整牙龈和活髓切断；在充填前，可使用低能量激光激活窝洞内的光敏消毒液；随后，选择适当的外科激光手术暴露未萌切牙，并可在患者几乎无特殊感觉的情况下完成唇系带切除术，未见明显出血或需要缝合或包扎。

现在面临的挑战不是纠结于激光辅助疗法的确定性（如上所述），而是要建立一个科学基础，将激光技术的使用确定为这类治疗的首选仪器。

18.2 临床经验和知识：它们是互斥和互益的吗？

》智慧是我们从愚蠢中幸存下来的回报（作者，Brian Rathbone）。

作者第一次"知道"激光是在1989年，当时被推荐购买英国第一款最新型号的口腔激光——the American Dental Laser。它被认为是在私人诊所下提供口腔治疗的一种积极手段，卖方推荐这种机器会让更多的患者接受。其宣传材料宣称：

》想象一下，一束光如此强大，它可以汽化腐质、切割牙本质和牙骨质、酸蚀牙釉质、使牙齿脱敏、切割软组织，甚至还能杀灭细菌。

如此迅速的操作，甚至让人感觉不到疼痛——您能想到的，唯有口腔激光。

在刚交付激光时，作者对激光的理解几乎为零，仅仅有来自厂商1h的教学。令人沮丧的是，由于完全不了解其作用（看不见激光却能产生"魔法"般神奇的效果）。而其第1台激光是最适合用作软组织消融消除的近红外Nd：YAG激光，对于牙体组织的龋损只能起到缓慢且不稳定的效果。几乎没有能进行无痛窝洞预备的设备，然而这正是引入激光的主要目的。

作者知道激光波长与软组织的相互作用可得到预期的结果，很快便发现问题出在操作人员对激光的了解并不够深（◘ 图18.1）。在这个临床病例中，我们认识到系带的纤维属性，并选择高输出激光功率消融该组织。但事后看来，这种强度对于如此脆弱的组织来说太高了，再加上输送纤维时不正

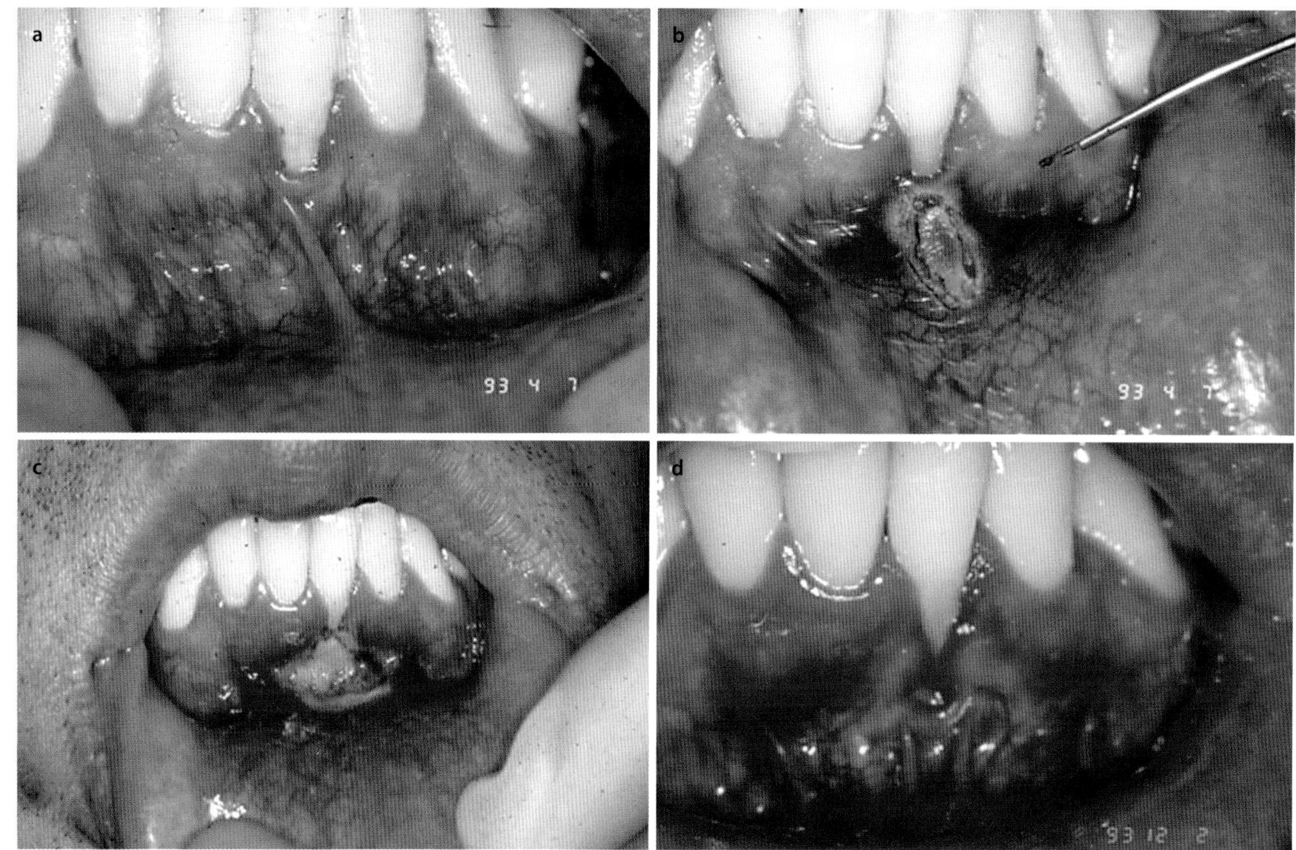

图18.1　（a）使用1064nm的Nd：YAG激光进行下唇系带切除术。（b）初始激光手术功率过大，未考虑解剖结构，导致深部组织损伤。（c）术后4周照。（d）8个月时，进行专科转诊。激光工作参数：接触模式下320μm光纤。250mJ/ pulse，15Hz。平均功率3.74W，通量1162J/cm^2，使用了30s。总能量传送113J，脉冲宽度100μs。峰值功率密度3108495W/cm^2。

确的入路角度，导致了软组织和骨膜的热损伤，并造成骨坏死。因此，术后早期患者十分痛苦，组织脱落延迟，并导致牙龈开窗。患者后被转诊至牙周病科，行牙龈修整术。

如此的失败操作无法带给人任何成就感，医生本人的羞愧以及患者的投诉让医生们努力克服对激光的不了解，并尝试了解激光的原理及作用以更好地控制激光。早期个人对激光使用的许多认识都是通过波长选择和剂量上的失误而获得的。在接下来的4年里，数家激光制造商进行了大量的研究，此外，其他的激光波长，如二氧化碳和一些早期的二极管波长是通过公司联盟所进行实验。其中一个对新波长激光（10600nm的二氧化碳激光）缺乏了解的重要病例，证明激光波长和目标组织发色团之间的关系（从本质上包含组织色素、蛋白质、水和硬组织矿物），提供了选择激光的安全指南（图18.2）。

口腔由复杂的组织成分所组成，包括各种成分，如蛋白质、水、血红蛋白和碳酸化羟基磷灰石，在激光波长下表现出不同程度的吸收。基本上，较短的激光波长（即电磁光谱中可见光和近红外部分的波长）会被色素蛋白和血红蛋白吸收更长的波长（中远红外）被水和硬组织矿物质吸收。吸收现象导致入射光子能量转换为目标组织内的热

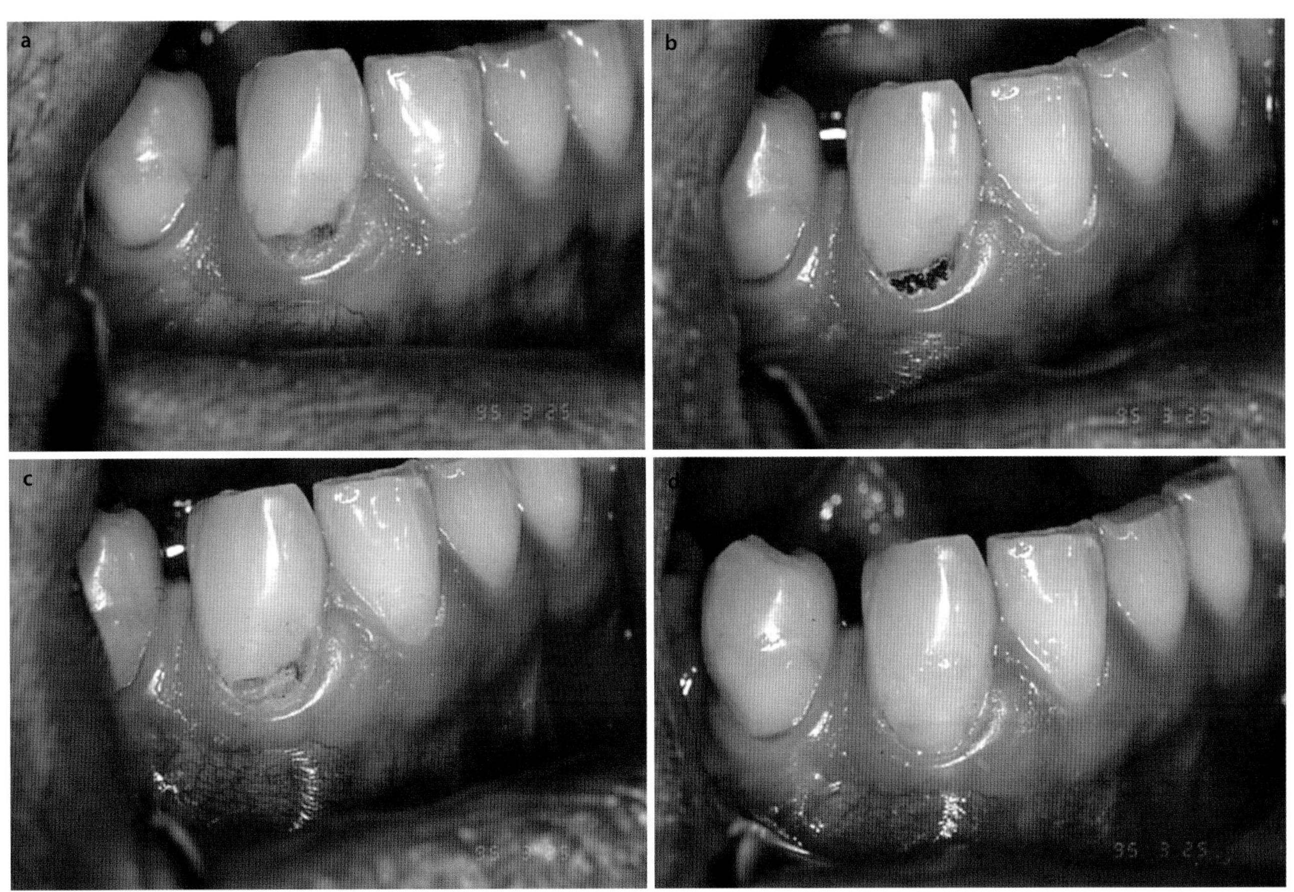

图18.2　使用波长10600nm的二氧化碳的激光进行Ⅴ类洞预备，向患者保证不会使用旋转器械。（a）相对较低的平均输出功率（1.0W）并不是引起并发症的主要原因。（b）初始激光照射后碳沉积，但发射模式（CW）和缺乏水分，导致组织过热。（c）在尝试去除炭化牙本质和残余龋后，修复完成。（d）幸运的是，没有牙髓损伤。平均功率1.0W，连续波发射。非接触式输送/光尺寸600μm，通量111J/cm^2，花了5s时间，功率密度164 W/cm^2。

能，这可以进行配置以在组织中达到所需的变化。在高功率的外科激光下，温度的升高会导致结构的改变，从而导致消融。

羟基磷灰石的高吸收率使人们相信，这是一种适用于牙齿预备的激光。如图18.2，使用不正确和不恰当的激光操作参数的结果暴露了个人缺乏对激光科学和生物物理学相关基础知识的理解。过快加热、缺乏控制导致了破坏性的结果，此外，如图18.3所述，使用不当，将会导致痛苦和愈合延迟。

作者认为，在刚接触、使用口腔激光的初期阶段，临床经验的积累需要学习相关科学基础，临床训练，并规范病例选择和激光选择。

近年来，口腔可使用的激光波长迅速增加，再加上对机器大小、精密程度和合理的成本，已经允许在激光光子能量的帮助下进一步探索和进行所有的临床治疗。表18.1提供了可以在激光帮助下进行的临床程序或治疗领域的部分清单，包括组织消融或非消融性光生物调节。

无论给定的激光可以带来何种程度的辅助使用，临床医生首先是一名口腔医生，必须对患者负责，所提供的治疗应基于研究证据，并在医生的能力或规定范围内。证据需要科学，而且进一步强化了这样一种信念：就像临床治疗和技术的其他方面

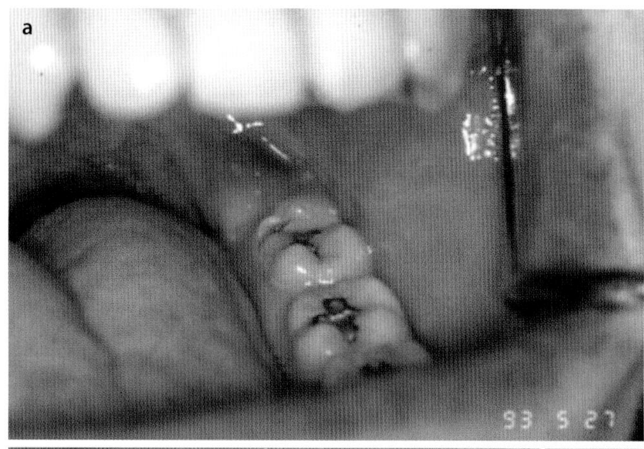

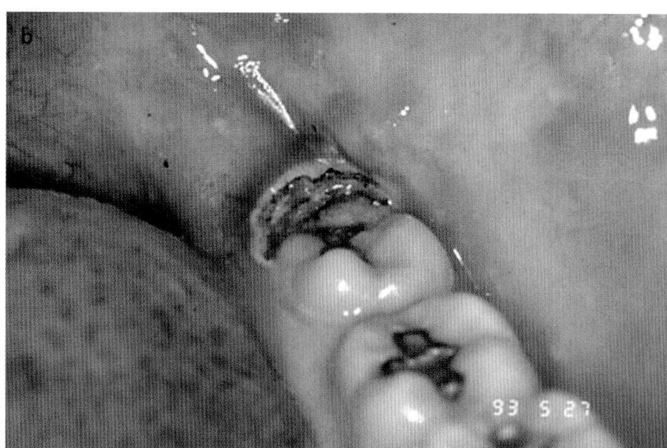

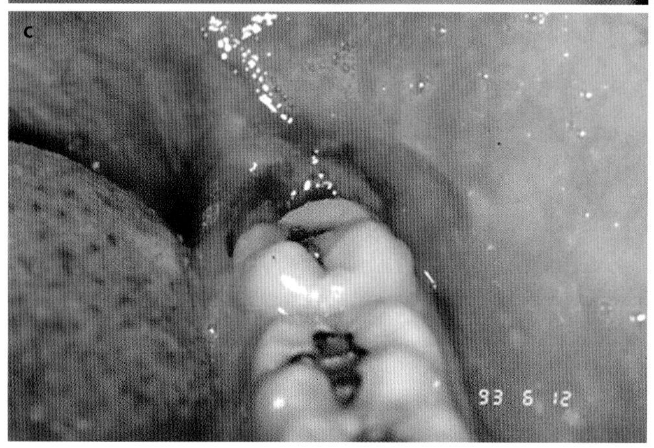

◘ 图18.3　使用810nm的二极管激光治疗左下颌智齿冠周炎。（a）显示智齿周围炎症。（b）激光切除软组织术即刻照。对于角化和非角化的上皮细胞，必须始终给予同等的照射；如果照射过度，更深的水肿有可能扩散到“疏松”的磨牙后解剖结构和间隙中。（c）术后16天。患者出现了严重的疼痛、分泌物、口臭和牙关紧闭，最终痊愈。激光工作参数：平均功率2.0W，连续波发射，接触输送/光束尺寸320μm，通量310J/cm^2，持续25s，总能量50J。

一样，使用激光必须合理，对于给定的程序，所有使用参数都必须有依据。

这种理念和方法可以表述为“MIMO”概念——最小输入最佳效果（minimum input maximum outcome）。

18.3　“MIMO”

激光厂商可以通过“选项菜单”，提供预先设置的激光操作参数，以帮助预先激光使用经验的医生操作激光。这些远远达不到“安全网（safety net）”的概念，但在许多情况下，这是让医生能选择临床治疗参数的唯一方法。在◘ 图18.4比较了依赖生产商的设置和依赖患者的需要、条件和激光设置进行个人评估流程设计的不同。

激光治疗因为目标组织的独特性；激光照射相关的物理结构和光学参数将决定电磁能量被吸收或散射/传输的程度，从而产生热能转换并产生相应的效果。例如，在牙龈切除术中，北欧患者和加勒比患者因黑色素沉着程度的不同导致消融率有显著差异。

完全依赖生产商的设置可能会导致未受过培训的操作人员遇到无法预知的结果；而充分的培训将让临床医生了解病例的特殊需求，并相应地调整操作参数以保护患者。使用最小输入值相当于用最低的操作参数（功率密度变量）达到期望的结果，并避免不必要的组织损伤。

表18.1 可能进行激光辅助治疗的特定治疗领域和临床程序。每个程序都已在PubMed上得到同行评审（www.ncbi.nlm.nih.gov/pubmed）

激光辅助治疗的临床应用	
外科学	牙周病学
牙龈切除术、牙龈成形术	牙周炎/牙周袋治疗
冠延长术	刮治
系带切除术	牙龈移植
肿瘤切除（纤维瘤、腱鞘瘤）	
牙龈盖切除术	种植术
脓肿引流及切开	种植体暴露
	种植体消毒和去污
牙髓病学	种植体周围炎
根管去污	
肉芽肿	修复学/口腔修复学
牙髓摘除术	卵形桥的发展
牙髓切断术	
	美学
治疗	激光漂白/牙齿美白漂白材料活化
口疮、疱疹、口角唇炎	
生物刺激-颞下颌关节紊乱、术后愈合、神经性疼痛等	
白斑、扁平苔藓	

18.4 口腔激光的循证依据

对循证的意义和范围的适当解释如下：

》 在对个别患者做治疗决定时，要认真、明确、明智地使用当前最好的证据。这意味着要将个人临床专业知识与系统研究中获得的最佳外部临床证据相结合[5]。

在口腔激光领域，1989年出现了第一台Nd：YAG激光，然而在当时还没有专门进行激光在口腔方面的研究。早期的研究在一定程度上对激光的临床优点提出了批评和偏见，并限制了在临床实践中使用的直接意义。

研究途径也许能探索可用科学，并将假设定义为对系统类变量的检验。所谓材料和方法的准确性必须在理想的情况下限制偏倚或使用“盲法”。从本质上讲，这是指一个调查者确定了研究对象和样本量，然后另一个调查者进行在不知道取样过程或受试者身份的情况下实验。结果可由另一名“不知情”工作者进行收集，这进一步增加了调查的客观性、结果的强度和结果进展的真正预期价值。

这类调查的传播方法是通过公开的媒体。在这个广泛的交流领域中，金标准仍然是高价值的同行评审。与口腔激光研究发表相关的高质量期刊包括《Lasers in Medical Science》《Journal of Photomedicine and Laser Surgery》，以及在牙周病学、牙体牙髓学、种植学和口腔修复学期刊上经常发表的与激光相关的研究及文章。这类出版物价值的关键是必须始终围绕严格的同行评审声明，即每一篇文章都要经过多个被认为是该领域专家的评审。关于严谨性的另外一个指标是影响因子，这是一种对某个期刊的计算，用以衡量某一期刊在特定年份或时期内的“文章”平均被引用的频率。影响因子有助于阐明绝对（或总）被引频次的重要性。它消除了有些统计方法带来的一些偏差，即大的期刊比小的期刊更受青睐，经常发行的期刊比不经常发行的期刊更受青睐，旧的期刊比新的期刊更受青睐。特别是在旧期刊，它比更小或更年轻的期刊有更大文献来源。在所有条件相同的情况下，以前发表的文章越多，期刊被引用的次数就越多。

18.5 科学研究的“苹果派”哲学和可持续性

试想一下，以下是关于一个已发表的激光辅助系带切除术的病例：

》 使用1.5W的二极管激光。完成系带切除术……

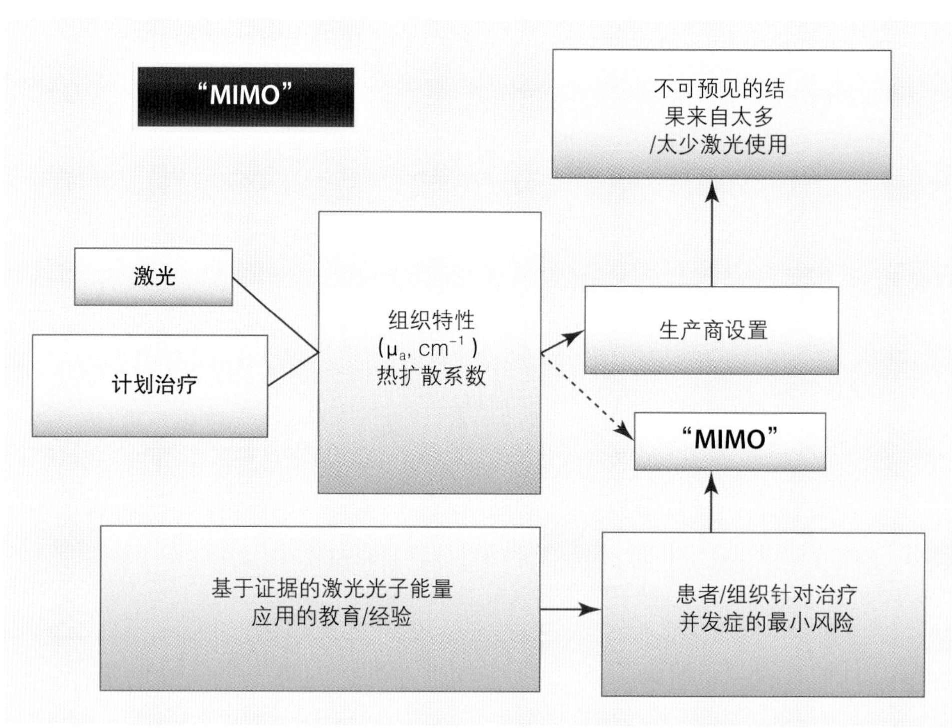

◘ 图18.4 "MIMO"算法。最小的投入，最佳效果。对于被照射组织的体积，使用最低水平的总激光光子能量，以提供预期的结果并避免附带损害事件。

这也许过于简单，但是关于激光使用的类似例子比比皆是。甚至连激光波长及操作技术都没有记录。

当然，更值得关注的可能是一项临床研究报告的材料和方法：

» C组患者采用激光治疗，使用平均功率1.5W的Nd：YAG激光进行牙周袋清创……

这些病例中有一个共同的基本缺陷，那就是这些激光作用和结果都无法复制。前一个病例可能会引起类似◘ 图18.1中描述的医疗风险；后者，如认为Nd：YAG激光是治疗牙周病的一部分，将会对大量患者造成了严重的医疗风险；此外，在进一步的临床调查中，这样的研究还很有可能被引用或实施。

在▶第四章中，我们证实了与激光和输出有关的重要参数是一个极小值。

我们在做苹果派时，应按照食谱及配方进行操作；而为了增加成品的吸引力，一个诱人的成品图会更令人振奋。但是如果配方的某些部分缺失了该怎么办？或食谱中可能没有提到"两个鸡蛋"或"100g糖"，而是只写了"鸡蛋"和"糖"。我们对成功有多大的信心？第一次就成功？同样，一篇有关激光使用的文章或调查研究应该详细说明激光，它的发射波长和模式、光束/光斑大小和平均功率。这样，通过计算可以获得通量、照射强度和可能的峰值功率，以及同轴水/空气喷雾和总时间。当这些更广泛的参数应用到上面两个病例的基本配方时，将产生更大程度的确定性——可重复性使得在相似的临床病例中连续使用该激光，以满足基本"苹果派"规则！

但情况正在改变；长期以来，出版材料的可重复性水平是低的，通常只有激光控制面板上的激光输出读数。由于存在传输系统，控制面板数据和手机发射能量之间存在相对能量损失，可影响高达20%的实际通量。

通过精确和全面地记录所有固定和计算的激光参数，科学研究的严谨性才能使激光技术的推广应用方面取得真正有代表性的进步。

若一篇研究文献是由公司或厂商赞助，无论是直接赞助或是接受研究人员申报等的利益关系，研究的"偏倚"风险都将会更大。接受研究的标准类型和范围（即所谓的"纳入"和"排除"标

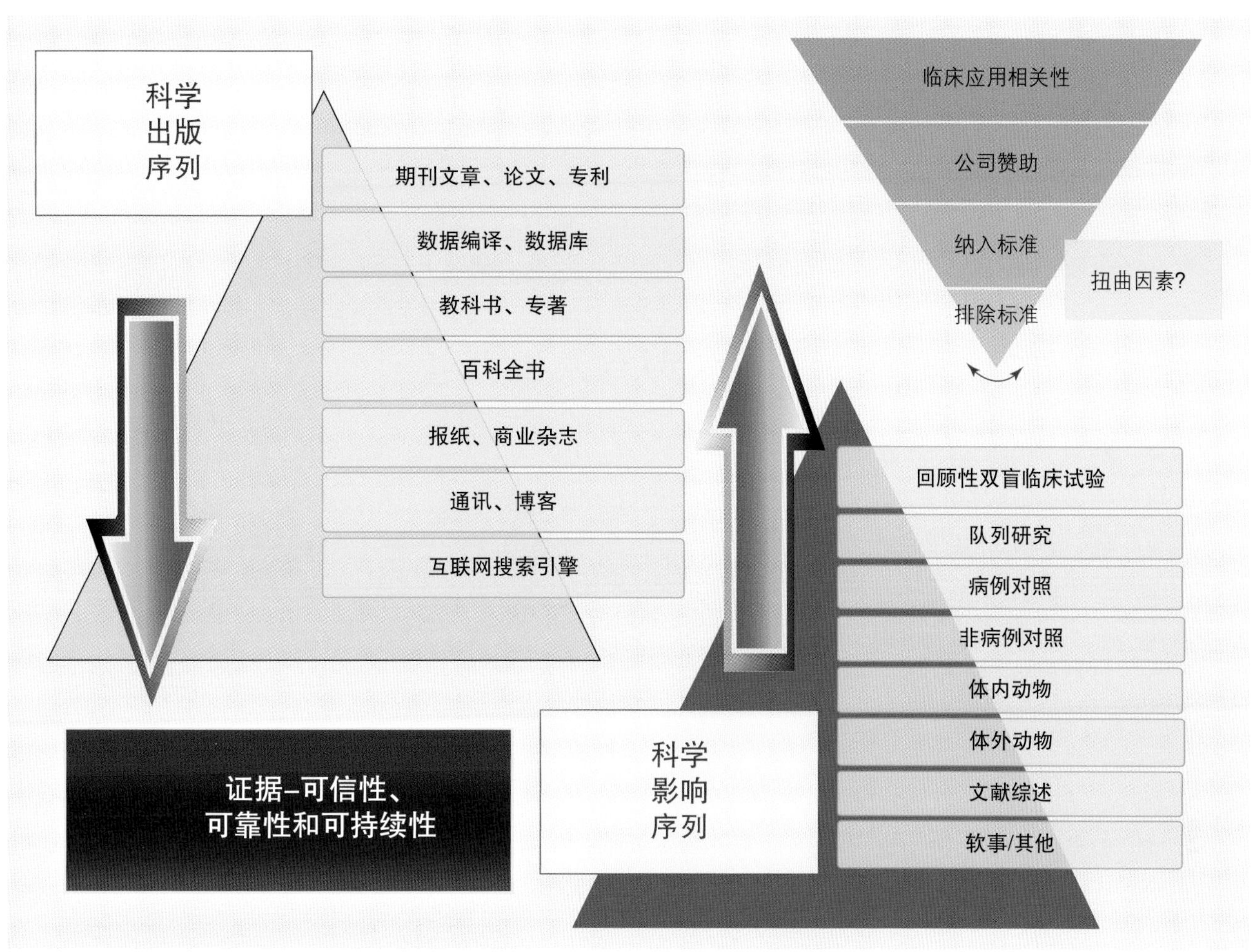

◘ 图18.5　与激光口腔科科学和证据的可持续性相关的出版媒介、研究类型和影响因素。

准），可能对结果的可预测性和统计学意义产生深远的影响。

◘ 图18.5概述了已发表的文章、研究类型、出版媒介的类型或形式，以及可能影响上述任何一个因素的相关干扰因素之间的关系。每一项都与文献的客观性、科学的严谨性和可重复性有关（“苹果派”因素）。

以上内容讨论了通过预先确定材料或赞助资金的干扰因素和偏倚作用，以及操纵数据或材料和方法。

在科学出版物中，媒体的类型与结果的客观性之间存在着层次关系。除了国家政府偶尔对敏感数据的公开传播实行全面控制外，互联网在知识的广度上是无限的。任何人都可以上传内容并主张知识产权——无论其文章的真实性，或其材料是否为原创，抑或是研究内容的真实性及数据来源都令人生疑。当然，对于抱持诚信态度、认真研究口腔激光并发表优秀文章的学者来说——无论从事临床研究或是基础研究——都是十分不公平的。互联网作为一种通用资源可能被认为是最不健全和可靠的。

此外，网络通讯和博客，以及公司主导的“软文”和“电视广告”（是的，有区别!）对临床团队、公司、技术或激光仪器的宣传，同时努力维护企业或个人，在某种程度上涉及可能被视为对主观性和真相揣摩持开放态度的道德规范。

所谓的参考书，比如这本书，通常被认为是非常可信的，但缺乏同行评议；因此，只有依靠作者的声誉和出版商的审查方法才能强化真理和伦理。在出版体系中，只有高影响因子的独立期刊才可能是客观知识、科学和激光应用的完美来源。公立大学学位论文将享有一定程度的同行评议，而仪器或技术专利（但不限于注册商标）必须证明其原创性，并通过审批委员会的严格审查。

在探索了知识传播的媒介之后，以下探讨另一个层次关系，该体系有助于我们寻求口腔激光研究中原创性和客观性的文章、研究或调查。

在口腔科开始使用激光的早期阶段，技术的通用和临床应用常来源于不可靠的资料。通过个别激光使用者对病例的展示和结果的分享，提供临床操作指导。然而，按照这样的方式，其展示的结果到底是因为设计了最适合的方案及操作参数，抑或只是运气使然？若要得到专业人员或其他同行的认可，需要更具公信力的证据，而不能依赖于这种病例展示。

◘ 图18.5，从客观性、科学的严谨性、可重复性以及最终的临床相关性来看，可以看到研究类型水平的上升。有时候，文献综述的可信度也是存疑的——这些文献是以何种标准在进行筛选？当然，“超级客观”的筛选系统，如科克伦系统评论数据库（CochraneDatabase of Systematic Reviews），代表了医疗体系系统评论的权威性。以下文字摘自他们的网站（www. cochrane. org）：

》 Cochrane编辑过程遵循一致和结构化的路径。它的独特之处在于两方面：①在整个编辑周期中监测评估的发展过程，从标题注册开始，到方案的准备和出版以及综述完成；②Cochrane评估会及时更新，以考虑到新出现的证据，提供最佳的、最新的证据来指导决策。

然而，有时文献综述的局限性可能导致一些问题，例如100篇已发表的论文被列入考虑，但在应用纳入标准的情况下，只有少数几篇被进一步审查。当然，应鼓励阅读综述的内容。如果对某一激光技术或研究存在疑问，不应只看文章的摘要——完全依赖摘要时更应严谨判断。一篇文章的简要概述往往掩盖了该文章的整体。

若想要进一步发表更好的文章，“双盲”试验（前文中已详细描述）、研究设计的组成划分（纳入和排除标准）、材料和方法、数据收集和解释，以及通过依次的统计和审查。这仅是口腔医学研究的金标准，同时也扩大了激光在口腔的应用以及更严谨的方法。

这类研究既复杂又成本高昂；它们通常是在一个团队、大学或专业临床医生群体中进行合作。这种在激光口腔科精炼研究中流行的审计病例（其中之一）由Cobb（2006）发表[6]。这篇关于激光在牙周病中治疗具体应用的论文回顾了278篇文献。按照上述的考虑，只有12.6%的论文被归类为“客观的和对比的”，共计35篇论文。如果这表明87%可能是“主观的”并且可能是不可靠的，那么它将为那些不使用激光的医生批评激光的理由，并认为激光没有价值。

作者更倾向根据自己过去10年的经验——除了作为临床工作者，同时也在大学担任教职及研究工作，并作为期刊编辑以及个人出版，见证激光在口腔的客观研究和临床应用水平有了飞跃的进步，同时期刊、文章及专书等公开资源的质量及持续性都有所提升。

18.6 口腔激光教育与资格

激光在口腔医学中使用得如此之少可能有几个原因：经济层面的考量、口腔医生缺乏对激光的认识及背景知识——但也许更大的原因是本科阶段缺乏对激光治疗的基础和综合性教学。如果向学生介绍使用快机进行牙体窝洞预备，这种治疗方式就成了牙体充填修复的基础概念；同样，本科阶段学习使用传统手术刀进行软组织手术，则在往后的职业生涯中将成为其习惯的手术方式。在本科阶段的早期学习形成了临床观念和技术的基础，连同学生和老师之间建立的联系，是世界各地临床口腔医学卓越和完整的一部分。

早期使用口腔激光的人无法获得结构化的教育途径；相反，那些希望考虑使用激光的人会参加一个介绍性的课程，通常是由销售该机器的公司提供的。事实证明，这些课程对初学者提供基础知识是非常宝贵的。许多这样的课程都有相同的缺点，常常将演示材料限制在特定激光以及它能实现什么功能。尽管如此，入门经验将继续提供进入激光世界的开端。

对不同激光波长和临床应用的认识将促使临床医生探索更广泛的教育途径。如今，口腔医生可以获取不同强度、不同主题和不同复杂性的课程——通常在激光科学会议上进行分会讨论。

通过这两种类型的课程，继续教育学分强调了学习对临床医生、患者和专业机构的重要性。因此，课程将根据其内容和期望进行量化。许多类似的课程都采用了公认的核心课程结构，其中一个范例由White J.等[7]在关于口腔激光教育课程指南中提出。

然而，这些课程的质量会受到讲师参差水平的影响，例如，Y组织举办的X课程由一个富有经验的讲师授课，其课程质量及科学性是可以得到保证的。而若想获得高阶课程，如研究生课程，可能会受到大学课程条例的制约。因此，激光在口腔科中应用的教育由于缺乏结构和发展途径而受到严重影响。

这并非新出现的现象——在2005年，作者同时担任两个位于不同州的激光组织主席及编辑委员。然而，尽管作者已尽其努力，仍无法说服两个组织放的弃排他的想法，互相分享在激光教育方面的经验与成就。对于已通过其中一个激光组织取得进展并希望加入其他组织的会员来说，学分、课程等在不同组织间无法互通，必须重新积累。这种自私和狭隘的情况持续至今，阻止口腔专业人员加入激光相关的论坛，并从中受益。

在世界许多地区，公立大学已经用自己的课程取代了一些既往以激光组织为中心所设的课程。在欧洲，取得被认证的文凭及硕士、博士学位的机会已相当普通，这对忙碌的临床医生而言是相当有利的——可以采用兼职或以远程学习的模式进行。特别有利的是，国际上对这种教育的承认，使得这类课程的毕业生正在成为新一代的专家和专家中的意见制定者。相应的，提供学位机会的大学也见证了持有证书人员的增加，补充了现有的教职员工，并进一步推广了循证教育。这些课程的吸引力很高，根据作者作为一名大学教师的经历，学生们经常跨越了数千英里，来参加这种认可的课程学习。

在本章的开头，作者提出“唯有清晰地了解，才可以熟练地使用。”支持这样说法的基本要素必须是了解所有激光-组织相互作用的科学基础，以及根据激光类型、波长和目标组织组成，掌握控制激光与组织相互作用程度的生物物理原理。

18.7 激光使用的法规和相关的医学法律

具体提供适用于各国监管要求的建议已超出本章范围，但在本书中，对可能影响到激光使用的法规和相关的医学法律中的核心原则进行讨论分析。

18.7.1 对口腔激光使用可能产生影响的规定

❓ 想在临床中使用激光的人可能会问一个常见且合乎逻辑的问题是“为什么？”。对高速手机或手术刀的使用有规定吗？当然，作为一名口腔医生或洁牙员，执业证书的颁发就界定了在提供基本口腔科护理时使用任何工具的能力。

当然，作为口腔科专业人员，只有在规定的执业范围内，才有义务提供特定的治疗。世界上许多地方都有不同的实践规则。例如，在英国，对包括或隐含在牙周组织中的切口提供治疗就超出了卫生工作者的职责范围（www. gdc-uk. org）。同样，美国的口腔医生被禁止提供口腔周围和唇红以外的治疗。对一些人来说，这样的规定与他们自己的地理位置和许可权限似乎不合逻辑。不过，总体而言，口腔医生或相关专业人员的基本护理职责只是提供治疗的许可，只提供口腔医生认为能够或有经验的治疗，并只提供患者理解和愿意接受的治疗。

除了这类基本的一般许可规定外，还有拥有电磁照射设备的影响。所有口腔科专业人员必须了解并遵守电离照射的法规，因为它们影响X线设备的使用。目前口腔科商用激光的光谱范围是电磁波谱的可见光到远红外非电离波段。在这一范围内，光子能量不会造成DNA电离的内在危险，但由于暴露在未受保护的眼睛而存在足够的危险（这些方面已在▶第五章中详细讨论）。

因此，围绕激光使用的安全方面有相当多的法规，其中许多法规已经被改编或简单地采用在口腔激光的使用。国际电工委员会为在临床实践中建造和使用激光提供了严格的标准，这些标准是作为一个整体或通过国家或联邦机构在个别国家实施。管理工作安全的跨界立法和法定工具规范（例如，美国的OSHA和ANSI以及欧盟的CE认证）将对临床医生在提供和使用设备、提供激光治疗和安全协议方面产生影响。客观资源存在向口腔医生或口腔保健师提供参考材料，激光的使用如何影响他们作为口腔科护理提供者的护理职责，建议您调查自己在这个框架内的立场，以及如何通过他们的国家或授权机构实施。

众所周知，像种植牙一样，口腔激光已经取代了口腔执业医生长期存在的治疗设备。因此，一些“古怪”的立法结果带来了困惑和可疑。在英国，在20世纪70年代末和80年代初，早期激光在皮肤科的使用越来越多——在相关医生没有执照的情况下使用——这是完全不受管制的。 在当时，一个广受欢迎的国家电视消费者节目支持了一些患者的索赔，这些患者被认为在使用激光治疗时有不当行为而毁容。人们对激光的关注度是如此之高，以至于英国政府试图制定临床激光使用法规，并认为是利用议会发展法案的权宜之计——1985年疗养院法案。因此，医疗从业者（以及几年后第一批使用激光的口腔医生）的做法就是在将他们的处所注册为养老院，并在治疗患者时遵守该法案的所有方面。作为1989年的激光口腔医生，作者被要求向当地卫生行政部门登记，寻求被任命为激光保护顾问的激光物理学家的服务和报告，以及完成一个毫不相关的年度审计，如临终关怀、床位数量、护理人员的登记和培训等。

早期的立法被2000年的《护理标准法案》（《Care Standards Act》）和后续版本所取代，增加了为口腔医生和所有工作人员进行体检、财务流动披露甚至犯罪记录检查的义务。

希望读者在审查Ⅲ类、Ⅳ类激光的使用时，可以原谅这种程度的窒息。

18.7.2 激光使用相关的医学法律

那些强大到足以消融组织的激光，由于违反护理职责和因果关系，有额外的损害风险。简单的参考病例◘ 图18.1提供了一个违反护理职责的例子，即在未考虑到对底层组织和附带牙龈损害的情况下使用了不适当的功率。发现排除合理怀疑外，是口腔医生违反了护理职责。此外，这种破坏的结果，即所谓的因果关系表明，在权衡可能性的情况下，修复性治疗或永久性损伤与激光功率过大或技术不当直接相关。

很少有患者接受口腔科治疗：由于需要治疗口腔疾病，大多数患者被要求或甚至被迫前来就诊，而诊断、治疗和维持口腔的功能和健康是临床医生的职责。Aristotle（也许他自己不是一个口腔科患者）说过一句“智者的目的不是获得快乐，而是避免痛苦”。这无疑是口腔科患者的口头禅，也是成功口腔医生的目标。总的来说，消费主义的增长和选择的自由化使提供的口腔治疗变成了“以消费者为中心的服务体验”。大多数的治疗器械形成了本科训练的基础，对于焦虑的患者来说这是非常讨厌的。噪音、振动、感知高速车针的痛苦和出血、术后肿胀炎症及相关的缝合和敷料伴随口腔软组织手术的缝合和敷料，在漫长的康复过程中，对患者口腔功能的各个方面进行干预。这并不意味着口腔科治疗在本质上是错误的，或者患者可以合理地避免，解决这些缺点的机会是患者的主观经验，同时提供代表黄金标准的高质量牙科治疗。它也代表了一种极其有力的营销工具，补充了每个私人口腔诊所的基本业务基础。

然而，如果发生类似的事件，很可能因为在牙科中的治疗优先度（根据病史）相对靠后，而导致此类违规行为受到更多健康、安全相关法规，以及IEC关于激光使用标准的审查。

应当承认，很少有诉讼案件达到了严重程度或构成充分违反许可议定书的情况，从而成为口腔科注册和管理机构的主题。然而，如果发生这样的事件，很有可能在口腔科内相对缺乏优先权（病例历史）将会导致根据工作场所更广泛的健康和安全立法来审查这种违规行为，以及IEC标准的激光来使用。

结论

人们认为口腔激光具有某种“魔力”的说法一直存在，包括它提供无痛口腔治疗，而且使用激光的医生从不使用快机或手术刀。这样的感知不只是在患者的领域，因为人们始终寻求解决疼痛的方法。1989年，当作者购买了第一台激光器时，也曾试图获得比当地同行更大的营销优势。如上所述，大家很快了解到，用激光无法满足患者的治疗需求。内部营销是针对个别口腔科患者需求的循证技术的悄无声息的传播，它为口腔科业务增长提供了基础，虽然没有那些闪闪发光的广告活动那么引人注目，但却促进了一个增值的忠实患者名单。激光口腔科并不是无痛的：它肯定会少一些痛苦，与涡轮手机进行窝洞预备相比，它利用光能与目标结构元素的非触觉相互作用，可以选择性地瞄准龋损组织。这样，患者接受的决心本身往往笼罩在个人痛苦经历的阴影中，这在更大程度上是一个比较评估和逐步合作的过程。作者的观点是，将口腔激光推广为灵丹妙药，就像魔术一样改变患者的花费是一种过失；同样，激光也不能切割金属材料或制备自固位冠基牙。早期关于激光能量适用于口腔和牙齿组织的适宜性的调查受到了以下指控：支持性纳入标准、公司赞助或不可靠的临床经验，或者至多是对被试组织使用不正确的激光波长。随着波长和口腔科专用仪器的巨大增长，通过同行评审的回顾性交叉研究的客观性，不仅使人们接受了激光在口腔科中的适用性，而且也接受了基于证据的治疗方案，以支持激光在治疗中的作用。

扫一扫即可浏览
参考文献